임상 PET

Clincal Positron Emission Tomography

이명철 편저

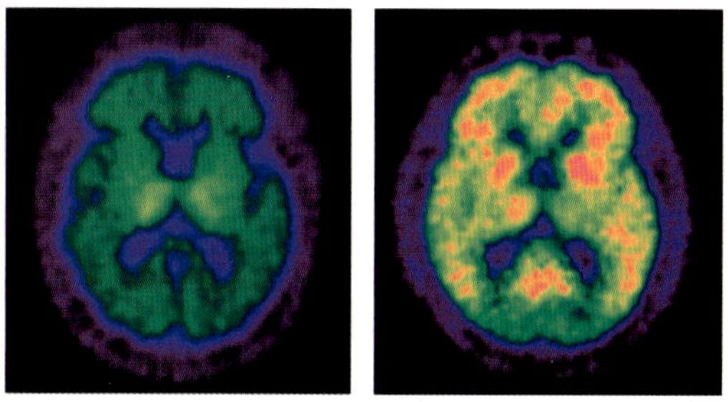

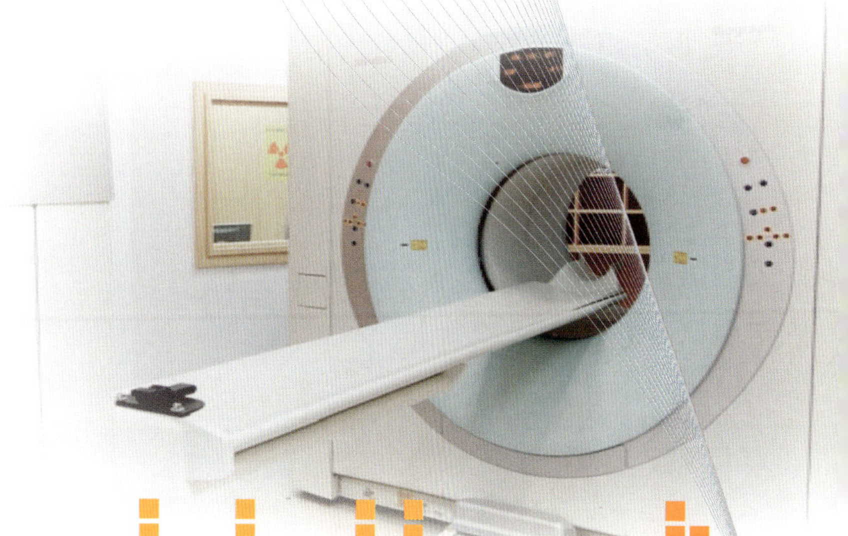

고려의학

머리말

1994년 우리나라에 PET을 처음 도입한지 이제 16년이 지났습니다. 그 동안 PET 진료는 매년 두 배 가까이 성장하여 2010년 전국 연간 30만 건을 넘는 진료가 이루어지고 임상에 필수적인 진료행위가 되었습니다. 이는 130여대의 PET/CT, 30여대의 사이클로트론 등 진료인프라의 확충과 2006년에 이룬 의료보험 적용, 그 동안 우리나라 정부의 국산사이클로트론 보급정책 등 여러분의 비전과 노력이 이룬 성취라 생각합니다.

이번에 초판을 발간하게 된 임상PET은 서울대학교 핵의학동문들이 축적한 경험을 바탕으로 PET 진료의 현황과 미래비전을 서술한 최초의 한글 교과서입니다. 이 우리말 책에서 저자들은 어떤 경우에 PET검사를 적용하면 환자한테 도움이 되는지에 대한 가이드라인을 임상의사의 관점에서 제시하는데 애썼습니다. 아울러 새로운 PET용 방사성의약품, PET/MRI를 포함한 하이브리드 PET, PET를 이용한 신약개발 등 향후 PET의 발전방향도 조명하였습니다. 아무쪼록 이 책이 PET을 처음 접하는 학생, 더 깊이 알고 싶은 전공의, PET의 요점을 빨리 파악하고자 하는 임상의사의 친숙한 길잡이가 되길 바랍니다.

2010년은 이문호, 고창순 선생님이 서울대학교 핵의학을 시작한지 50주년이며 2011년 올해는 대한핵의학회 창립 50주년입니다. 1984년 제가 우리나라 처음으로 Johns Hopkins University에 PET 연수를 다녀온 후 10년 만에야 우리나라 최초의 PET 센터를 서울대학교병원에 설립하였는데 이제 학회 50주년에 임상PET 교과서를 출간하여 특히 감회가 큽니다. 학생 때부터 거의 40년간 저를 한결같이 지도하여 주신 고창순 선생님께 특별한 존경과 감사를 드립니다. 끝으로 우리나라 핵의학 및 PET 발전을 이끄는데 늘 함께하여 준 정준기 교수, 이 책의 각 장을 저술하느라 애쓴 서울대학교 핵의학동문들과 이 책의 기획, 편집, 교정에 애써 준 이동수 주임교수, 이종진, 오소원 선생에게도 감사드립니다.

2011년 1월 이 명 철

편집위원

편저자

이 명 철
서울대학교 의과대학
서울대학교병원

집필자

강 건 욱
서울대학교 의과대학
서울대학교병원

강 원 준
연세대학교 의과대학
세브란스병원

김 경 민
한국원자력의학원
방사선의학연구소

김 범 산
이화여자대학교 의과대학
이대목동병원

김 병 일
한국원자력의학원
원자력병원

김 상 은
서울대학교 의과대학
분당서울대학교병원

여 정 석
동국대학교 의과대학
일산동국대병원

오 소 원
서울대학교 의과대학
서울특별시 보라매병원

윤 준 기
아주대학교 의과대학
아주대학교병원

이 경 한
성균관대학교 의과대학
삼성서울병원

이 동 수
서울대학교 의과대학
서울대학교병원

이 병 일
전남대학교 의과학연구소
화순전남대학교병원

이 호 영
서울대학교 의과대학
서울특별시 보라매병원

임 상 무
한국원자력의학원
원자력병원

정 재 민
서울대학교 의과대학
서울대학교병원

정 준 기
서울대학교 의과대학
서울대학교병원

천 기 정
고려대학교 의과대학
고려대안암병원

최 준 영
성균관대학교 의과대학
삼성서울병원

김 석 기
국립암센터

김 유 경
서울대학교 의과대학
분당서울대학교병원

김 재 승
울산대학교 의과대학
서울아산병원

류 진 숙
울산대학교 의과대학
서울아산병원

문 대 혁
울산대학교 의과대학
서울아산병원

이 병 철
서울대학교 의과대학
분당서울대학교병원

이 원 우
서울대학교 의과대학
분당서울대학교병원

이 윤 상
서울대학교 의과대학
서울대학교병원

이 재 성
서울대학교 의과대학
서울대학교병원

이 종 진
울산대학교 의과대학
서울아산병원

최 창 운
한국원자력의학원
원자력병원

팽 진 철
서울대학교 의과대학
서울대학교병원

황 경 훈
가천대학교 의과대학
가천의대길병원

목 차

Part 4. PET 임상적용 / 55

Part 5. PET실용 / 239

Part 6. PET 이용연구와 PET의 미래 / 271

Part 1

PET역사와 국내외 PET현황

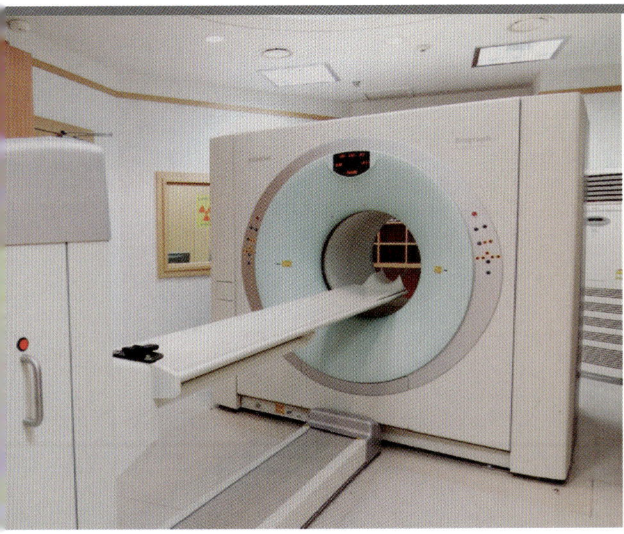

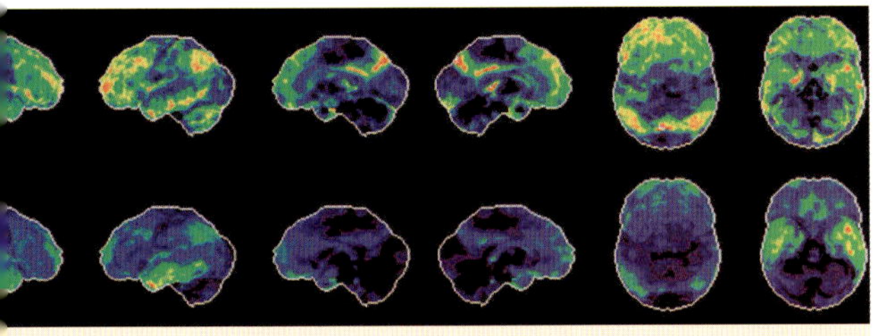

Chapter 01

PET역사와 국내외 PET현황

이 명 철

1. 임상PET의 역사

양전자단층촬영(positron emission tomography; PET)은 양전자를 방출하는 방사성동위원소를 표지한 대사물 혹은 약제를 투여하여 그 체내 분포를 영상화하는 기능적 또는 생리적인 영상기법이다. 양전자단층촬영은 1950년대 후반에 David E. Kuhl 과 Roy Edwards 등이 최초로 개념을 소개하였다. 이들이 소개한 개념은 1974년 Michel Ter-Pogossian, Michael E. Phelps 등이 양전자단층촬영기로 구현하였다. 1970년대에는 Tastuo Ido가 FDG합성을 처음으로 기술하였고, 이를 이용하여 1976년 Abass Alavi가 펜실베니아 주립 대학에서 최초로 정상인 2명을 대상으로 뇌 PET 영상을 얻었다.

현재 여러 병원에서 임상적으로 많이 사용하고 있는 PET/CT는 양전자단층촬영기와 X-선을 이용한 컴퓨터전산화단층촬영기(computed tomography; CT)를 융합한 영상장비이다. PET/CT를 David Townsend와 Nutt 등이 2000년에 개발하여 현재의 양전자단층촬영기는 대부분 PET/CT이다. 가까운 시일 내에 새로운 융합영상장비인 PET/MR의 임상 적용이 현실화될 것으로 기대하며, PET/CT가 임상 활용에 성공한 것처럼 PET/MR 역시 임상적 유용성 검증 및 임상 활용에서 핵의학이 중요한 역할을 할 것이다.

2. 한국에서 임상 PET 도입

1970년대 중반 이후 세계적으로 PET이 보급되기 시작하면서 국내에서도 이에 대한 관심을 가지는 핵의학 전공자들이 생기기 시작하였다. 1987년 이후 PET을 국내에 도입하고자 하는 노력이 본격화되었으며, 7년여간 지속적으로 노력한 결과 1994년 5월에 국내 최초로 Siemens의 ECAT EXACT47이 EBCO의 13 MeV 용량 사이클로트론과 함께 서울대학교병원에 설치되었다. 이 기기들은 이 후 펼쳐진 본격적인 PET 시대의 초석이 되었다.

1994년 9월 TRIUMF의 J. Vincent 박사가 협조하여 ^{82}Sr-^{82}Rb 발생기 부품과 함께 ^{82}Sr을 공급받아 ^{82}Rb-발생기를 서울대학교병원에서 직접 제작하였다. 이 발생기에서 생산된 ^{82}Rb을 사용하여 국내 최초로 ^{82}Rb 심근 PET영상을 얻을 수 있었다. 이어서 [^{15}O]H_2O를 생산하여 뇌혈류영상을 촬영하였고, 1995년 6월에는 [^{13}N]NH_3를 생산하여 심근혈류영상을 촬영하였다. 1997년 6월에 [^{11}C]메티오닌을 생산하여 뇌종양 환자에서 아미노산 PET 영상을 촬영하기 시작하였다.

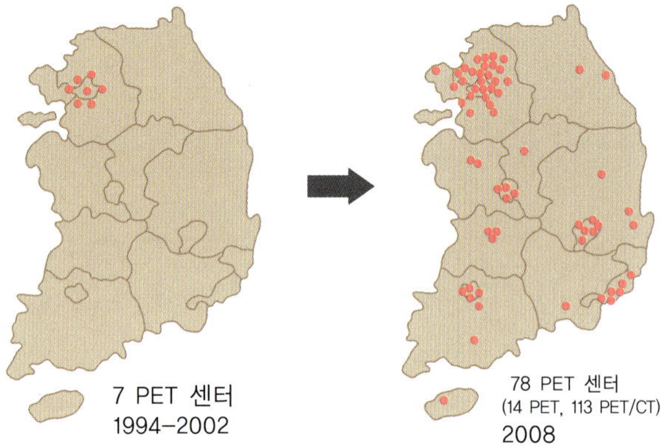

그림 1-1. 한국의 PET센터 및 스캐너 분포 및 변동

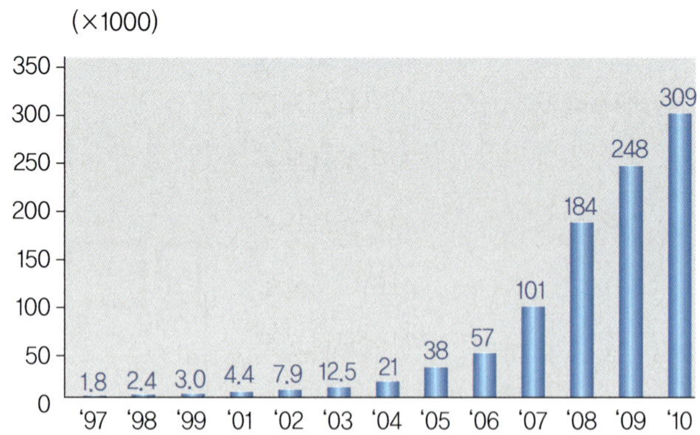

그림 1-2. 한국의 연간 PET 검사 건수

3. 한국에서 임상 PET의 도약

2003년 2월에 한국 최초로 원자력의학원에 기존의 GE의 PET에 CT를 결합하여 업그레이드한 PET/CT가 설치되었다. 같은 해 3월에 한국수력원자력(주) 산하 방사선보건연구원이 Siemens의 PET/CT를 도입하였다. 이후 국내에 도입된 양전자단층촬영기는 대부분이 PET/CT가 되었다.

PET/CT의 도입은 임상적으로 여러 의미가 있다. 첫째, 기능적 영상인 PET과 해부학적 영상인 CT의 융합으로 PET으로부터 얻은 기능적인 정보와 CT로부터 얻은 해부학적인 정보를 융합하여 영상의 정확도가 향상되었고, 기존의 CT영상에 익숙한 임상의사와 기능적 영상에 익숙한 핵의학전문의 사이에 더욱 정확하고 긴밀한 의사소통이 가능하게 되었다. 둘째, 감쇠보정을 위해 CT영상을 이용함으로써 촬영시간이 단축되었다. 이러한 장점이 PET/CT의 임상적 유용성을 크게 높였다.

2006년 6월 대한핵의학회가 오랜 동안 노력을 기울인 결실로 PET 검사가 국내에서 건강보험급여인정을 받기 시작하였다. 이를 계기로 PET 검사 건수, PET스캐너 및 사이클로트론 도입이 비약적으로 증가하였다(그림 1-1, 2). 2002년까지 전국에 PET센터가 총 7개 있었으나, 2006년 이후 PET스캐너 도입이 증가하여 2008년에는 PET센터 78곳에서 PET 14대와 PET/CT 113대가 운영되고 있다. 더불어 PET 검사를 하기 위해 필요한 사이클로트론도 도입이 증가하였다(표 1-1). 2002년까지 전국에서 사이클로트론이 총 5기가 운영되었으나 PET 검사가 증가함과 함께 2009년에는 전국에 사이클로트론이 총 34기가 설치되어 운영되고 있다. 한편 원자력의학원의 채종서 박사팀이 국산사이클로트론을 국내기술로 개발하여 2004년 경북대에 최초로 설치하였고 현재는 전국에 모두 7곳에 설치되어 있다. 이러한 비약적인 발전에도 불구하고 인구 당 검사 건수, 검사 비용은 일본, 미국에 비하여 낮으므로 향후에도 임상 PET분야가 더욱 성장할 여지가 있다.

국가별 PET센터 현황을 비교하면 2005년 미국에는 PET스캐너가 1,725대가 설치되어 가동 중이었고, 일본에서는 PET스캐너 총 200여 대가 가동 중이었다. 미국은 2004년에 PET스캐너가 인구 100만 명당 4.2대였다. 2010년 현재 우리는 인구 100만 명당 약 2.2대 꼴로 PET스캐너를 보유하고 있다. 현재 PET 촬영 수가는 80만 원대로 원가에 미치지 못하며, 미국에서는 대개 건당 약 1,500에서 2,000달러의 수가를 인정한다. 따라서 국내에서는 상대적으로 적은 수가에 양질의 검사를 시행하고 있는 것으로 생각할 수 있다. 미국 Stanford 연구소가 PET 시장에 대하여 조사한 보고에 따르면 인구 10만 명당 PET 센터가 1곳이 필요하여 시장 또는 경제규모가 매년 35~45% 급성장할 것

표 1-1. 한국의 사이클로트론 설치 현황

연도	설치 현황
1994-2002	5 사이클로트론
2003	3 사이클로트론
2004	2 사이클로트론 (KOTRON 1)
2005	1 사이클로트론
2006	4 사이클로트론 (KOTRON 2)
2007	7 사이클로트론 (KOTRON 2)
2008	11 사이클로트론 (KOTRON 2)
2009	1 사이클로트론
총계	34 사이클로트론

으로 예상하였다. 실제 그 예측대로 PET 진료량이 성장하고 있다.

4. 한국의 임상 PET의 전망

PET이 건강보험에서 급여인정된 이후 종양학 분야에서 PET 검사 및 연구가 비약적으로 발전하였다. 상대적으로 심혈관계, 신경계 등 다른 분야에서는 검사 및 연구가 부족한 듯 보이나, 이 분야 역시 다양한 PET 추적자를 개발하고 맞춤진료가 발전하여 다양한 임상 PET검사가 개발되고 있다. 더불어 FDG PET을 이용한 다양한 임상 시험이 지속적으로 수행되어, 2008년에는 서울아산병원 핵의학과의 노력으로 세계 최초로 [^{18}F]FLT와 [^{18}F]FP-CIT가 국내 식품의약품안전청에서 신약허가를 취득하였다. 이후에 국내외 여러 핵의학 연구자들이 개발한 다양한 PET 추적자들이 현재 연구개발 및 임상 시험 중 이다. 궁극에는 이러한 임상 PET 검사 및 연구들이 향후 임상 적용이 확대되어 의학 발전 및 임상 진료의 발전으로 이어질 것으로 기대한다.

5. 결론

임상 PET이 발전하기 위해서는 PET스캐너와 같은 기계가 새로이 개발되고 발전하는 것도 중요하지만 다양한 바이오마커를 영상화할 수 있는 추적자를 많이 개발하는 것도 중요하다. 또한 이러한 영상을 의학적으로 잘 해석하고 이해할 수 있는 핵의학전문가와 임상의사의 역할도 중요하다. 이처럼 다방면에서 전문가들이 함께 노력하여 임상 PET을 지속적으로 발전시켜 나아가 핵의학 발전뿐만 아니라 임상의학 발전에도 크게 기여할 것으로 기대된다.

6. 참고 문헌

1. 정준기, 이명철 편저. 고창순 핵의학 제 3판. 고려의학; 2008. p. 1-7.
2. Lee MC, Oh SW, Chung JK, Lee DS. The current status and future perspectives of nuclear medicine in Korea. *Nucl Med Mol Imaging* 2010;44:95-101.

Part 2

PET/CT 기기와 영상분석

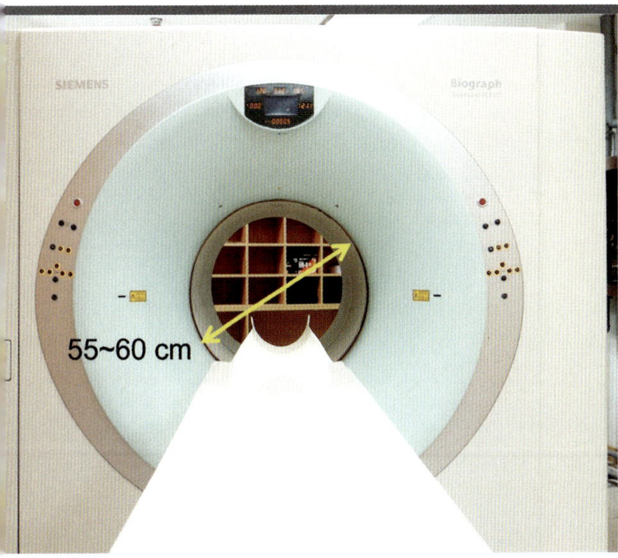

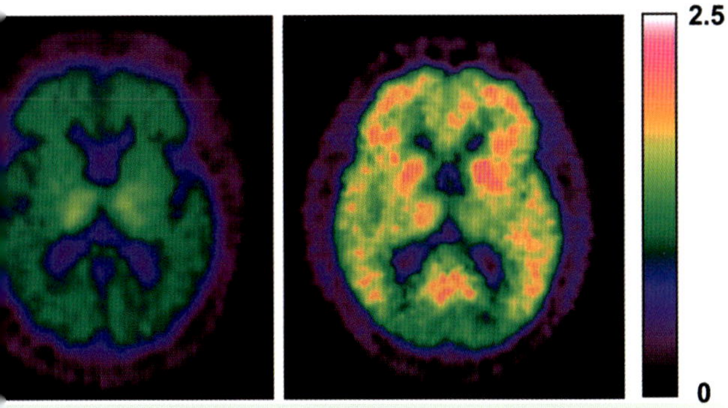

Chapter 01

PET/CT 기기와 영상분석

이 재 성
김 경 민

초 록

양전자단층촬영(positron emission tomography; PET)은 양전자방출체에서 방출된 양전자와 원자핵 주변의 전자가 만나 쌍소멸할 때 발생하는 2개의 감마선을 검출하여 단층영상을 얻는 영상기법으로 단일광자영상과는 달리 기계적 조준기를 사용하지 않기 때문에 감마선을 검출하는 민감도가 높은 장점을 가지고 있다. 반면 2개의 감마선을 동시에 검출하여야 하기 때문에 물리적 오차 요인들의 영향도 크다. 이 장에서는 PET의 물리적, 기기적 원리와 영상보정, 재구성 기법 및 정량적 분석 기법에 대해서 소개한다.

1. 서론

PET은 각종 생화학적 물질의 생체 내 분포를 영상화하여 인체 내의 생리적 지표들을 정량적으로 측정할 수 있어 생화학 또는 병리현상의 규명과 질병 진단, 치료 후 예후 판정, 치료계획 등에 유용하게 이용된다(그림 2-1).

PET은 개발 초기에는 뇌신경 분야에 주로 이용되었지만 점차 종양 진단 및 평가를 위한 사용이 주를 이루고 있다. PET은 생체의 기능을 평가하는데 가장 적합하고 종양 분야에서 활용도가 매우 높지만, 영상의 해상도가 상대적으로 낮고 해부학적 위치와 주변조직과의 관계를 평가하기 어려운 단점이 있어 해부학적 상세 정보를 구분하기는 어렵다. 이러한 단점을 보완하기 위하여 PET과 CT를 결합한 융합형 PET/CT가 개발되어 현재 활발하게 사용되고 있다.

새로운 방사성추적자 개발 및 분자영상기법 개발을

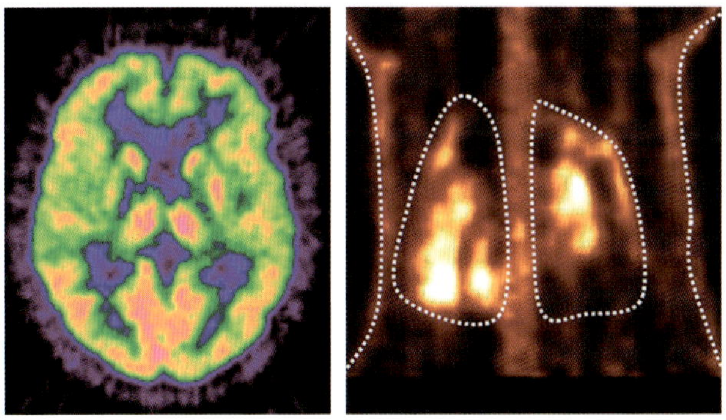

그림 2-1. PET 영상(좌: 인체 PET, 우: 소동물 PET)

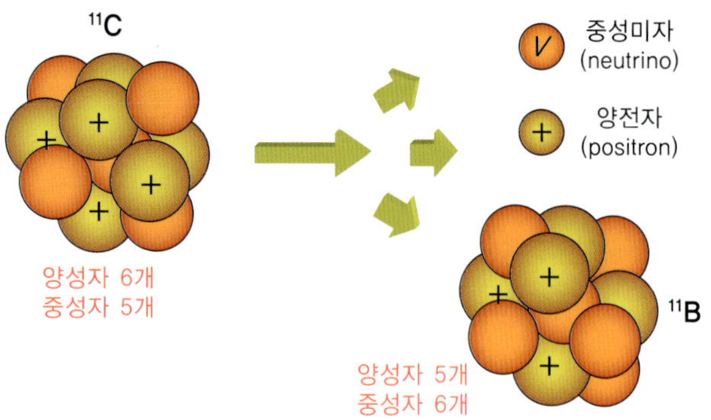

그림 2-2. 상대적으로 중성자가 부족한 불안정 동위원소에 양전자가 방출되는 예.

위해서 소동물전용 PET 또는 PET/CT의 사용 또한 활발하며 이에 대해서는 6-1장(소동물 PET)에서 자세히 다룬다.

2. 기본원리

1) 기본개념

PET은 원자핵 내의 양성자 수에 비해 중성자 수가 상대적으로 적어 불안정한 방사성동위원소인 ^{18}F, ^{11}C, ^{13}N, ^{15}O 등을 이용한다. 이러한 방사성동위원소는 원자핵에서 하나의 양성자가 중성자로 변환되면서 양전자를 방출하고 안정된 상태가 된다(그림 2-2). 이렇게 방출된 양전자는 일정거리를 비행한 후 원자핵 주변의 전자와 만나 소멸되고, 511 keV의 에너지를 갖는 두 개의 감마선을 방출하게 된다. 이때 두 개의 감마선은 에너지와 운동량 보존법칙에 의하여 아주 작은 오차 범위 내에서 180°의 반대방향으로 방출되며, 이들을 동시에 검출하여 감마선이 방출된 방향과 위치를 기록하는 것이 PET 장치이다. 일정 시간간격(시간창, timing window) 내에 두 감마선이 검출되면 두 검출위치를 지나가는 직선(line of response; LOR) 상에서 두 개의 감마선이 생성되었다는 것을 알 수 있다(그림 2-3). PET은 이러한 원리 때문에 조준기가 필요

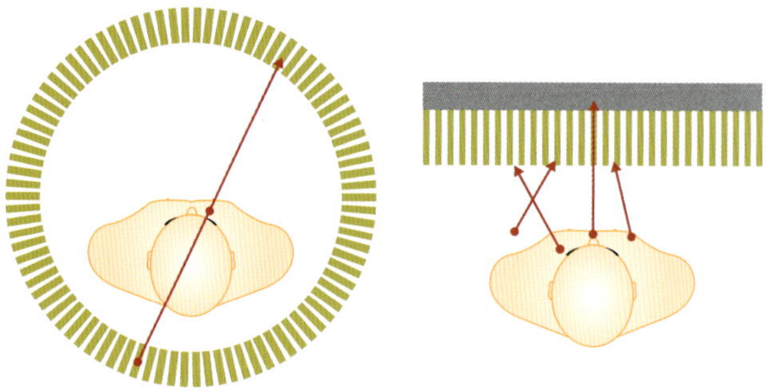

그림 2-3. PET과 단일광자영상의 비교 (가) PET의 기본원리 (나) 단일광자영상

없으므로 민감도와 해상도가 단일광자영상장치에 비하여 뛰어나다. 특히 민감도가 우수하므로 빠른 영상 획득이 가능하여 방사성추적자의 동태를 실시간에 기록하고 이를 추적자동역학 기법으로 분석하여 각종 생리 및 생화학적 변수들을 정량화하는데 활용된다.

2) PET용 방사성동위원소 및 방사성추적자

PET 영상을 위하여 가장 널리 쓰이는 방사성추적자는 ^{18}F을 포도당 유사체에 표지한 [^{18}F]FDG로 포도당 대사 이상에 대한 정보를 제공하여 악성 종양, 간질, 알츠하이머 치매를 비롯한 각종 질환진단에 활용되고 있다.

PET용 방사성동위원소들은 반감기가 짧은 것이 특징이고, 이들은 대부분 인체에 필수불가결한 원소여서 이를 표지한 방사성추적자의 생화학적 특성이 매우 우수하다. 그러나 양전자방출 방사성핵종의 반감기가 짧기 때문에 양성자나 중양자와 같은 하전입자를 가속시키고 이를 각종 표적에 충돌시켜 불안정동위원소를 생성하는 사이클로트론과 이들 동위원소를 추적화합물에 빠른 시간 내에 표지할 수 있는 자동화된 방사성동위원소 표지화합물 생성장치를 갖추어야 한다. 반면 반감기가 비교적인 ^{18}F과 발생기(generator)에서 얻을 수 있는 ^{82}Rb, ^{68}Ga 등은 사이클로트론을 설치하지 않고도 사용할 수 있다.

3) 양전자방출 및 PET물리

PET의 기본원리는 그다지 복잡하지 않으나 PET시스템 및 영상의 특성을 이해하기 위해서는 이들에 영향을 주는 여러 물리적 요소들에 대한 지식이 필요하다. 이러한 물리적 요소들에는 양전자의 비정거리, 감마선 쌍의 비직선소멸, 광자와 물질의 상호작용에 의한 산란 및 광전흡수 등이 있다.

(1) 비정거리 (Positron range)

원자핵에서 방출된 양전자는 초기의 높은 운동에너지 때문에 주변의 전자와 바로 결합하지 못하고, 상당한 거리를 비행하며 주변 원자들과의 상호작용을 통하여 점차적으로 운동에너지를 잃게 된다. 이러한 양전자가 대부분의 운동에너지를 잃어 거의 정지 상태에 도달했을 때 비로소 전자와 만나 쌍소멸이 일어나게 되는데, 이처럼 양전자가 원자핵에서 방출되어 궤도전자를 만나 쌍소멸이 일어날 때까지 비행한 수직거리를 비정거리라 한다(그림 2-4). 초기에 갖는 운동에너지가 높을수록 양전자는 멀리 비행할 수 있으므로 초기 운동에너지가 높을수록 비정거리는 길어진다.

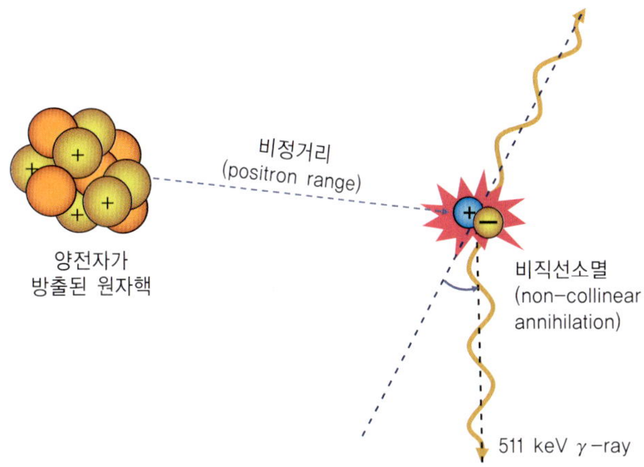

그림 2-4. 비정거리와 비직선소멸

(2) 비직선소멸 (Non-collinear annihilation)

PET의 해상도저하를 가져오는 또 다른 물리적 요인에는 비직선소멸에 의한 불확실성이 있다. 이는 양전자와 전자가 결합하는 순간 두 입자가 완전히 정지된 상태가 아니므로 운동량의 합이 정확히 0이 아니어서 발생하는 현상으로 두 감마선이 180°로부터 ±0.25° 정도의 불확실성을 가지고 방출된다(그림 2-4).

(3) 감마선의 비행시간

동시에 발생한 두 511 keV 감마선은 빛의 속도로 비행하여 PET시스템에 의해서 검출된다. 이때 두 감마선이 발생하여 검출될 때까지 비행한 시간을 TOF(time of flight)라 하는데, 두 검출기에서 측정된 TOF시간 차이와 빛의 속도를 곱하면 LOR상에서 감마선 쌍의 발생위치를 추정할 수 있다. 그러나 PET검출기는 제한된 시간분해능을 가지므로 정확한 위치는 알 수 없지만, 대략적인 발생 위치를 추정하여 PET영상의 특성을 향상시키는데 활용할 수 있다.

(4) 동시계수

앞서 설명한 바와 같이 PET 영상은 동시에 발생한 감마선쌍을 측정(동시계수)하여 얻어지는데, PET에서 검출되는 동시계수는 4종류로 나눌 수 있다. 이는 각각 참계수, 산란계수, 우연계수, 다중계수이다(그림 2-5).

가. 참계수(True count)

참계수란 실제로 동시에 발생한 두 개의 511 keV 감마선이 감쇠(attenuation), 산란(scatter) 등의 아무런 물리적 영향을 받지 않고 온전하게 검출된 경우를 의미한다.

나. 산란계수(Scattered count)

컴프턴 산란에 의해서 감마선 방향이 바뀌는 경우 LOR의 검출위치가 달라진다. 이러한 산란계수는 재구성된 PET영상의 배경잡음을 증가시켜 대조도를 감소시킨다. PET에서는 두 감마선 중 하나만 산란을 일으켜도 LOR의 위치가 달라지므로 산란에 의한 영향이

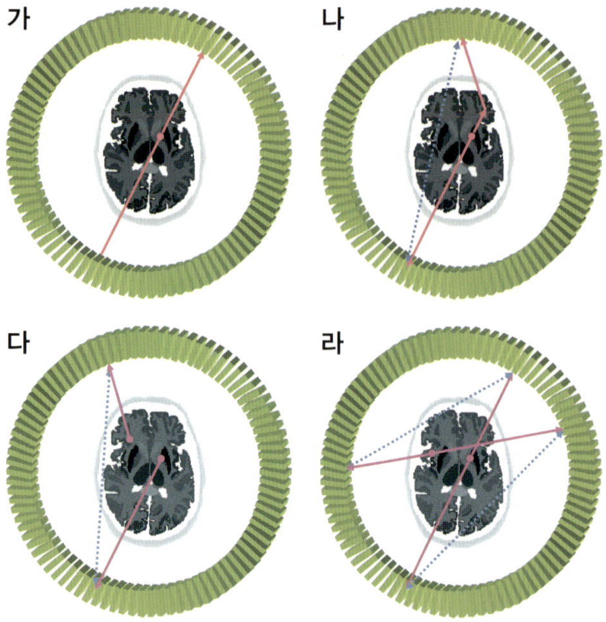

그림 2-5. PET 동시계수의 종류 (가) 참계수 (나) 산란계수 (다) 랜덤계수 (라) 다중계수

단일광자영상보다 크다. 또한 산란각이 큰 경우 실제 물체가 존재하지 않는 배경 부분에서도 LOR이 발생한 것으로 인식될 수 있다.

다. 랜덤계수(Random count)

LOR의 비행시간 차이와 검출회로의 시간분해능을 고려하여 동시계수회로에서 수 nanosecond(ns) 정도의 시간창을 사용하게 된다. 그런데 그 시간동안 우연히 두 단일계수(single count)가 검출되어 동시계수로 보이는 경우를 랜덤계수라 한다. 이러한 랜덤계수 역시 영상 전체에 걸친 배경 잡음을 증가시킨다.

라. 다중계수(Multiple count)

다중계수는 서로 다른 2개 이상의 LOR이 동시계수 시간창 내에 검출되는 것으로 가능한 LOR의 개수가 많아져 정확한 LOR을 판별할 수 없는 문제가 있다. 이러한 다중 계수를 제외하기 위해서는 검출된 총 에너지의 합이 특정 값을 넘는 경우 무시하는 방법이 있다. 랜덤계수와 다중계수는 모두 시간창이 길수록 방사능이 높을수록 증가하는 특성을 가지고 있다.

3. PET 및 PET/CT 시스템

PET 시스템은 감마선을 검출하고 이를 전기적인 신호로 변환시키는 감마선 검출부, 전기적인 신호를 처리하고 저장하는 신호처리부, 그리고 이로부터 단층영상을 구성해 주는 컴퓨터 및 소프트웨어 등으로 구성되어 있다.

1) 섬광검출기

현재 사용되고 있는 거의 대부분의 PET에서는 감마선 검출을 위하여 단일광자영상장치에서와 마찬가지로 섬광결정을 이용한 섬광검출기를 사용한다(그림 2-6). PET에 주로 이용되는 섬광결정은 LSO, LYSO, LGSO, GSO, BGO 등으로 이들은 원자번호와 밀도가 높아 511 keV 감마선에 대한 검출효율이 상대적으로 높으며, 섬광의 붕괴시간(decay time)이 짧아 감마선 검출빈도가 높은 PET 시스템에 적합하다.

감마선의 에너지가 섬광결정에 의해서 흡수되면 가시광선이나 자외선을 방출한다. 따라서 섬광검출기는 섬광결정과 이에서 방출한 빛을 전기적인 신호로 바꿔 주는 광센서로 이루어진다. PET에서 광센서는 광전자증배관이 주로 쓰이나, PET/MRI에서는 외부자장

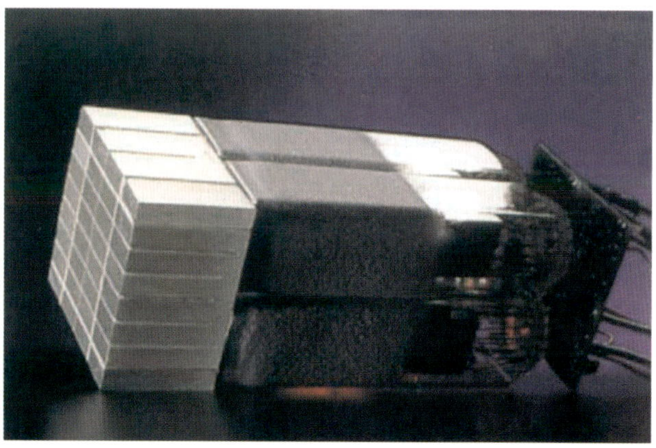

그림 2-6. PET 섬광검출기(Nutt, Mol Imaging Biol 2002)

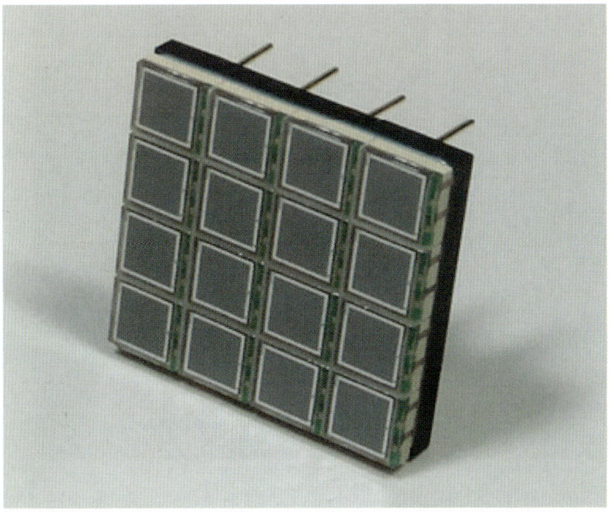

그림 2-7. 광다이오드

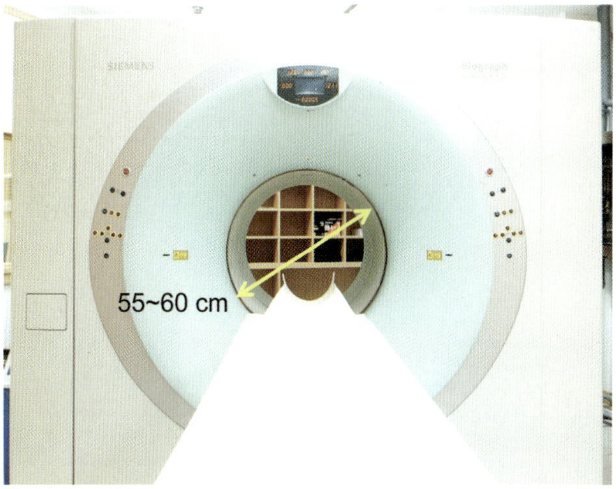

그림 2-8. PET 스캐너

에 영향을 받지 않는 광다이오드가 쓰이기도 한다(그림 2-7).

2) PET 갠트리(Gantry)

통상 PET 시스템은 종축 시야(axial field of view)가 15~20 cm 정도이다. 전신용 PET의 검출기 링 직경은 약 80~90 cm 정도이나, 스캐너 표면의 내경은 일반적으로 약 55~60 cm 정도이다(그림 2-8). 드물게 쓰이나 뇌전용 PET은 해상도 및 민감도 향상을 위하여 40 cm 정도 직경의 검출기 링을, 매우 높은 해상도와 민감도를 요구하는 소동물 PET에서는 10~20 cm 직경의 검출기 링을 이용한다(그림 2-9).

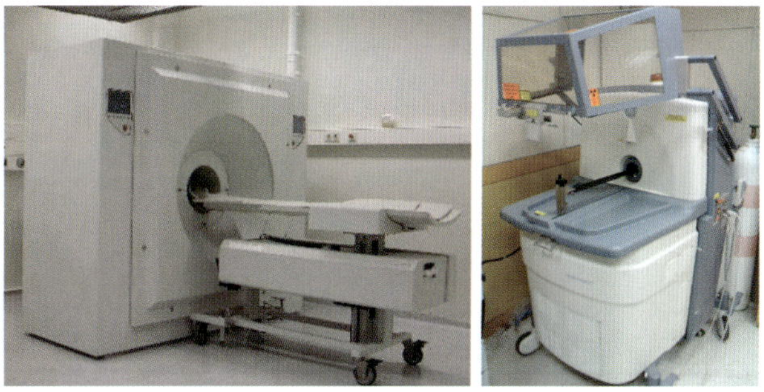

그림 2-9. 뇌전용 PET(좌, de Jong HW et al., Phys Med Biol 2007)과 소동물 전용 PET(우)

3) PET/CT

PET는 생화학적, 물리학적 원리상 상대적으로 해부학적인 정보가 부족하고 해상도가 낮으나, PET의 이러한 한계는 X-선 CT와 결합한 PET/CT를 통하여 극복할 수 있다. 90년대 말부터 개발되어 2000년대 초에 상용화에 성공한 PET/CT는 현재 각각의 영상장치를 병렬로 배열하고 많은 방사선량을 사용하는 CT를 먼저 촬영한 후 이어서 PET를 촬영하는 방법을 사용하고 있다. 따라서 환자는 동일한 위치에서 이동하지 않고 편리하게 두 영상 검사를 받을 수 있으며, PET와 CT가 융합된 영상을 얻을 수 있다(그림 2-10).

또한 이전에는 PET 영상에서 감마선의 감쇠 정도가 체내 위치에 따라 다르고 컴프턴 산란이 배경잡음을 유발하는 문제를 해결하기 위한 투과영상(transmission scan)을 외부 감마선원을 이용하여 얻었던 것에 비하여 이를 CT 영상으로 대체함으로써 전체 영상획득에 걸리는 시간을 크게 줄일 수 있게 되었다. 이러한 장점들 때문에 PET/CT는 단독 PET을 빠르게 대체하고 있다.

PET/CT 갠트리는 PET과 CT가 하나의 갠트리 안에 결합되어 있는 형태도 있고, PET과 CT 두 개의 갠트리로 분리되어 있는 형태도 있다(그림 2-11). 일반적으

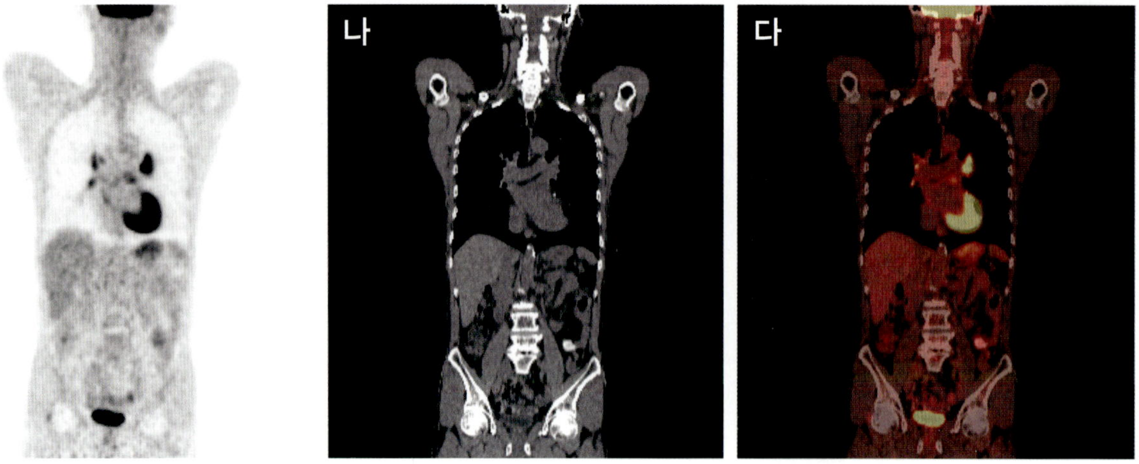

그림 2-10. PET/CT 영상 (가) PET (나) CT (다) PET/CT

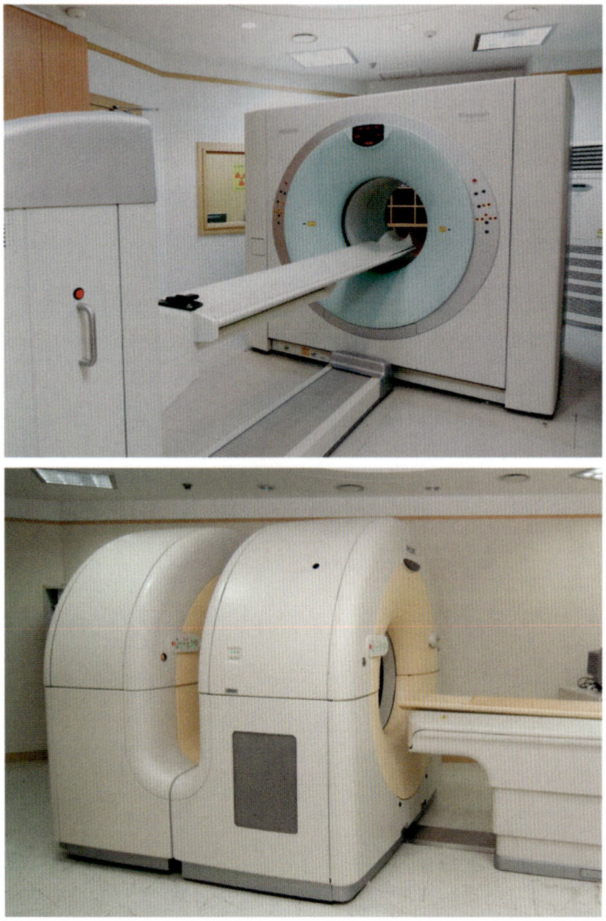

그림 2-11. PET/CT 스캐너

로 PET/CT에서 PET과 CT 영상은 순차적으로 얻어 진다. 두 영상을 동시에 얻지 않는 이유는 PET과 CT 모두 전리방사선을 사용하므로, PET 영상을 얻을 때 CT 영상을 얻으면 엑스선이 PET 검출기에 검출되어 PET 영상이 왜곡되기 때문이다.

4) PET/MRI

MRI는 PET나 SPECT가 제공하는 기능 및 생리적 정보와 CT가 지닌 우수한 공간 해상도의 장점을 고루 갖춘 영상 진단 기기로서 CT에 비해 다양한 생화학적 특성의 영상을 얻을 수 있고, 방사선피폭이 없으며 연조직 대조도가 높은 점 등 여러 장점들과 전신 MRI의 빠른 발전 등으로 인하여 PET/MRI 개발에 대한 기대가 높다. 6-3장(하이브리드 PET)에서 이에 대하여 자세히 다룬다.

4. 데이터 획득

여러 가지 기준에 의해서 PET 데이터 획득 모드 및 저장 방식을 구분할 수 있다.

1) 방출 및 투과스캔

PET 스캔 모드는 체내에서 방출되는 감마선을 검출하는 방출스캔과 외부선원을 이용하여 감쇠계수를

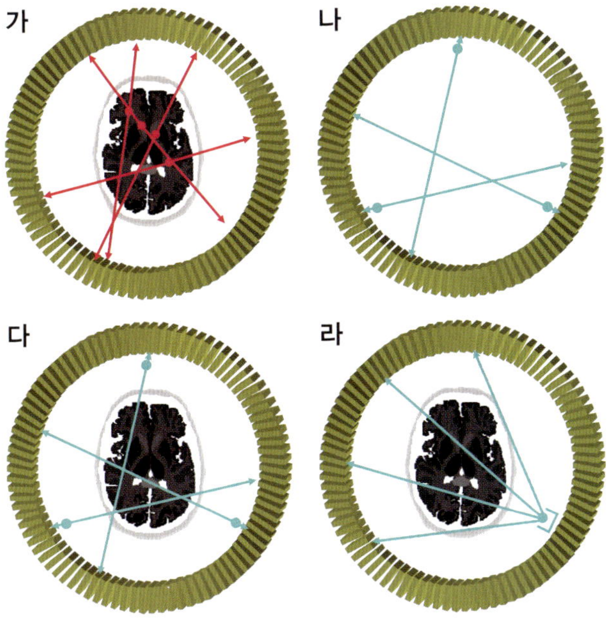

그림 2-12. 방출 및 투과스캔 (가) 방출스캔 (나) 공백스캔 (다) 양전자방출체를 이용한 투과스캔 (라) 단일광자선원을 이용한 투과스캔

얻기 위한 투과스캔으로 분류할 수 있다(그림 2-12).

(1) 방출스캔(Emission scan)

몸속에 주입된 방사성추적자에서 발생한 감마선을 검출하는 방출스캔은 가장 기본적인 PET 스캔으로 방사성추적자의 시공간적 분포에 대한 정보를 제공한다. 충분한 감마선 계수를 얻기 위하여 수 분에서 수십 분의 방출스캔을 시행한다. 고정된 위치에서 정적, 동적, 게이트 스캔을 시행하기도 하며, 5~10 베드에 걸친 전신 스캔을 시행하기도 한다.

(2) 투과스캔(Transmission scan)의 필요성

방출 스캔에서 얻은 원 데이터를 바로 재구성해 보면 감마선의 감쇠 및 산란, 검출 효율의 불균일성 등에 의해서 실제 감마선원의 분포와는 상당한 차이가 난다. 이러한 차이를 보정하기 위해서는 여러 보정 알고리듬의 적용이 필요한데 이 중 감쇠와 산란에 대한 보정을 위해서는 511 keV 감마선에 대한 감쇠계수에 대한 분포를 알아야 한다. 이러한 감쇠계수 분포는 PET/CT의 경우 X-선 CT 영상으로부터 추정할 수 있으며, CT가 없는 경우 외부 감마선원을 이용한 투과 스캔과 공백 스캔(blank scan)의 비를 통해서 알 수 있다.

2) 2차원 및 3차원 스캔

PET는 기계적 조준기를 사용하지 않으므로 임의의 방향에서 입사되는 감마선을 모두 검출할 수 있는 근본적인 3차원(3D) 영상획득 시스템이지만 전통적으로 2차원(2D) PET 스캔이 널리 사용되어 왔다(그림 2-13).

(1) 2차원 스캔

2D PET 스캔을 위하여 검출기 링들 사이에 긴 격벽(septa)을 설치하여 종축사선방향으로 입사되는 대부분의 감마선을 차단하고, LOR의 두 감마선이 동일한 링 내에서 검출된 경우와(direct LOR), 바로 인접한 두 링에 의해서 검출된 경우(cross LOR)만을 받아들여 사용한다. 인접한 두 링에 걸쳐 검출된 LOR들로 이루어진 교차면(cross plane)을 두 물리적 링 사이의 가상의 링에서 검출되었다고 가정하면 2D PET 스캔을 통해서 N+(N-1)=2N-1개의 횡단면을 얻을 수 있다(N: 물리적 링의 개수).

(2) 3차원 스캔

링 사이의 격벽을 제거하여 입사된 모든 LOR을 검출하여 기록하는 방식을 3D PET 스캔이라 하며 최대 N^2개의 사이노그램이 얻어진다. 민감도를 최대화할 수 있는 이러한 3D 스캔은 과거에는 데이터양이 많고 산란 및 랜덤에 의한 영상 잡음이 심해서 많이 사용되지 않았지만 컴퓨터기술의 발전으로 인하여 데이터 저장공간 및 계산속도에 대한 제한이 줄어들고 우수한 성능의 물리적 보정 알고리듬들이 개발되면서 근래에는 보편적으로 사용되고 있다.

N^2개의 사이노그램을 모두 이용하여 3차원 영상재

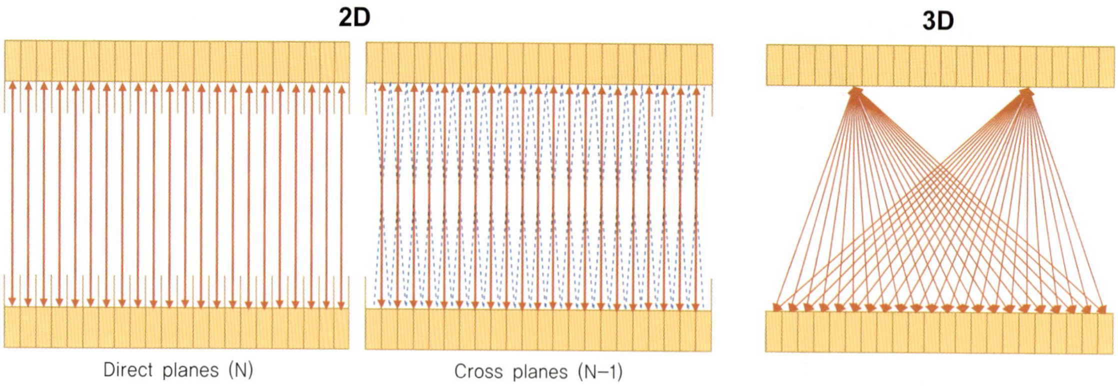

그림 2-13. 2차원 및 3차원 스캔

구성을 할 수도 있지만, 이러한 경우 사이노그램 각 화소에 들어오는 LOR의 수가 적어 영상질이 나빠질 수 있다. 따라서 종축방향에서 인접한 사이노그램들을 병합하여 3D 사이노그램 수를 줄이는 종축 축약(axial compression) 방법이 보편적으로 쓰이고 있다. 또한 재구성 시간을 줄이기 위하여 3D 사이노그램을 2D 사이노그램으로 변환한 후 2D 재구성을 하는 데이터 변환(rebinning) 방식도 쓰이고 있다.

3차원 스캔을 사용할 때 양전자와 더불어 즉발감마선(prompt gamma-ray)을 방출하는 ^{82}Rb 같은 경우 잘못된 동시 계수를 만드는 비율이 2차원 스캔에 비하여 매우 높아지므로 이에 대한 보정이 필요하다.

5. 영상 재구성

PET 영상재구성을 위해서는 2D 및 3D 영상재구성 기법들이 활용되고 있다. TOF 정보를 포함하여 리스트 모드로 데이터를 얻은 경우에는 이러한 TOF 정보를 이용한 영상재구성 기법을 사용하여 영상의 질을 향상시킬 수 있다.

1) 여과후역투사

여과후역투사 방법은 재구성된 영상에 주변잡음(background noise)이 높아 현재 임상 PET 데이터에 많이 쓰이지는 않지만, 정량적 정확성이 요구되는 추적자동력학 분석에 필요한 동적 PET 재구성을 위해서는 여전히 유용하게 사용되고 있다. 여과후 역투사는 잡음 수준은 높으나, 화소 값의 바이어스(bias)가 적다.

가장 기본적인 영상재구성 방법은 각 방향에서 얻어진 투사데이터를 데이터가 얻어진 방향으로 각각 균일하게 역투사(backprojection)하여 더하는 것이다(그림 2-14). 그러나 단순히 얻어진 데이터를 역투사하는 경우 영상의 퍼짐현상(blurring)이 심하다. 이러한 역투사 방법의 퍼짐현상을 줄이기 위한 것이 여과후역투사(filtered backprojection; FBP)재구성 방법이다. 이는 각 투사데이터를 역투사하기 전에 적절한 수학적 여과기(filter)에 통과시켜 퍼짐현상을 줄이는 것인데, 퍼짐현상을 줄이기 위해서는 데이터의 고주파 성분이 어느 정도 강조되어야 한다. 이를 위하여 사용하는 것이 램프(ramp) 여과기인데 램프 여과기만을 사용하는 경우 고주파 성분이 지나치게 강조되어 재구성된 영상에 심한 성상 왜곡(star artifact)이 나타나고 잡음성분이 강조되는 문제가 있다. 따라서 램프 여과기만을 사용하는 경우는 드물고 램프여과기와 저역통과(또는 고역억제) 여과기를 동시에 적용하여 고주파성분을 적절히 조절한다.

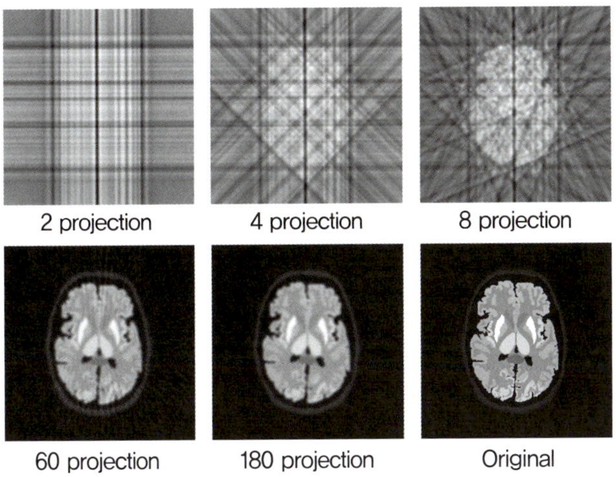

그림 2-14. 여과후역투사에 의한 영상재구성(투사상 수에 따른 영상변화)

2) 반복적 재구성법

여과후역투사방법의 단점을 극복하기 위하여 반복연산에 의한 재구성 기법이다(반복적 재구성법; iterative reconstruction). 반복적 재구성 기법의 일반적인 알고리즘은 다음과 같다(그림 2-15).

① 재구성된 영상의 초기 값을 가정한다. 보통 균일한 화소 값 분포를 가정하거나 여과후역투사 결과를 초기 값으로 한다.

② 영상획득과 과정과 동일하게 재구성 영상을 투사시켜 투사데이터의 추정치를 얻는다.

③ 추정한 투사데이터와 실제로 측정한 투사데이터를 비교한다.

④ 이들의 차이가 충분히 작으면 재구성 영상을 적절히 추정한 것이므로 반복 연산을 중단하나 그렇지 않은 경우 재구성 영상을 수정해 준다.

⑤ 추정한 투사데이터와 측정한 투사데이터의 차이가 충분히 작아질 때까지, 또는 미리 정해 놓은 회수 만큼 ① ~ ④ 과정을 반복(iteration)한다.

PET에 사용되는 대표적인 반복적 재구성법은 ML-EM(maximum likelihood expectation maximization) 기법이며, ML-EM 알고리즘의 가속 기법인 OS-EM (ordered subset EM) 방법이 현재 널리 쓰이고 있다.

3) TOF 영상재구성

TOF 정보를 측정할 수 있는 경우에는 그림 2-16과 같이 감마선이 발생했을 가능성이 높은 영역에는 많은 계수를 더해 주고 그렇지 않은 부분에는 계수를 더해주지 않는 역투사 방법을 적용할 수 있다. 따라서 실제 감마선이 발생하지 않은 영역에 계수를 역투사하여 생기는 배경잡음(background noise)을 줄일 수 있다.

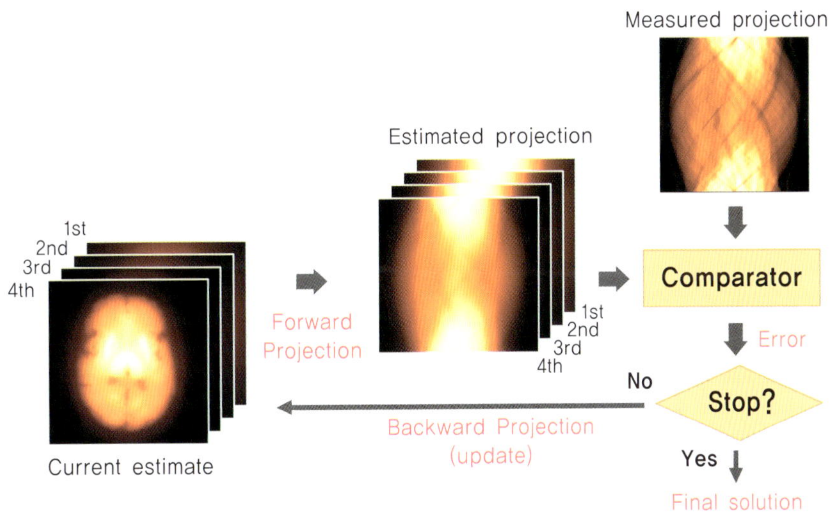

그림 2-15. 반복적(iterative) 영상 재구성법

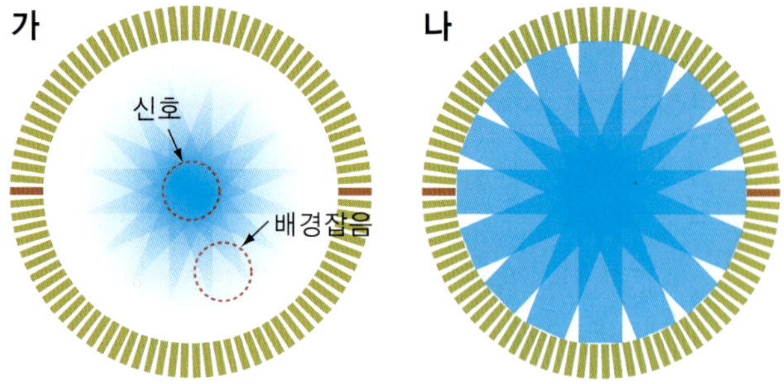

그림 2-16. TOF 재구성의 신호 대 잡음비 개선 효과 (가) TOF 재구성 (나) Non-TOF 재구성

이처럼 TOF 정보에 의해서 배경잡음이 줄어들면 병변 검출능(lesion detectibility)이 향상되는데 이에 따라 적은양의 계수만을 얻더라도 동일한 영상 질 및 병변 검출능을 기대할 수 있다. 따라서 TOF 정보를 이용하는 경우에는 동일 시간의 검사를 통해 영상 질을 향상시키거나, 전체 스캔 시간을 줄여서도 동일한 질의 영상을 얻을 수 있는 장점이 있다(그림 2-17).

6. 영상보정

PET영상 획득에는 물리적 반감기가 짧은 방사성동위원소를 사용하고, 두 개의 감마선을 동시에 검출해야 하며, 감마선의 검출빈도가 매우 높은 등의 이유로 인하여 PET영상은 여러 물리적 현상의 영향을 받고, 이들은 PET영상의 정량적 정확성을 저하시키는 요인이 된다. 따라서 정량적으로 정확한 PET영상을 얻기 위해서는 이러한 물리적 오차 요인들에 대한 보정이 필수적이며, 이러한 보정에는 붕괴보정, 불응시간보정, 랜덤보정, 정규화보정, 감쇠보정, 산란보정 등이 있다.

1) 붕괴보정(Decay correction)

스캔시간에 비하여 상대적으로 반감기가 짧은 방사성동위원소를 사용하는 PET에서는 방사능 붕괴에 의한 계수율 감소를 보정하는 것이 중요하다. 특히 전

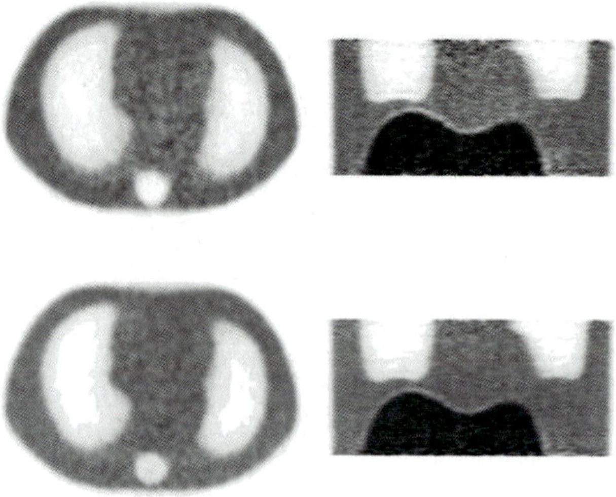

그림 2-17. TOF 영상재구성에 의한 영상질의 향상(위: 기존의 non-TOF, 아래: TOF 정보를 이용한 재구성 영상) (Conti et al., Phys Med Biol 2005)

체 스캔시간이 긴 동적영상(dynamic images)이나 전신영상(whole-body image)을 얻는 경우에 각 프레임 또는 각 베드 영상에 대한 붕괴보정이 필수적이며, 표준섭취계수(standardized uptake value; SUV)를 계산함에 있어서도 붕괴보정이 필수적이다. 이러한 방사능 붕괴는 붕괴공식에 의해서 역으로 보정될 수 있다.

2) 불응시간보정(Dead-time correction)

불응시간 보정을 위해서는 팬텀을 이용하여 방사능 세기와 PET계수간의 관계를 나타내는 실측계수 곡선을 얻고, 이를 낮은 방사능 농도에서 측정하여 추정한 이상적 직선과 비교하여 PET실측계수에 따른 보정계수 분포를 얻는 방법(global dead-time correction)을 사용할 수 있다. 그러나 불응시간의 공간적인 변이를 반영할 수 없으므로 최적은 아니며, PET검출시스템의 각 요소에 대한 불응시간을 측정 또는 추정하여 부분별로 보정해 주는 방법이 더 정확하다(그림 2-18).

3) 우연보정(Random correction)

우연계수는 서로 다른 쌍소멸 반응으로부터 발생하여 서로 연관이 없는 두 개의 감마선이 우연히 동시

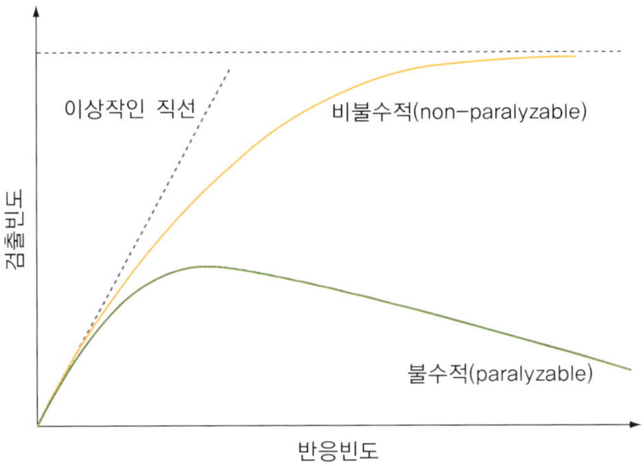

그림 2-18. 불응시간에 의한 반응빈도와 검출빈도의 관계

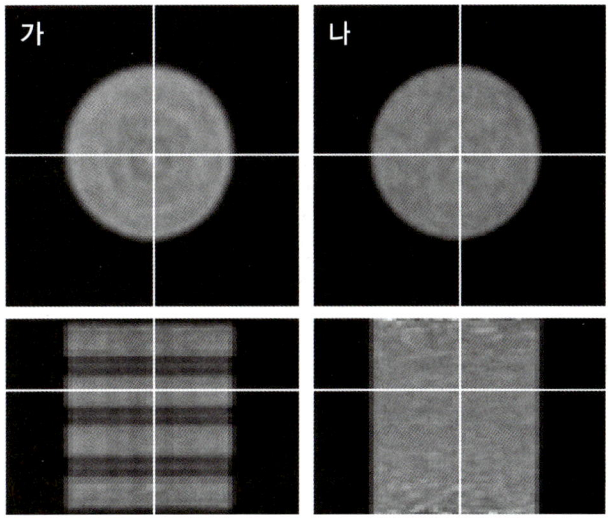

그림 2-19. 정규화 보정 전후의 재구성된 균일한 원통형 팬텀 영상(위: 횡단면, 아래: 관상면) (가) 보정 전 (나) 보정 후

에(엄밀하게는 동시계수 시간창 내에서) 검출되는 경우를 의미한다. 이러한 우연계수는 동시계수 시간창이 넓어질수록 방사능의 세기가 클수록 커지며, 배경잡음 수준을 증가시키게 된다. 따라서 이러한 우연계수의 분포를 추정하여 제거해 주는 것이 필요하다. 우연보정을 위해서는 주로 두 가지 방법이 사용된다. 첫째는 단일계수율을 측정하고 이와 동시회로의 시간창 정보를 이용하여 랜덤계수율을 추정하는 방법이다. 둘째는 지연(delayed) 동시계수 회로를 이용하여 랜덤계수율을 구하는 방법으로, 이 방법을 이용하여 랜덤계수를 측정하면 원래 동시계수와 동일한 불응시간 특성이 반영되고, 측정 시간동안의 방사능분포 변화에 의한 영향 등이 동일하게 적용되므로 정확한 랜덤계수율을 추정할 수 있다. 랜덤계수율과 단일계수율은 다음과 같은 관계를 갖는다.

$$R_{ij} = ks_i s_j$$

위식에서 k는 비례상수, s_i와 s_j는 각각 i번째 j번째 검출기에서의 단일계수율, R_{ij}는 두검출기 사이의 랜덤계수율을 의미한다.

4) 정규화보정(Normalization correction)

정규화보정이란 각 PET검출기 쌍에 검출되는 LOR 검출빈도의 불균일성을 보정하는 것을 의미한다(그림 2-19). 이러한 LOR검출의 불균일성은 주로 각 검출기의 감마선 검출효율 차이, 각 검출기 쌍이 갖는 서로 다른 기하학적 환경, 블록 내에서의 섬광결정의 위치에 따른 검출효율의 변동 등이 원인이다. 정규화보정에 사용되는 방법으로는 크게 직접정규화보정(direct normalization) 방법과 요소기반 정규화보정(component-based normalization) 방법으로 나눌 수 있다.

직접정규화보정 방법은 균일한 방사능 농도를 갖는 평면선원이나 회전하는 막대선원(rod source)을 이용하여 가능한 모든 검출기 쌍에 대한 LOR계수율을 얻고 그 역수를 구하여 보정계수로 쓰는 방법이다. 평면선원을 쓰는 경우 LOR이 선원을 지나는 길이가 각도에 따라 달라지므로 이를 고려하여 보정계수를 구해야 한다.

요소기반 정규화방법은 각 LOR의 검출효율 변동에 영향을 주는 여러 원인들을 검출기 각각에 대한 내인성 검출효율, 횡단면 및 종축면 상에서 블록 내 위치에 따른 효율 변동, 그리고 두 검출기 쌍에 대한 횡단면 및 종축면 상에서의 상대적 위치에 따른 검출효율 등으로 나누어 이들을 순차적으로 보정해 주는 방법이다. 요소기반 정규화보정 방법을 쓰는 경우 산란계수에 대한 보정계수도 구할 수 있으므로 보다 정확한 정규화 조정이 가능하다.

5) 산란보정(Scatter correction)

산란계수는 PET영상의 질을 저하시키는 주요한 요인 중의 하나로 3D PET의 경우 전체 동시계수의 절반 정도를 차지할 정도로 영향이 크다. PET에서 감마선의 산란은 피사체 내에서 일어나기도 하고 섬광결정 내에서 일어나기도 하는데, 두 경우 모두 감마선이 산란을 일으키며 에너지를 잃고 잃어버린 에너지가 산란각과 일정한 관계를 갖는 컴프턴 산란이 주를 이룬다. 상대적으로 크기가 큰 섬광결정을 사용하는 인체용 PET에서는 피사체에서 일어나는 산란이 주요 고려 대상이며, 피사체의 크기가 작고 미세한 섬광결정을 사용하는 소동물 전용PET 등에서는 섬광결정 내 산란의 영향이 크므로 PET시스템 특성에 맞는 적절한 산란 보정법의 선택이 중요하다(그림 2-20).

산란보정은 에너지 기반 방법과 중첩적분 기반 방법, 그리고 시뮬레이션 기반 방법 등으로 구분할 수 있다.

(1) 에너지 기반 산란보정방법

산란이 일어나면 에너지를 잃는 컴프턴 산란이 주를 이루므로 검출된 감마선의 에너지 정보를 이용하여 산란계수를 제거하는 방법이 PET에서도 적용이 가능하고, 2개 또는 3개의 에너지 창을 이용하는 방법이지만 보다 광범위한 에너지 스펙트럼 정보를 이용하는 방법들이 사용된다.

(2) 중첩적분 기반 산란보정방법

하나의 점선원(point source)을 중심으로 한 산란분포를 구해 산란계수가 중심에서부터 지수함수 형태로 감소하는 형태를 이용하여 참계수 분포를 추정하고, 산란계수의 점확산함수(point spread function)를 구하여 이들을 중첩적분하여 산란계수 분포를 구할 수 있다. 그런데 참계수의 분포를 알 수 없으므로 산란계수가 포함된 데이터를 참계수 분포의 초기값으로 두고 산란계수를 추정한 후 이를 제거한 영상을 다시 참계수 분포로 가정하여 산란계수 추정을 반복하는 반복적 추정기법을 사용하는 것이 효과적이다.

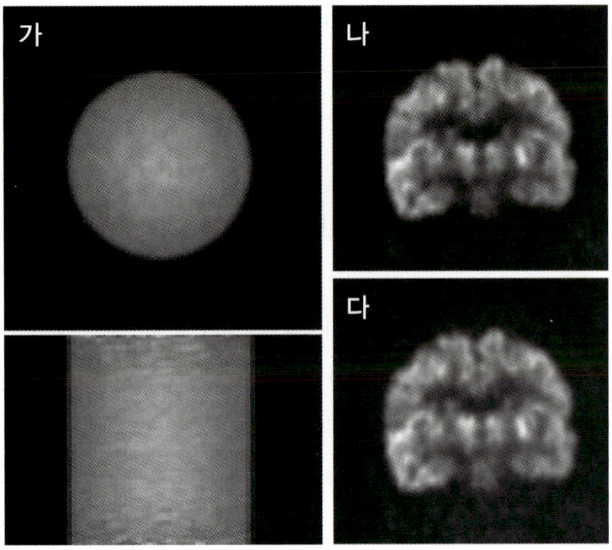

그림 2-20. 산란계수의 영향 (가) 산란보정을 하지 않은 균일한 팬텀 (나) 산란보정 전 (다) 산란보정 후 뇌영상

(3) 시뮬레이션 기반 산란보정

피사체 및 PET섬광결정에서 감마선 산란 및 흡수에 대한 정확한 물리학적 모델링을 통해서 방사능 분포 및 감쇠계수 맵으로부터 산란계수 분포를 추정하는 기법이다. 단일산란시뮬레이션 기법(single scatter simulation technique)이 정확하면서도 빠른 계산이 가능하고 잡음성분이 거의 없어 최근 널리 사용되고 있으며, 몬테카를로(Monte Carlo)시뮬레이션 기법을 이용하면 보다 정확한 산란계수 분포를 추정할 수 있으나 충분한 영상질을 얻기 위해서는 계산시간이 오래 걸리는 제한점이 있다.

6) 감쇠보정(Attenuation correction)

감쇠보정이란 광자가 매질을 통과할 때 광전효과, 컴프턴 산란 등으로 인해서 검출기에 도달하지 못하는 확률을 보정하는 것을 의미한다. 감마선은 에너지가 높을수록 물질에 대한 투과율이 높다. 따라서 511 keV 에너지를 갖는 감마선을 사용하는 PET에서 감쇠현상을 보다 낮은 에너지를 사용하는 단일광자영상에 비해서 감쇠현상에 의한 영향이 적을 것으로 생각할 수 있다. 실제로 하나의 감마선에 대한 감쇠정도는 단일광자 영상에 비해서 적으나 PET는 두 개의 감마선이 모두 검출되어야 동시계수가 성립되므로 둘 중 하나의 감마선만 소실되어도 감쇠된 것으로 봐야하기 때문에 감쇠현상이 단일광자영상에 비해서 더 심하고 따라서 감쇠보정이 필수적이다(그림 2-21). PET 감쇠현상의 또 다른 특징으로는 두 검출기 간의 LOR상에서 감쇠정도는 위치에 관계없이 일정하다는 것이다. 즉, 임의의 한 점에서 발생한 두 감마선이 각각 검출될 확률을 곱하면 위치에 관계없이 일정하다. 이러한 관계는 공백스캔과 투과스캔에 동일하게 적용되므로, 공백스캔 사이노그램과 투과스캔 사이노그램을 화소별로 나누어 감쇠지도 맵을 작성할 수 있다.

PET에서 감쇠보정방법으로는 감마선원을 이용하는 방법과 X-선원을 이용하는 방법, 그리고 방출영상만을 이용하는 방법으로 구분할 수 있다.

(1) 감마선원을 이용한 감쇠보정

양전자방출선원인 $^{68}Ga/^{68}Ge$이나 단일광자 선원인 ^{137}Cs (662 keV)을 사용한 투과스캔을 통해서 직접적인 감쇠보정이 가능하다. 방사성추적자를 주입하기 전에 투과스캔을 하는 것이 가장 정확하나, 방출스캔 후(post-emission transmission)에 또는 방출스캔과 동시에(simultaneous)투과스캔을 얻으면 전체 검사시간을 단축할 수 있다. 감마선원을 이용한 측정 감쇠보정 방법을 사용하는 경우 공백스캔과 투과스캔 데이터의 질이 보정된 방출영상에 직접적인 영향을

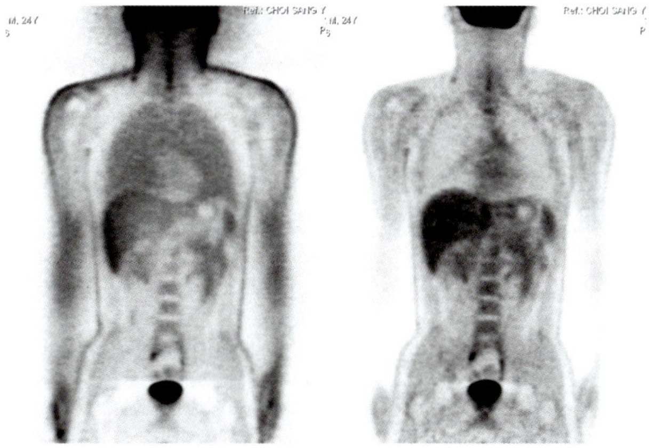

그림 2-21. 감쇠보정 전(좌)과 후(우) (Kim et al., NMMI 2008)

미친다. 환자마다 다르지 않은 공백스캔은 하루에 한 번 정도 오랜시간 데이터를 획득하여 잡음성분이 거의 없는 데이터를 얻기 쉬우나, 각 환자마다 시행해야 하는 투과스캔은 스캔시간에 한계가 있고 감쇠에 의해 계수율이 낮아 방출영상의 질을 저하시키는 주요 요인이 될 수 있다. 이를 방지하기 위해서 투과스캔과 방출스캔의 관계식을 이용하여 감쇠계수 분포에 대한 영상재구성을 시행하여 감쇠계수 맵을 얻은 후에, 이를 몇 개의 영역으로 나누어 각 영역에 대표 감쇠계수 값을 써 준 후 다시 투사하여 사용하는 분할 감쇠보정(segmented attenuation correction)방법이 보다 보편적으로 쓰이고 있다.

(2) X-선원을 이용한 감쇠보정

PET/CT시스템에서는 CT영상을 단순히 선형 변환하여 PET의 감쇠 및 산란보정에 사용할 수 있다. CT의 하운스필드 단위 0을 기준으로 기울기가 다른 이중-직선식을 변환식으로 하여 보정하는 것이 보편적이다. CT영상을 사용하는 경우 전체 검사시간을 단축할 수 있으며, 감마선원을 이용한 투과영상에 비해서 CT영상의 잡음 특성이 훨씬 좋으므로 보정된 방출PET의 질도 보다 우수하다. 반면 CT와 PET영상의 불일치로 인한 영상 왜곡이 생길 수 있으며, 특히 호흡으로 인한

움직임이 심한 폐의 하부나 간의 상부, 그리고 움직이는 장기인 심장 영상 등에 이러한 왜곡이 일어날 수 있으므로 주의가 필요하다.

(3) 방출영상만을 이용한 감쇠보정

뇌와 같이 상대적으로 균일한 감쇠계수 분포를 갖는 경우 외곽선(boundary)을 검출하고 균일한 감쇠계수 맵을 구성하여 사용하는 계산기반 감쇠보정(calculated attenuation correction)방법이 쓰인다. 일정한 두개골 두께를 가정하므로 다른 부위에 비해서 두개골의 두께가 두꺼운 후두엽과 두정엽 경계부에서 차이가 나며, 비강 근처에 있는 하측 전두엽에서도 차이가 날 수 있다. 뇌를 제외한 다른 부분에서는 균일한 감쇠계수를 가정하는 것이 정확성이 떨어지므로 거의 사용되지 않는다.

7. 정량분석 및 추적자동역학

1) 정량분석

핵의학영상기법으로 측정하는 방사능의 크기는 방사성추적자의 양과 비례한다. 따라서 방사능 분포를 정확히 측정한다면 추적자 분포에 대한 정량적 평가가 가능하다.

관심영역 내의 총계수를 구하거나 이를 관심영역의 크기(면적 또는 체적) 및 영상획득시간으로 나눈 평균계수율(count/pixel/min 또는 count/ml/min 등의 단위를 가짐)을 구하기도 하며, 이를 표준선원(standard source)의 계수율과 비교하여 방사능 농도(MBq/ml 또는 μCi/ml)로 나타내기도 한다. 종양 PET 분야에서 통상적으로 쓰이는 표준섭취계수(SUV)는 이러한 방사능 농도를, 주입한 추적자가 체내에 고루 분포했을 때의 농도로 나누어 그 상대적 섭취율을 정량적으로 표현한 것이다.

병변의 평균계수를 정상영역 또는 배경(background) 영역의 평균계수와 비교하여 나타내는 것도 일반적인 반정량적(semi-quantitative) 분석기법이다.

2) 추적자동역학(Tracer Kinetics)

추적자동역학 분석이란 추적자의 동태에 대한 물리적, 생리적, 생화학적 기전에 대한 이해를 바탕으로 이를 수학적으로 모델링하고, 추적자 농도의 시간적 변동과 비교하여 혈류(flow), 섭취율(uptake rate), 제거율(washout rate), 대사율(metabolic rate)과 같은 동역학 변수들에 대한 정량적 정보를 얻는 것을 의미한다.

비침습적으로 생체 내 방사성추적자 분포에 대한 공간적, 시간적 정보를 제공하는 핵의학 영상기법은 추적자동역학 분석을 위한 가장 대표적인 측정도구라 할 수 있다. 핵의학영상은 대략적으로 0.1 g 이내의 공간분해능과 수 초에서 수 분 정도의 시간분해능의 데이터를 제공한다.

(1) 분석과정

동적 PET영상을 이용한 추적자동역학 분석은 일반적으로 다음과 같은 순서로 진행된다. 우선 동역학 분석을 통하여 알고자 하는 생리적, 생화학적 변수를 결정하고 그에 맞는 적절한 방사성추적자를 선정한 후 동적영상을 얻는다. 다음으로 동역학 분석에 필요한 입력함수를 혈액 샘플 또는 동적영상으로부터 얻으며, 동적영상으로부터 조직 시간-방사능 곡선(tissue time-activity curve)을 구한다. 끝으로 해당 추적자에 대한 수학적 모델을 만들고 비선형 회귀분석과 같은 수학기법을 사용하여 관심 있는 변수를 추정하게 된다.

(2) 추적자에 대한 사전지식

추적자동역학 모델링 및 분석을 위해서는 해당 추적자의 생체 내 동태를 결정하는 생리적, 생화학적 기전들에 대한 다음과 같은 사전지식이 필수적이며 이러한 기전들에 대한 정보를 얻기 위하여 추적자동역학 실험이 이루어지는 경우도 있다. 이에 대한 정보를 얻기 위하여 체외, 체내 실험들이 선행되는 것이 보통이다.

(3) 가정 및 전제조건

추적자동역학 분석에는 일반적으로 몇 가지 가정 및 전제조건들이 필요하다. 첫째, 추적자동역학 분석의 대상이 되며 추적자의 동태를 결정하는 생체 시스템의 각종 생리적, 생화학적 과정들은 동적영상을 얻는 동안에는 항정상태(steady state)에 있어야 하며, 그렇지 않을 경우 이에 대한 적절한 수학적 모델링이 필요하다. 항정상태란 특정한 한 구획내의 농도변화가 없는 상태를 의미하는데, 이는 두 구획간의 물질이동의 양이 같을 때를 의미하는 평형상태(equilibrium state)와 구별되며, 추적자 분포가 항정상태에 있다는 것과도 다른 의미이다. 둘째, 추적자의 농도는 우리가 알고자 하는 현상 자체 및 모물질(mother substance)의 동태에 영행을 주지 않을 정도로 매우 낮아야 한다. 셋째, 구획모델(compartment model)을 사용하는 경우 각 구획 내에서 추적자의 공간적 분포는 균일해야 하며, 관심영역 내에서 추적자의 공간적, 시간적 동태 역시 균일하여야 한다.

(4) 구획모델법

동역학 분석기법을 여러 기준에 의해서 분류할 수 있는데, 그 중 구획모델의 사용여부에 따라 구획모델법과 비구획모델법으로 나눌 수 있다. 구획모델법에서는 분석의 대상이 되는 생체 시스템을 유한한 수의 구획으로 나누고, 이러한 구획들을 물질이동이나 화학적, 물리적 상태변형 등을 나타내는 경로를 통해 연결하는 형태로 모델링한다.

물리적으로 구분되어 있는 영역(예: 혈관, 세포외, 세포)뿐만 아니라 서로 다른 화학적 형태(FDG vs. FDG-6-PO_4) 또는 서로 다른 약리학적 상태(결합 vs. 비결합)를 구획으로 구분할 수 있다. 질량보존의 법칙에 따라서 각 구획 내 물질 양의 변화는 구획 내로 들어온 총량과 구획에서 빠져나간 총량의 차이와 같다. 이때 이동하는 물질의 양은 출발 구획의 총량과 비례한다는 선형관계를 가정하는 것이 보통이다. 각 구획의 농도변화는 아래와 같은 미분방정식으로 기술할 수 있고, 각 구획의 농도는 시간에 따라 변하므로 시간의 함수로 표시한다(그림 2-22).

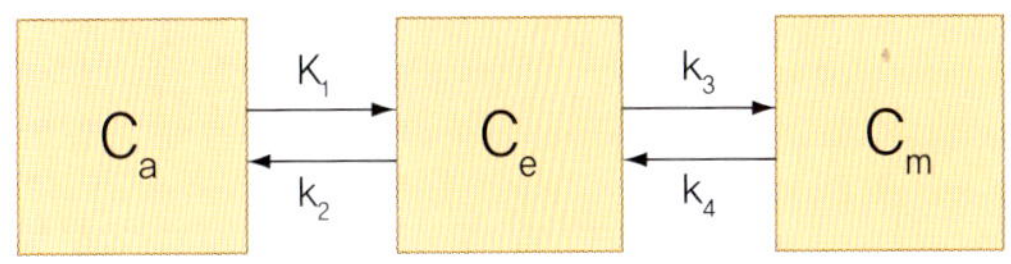

그림 2-22. FDG의 구획모델

$$\frac{dC_1(t)}{dt} = K_1C_0(t)-(k_2+k_3)C_1(t)+k_4C_2(t) = 0$$

$$\frac{dC_2(t)}{dt} = K_1C_1(t)-k_2C_2(t)$$

(5) 비구획모델법

비구획모델법은 관심영역을 유한한 구획과 구획 간의 관계로 모델링하지 않고 동역학 변수를 추정하는 방법으로, 도표분석법(graphical analysis)과 스펙트럼 분석법(spectral anaysis)이 대표적이다. 도표분석법에서는 추적자가 비가역적으로 조직에 포획되는 경우 사용되는 Gjedde-Patlak 도표분석법과 가역적으로 조직에 포획되는 추적자에 사용되는 Logan 도표분석법이 널리 사용된다(그림 2-23). 분석방법이 알려지지 않은 새로운 추적자에 대한 구획모델을 설계하기 위해서는 측정된 데이터로부터 대략적인 모델의 형태(예: 구획의 가수, 가역성 등)를 추정할 수 있는 방법이 필요한데, 이러한 경우 스펙트럼 분석법이 사용될 수 있다. 이 방법에서는 조직 시간-방사능 곡선이 입력함수와 지수함수의 중첩형태를 갖는 기저함수(basis function)들의 선형합으로 이루어진다고 가정하여 실제 데이터와 정합을 통해 얻은 가중치와 속도상수를 동역학변수를 계산한다.

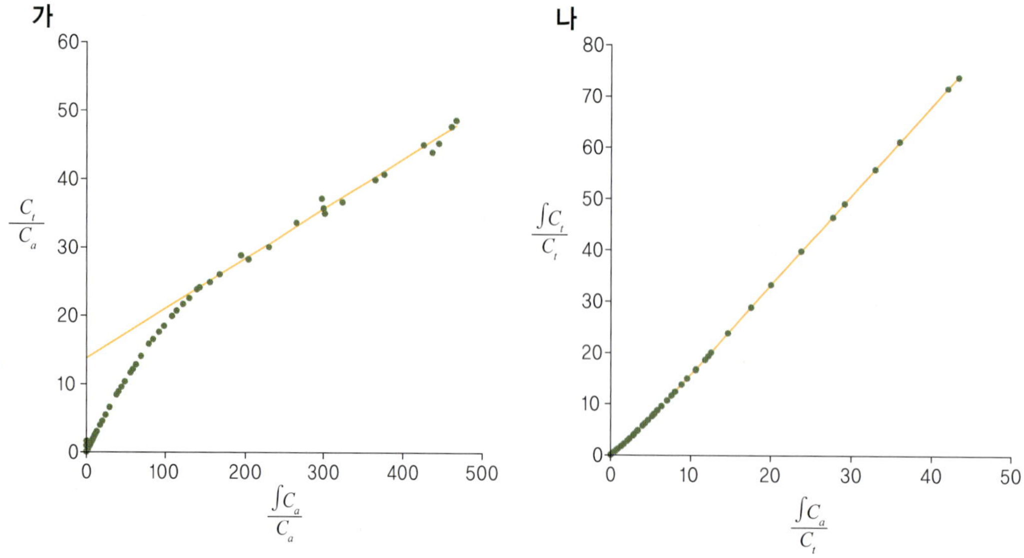

그림 2-23. 비구획모델법 (가) Gjedde-Patlak 도표분석법 (나) Logan 도표분석법

(6) 파라미터 추정기법

추적자동역학 분석에서 사용되는 가장 기본적인 변수추정방법은 비선형최소자승법(nonlinear least squares method; NLS)을 이용한 비선형회귀분석법이다. 이 방법은 시간-방사능곡선의 잡음성분이 적고 데이터의 특성이 수학적인 가정에 잘 맞는 경우에는 비선형최소자증법을 통한 정확한 변수 추정이 가능하지만, 이러한 조건들이 만족되지 못하는 경우 최적의 해를 얻을 수 없다는 문제점이 있다. 특히 동적영상의 각 화소별 시간-방사능곡선에 대한 동역학 변수들을 추정하여, 그 추정치를 화소값으로 하여 새로이 구성한 파라미터영상(parametric image)은 각 파라미터 값의 공간적 분포에 대한 정보의 제공과 함께 화소단위의 영상분석에도 활용될 수 있어 많은 유용성을 갖는다. 하지만 파라미터 영상구성에 비선형최소자승법은 계산시간이 길고, 잡음의 영향을 많이 받기 때문에 파라미터 영상구성에 바로 적용하기 어려워, 파라미터의 공간분포에 대한 제약조건(constraint)등을 적용하여 파라미터 추정을 안정화 시키는 기법들을 사용하거나, Gjedde-Patlak 도표분석법이나 Logan 도표분석법과 같은 선형회귀분석법을 이용하기도 한다. 선향회귀분석법을 이용하면 각 동역학 변수나 이들의 조합으로 구성된 변수들을 반복연산 없이 빠르게 수학적으로 구할 수 있다(그림 2-24).

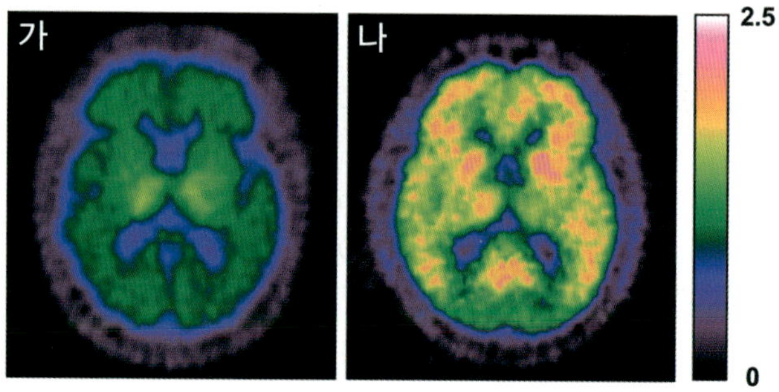

그림 2-24. 비침습적 Logan 도표분석법을 이용한 [^{11}C] PIB의 분포체적 영상 (가) 정상 (나) 알츠하이머 치매 환자

8. 참고문헌

1. 김수진, 김경민, 이재성. 핵의학영상과 추적자 동력학 분석법을 이용한 생체기능 정량화. 대한핵의학회지 2008;42:145-152
2. 김진수, 이재성, 천기정. 핵의학 영상의 물리적 인공산물보정: 정규화보정 및 감쇠보정 2008;42:112-7
3. 이재성, 홍성종. 융합분자영상시스템의 현황과 전망. 물리학과 첨단기술 2007;16:28-32
4. 이재성. 핵의학물리학. 정준기, 이명철 편저. 고창순 핵의학 3판 2008
5. Badawi RD, Marsden PK. Developments in component-based normalization for 3D PET. *Phys Med Biol* 1999;44:571-94.
6. Bushberg JT, Seibert JA, Leidholdt EM, Boone JM: The Essential Physics of Medical Imaging. Lippincott Williams & Wilkins, Philadelphia, 2002
7. Cherry SR, Sorenson JA, Phelps ME: Physics in Nuclear Medicine. Elsevier Science, Philadelphia, 2003
8. Conti M, Bendriem B, Casey M, Chen M, Kehren F, Michel C, Panin V. First experimental results of time-of-flight reconstruction on an LSO PET scanner. *Phys Med Biol* 2005 Oct 7;50(19):4507-26.
9. Defrise M, Kinahan PE, Townsend DW, Michel C, Sibomana M, Newport DF. Exact and approximate rebinning algorithms for 3-D PET data. *IEEE Trans Med Imaging* 1997;16:145-58.
10. Esteves FP, Nye JA, Khan A, Folks RD, Halkar RK, Garcia EV, Schuster DM, Lerakis S, Raggi P, Votaw JR. Prompt-gamma compensation in Rb-82 myocardial perfusion 3D PET/CT. *J Nucl Cardiol* 2010 Apr;17(2):247-53.
11. Fahey FH. Data acquisition in PET imaging. *J Nucl Med Technol* 2002;30:39-49
12. Ichise M, Meyer JH, Yonekura Y. An introduction to PET and SPECT neuroreceptor quantification models. *J Nucl Med* 2001;42:755-63.
13. Karp JS, Surti S, Daube-Witherspoon ME, Muehllehner G. Benefit of time-of-flight in PET: experimental and clinical results. *J Nucl Med* 2008;49:462-70.
14. Kim JS, Lee JS, Cheon GJ. Physical artifact correction in nuclear medicine imaging: normalization and attenuation correction. *Nucl Med Mol Imaging* 2008 Apr;42(2):112-117.
15. Knoll GF: Radiation Detection and Measurement. John Wiley & Sons, Inc. New York, 2000
16. Lee JS, Hong SJ, Geiger-mode avalanche photodiodes for PET/MRI. In: Iniewski K, eds. Electronic Circuits for Radiation Detection. CRC Press LLC; 2010:179-200.
17. Lee JS. Technical advances in current PET and hybrid imaging systems. *Open Nucl Med J* 2010;2:192-208.
18. Nutt R. The history of positron emission tomography. Mol Imaging Biol. 2002 Jan;4(1):11-26.
19. Pichler BJ, Wehrl HF, Judenhofer MS. Latest advances in molecular imaging instrumentation. *J Nucl Med* 2008;49:5S-23S.
20. Prince JL, Links JM: Medical Imaging Signals and Systems. Pearson Prentice Hall, Upper Saddle River, 2006
21. Townsend DW, Carney JP, Yap JT, Hall NC. PET/CT today and tomorrow. *J Nucl Med* 2004;45:4S-14S.
22. Vale PE, Bailey DL, Townsend DW, Maisey MN: Positron Emission Tomography, Basic Science and Clinical Practice. Springer, London, 2003
23. Wernick MN, Aarsvold JN. Emission Tomography: The Fundamentals of PET and SPECT, Elsevier Academic Press, San Diego, 2004
24. Zaidi H, Hasegawa B. Determination of the attenuation map in emission tomography. *J Nucl Med* 2003;44:291-315.

Part 3

PET 방사성의약품과 사이클로트론

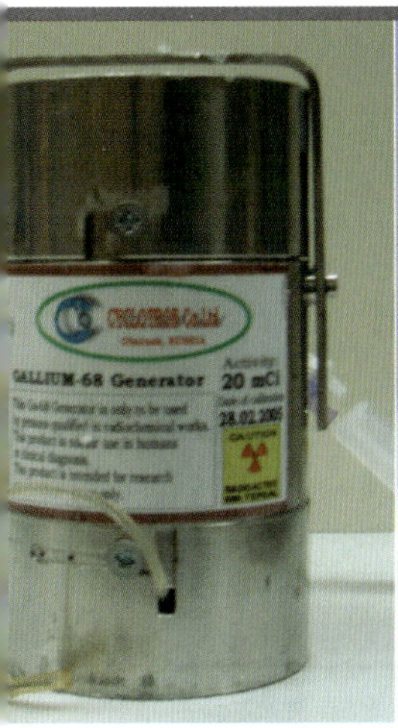

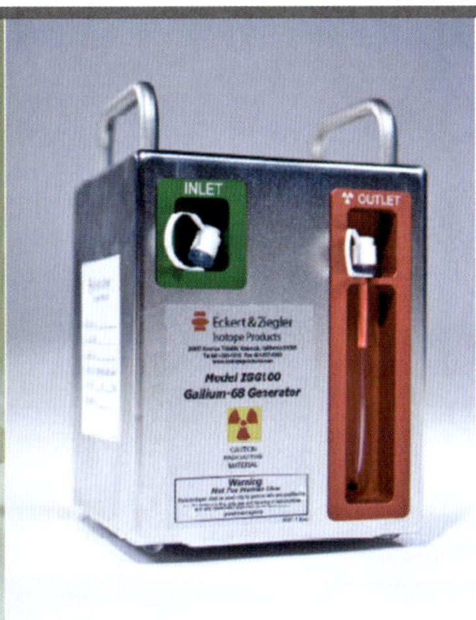

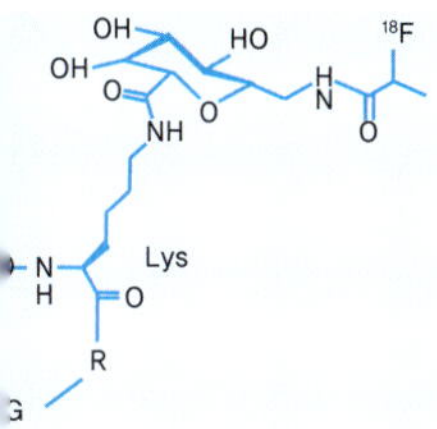

^{18}F-Galacto-RGD

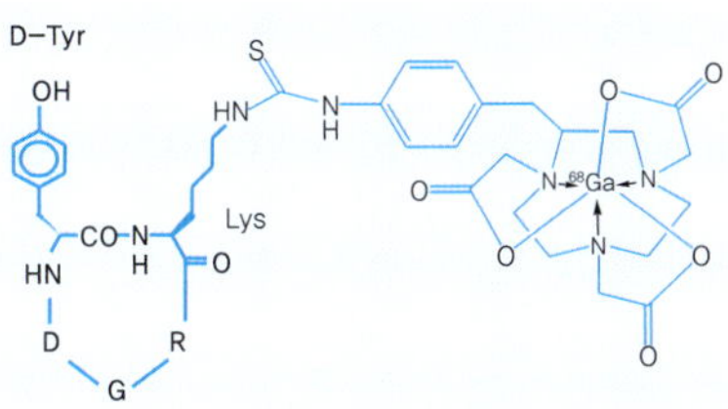

^{68}Ga-NOTA-RGD

Chapter 01

PET 방사성의약품과 사이클로트론

정 재 민
이 윤 상
이 병 철

초 록

PET용 방사성의약품은 양전자방출핵종이 표지된 방사성추적자로 각종 질병 부위를 영상화하여 질병을 진단하고자 하는 목적으로 주로 사용한다. PET용 방사성의약품으로 사용하는 방사성동위원소는 비교적 반감기가 짧고 진단목적에 맞게 극미량을 사용하는 특징이 있다. 현재 임상에서 널리 사용하고 있는 PET용 방사성의약품에 주로 표지하는 방사성동위원소는 ^{11}C, ^{13}N, ^{15}O, ^{18}F 등이 있으며, ^{68}Ga, ^{64}Cu, ^{82}Rb, ^{89}Zr, ^{44}Sc 등을 포함하는 금속성 방사성동위원소와 ^{124}I, ^{75}Br, ^{76}Br 등과 같은 할로겐족 방사성동위원소가 새롭게 연구되고 있다. PET용 방사성의약품은 사용목적에 따라 뇌, 심장, 종양 영상용으로 나눌 수 있다. 각 방사성의약품은 특정 표적에 결합하거나 섭취, 축적되어 주변 조직과 뚜렷한 대조를 나타냄으로써 진단 등에 사용된다. PET용 방사성의약품은 임상에서 환자를 대상으로 투여하기 때문에 품질관리를 철저히 해야 하며, 이를 위한 방사성의약품 정도관리법이 있다. 또한 조제 직후 환자에게 투여 전에 방사성핵종 순도, 방사화학적 순도, 비방사능 등을 포함하는 물리화학적 성질을 평가하여야 하며, 환자에게 투여한 후에는 무균성, 비발열성 등을 포함하는 생물학적 검사를 거치게 된다. PET용 방사성의약품은 주로 사이클로트론과 발생기에서 생산하는 방사성동위원소를 이용하여 조제한다. 사이클로트론은 진공시스템, 자석시스템, RF시스템, 이온원, 빔 인출장치, 표적시스템 등으로 구성되어 있으며, 각 방사성동위원소는 최적화된 절차를 통하여 생산된다. PET용 발생기는 사이클로트론과 같이 넓은 설치 장소가 필요 없이 최소한의 공간에서 방사성동위원소 생산이 가능하여 최근 사용이 늘어나고 있다. PET용 방사성의약품의 조제를 위해서는 생산자의 피폭을 최소화하고 방사성의약품을 효율적으로 조제하기 위해 핫셀, 자동합성장치, 분리정제장치, 정도관리장비 등이 필수적이다. 따라서 방사성의약품의 전구물질을 합성하기 위한 유기합성실과 유기합성에 필요한 장비가 필요하다.

1. PET용 방사성의약품

PET용 방사성의약품은 양전자방출핵종을 표지한 화합물로서 주로 진단을 목적으로 극미량(<100 μg)을 사용하므로, 다른 생리학적 효과나 약리학적 효과를 나타내지 않는 특징을 가지고 있다. PET용 방사성의약품에 사용하는 대표적인 방사성동위원소는 ^{11}C, ^{13}N, ^{15}O, ^{18}F 등이 있으며 ^{68}Ga, ^{64}Cu, ^{82}Rb, ^{89}Zr, ^{44}Sc 등을 포함하는 금속성 방사성동위원소와 ^{124}I, ^{75}Br, ^{76}Br 등과 같은 할로겐족 방사성동위원소가 새로운 종류의 발생기의 개발과 새로운 사이클로트론 핵종의 개발로 인해 연구와 사용이 확대되고 있다. PET용 방사성의약품은 세계적으로는 1970년대 말 FDG가 개발되고 이후 PET스캐너 보급이 확대되면서 널리 쓰이기 시작했으며, 국내에서는 1994년 서울대병원과 삼성의료원에 각각 사이클로트론 설치 및 PET센터의 개설로부터 시작하여 현재는 많은 종합병원과 일반 PET 전문 병원에서 널리 사용 중이다. 초기에 사용한 PET용 방사성의약품으로는 주로 혈류량 측정을 위해 [^{15}O]H_2O이나 [^{13}N]NH_3를 사용하였으며, 대사량 측정을 위해 [^{15}O]O_2, [^{11}C]glucose, FDG 등을 사용하였다. 이후 다양한 PET용 방사성의약품이 개발되어 새롭게 사용하고 있으며 사용 목적에 따라 뇌, 심장, 종양 영상용으로 나눌 수 있다.

PET용 방사성의약품을 병원에서 직접 합성하여 사용하는 행위는 특정 환자를 위하여 약을 만드는 조제(compounding)행위에 속하기 때문에 일반적인 제약회사에서 의약품을 만들어 판매하는 제조(manufacturing)행위와는 다르다. 따라서 아직까지는 제조를 위하여 식약청 허가를 받거나 GMP (Good Manufacturing Practice) 규정을 따를 필요는 없고, 약전의 기준에 따라 조제를 하거나 조제실제제로서 사용한다. 그러나 PET의 보급이 늘어남에 따라 미국 FDA에서는 PET용 방사성의약품의 오남용을 우려하여 2011년 12월까지 모든 환자 진단용 PET용 방사성의약품에 대하여 허가를 받도록 하였고, 이때 최초로 허가 받는 방사성의약품은 신약허가(New Drug Application; NDA)를 받고 두 번째부터는 약식신약허가(Abbreviated New Drug Application; ANDA)를 받도록 하였다. NDA나 ANDA를 받는 신약은 반드시

표 3-1. 대표적인 PET용 방사성동위원소

방사성 동위원소	원자번호	반감기	붕괴 (%)	$β^+$평균 에너지(MeV)	생산
^{11}C	6	20.4 분	$β^+$ (100)	0.959	사이클로트론
^{13}N	7	9.96 분	$β^+$ (100)	1.197	사이클로트론
^{15}O	8	2.03 분	$β^+$ (100)	1.738	사이클로트론
^{18}F	9	109.8 분	$β^+$ (97)	0.635	사이클로트론
^{62}Cu	29	9.76 분	$β^+$ (97), EC (3)	2.91	발생기
^{64}Cu	29	12.8 시간	$β^+$ or $β^-$, EC	0.656	사이클로트론
^{68}Ga	31	68 분	$β^+$ (89), EC(11)	1.898	발생기
^{82}Rb	37	75 초	$β^+$ (95), EC(5)	1.535	발생기
^{89}Zr	40	3.3 일	$β^+$ (23), EC(77)	0.9	사이클로트론
^{124}I	53	4.2 일	$β^+$ (23), EC(77)	2.13	사이클로트론

CGMP (current Good Manufacturing Practice) 규정을 따르도록 규정되어 있다. 그러나 PET용 방사성의약품용 cGMP는 일반적인 의약품의 CGMP를 그대로 적용하기에는 현실적으로 불가능하기 때문에 많은 부분이 변경되어 있다. 그러나 미국에서는 2011년 이후라도 진료용이 아닌 연구용 방사성의약품은 NDA 대신 임상시험용신약허가 (Investigational New Drug; IND)를 받고 사용할 수 있고 이때에는 CGMP의 규정에 따르지 않고 미국약전의 기준에 따른 조제를 하여 쓸 수 있도록 하였다.

1) 뇌 영상용 PET 방사성의약품

뇌를 평가할 수 있는 PET용 방사성의약품으로는 혈액의 관류상태, 에너지원의 대사상태, 생리적 활성물질의 섭취 정도, 신경 조직, 다양한 신경전달물질의 수용체(receptor) 및 전달체(transporter) 등을 영상화하는 것들이 있다.

(1) 뇌혈류 및 대사영상

뇌혈액량을 평가할 수 있는 [^{15}O]CO, [^{11}C]CO_2가 있으며, 뇌혈류량 측정을 위한 [^{15}O]H_2O, [^{15}O]CO_2, [^{13}N]NH_3, [^{15}O]buthanol, [^{11}C]buthanol과 [^{18}F]fluoromethane 등이 있다. 산소대사량 평가를 위한 [^{15}O]O_2와 뇌 포도당대사량 평가를 위한 [^{11}C]glucose와 FDG 등이 있다.

(2) 뇌 신경전달물질계의 영상

뇌 신경전달물질계는 다양한 종류의 신경전달물질이 존재하며 이러한 각각의 신경전달물질을 받아들여 다음 단계의 신호를 만들어내는 수용체와 여분의 신경전달물질을 다시 회수하는 전달체로 구성된다. 뇌의 주요 신경전달물질계는 크게 도파민(dopamine)계, 세로토닌(serotonie)계, 콜린(cholinergic)계, 아편(opiate)계, 벤조디아제핀(benzodiazepine) 수용체 등 5 가지로 나눌 수 있다.

가. 도파민계

도파민(dopamine)은 대표적인 신경전달물질로 행동, 인지, 동기 부여 등을 조절하는 데 쓰이는 물질로 흑질(substantia nigra), 복측피개(ventral tegmental) 영역, 중간뇌의 retrorubral 영역 등에 존재하는 도파민계신경세포에서 만들어지며, 세포 안에 위치한 수포(vesicle)에 보관된다. 도파민이 시냅스로 유출되면 도파민은 시냅스후(postsynaptic)도파민수용체와 상호작용하고, 시냅스의 도파민 농도는 시냅스이전(presyneptic)신경말단에 있는 도파민전달체가 조절한다.

도파민계는 임상 뇌과학과 PET 연구분야에서 가장 폭넓게 연구된 분야이다. 1983년 사람을 대상으로 방사성동위원소 표지 신경전달물질인 [^{18}F]FDOPA를 이용하여 뇌에서 도파민 합성을 영상화하였고 [^{11}C]NMSP을 개발하여 방사성의약품-수용체 간 결합부위의 분포를 최초로 영상화함에 따라 신경과학계는 획기적인 발전을 달성하게 되었다.

가) 도파민 대사

도파민계의 기능을 영상화하는 대표적인 양전자방출 방사성의약품으로는 [^{18}F]FDOPA가 있으며 이를 이용하여 시냅스전 신경말단에서 도파민의 합성과 대사를 영상화할 수 있다. 임상적 반파킨슨증(hemiparkinsonism) 환자의 선조체에서 섭취가 감소하며, 나이가 들수록 흑질의 기능이 감소하는 현상을 관찰할 수 있다. 또한 [^{18}F]fluorotyrosine으로는 시냅스전 도파민 기능을 평가할 수 있다.

나) 도파민수용체

도파민수용체는 기능적, 약리학적 기준을 바탕으로 흥분성 D1 수용체와 억제성 D2 수용체로 크게 2 가지로 분류한다. 이외에도 도파민 D1 수용체의 아형인 D5 수용체, 그리고 D2 수용체의 아형인 D3, D4 수용체가 존재한다.

표 3-2. 뇌 영상용 PET 방사성의약품

생리학적 과정	표적	방사성의약품
혈액량		[^{15}O]CO, [^{11}C]CO
혈류량		[^{15}O]H_2O, [^{15}O]CO_2 [^{13}N]NH_3, [^{15}O]buthanol, [^{11}C]buthanol, [^{18}F]fluoromethane
산소 대사		[^{15}O]O_2
당 대사	Hexokinase, 포도당전달체	[^{11}C]glucose, [^{18}F]FDG
신경전달물질계 도파민계	도파민 대사	[^{18}F]FDOPA, [^{18}F]Fluorotyrosine
	도파민 D_1 수용체	[^{11}C]SCH 23390, [^{11}C]NNC-112
	도파민 D_2 수용체	[^{11}C]*N*-Methylspiperone, [^{11}C]FLB-457 [^{11}C]Raclopride, [^{18}F]Fallypride
	도파민전달체(DAT)	[*N*-[^{11}C]Methyl]-(-)-cocaine, [^{11}C]CFT([^{11}C]WIN 35,428), [^{18}F]FP-CIT, [^{18}F]FE-CNT
	Vesicular amine 전달체(VMAT)	[^{11}C]DTBZ, [^{18}F]DTBZ
세로토닌계	세로토닌 대사	[^{11}C]5-HTP, [^{11}C]α-methyl-L-tryptophan, [^{11}C]α-methylhydroxy-tryptophan
	세로토닌수용체(5-HT_{1A})	[^{11}C]DWAY, [^{18}F]MPPF
	세로토닌수용체(5-HT_{2A})	[^{18}F]Septoperone, [^{18}F]Altanserin
	세로토닌전달체(SERT)	[^{11}C](+)McN5652, [^{11}C]DASB, [^{11}C]AFM
아세틸콜린계	무스카린성수용체	[^{18}F]FP-TZTP
	니코틴성수용체	[^{11}C]Nicotine, [^{18}F]NFEP, [^{18}F]Fluoro-A-85380
	아세틸콜린에스테라제	[^{11}C]AMP, [^{11}C]PMP
아편계	아편수용체	[^{11}C]Carfentanil(μ), [^{11}C]Diprenorphine(δ), [^{11}C]GR89696(κ)
GABA계	벤조디아제핀수용체(중추형)	[^{18}F]Flumazenil, [^{11}C]Flumazenil, [^{18}F]Fluoroflumazenil
	벤조디아제핀수용체(말초형, Translocator Protein, TSPO)	[^{11}C]PK11195, [^{11}C]-DPA-713, [^{11}C]PBR28

도파민수용체의 길항물질들을 양전자방출핵종으로 표지하여 PET를 이용하여 D1 및 D2 수용체를 영상화할 수 있다. D1 수용체의 영상에는 주로 phenyl-benzazepine 계열의 화합물이 쓰이며 대표적인 방사성의약품으로는 [^{11}C]SCH 23390, [^{11}C]NNC-112가 있다. D2 수용체 영상에는 주로 spiperone과 같은 butyrophenone 계열 화합물과 raclopride와 같은 benzamide 계열의 화합물이 쓰인며 대표적인 방사성의약품으로는 [^{11}C]N-Methylspiperone, [^{11}C]FLB-457 [^{11}C]raclopride, [^{18}F]fallypride 등이 있다. PET을 이용한 도파민수용체 영상은 정신분열병, 조울병, 파킨슨병, 헌팅톤병과 같은 신경정신질환에서 사용된다.

다) 도파민전달체

도파민전달체는 도파민신경말단의 원형질막에 걸쳐 있으며 이를 통하여 시냅스로 유리된 도파민이 다시 시냅스전신경말단으로 재섭취된다. 도파민전달체는 유리된 도파민의 작용을 종료시키고 도파민의 항

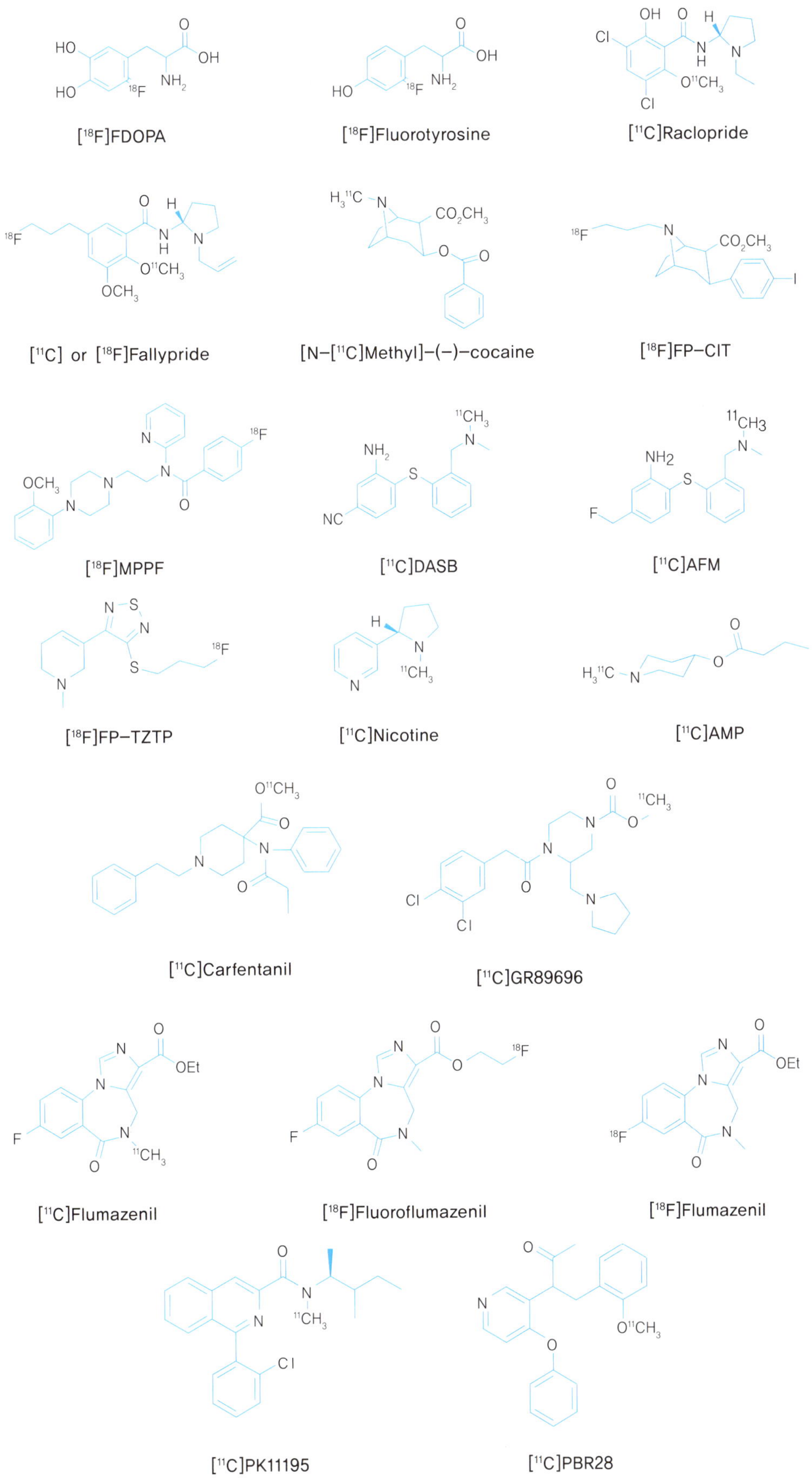

그림 3–1. 대표적인 뇌 영상용 방사성의약품

상성을 유지하는데 중요한 역할을 한다. 도파민전달체에 특이적으로 결합하는 방사성의약품과 PET를 이용하여 도파민전달체를 영상화 및 정량화할 수 있으며, 도파민전달체의 수가 도파민신경말단의 밀도와 비례한다는 전제 아래 도파민신경말단의 밀도를 측정할 수도 있다.

도파민전달체 영상에 이용되고 있는 방사성추적자는 주로 코카인 유도체로 [^{11}C]CFT([^{11}C]WIN 35,428), [^{18}F]FP-CIT, [^{18}F]FE-CNT 등이 있으며, [N-[^{11}C]methyl]-(-)-cocaine는 코카인의 약역학을 평가하는데 특히 유용하기는 하나 비특이적 결합이 많고 뇌 섭취와 배설이 지나치게 빨리 일어난다는 단점이 있다. 또한 [^{11}C]CFT와 [^{18}F]FP-CIT는 코카인에 비해 도파민전달체에 대해 친화도가 높고(각각 10배, 150배) 비특이적 결합은 적었다.

시냅스전신경말단 내부의 도파민은 소수포모노아민전달체(vesicular amine transporter; VMAT)를 통해 세포 내의 수포에 저장된다. 이러한 VMAT의 기능을 영상화하는 [^{11}C]DTBZ가 개발되었으며 이후에 18F로 표지된 [^{18}F]9-fluoropropyl-DTBZ(AV-133) 등이 보고되고 있다.

나. 세로토닌계

세로토닌(serotonin, 5-hydroxytryptamine, 5-HT)은 우울증이나 정신분열증과 관련된 대표적인 신경전달물질로 장관 내의 장크롬친화성(enterochromaffine) 세포와 송과선(pineal gland)에 고농도로 들어있고, 혈소판에 다량 들어 있지만 혈소판 내에서 기능은 아직 밝혀지지 않고 있다. 세로토닌계는 뇌줄기(brainstem) 가운데 솔기핵(raphe nucleus)이라는 곳에 위치하며 그 수는 수만 개 정도로 중요한 신경전달물질계를 이루며, 세로토닌계를 영상화할 수 있는 방사성의약품이 개발되어 세로토닌 자체의 대사 그리고 세로토닌을 전달하는 전달체와 세로토닌을 받아들이는 수용체를 생리학적으로 연구하는 것이 가능해졌다.

가) 세로토닌 대사

세로토닌은 아미노산인 트립토판(tryptophan)에서 출발하여 5 위치에 수산화기(-OH)가 도입된 후 다시 카르복실기(-COOH)가 떨어지면서 만들어진다. 세로토닌의 합성 및 대사를 영상화할 수 있는 방사성의약품으로 트립토판 유도체에 ^{11}C을 표지한 [^{11}C]5-HTP, [^{11}C]α-methyl-L-tryptophan, [^{11}C]α-methylhydroxy-tryptophan 등이 있다.

나) 세로토닌수용체

세로토닌수용체는 약리학적 기능에 따라 크게 5-HT1, 5-HT2, 5-HT3, 5-HT4, 5-HT5로 5 가지의 아형으로 분류되며 더 분류하면 총 14 가지의 아형이 있다. 현재까지 PET 영상을 이용한 세로토닌수용체 연구는 주로 5-HT1A와 5-HT2A 아형에 대하여 이루어지고 있으며, 대표적인 방사성의약품으로는 5-HT1A를 표적으로 하는 [^{11}C-carbonyl]WAY 100635([^{11}C]DWAY), [^{18}F]MPPF와 5-HT2A를 표적으로 하는 [^{18}F]septoperone 그리고 [^{18}F]altanserin이 있다.

다) 세로토닌전달체

세로토닌전달체(SERTs)는 신경전달물질을 시냅스전으로 재섭취하는 과정을 관장하는 여타 모노아민전달체(monoamine transporter)와 같은 계열의 전달체이다. 세로토닌전달체 영상은 주로 항우울제처럼 시냅스전에서 세로토닌 재섭취 경로를 막는 역할을 하는 세로토닌 재흡수억제제의 유도체를 이용한다. 대표적인 예로 pyrroloisoquinoline 계열의 McN-5652에 ^{11}C을 S-메틸화 반응을 이용하여 표지한 [^{11}C](+)McN5652가 있으며, [^{18}F]paroxetine과 diarylsulfide 계열 후보 물질인 [^{11}C]DASB와 [^{11}C]AFM 등이 있다.

다. 콜린계

아세틸콜린(acetylcholine, Ach)은 학습, 기억, 인지 치매 등에서 중요한 역할을 하는 신경전달물질로 알려져 있으며, PET를 이용한 영상화와 연구는 주로 아세틸콜린의 신경전달을 관장하는 수용체를 영상화를 통한 연구와 아세틸콜린의 대사를 담당하는 효소의 기능을 영상화하여 평가하는 연구로 나눌 수 있다. 아세틸콜린 수용체는 무스카린성수용체(mAChRs)와 니코틴성수용체(nAChRs)로 분류된다.

가) 무스카린성수용체(mAChRs)

뇌에서 무스카린성수용체는 시냅스후콜린계 수용체 대부분을 차지하며, 약리학적으로 M1-M4 4 가지 아형으로 분류하며, 양전자방출방사성의약품으로는 [^{11}C]scopolamine, [^{11}C]tropanylbenzilate, [^{11}C]N-methyl-4-piperidylbenzilate 등이 개발되었다. 최근에 M2 아형에 선택적으로 작용하는 [^{18}F]FP-TZTP가 개발되어 M2 아형의 위치를 영상화할 수 있었다.

나) 니코틴성수용체(nAChRs)

니코틴(nicotine)의 주요 작동 장소인 니코틴성수용체(nAChRs)는 중추신경계 및 말초신경계와 부신에 넓게 자리하고 있으며 α와 β 아형으로 구성되어 있다. 니코틴성 수용체는 니코틴과 결합하여 행동, 경각, 감정의 상태, 신경내분비 기능, 보상과 고통을 담당하는 중추로써 주요 역할을 하는 것으로 추정된다. [^{11}C]nicotine으로 대뇌 피질에서 니코틴 결합부위를 영상화할 수 있으며, epibatidine의 유도체인 [^{18}F]NFEP은 니코틴성수용체에 높은 특이도를 보이는 것으로 보고되고 있다. 최근에 보고된 가장 유망한 니코틴성수용체 영상용 방사성의약품으로는 [^{18}F]fluoro-A-85380이 있다.

다) 아세틸콜린에스테라제(Acetylcholinesterase, AChE)

아세틸콜린에스테라제는 아세틸콜린을 가수분해하여 시냅스에서 사용가능한 아세틸콜린의 양을 조절하는 효소로 아세틸콜린에스테라제의 억제제인 physostigmine을 사용하면 시냅스에서 아세틸콜린 농도를 높일 수 있다. ^{11}C이 표지된 physostigmine인 [^{11}C]physostigmine는 이론적으로 아세틸콜린에스테라제 활성도를 반영한다고 할 수 있다. 최근에는 ^{11}C이 표지된 아세틸콜린 유도체가 개발되었으며,[^{11}C]MP4A(AMP)와 [^{11}C]MP4P(PMP)가 사람 뇌에서 아세틸콜린에스테라제에 특이적으로 결합한다는 보고가 있다.

라. 아편계

몰핀을 포함한 아편 유사약물은 중추신경계와 말초신경계의 특정 수용체에 결합하여 통증, 보상 등에 관여하는 것으로 알려져 있다. 아편수용체는 각각 μ, δ, κ 타입으로 3 가지 아형이 존재하며, 대표적인 아편수용체 방사성의약품으로는 [^{11}C]carfentanil이 있으며 μ 타입의 아편수용체에 높은 결합친화력을 갖는 작용제(agonist)인 것으로 알려져 있다. [^{11}C]carfentanil은 1 μg 이상에서부터 생리학적 효과를 나타내는 것으로 알려져 있어 인체에 투여할 경우 적정한 비방사능을 가질 수 있도록 세밀한 주의가 필요하다. 또한 비선택적 아편수용체 길항제(antagonist)로는 [^{11}C]diprenorphine이 알려져 있다. δ 타입 아편수용체에 선택적인[^{11}C]naltrindole과 κ 타입에 선택적인 [^{11}C]GR89696 등이 있다.

마. 벤조디아제핀수용체

GABA(γ-aminobutiric acid)는 뇌에서 중요한 억제성 신경전달물질로 대뇌 피질에 많이 분포한 GABA 수용체와 결합한다. 벤조디아제핀수용체는 GABA 수용체 중 일부분인 Cl_2 채널을 관장하는 수용체로 다시 중추형과 말초형으로 나눌 수 있다. 중추형만이 신경계의 GABA 수용체로 알려져 있으며, 말초형은 주로 염증에 관여하는 미세아교세포(microglia)나 표피세포에 분포하는 것으로 알려져 있다.

가) 중추형(Central type)

세포막에 존재하고 GABA 수용체 complex의 아형일 것으로 추정되며 벤조디아제핀의 약리작용에 관여한다. 작용제로 쓰이는 방사성의약품으로는 ^{11}C이 표지된 flunitrazepam, diazepam, suriclone 등이 있으며, 길항제로 쓰이는 것은 ^{11}C표지 flumazenil (RO15-1788)과 ^{18}F표지 flumazenil 등이 있다. 간질, 불안증 헌팅턴병, 알츠하이머병 등에서 유용하게 사용될 수 있을 것으로 기대된다.

나) 말초형(Peripheral type)

미토콘드리아나 핵 분획에 존재하고 주로 산소 대사나 이온 유입에 관여한다. 최근에는 말초형 벤조디아제핀수용체를 translocator protein(TSPO)로 명명하며 주로 신경염증에 관여하는 것으로 보고되고 있다. 말초형 수용체에 결합친화력이 높은 방사성의약품으로는 [^{11}C]PK11195)가 있으며, 최근에 개발된 [^{11}C]-DPA-713과 [^{11}C]PBR28 등이 [^{11}C]PK11195에 비하여 높은 친화도와 선택성을 갖는 것으로 보고되고 있다.

(3) 베타아밀로이드 영상

알츠하이머병은 인지능력저하, 비가역적 기억 상실, 방향감각 상실, 언어 장애 등과 같은 임상적인 증상으로 진단할 수 있다. 그러나 조기에 알츠하이머병을 더 정확하게 진단하기 위해서는 PET과 같은 영상법을 이용할 필요가 있다. 알츠하이머병은 부검을 통해서 베타아밀로이드와 타우단백질 침착이라는 두 가지 특징적인 병리학적 소견을 보이며, 이 둘이 동시에 발생하는 경우가 많다는 보고가 있다.

일반적으로 알츠하이머병은 FDG PET을 이용하여 두정엽 부위에 포도당대사가 감소하는 소견을 바탕으로 진단하였다. 그러나 이러한 소견은 알츠하이머병이 상당히 진행된 시기에 주로 나타나는 것으로 조기 진단이 불가능한 단점이 있다. 이에 많은 연구진들이 알츠하이머병의 조기진단을 위한 방사성의약품을 개발하기 시작하였다. 2000년대 초반 미국에서 개발된 [^{11}C]6-OH-BTA-1(Pittsburg compound B; PIB)와 [^{18}F]FDDNP가 대표적인 알츠하이머병 진단용 방사성의약품들이다. 이 두 화합물이 알츠하이머병에서 발견되는 베타아밀로이드 침착을 조기에 진단할 수 있다는 가능성이 제시되었고, 최근 이와 관련된 임상연구결과들이 발표되고 있다.

[^{11}C]PIB는 베타아밀로이드 단백질 염색에 사용되어 왔던 티오플라빈 T 유도체와 유사한 구조를 가지고 있으며, 베타아밀로이드에 강한 결합을 보이고, 두뇌 섭취 및 제거가 빨라 현재 개발된 베타아밀로이드 영상제제 중 가장 높은 섭취/제거 비율을 나타낸다. 최근까지 실시된 대규모 임상시험에서 일반인에 비하여 초기 알츠하이머 환자의 뇌에 [^{11}C]PIB가 50~90% 이상 높게 섭취된다는 보고가 있다. 그러나 [^{11}C]PIB는 반감기가 짧아 사이클로트론이 없는 곳에서는 사용이 불가능하다는 단점이 있다. 한편 [^{18}F]FDDNP는 두뇌의 섭취/제거 비율이 낮아 그 사용이 제한되었으나 최근 베타아밀로이드 뿐만 아니라 타우 단백질에도 결합력을 갖는다는 보고가 있어 향후 더 깊은 연구가 필요한 상태이다. 이 밖에도strylbenzne 유도체인 [^{11}C]SB13 등이 개발되었다.

최근에는 strylbenzne에 polyethyleneglycol을 붙여 ^{18}F을 표지한 화합물과 이의 유도체가 각각 임상시험에 들어가 있으며, [^{11}C]PIB와 유사한 구조에 ^{18}F을 표지한 화합물이 임상시험 중인 것으로 알려져 있다(그림 3-2).

또한 알츠하이머병의 또 다른 특징인 타우단백질 침착을 영상화하기 위한 방사성의약품 개발이 진행 중이다.

2) 심장 영상용 PET 방사성의약품

최근의 심장핵의학은 심혈관계 질병을 생리학적 정

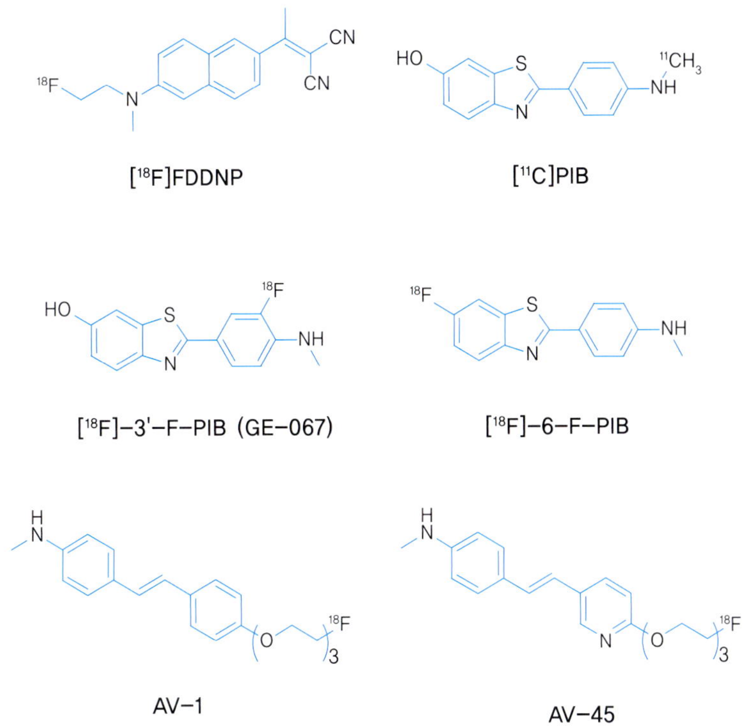

그림 3-2. 베타아밀로이드 영상용 방사성의약품

보와 대사과정 정보를 통하여 진단과 예후를 평가하는 쪽으로 초점이 맞추어 지고 있다. 방사성의약품을 이용한 심근기능평가는 주로 혈류와 당 혹은 지방산 등 대사기능을 비침습적으로 평가, 측정에 유용하며, 뿐만 아니라 자율신경계 기능 평가에도 유용한 것으로 보고되었다.

(1) 국소심근혈류 (regional myocardial blood flow, MBF)

심근혈류는 다양한 심장 기능에 관련되어 있으며 국소심근대사와 산소 소비을 통해 자가조절된다. 국소심근혈류를 측정하는 대표적인 방사성의약품으로는 $[^{13}N]NH_3$, $[^{15}O]H_2O$, $[^{82}Rb]Rb^+$ 등을 전통적으로 사용하였으며, 최근에 개발된 소수성인 Cu(II) complex인 ^{62}Cu-PTSM과 ^{18}F이 표지된 $[^{18}F]$BMS-747158-02 등이 있다.

$[^{13}N]NH_3$는 혈류에서 신속히 제거되며 심근에서 추출률(100%)과 저류율(82%)이 매우 높다. 이러한 특징으로 인해 대조도가 매우 좋은 심근 영상을 얻을 수 있다. 또한 $[^{13}N]NH_3$는 글루탐산-글루타민 대사기전을 통해 섭취되어 심근에 모이는 것으로 보고되고 있다.

$[^{82}Rb]Rb^+$는 칼륨과 주기율표상에서 같은 족으로 화학적 성질이 비슷하다. 따라서 칼륨과 마찬가지로 NaK-ATPase을 통해 심근에 섭취되고, 섭취되는 양은 혈류와 비례한다. 심근에 1 회 통과할 때 50~65%가 추출된다. $[^{82}Rb]Rb^+$는 발생기에서 착유하므로 계속 얻을 수 있고 반감기(76 초)가 짧아서 짧은 시간 내에 반복검사가 가능하다. 운동이나 약제투여를 하여 부하검사가 가능하고 안정 시 혈류 측정 후 10 분 내에 반복측정이 가능하다.

$[^{15}O]H_2O$은 심근추출율이 92%이며 대사에 따른 영향을 받지 않는다. 폐와 혈액 내 $[^{15}O]H_2O$의 방사능이 높아 심근 방사능을 측정하려면 $[^{15}O]CO_2$ 영상을 얻은 후 감산영상을 얻어야 한다.

표 3-3. 심장 영상용 PET 방사성의약품

생리학적 과정	표적	방사성의약품
혈류	심근관류	[^{13}N]NH_3, [^{15}O]H_2O, [^{82}Rb]Rb^+, ^{62}Cu-PTSM, [^{18}F]BMS-747158-02
심근대사	당 대사	[^{18}F]FDG
	지방산 대사	[^{11}C]palmiate, [^{18}F]FTHA
	산화 대사	[^{11}C]아세트산, [^{15}O]O_2
심장교감신경	시냅스전 교감신경	[^{11}C]HED
	아드레날린수용체 (β-수용체)	[^{11}C]CGP-12177

(2) 심근대사

심근세포의 대사는 동맥 내 물질 농도와 호르몬 농도에 따라 좌우된다. 주로 사용하는 에너지원으로는 포도당과 지방산이며 대사에 필요한 산소도 함께 소비된다. 대부분은 포도당을 에너지원으로 사용하며, 혈액 내 유리지방산 농도가 높고 포도당 농도가 낮을 때에는 지방산을 주요 에너지원으로 이용하고, 식후 혈중 포도당 농도가 높아지고 인슐린 농도가 높을 때는 포도당을 주 에너지원으로 쓴다. 이러한 점을 이용하여 심근대사 영상에는 포도당 유사체인 FDG와 지방산에 방사성동위원소을 표지한 방사성의약품이 사용된다. 또한 산화대사과정을 [^{11}C]아세트산과 [^{15}O]O_2로 영상화하여 심근대사 평가가 가능하다.

FDG는 심근세포에 대사중간단계에서 대사되지 않고 머무르며 섭취가 증가하고, 이러한 원리를 이용하여 절대섭취율을 계산할 수도 있고, 상대적인 심근 포도당 섭취를 평가하여 반정량적으로 분석할 수 있다.

지방산의 심근섭취는 지방산 농도와 지방산 사슬의 길이, 혈액 내 알부민 농도와 지방산 전달 효소의 활동성에 따라 좌우된다. 대표적인 방사성 추적자로는 [^{11}C]palmitate가 있으며 심근추출율은 높고 대사되지 않은 채로 역확산(back-diffusion)하는 양은 적다. 심근에 섭취된 [^{11}C]palmitate는 이중지수적으로 제거된다. 각 대사 구획에서 제거율을 각 곡선의 기울기로 측정한다. [^{11}C]palmitate는 β-산화 과정 초기 방사성동위원소가 떨어져 나와 [^{11}C]CO_2로 대사되므로 지방산 영상에 적합하지 않을 수 있다. 이런 문제점을 해결하기 위하여 [^{11}C]palmitate에 메틸기나 플루오린을 도입하거나 ^{18}F가 표지된 지방산 분자 중간에 황(sulfur)를 도입한 [^{18}F]FTHA로 β-산화 과정을 막아 심근에 좀 더 오래 머물러 충분히 영상이 가능하도록 하려는 시도가 있었다.

아세트산은 포도당이나 지방산이 분해되어 나오는 공통적인 산물로 TCA cycle로 들어가 산화되어 이산화탄소가 된다. 따라서 [^{11}C]아세트산이나 [^{15}O]O_2 등을 이용하면 산화적 대사 과정을 측정할 수 있다.

(3) 심장교감신경

Meta-hydroxyephedrine (HED)은 신경전달물질인 노르에피네프린(norephpinephrine)의 유사체로 시냅스전 교감신경 말단에 축적되는 것으로 알려져 있다. 이러한 축적의 매개체로 노르에피네프린수용체(norephpinephrine tranpsorter; NET)와 수포성모노아민전달체(vesicular monoamine transpoter, VMAT2)가 관련이 있는 것으로 생각된다. [^{11}C]HED가 심장교감신경을 측정하는 유용한 도구라는 보고가 있었으며, 최근에는 [^{11}C]HED의 심장내 축적이 NET의 밀도를 정확히 반영한다는 보고가 있다.

심근세포에 존재하는 교감신경계의 아드레날린 수용체인 β-수용체를 표적으로 하는 방사성의약

표 3-4. 종양 영상용 PET 방사성의약품

생리학적 과정	방사성의약품	섭취 및 편재 기전
대사		
당 대사	FDG	GLUT, 헥소키나아제의 기질
뼈 대사	[18F]Fluoride	뼈 수산화인회석과 결합
세포막 지질 합성	[11C]Choline, [18F]Fluorocholine, [11C]아세트산, [18F]Fluoroacetate	콜린인산화효소의 기질, Acetyl-CoA의 전구체
아미노산 운반 및 단백질 합성	L-[methyl-11C]Methionine, [18F]FMT, [18F]FET, [18F]FACBC	아미노산 전달체의 기질, 단백질 합성의 기질
DNA 합성	[18F]Fluorouridine, [11C]FMAU, [18F]FLT	세포증식과 관련된 DNA 합성에서 Thymidine kinase의 기질
신생혈관형성	18F-GalactoRGD, 68Ga-NOTA-RGD	신생혈관내피세포에 발현된 $\alpha_v\beta_3$-integrin에 특이적 결합
저산소 상태	[18F]FMISO, 64Cu(II)-ATSM	세포 내에서 환원되어 결합
수용체		
펩타이드 수용체	68Ga-DOTA-TOC, 68Ga-DOTA-NOC	Somatostatin receptor (SSTR)와 특이적 결합
스테로이드 수용체	[18F]FES, [18F]FENP, 16β-[18F]FDHT	에스트로겐, 프로게스테론, 안드로겐 수용체와 특이적 결합

품으로는 [11C]CGP-12177가 있는데, 친수성 비선택적 길항제인 4-(3-t-butylamino-2-hydroxypropoxy)-benzimidazol에 11C를 표지하였으며, β-수용체에 높은 친화도를 보이는 것으로 보고되었다.

3) 종양 영상용 PET 방사성의약품

종양 영상은 종양세포나 종양조직에서 특이하게 발견되는 현상을 영상화하려는 시도에서 시작되었다. 일반적으로 종양에서는 대사 및 종양에 특이적인 수용체가 증가되어 있고, 신생혈관형성에 관련된 단백질이나 수용체의 증가, 저산소증 등 다양한 형태의 분자적 또는 기능적 변화가 일어나게 된다. 이러한 종양세포나 종양조직의 분자적, 기능적 변화를 방사성의약품을 이용하여 추적, 영상화하여 종양의 진단과 치료효과, 예후 등에 대한 정보를 얻을 수 있다.

종양 영상은 종양의 양성/악성 구분, 종양병터 검출, 일차/전이병터 구별, 병기결정, 치료 후 추적관찰, 치료반응 평가, 방사선치료계획 수립 등 다양한 목적으로 시행될 수 있다.

종양 영상은 크게 대사 영상과 수용체 영상으로 나눌 수 있다. 대사 영상은 정상세포에 비하여 종양세포에서 대사가 증가되어 있고 이 증가속도가 종양의 성장속도와 대략 일치한다는 사실에 근거한다. 수용체 영상은 종양세포 증식을 호르몬과 성장인자가 조절하며, 이들은 해당하는 수용체에 결합하여 생물학적인 반응을 나타내는 것에 근거한 영상이다. 이 밖에도 항암제를 방사성동위원소로 표지하여 종양에서 섭취되고 잔류되는 것을 영상화할 수 있고 체내 종양조직과 정상조직의 약물동역학에 대한 정보를 제공하여 치료효과를 예측할 수 있다. 종양의 분자생물학과 세포생물학적 발전은 종양의 대사적인 특징 또는 특정 수용체를 표적으로 한 방사성의약품의 개발에 큰 기여를 하였으며 이들 방사성의약품에 의한 영상은 종양의 원인과 예방에 대한 새로운 정보를 제공할 것이다.

(1) 대사

종양은 일반적으로 정상 조직에 비하여 혈류, 아미노산 운반, 단백질 합성, DNA 합성, 포도당 운반과 이용, 세포막 지방의 합성 등이 증가되어 있다. 종양세포에서 이들 대사변화를 적절한 방사성의약품을 사용하여 측정할 수 있다.

가. 포도당대사

종양 조직에서 포도당대사가 증가하는 현상은 이미 80여 년 전에 처음 관찰되었으며, 이와 함께 포도당의 세포 내 흡수도 증가하는 것으로 알려져 있다. 포도당 유사체인 2-[^{18}F]fluoro-2-deoxy-D-glucose (FDG)는 개발된 이래 현재까지 종양 영상에 가장 널리 사용하고 있으며, 특히 폐암, 유방암, 대장암, 림프종, 갑상선암 및 원발성 뇌종양 진단에 유용성이 있다고 알려져 있다. 포도당전달체(glucose transporter)을 통해 세포 내로 들어간 FDG는 헥소키나아제가 인산화한 후 대사가 더 이상 진행되지 않아 시간이 지남에 따라 점점 세포 내에 축적된다(그림 3-3). 일반적으로 종양 조직에서 포도당대사가 항진되어 있으므로 정상 조직에 비하여 FDG가 많이 축적되므로 이를 이용하여 종양의 영상을 얻을 수 있다. 그러나 포도당은 종양세포 이외에도 많은 세포들이 이용하므로 FDG가 종양에만 선택적으로 섭취되지 않고 종양에 침투하여 염증병터에서 발견되는 대식세포에서도 섭취가 증가될 수 있다.

나. 뼈 대사

뼈는 딱딱한 연결조직으로 단단한 표피조직과 내부의 망상조직으로 이루어져있다. 정상 뼈는 평상시에 리모델링 과정을 거치고 있으며 이를 통하여 항상 새로운 뼈 조직을 만들어 내고 있다. 원발성 뼈암과 전이성 뼈암은 이러한 뼈의 형성과정이 정상 뼈조직에 비하여 증가되어 있으며, 이를 이용하여 PET 영상이 가능하다. 대표적인 뼈영상용 PET 방사성의약품으로는 [^{18}F]플루오리드가 있으며 플루오리드가 에나멜 재질, 상아질, 수산화인회석(hydroxyapatite)에 화학적으로 흡착하는 원리를 이용한다. 뼈영상용 PET은 전통적인 감마카메라용 방사성의약품인 ^{99m}Tc-MDP와 ^{99m}Tc-HEDP 등을 이용한 골스캔에 비해 해상도가 높은 장점이 있다.

다. 세포막지질 합성

모든 세포는 quaternary ammonium base인 콜린

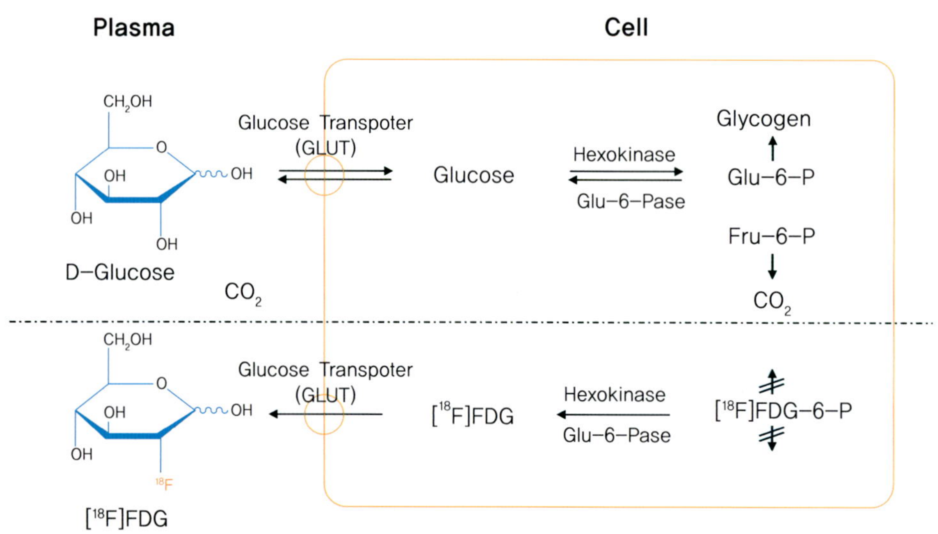

그림 3-3. FDG의 섭취 및 축적 기전

(choline)을 이용하여 세포막 구성 성분인 인지질을 합성한다. 종양은 세포분열이 활발히 일어나므로 인지질의 합성도 증가되어 있다. 이러한 특성을 이용하여 choline 유도체를 ^{11}C과 ^{18}F으로 표지하여 종양을 영상화하려는 연구가 계속되고 있으며, 대표적인 방사성의약품으로는 [^{11}C]choline과 [^{18}F]choline(그림 3-4)이 있다.

Acetyl-CoA는 콜레스테롤과 지방산 합성에 사용되는 중간체로 알려져 있으며, 일반적으로 정상조직에서는 에너지 대사에 사용하지만, 종양조직에서는 성장과 전이에 중요한 역할을 하는 세포막의 구성성분인 콜레스테롤과 지방산의 합성에 사용하는 것으로 알려져 있다. 이러한 원리를 이용하여 정상세포와 종양세포를 구분할 수 있는 아세트산 유도체인 [^{11}C]아세트산, [^{18}F]fluoroacetate 등을 종양 영상에 사용하고 있다.

[^{11}C]Choline [^{18}F]Fluorocholine

그림 3-4. 세포막지질 합성 영상용 방사성의약품

라. 아미노산 운반과 단백질 합성

종양 조직에서는 정상 조직에 비하여 아미노산의 운반과 단백질이 합성이 증가되어 있다. 따라서 아미노산에 방사성동위원소를 표지한 화합물은 단백질로 변환되지 않는다 해도 종양섭취가 정상 조직에 비해 증가할 것이므로 종양의 영상 진단에 사용될 수 있다. 또한 아미노산은 뇌실질 내로 섭취가 낮아 FDG 보다 대조비가 더 우수하므로 뇌종양 영상에 특히 유용하다. 메티오닌(L-[methyl-^{11}C]methionine)은 합성이 간단하고 종양으로 빨리 섭취되며 혈액과 다른 조직으로부터 빨리 제거되는 장점을 가지고 있어 널리 사용하고 있다. 그러나 메티오닌은 섭취 모델이 연구되어

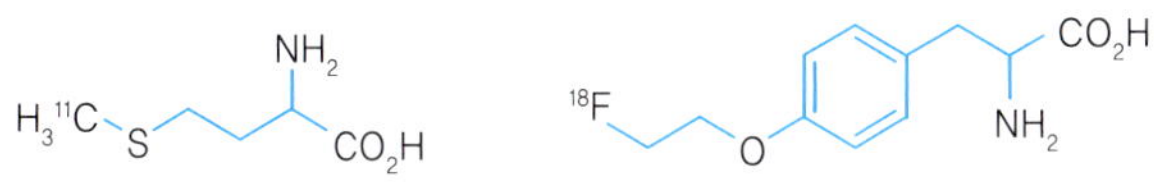

L-[methyl-^{11}C]Methionine [^{18}F]FET

그림 3-5. 아미노산 운반 및 단백질 합성 영상용 방사성의약품

졌지만, 세포 내의 작용에 대하여 잘 알려져 있지 않고 다른 세포 내의 화합물에 methyl기를 전달할 수 있기 때문에 이 모델들을 사용하여 단백질 합성 결과를 해석하는 것은 쉽지 않다. 그럼에도 불구하고 많은 연구에서 메티오닌 섭취가 종양 증식과 상관관계가 있다는 것이 보고되었다. 2-[^{18}F]fluorotyrosine은 거의 완전히 단백질로 합성되는 아미노산으로, 섭취 모델이 간단하고 정량화가 가능한 장점이 있으나 다단계, 낮은 수율로 합성되는 단점이 있다. 이 밖에도 아미노산 운반에 근거하여 ^{18}F-표지 아미노산인 3-[^{18}F]fluoro-α-methyltyrosine (FMT)과 [^{18}F]fluoroethyltyrosine (FET)이 개발되었다. FMT는 친전자 반응에 의한 획득수율이 낮은 반면, FET는 간단한 친핵성 치환 반응응ㄹ 통해 높은 수율로 얻어질 뿐만 아니라 종양 섭취가 빠르고 배경 조직으로 축적이 적어서 뇌종양 영상에 유리한 방사성의약품이 될 것으로 예상된다. 또한 합성 아미노산에 ^{18}F이 도입된 1-amino-3-[^{18}F]fluorocyclobutane-1-carboxylic acid (FACBC)는 뇌종양의 평가에 유용성하다고 보고되었다.

마. DNA 합성

종양에서 세포증식의 증가는 대표적인 종양지표로 사용하고 있다. 이는 악성조직의 생장을 가속하기 위해 가장 중요한 요소로, 세포가 증식하면 유사분열도 증가한다. 따라서 종양에서 DNA 합성 증가는 필연적인 것이며 이를 이용한 방사성의약품이 다양하게 개발되어 있다. 종양의 세포증식을 영상화하기 위하여 최초로 개발된 방사성의약품은 [^{11}C]thymidine이나, 체내 이화작용과 복잡한 수학적 모델 때문에 사

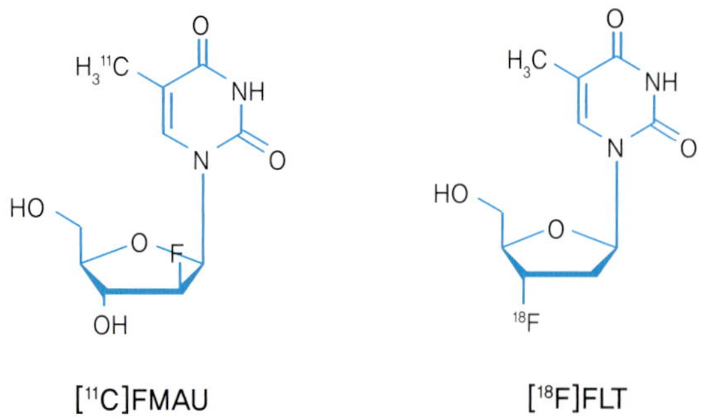

그림 3-6. DNA 합성 영상용 방사성의약품

용이 제한되었다. DNA 합성평가에 바람직한 방사성 의약품은 체내에서 이화작용을 배제되어야 하고, 세포운반, 키나아제에 의한 인산화 및 DNA로 합성되는 등 티미딘이 가지고 있는 체내 특징을 가져야 한다. [^{18}F]fluorouridine은 증식하는 세포에서 주로 섭취되지만 분해되고 RNA와 DNA 모두로 합성되며, 티미딘 유사체인 2'-fluoro-5-[^{11}C]-methyl-1-β-D-arabinofuranosyluracil (^{11}C-FMAU)은 티미딘의 바람직한 성질을 가지고 있으며 체내 이화작용도 적게 일어난다. 3'-Deoxy-3'-[^{18}F]fluorothymidine (FLT)는 세포에 섭취되어 티미딘 키나아제 I (thymidine kinase I)를 통해 인산화된 후 세포 내에 축적되므로 DNA 합성을 하는 세포에서 증가된다. 개와 사람에서 정상 골수와 종양의 높은 대조영상을 나타내며 분해도 일어나지 않았다. 따라서 FLT는 앞으로 임상에 유용하게 사용될 수 있을 것으로 보인다.

(2) 신생혈관형성

신생혈관형성 과정은 종양조직의 성장과 전이에 중요한 요인으로 알려져 있다. $\alpha_v\beta_3$-integrin은 신생혈관형성과정에서 발현되는 대표적인 수용체로 $\alpha_v\beta_3$-integrin을 저해하여 신생혈관형성을 막는 항암치료가 고안되기도 하였다. Arg-Gly-Asp (RGD) 순서를 갖는 펩티드는 $\alpha_v\beta_3$-integrin에 높은 친화도와 선택성을 갖는 것으로 알려져 있으며, 이를 이용한 방사성동위원소 표지 RGD 펩티드 유도체가 종양에서 신생혈관형성을 영상화할 수 있다. 다양한 연구를 통하여 RGD 펩티드의 cyclic form이 안정성과 친화도 면에서 유리하다는 결과를 얻었으며 대부분의 방사성동위원소 표지 RGD 유도체는 cyclic form을 이루고 있다. 대표적으로 ^{18}F-galactoRGD와 ^{68}Ga-NOTA-RGD가 임상에서 사용하고 있다(그림 3-7).

(3) 저산소증(hypoxia) 영상

저산소 상태는 일반적으로 조직에 도달하는 산소의 양이 부족한 상태를 말하며, 종양조직에서는 신생혈관형성 속도에 비해 세포증식이 너무 빠를 때 발생하는 것으로 알려져 있다. 종양에서 저산소 조직이 있으면 방사선치료와 화학요법에 저항하기 때문에 방사선치료에 앞서 종양의 저산소 상태를 측정하면 환자의 방사선치료 결과를 예측할 수 있다.

종양의 산소 대사는 [^{15}O]산소를 흡입한 후 영상을

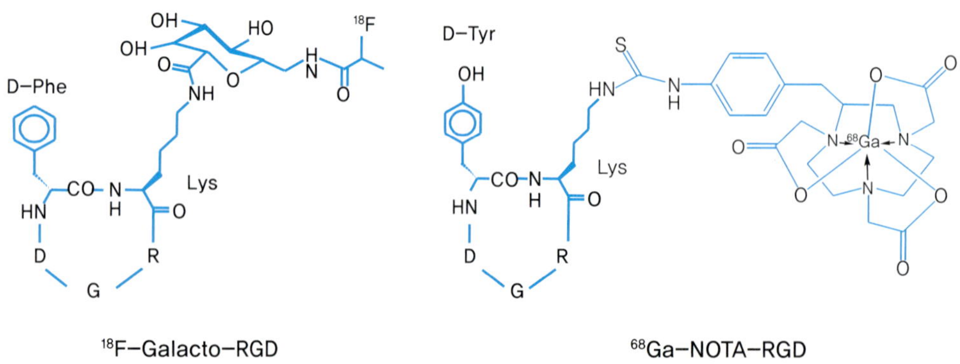

그림 3-7. 신생혈관형성영상용 방사성의약품

얻어 측정할 수 있다. 정확한 저산소증 평가를 위해서는 조직 내에 산소전극을 삽입한 후 측정하게 되는데 이는 침습적인 방법이며 기술적으로 어려울 뿐만 아니라 표면에 위치한 종양만 측정할 수 있는 제한점을 가진다. 2-nitroimidazol 유도체인 $[^{18}F]$fluoromisonidazole(FMISO)은 감소된 산소분압 상태에서 선택적으로 세포에 축적되므로 종양 내에 있는 저산소 세포에 흡수된 후 조직의 산소분압에 반비례하여 저산소 조직에 축적된다. FMISO PET 영상은 종양 저산소증을 비침습적으로 측정하고, 분획 방사선치료 중에 반복적 측정이 가능하다. 이 밖에도 ^{64}Cu를 표지한 ^{64}Cu(II)-diacetyl-bis(N4-methylthiosemicarbazone) (^{64}Cu(II)-ATSM)이 개발되었으며 이는 일반 조직의 저산소 상태보다 암 조직의 저산소 상태에 더 잘 축적되는 것으로 보고되었다.

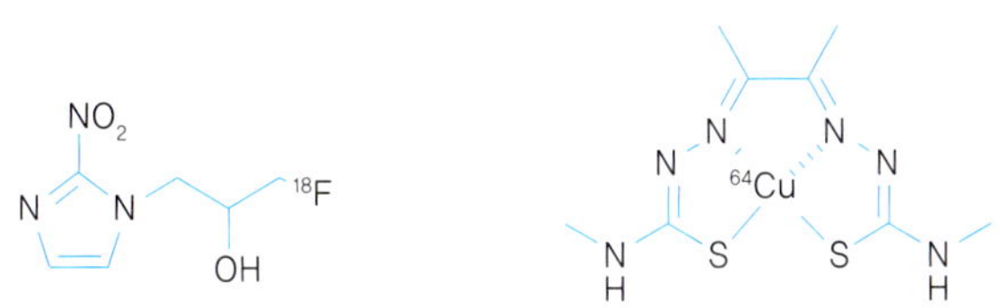

그림 3-8. 저산소 조직 영상용 방사성의약품

(4) 수용체

종양세포의 증식은 호르몬과 성장인자가 조절하며 이들은 또한 각각 특정 수용체와 성장인자 수용체에 결합한다. 따라서 종양에서 나타나는 수용체 변화는 이들 수용체에 높은 결합친화력을 갖는 화합물이나 펩티드 등에 방사성동위원소를 표지하여 측정할 수 있으며 이를 영상화할 수 있다.

가. 펩티드 수용체

종양세포에서는 증식과 관련된 조절인자를 수용하기 위한 다양한 종류의 수용체가 과발현되는 것으로 알려져 있으며, 특정 종양세포에 특이적인 펩티드수용체를 표적으로 하여 영상화하려는 연구가 많이 진행되고 있다. 대표적인 예로 신경내분비세포종에서 발현되는 소마토스타틴펩티드수용체(somatostatin receptor SSTR)가 있으며, 소마토스타틴 유도체에 ^{111}In을 표지한 방사성의약품(^{111}In-DTPA-octreotide; Octreoscan®)이 감마카메라용으로 개발되어 시판되고 있다. 또한 소마토스타틴 유도체에 PET영상이 가능하도록 ^{68}Ga 표지를 위해 양기능성킬레이트제인 1,4,7,10-tetraazacyclododecane-1,4,7,10-tetraacetic acid (DOTA)를 붙인 유도체가 개발되어 임상에 사용하고 있다. 대표적인 방사성의약품으로는 ^{68}Ga-DOTA-TOC, ^{68}Ga-DOTA-NOC 등이 있다. ^{68}Ga은 반감기(68분)가 짧아서 종양조직에 편재되는 시간이 충분하지 않기 때문에 비교적 반감기가 긴 PET용 방사성동위원소인 ^{64}Cu(12.7시간)로 바꿔 표지하려는 연구도 진행되었다.

일반적으로 크기가 작은 펩티드를 방사성동위원소로 표지하면 표적 대 배경비가 높고 혈액으로부터 빨리 제거되는 장점이 있다. 또한 펩티드는 단백질과 같이 큰 분자들에 비하여 특이적으로 분포하며 면역반응도 적다.

펩티드와 같이 비교적 크기가 큰 화합물을 방사성동위원소로 표지하기 위해서는 특별한 보결그룹이 필요하다. 현재 널리 쓰이고 있는 보결그룹으로는 N-succinimidyl 4-$[^{18}F]$fluorobenzoate가 있으며 이는 펩티드나 단백질의 아미노그룹과 쉽게 결합하도록 고안된 화합물이다. 하지만 합성이 매우 까다로워 사용에 제한이 있다. 새로이 개발된 화합물인 4-$[^{18}F]$fluorobenzaldehyde는 펩티드나 단백질의 아미노그룹에 미리 hydrazinonicotinic acid (HYNIC)을 결합하고 여기에 반응함으로서 hydrazone 결합을 형성하는 방법으로 기존의 방법에 비해 낮은 온도에서 결합이 가능하고 합성 자체가 쉽다는 장점이 있다.

나. 스테로이드 수용체

유방암과 전립선암을 진단하기 위해 스테로이드수용체 발현정도를 바탕으로 하여 영상화하는 스테로이드수용체 영상용 PET이 개발되었다. 이를 위하여 유방암에서는 에스트로겐 (ER) 및 프로게스테론 수용체 (PR), 전립성암에서는 안드로겐 수용체(AR) 등에 결합친화력이 큰 양성자방출핵종으로 표지된 수용체 리간드가 사용된다.

스테로이드호르몬 수용체인 ER 및 PR은 유방암의 약 2/3에서 발견되며 이 수용체들의 측정은 수용체가 존재하는 유방암의 예후와 치료에 중요하다. ER 영상을 위해 ^{18}F을 치환한 에스트로젠 유도체가 가장 많이 사용하며 이들 중 가장 간단한 화합물은 16α-[^{18}F] fluoroestradiol (FES)이다. FES는 체외(in vitro) 결합친화력이 우수할 뿐만 아니라, 사람을 대상으로 한 연구에서도 종양의 에스트로겐 수용체 양과 상관관계를 가지고 원발성 유방암에 축적되는 것으로 보고하였다. 또한 원위전이 뿐만 아니라 액와림프절 관측도 가능한 장점을 지닌다. PR은 유방암에서 ER보다 더 중요한 예측인자로써, 호르몬 치료에 대한 반응을 예측하는 지시자로 작용한다. 대표적 방사성의약품으로는 21-[^{18}F]fluoro-16α-ethyl-19-norprogesterone (FENP)이 있으며 쥐에서는 표적조직에 선택적으로 축적되지만 사람에서는 표적 대 배경비가 낮았다. 이는 인체내에서 ^{18}F이 대사되어 쉽게 떨어지기 때문이므로 이러한 문제점을 극복하기 위하여 대사에 관여하는 효소의 접근을 방지하려는 방사성의약품 개발이 시도되고 있다.

AR은 대부분의 전립선암에서 검출되지만, 호르몬 치료에 대한 반응을 확실히 예측할 수 있는지는 확인되지 않았다. 그럼에도 불구하고 안드로겐이 수용체 특이 방식으로 전립선에 선택적으로 축적된다는 것이 알려져 양성자방출핵종으로 표지된 안드로겐이 AR 영상을 위하여 개발되었다. 대표적인 화합물로 18F이 표지된 16β-[^{18}F]fluoro-5α-dihydrotestosterone (16β-[^{18}F]FDHT)이 있으며, 쥐의 체내에서 표적장기에 선택적인 섭취를 보였으며, 정상 원숭이를 대상으로 한 PET 연구에서 AR을 통하여 중재되는 방식으로 전립선에 섭취되었으며, 전립선암 환자에서는 원발성 종양에서 AR에 결합하는 것이 보고된 바 있다.

2. PET용 방사성의약품의 품질관리

양전자방출 방사성의약품의 품질관리는 방사성핵종의 물리적 반감기가 짧기 때문에 반복 생산, 생산과정의 조절, 빠른 정도 관리 과정이 중요하다. PET용 방사성의약품도 의약품이므로 이에 합당한 품질관리를 반드시 시행하여야 한다. 품질관리는 PET용 방사성의약품의 순도, 효력(potency), 생성물의 동정, 생물학적인 안정성, 효능(efficacy)을 확인하는 여러가지 특수한 시험과 측정을 포함한다. 일반적으로 제조자가 제조시작부터 최종생성물을 얻을 때 까지 모든 품질관리를 수행하고 모든 방사성의약품의 무균성, 비발열성, 방사화학적 순도는 규칙적으로 검사하고 기록하여야 한다. 다만 반감기가 짧은 방사성핵종으로 표지된 PET용 방사성의약품에 대해서는 무균성과 비발열성검사를 "사후시험(after the fact)"을 기본으로 한다.

1) 물리화학적 품질관리

(1) 색과 성상확인

대부분의 PET용 방사성의약품은 생산 후 짧은 시간(약 8시간)이내에 사용 후 전량 폐기한다. 이때 색과 성상의 변화는 방사성의약품의 변질 가능성 및 최종제조과정에서 오는 불순물 첨가 가능성을 암시하므로 품질관리자는 이를 주의 깊게 관찰하여야 한다. 정맥주사용 PET용 방사성의약품(최종주사제)는 투명하고 무색이며 입자가 없는 용액이어야 한다.

(2) 수소이온농도지수

방사성의약품은 안정성과 보전을 위하여 적절한 수소이온농도(pH)를 가져야 한다. 이상적인 pH는 혈액과 같은 중성(7.4)이지만 PET용 방사성의약품은 pH 5.5~8 범위 내에서 허용된다. 생산된 방사성의약품은 항시 규칙적으로 측정하여 기록한다.

$$pH = \log\frac{1}{[H^+]} = -\log[H^+]$$

(3) 화학적 순도

화학적 순도란 생산된 방사성의약품 내에서 원하는 분자형태로 존재하는 화합물을 뜻하며 총 화합물의 백분율로써 정의된다. 의약품제제에서 화학적인 순도는 환자에게 사용될 때 부작용, 약리학적 효과나 독성 효과를 방지하기 위하여 필요하다. 첫째, 화학적 동정은 표지물질의 입체이성체의 순도를 포함하며 PET용 방사성의약품을 고성능액체크로마토그라피(HPLC)를 사용하여 정제한 후에 비방사성 동일 물질과 비교하여 얻는다. 둘째, 합성 중에 부산물이 생성되지 않게 한다. HPLC에서 방사성의약품이 유출된 후에는 전구물질이나 합성 중에 생산된 생성물과 유사한 유도체가 오염 물질로 존재할 가능성이 높으므로 이 오염 물질들이 유출되는 정제방법을 찾는 것이 바람직하다. 최종 방사성의약품에 남아 있는 잔존 유기 용매량을 측정하기 위해 방사능 기체크로마토그라피(Gas chromatography)을 사용한다. 최종생성물에 대한 상용적인 측정은 환자에게 주사되기 전에 수행된다.

(4) 방사성핵종 순도

방사성핵종 순도는 원하는 방사성핵종으로서 존재하는 방사능의 비율을 뜻하며 총 방사능에 대한 백분율로써 정의된다. 방사성의약품에서 방사성핵종 순도는 환자에 대한 불필요한 방사선 피폭을 감소시키고, 영상의 질을 저하시키는 것을 방지하고 체내 측정에 있어서 오차를 줄이기 위한 것이다. 방사성핵종 순도 측정방법은 PET용 방사성의약품 제조 후에 감마카운터(gamma counter)를 사용하여 다중채널분석기(MCA, Multichannel Analyzer)를 통해 PET용 방사성핵종의 특정 피크인 511 keV와 다른 불순물 방사성핵종의 유무를 평가한다.

(5) 방사화학적 순도

방사화학적 순도는 PET용 방사성의약품에서 원하는 화학적 형태로 존재하는 방사능의 순도를 뜻하며 총 방사능에 대한 백분율로 정의된다. PET에서 정량적 측정을 하기 위해서는 방사성의약품이 가능한 한 가장 높은 정도의 방사화학적 순도를 가져야 한다. 방사화학적 불순물은 방사성핵종, 화학 반응(미완결 반응, 부반응, 불순물이나 용매와의 반응, 보호기의 제거 미완결 등), 정제가 잘 안되거나 완전하지 않을 때 그리고 보관 중 방사선으로 인한 화학적인 변화의 결과로 인해 생길 수 있다. 방사화학적 순도를 일상적으로 측정하기 위해서는 빠른 속도, 높은 분해능, 높은 민감도를 가지는 HPLC가 가장 적합하며 방사능 검출기와 동시에 자외선 검출기가 사용된다. HPLC 외에도 쉽게 사용할 수 있는 순도 측정방법은 방사능 박층크로마토그래피(radio-thin-layer chromatography)가 있으며, 고정상에서 용매의 이동거리와 해당 PET용 방사성의약품과 다른 오염물질간의 이동거리 사이의 비(Retardation Factor, Rf)를 통해 순도를 평가한다.

(6) 비방사능

비방사능은 방사성핵종이나 표지화합물의 단위 질량에 존재하는 방사능의 양을 의미하며 보통 Bq/μmol (Ci/mmol)로 나타낸다. 당, 아미노산, 지방산 등의 생리적으로 풍부하게 존재하는 추적자에 대해서는 비방사능은 고려하지 않는다. 그러나 유사한 생리활성을 갖는 화합물(전구물질, 유사체 그리고 유도체)로 오염된 방사성의약품은 체내에서 피상(apparent) 비방사능 또는 유효(effective) 비방사능을 감소시킨다. HPLC를 사용하여 분석하며 PET용 방사성의약품 정제 시에 함유된 화합물을 자외선 검출기를 이용하여 측정하며 이를 표준물질과 비교하여 동정한다. 일반적으로 PET 수용체의 정량적 연구에서는 높은 비방사능이 요구되며 방사성의약품 종류에 따라 많은 차이가 있지만 일반적으로 주사 시 18.5~74 GBq/μmol (500~2000 Ci/mmol) 범위에 존재하여야 한다.

2) 생물학적 품질관리

표지된 방사성핵종의 반감기가 짧은 경우 방사성의약품의 무균성, 비발열성, 등장성과 적절한 pH를 유지하기 위하여 철저한 정도관리 과정을 확립하여야 한다. 무균성과 비발열성 시험은 시간이 오래 소요되므로, 주사제로 만들어진 최종 생성물을 일부 남겨 두었다가 사후에 측정한다. 그러므로 동일한 합성법으로 만들어진 주사제를 미리 여러 번 시험하여 재현성 여부를 확인하고 이를 기록으로 남겨둔다. 또한 여과기 완벽성 시험(Filter integrity test)을 방사성의약품 합성 시마다 반드시 시행하여 사후 무균시험의 문제점을 보완하여야 한다.

(1) 무균시험(Sterility)

방사성의약품 제조 시 세균과 미생물의 존재 유무를 평가하는 시험으로 PET용 방사성의약품과 같이 반감기가 짧고 열에 불안정한 경우에는 막 여과법(membrane filtration)을 통해 멸균필터(0.22 μm 이하)를 통과시킨 방사성의약품의 방사능이 감쇠한 후에 무균시험을 수행한다. 시료의 양은 사람에게 사용하는 용량 이상을 쓰며 액상 키오글콜산 배지에서 30~35℃로 14일간 배양하거나 또는 대두 카제인 소화 배지에서 20~25℃로 14일간 배양한 후에 세균 증식을 관찰한다.

(2) 여과기 완벽성 시험 (Filter integrity test)

무균 여과기에 사용하는 밀리포어 필터는 젖어 있을 경우는 공기가 통과하지 못 하는데, 만약 주사제 제조 직후에 공기가 통과한다면 여과기가 손실이 되어 무균조작이 실패했음을 의미한다. 따라서 이를 이용하면 사후 무균시험을 해야 하는 방사성의약품의 문제점을 어느 정도 보완할 수 있다. 이는 여과기 사용직후에 질소 가스를 적당한 압력으로 불어 주어 공기 방울이 나오는지 관찰하는 방법으로서 매우 간편하다.

(3) 비발열성시험(Apyrogenicity)

발열물질은 열을 일으키는 물질로 미생물이 대사하여 생산하는 polysaccarides나 단백질(0.05~1 μm) 또는 세균의 부산물인 내독소(endotoxin)이 있다. 일반적으로 PET용 방사성의약품은 내독소 시험법(Limulus Amebocyte Lysate, LAL)으로 평가하며 이때 내독소가 LAL을 활성화하여 겔형성(gelation) 일으키는 반응에 기초하여 내독소를 검출 또는 정량하는 방법이다. PET용 방사성의약품의 반감기를 고려해 사후시험을 수행한다.

(4) 안정성(Stability)

PET용 방사성의약품 같이 반감기가 짧은 방사성의약품의 안정성은 방사성핵종의 물리적인 반감기로 인해 제한을 받으며 또한 산화(oxidation)와 방사선에 민감한 지 여부에 따라 안정성에 제한을 가질 수 있다. 이는 방사성의약품 합성할 때마다 시행하지는 않는다.

(5) 독성(Toxicity)

PET에 사용하는 방사성의약품의 양은 극히 적으므로 독성효과는 극미하다. 다만 극히 제한적인 신경전달물질 수용체 표적 PET 방사성의약품에서는 LD50/60(의약품 투여 후 60일 이내에 50% 치사율을 갖는 양) 값이 무척 낮으므로 해당 방사성의약품 제조 시 비방사능에 주의해야 한다.

예) Nicotinic acetylcholine receptor ligands: highly

specific and selective ligands but toxic.

^{18}F-FPH (LD_{50} = 14 nmol/kg)

2- or 6-[^{18}F]A85380 (LD_{50} = 1.74~15 mmol/kg)

3) 품질관리의 기록보전

모든 PET용 방사성의약품의 수령, 사용, 복용 및 폐기에 관련된 기록은 품질관리를 위해 보전되어야 하며, 혹시라도 영상의 질이 나쁘거나 환자에게서 원하지 않은 효과가 발생할 경우 해당 방사성의약품의제조시의 문제점을 추적하는데 도움이 된다.

제도일 및 시간, 사용된 방사능의 양, 부피와 농도, 시약의 로트번호, 품질관리 데이터, 유효시간 및 폐기물 처리에 관한 정보

방사성의약품의 병칭, 복용된 방사능의 양, 환자 이름, 복용(주사)하는 사람의 이름, 복용경로, 사용일 및 시간

3. 사이클로트론

1) 사이클로트론의 원리 및 구성

핵의학에서 사용하는 사이클로트론은 PET용 양전자방출핵종을 생산하는 장비로서 1932년 미국의 Lawrence가 최초로 개발하였다. 2010년 현재 사이클로트론 제작사는 IBA, Advanced cyclotron systems, GE, Simense, Sumitomo가 있으며, 국내에서는 한국원자력의학원이 개발하고 생산 기술이전을 통해 삼영유니텍(주)에서 국산사이클로트론을 생산하고 있다. 대부분의 의료용 사이클로트론은 8 MeV이상의 양성자를 인출할 수 있도록 설계되어 있으며 대표적인 양전자방출핵종은 ^{18}F, ^{11}C, ^{13}N, ^{15}O, ^{64}Cu, ^{124}I이 있다. 사이클로트론을 이용하여 양전자방출핵종을 생산하는 기본원리는 수소하전입자를 사이클로트론의 원형 진공관내에서 가속시킴으로써 수소하전입자에 운동에너지를 가한 높은 에너지 (수 MeV이상)의 양성자를 표적물질에 조사시켜 핵반응을 통하여 양전자방출핵종을 얻는다. 이때 원자번호가 변하게 되므로 생성된 방사성동위원소는 표적물질과 다른 원소가 된다. 사용하는 표적물질에 따라 다양한 양전자방출핵종을 얻을 수 있으며 이러한 방사성핵종들은 질량과 전하의 크기는 같지만 전하의 부호가 전자와 반대인 양전자를 방출하고, 방출된 양전자는 운동에너지를 거의 잃어갈 때 쯤 근접한 전자를 만나서 소실되면서 두 개의 감마선(511 KeV)을 180도로 각각 방출한다. 사이클로트론을 이용한 양전자방출핵종생산은 사이클로트론 빔의 특성과 표적물질의 종류에 따라 생산 조건이 결정되며, 이때 표적물질에 조사하는 입자의 종류, 적절한 핵반응 선택, 최적 에너지 범위, 냉각능력, 그리고 입자 전류의 세기 등을 고려하여야 한다.

PET용 양전자방출핵종을 생산하기 위한 사이클로트론은 (1) 진공시스템, (2) 자석시스템, (3) RF 시스템, (4) 이온원 시스템, (5) 빔 인출 장치 그리고 (6) 표적 시스템으로 구성된다.

(1) 진공 시스템

사이클로트론에서 가속하는 수소하전입자는 가속공간 내에 존재하는 가스에 의한 중성화를 피하기 위해 충분히 좋은 진공도(~10^{-7} mbar)가 필요하다. 이를 위해 어느 정도의 진공상태까지 공기를 뽑아 줄 수 있는 용량이 큰 기계식 펌프를 반드시 장착하고, 거기서 더욱 고진공상태로 만들어 주는 터보몰레큘러(turbo-molecular) 펌프나 혹은 초고진공상태를 만들어 주는 크라이오(cryo) 펌프를 장착한다. 크라이오 펌프 대신에 가격이 비교적 저렴한 디퓨전(diffusion) 펌프를 사용하기도 한다. 이온원 챔버와 각각의 빔라인들은 독립적으로 터보몰레큘러 펌프를 달기도 한다.

수소 음이온의 직경은 수소 양이온에 비하여 10만배 정도 크므로 고진공 상태가 아니면 가속되는 도중에 공기 분자와 부딪혀 손실이 크다. 반면 수소 양이온 가속 모델은 상대적으로 손실이 적다.

(2) 자석 시스템

자석 시스템은 철 요크와 이온이 가속되는 중심 면의 위와 아래에 대칭적으로 두 개의 코일로 구성된다. 등시성을 갖는 자석의 구조로 인해 수소하전입자는 에너지와 무관하게 같은 시간으로 회전하고 RF의 진동수와 일치할 수 있어 입자가 가속될 수 있다.

(3) RF 시스템

수소하전입자들은 가속되는 동안에 사이클로트론 내에서 운동에너지가 커질수록 중심에서 멀어지는 나선형운동을 한다. 이때 RF 시스템은 주파수 발생장치에서 생성된 정현파를 전력으로 증폭해주며, 이때 증폭된 전력이 사이클로트론 내부에 위치한 마주보고 있는 한 쌍의 dee(가속되는 전극)에 공급되어 수소하전입자가 dee와 liner(ground 된 전극)사이의 좁은 틈을 통과하면서 필요로 하는 에너지에 도달할 때까지 매 회전시마다 에너지를 얻을 수 있도록 이온들을 끌어 당겨주는 진동 전기장을 제공한다.

(4) 이온원 시스템

가속시킬 수소나 중수소를 음이온으로 발생시키는 장치로서 필라멘트, 플라즈마 그리드, 전자 억제 그리드, 그리고 그리드(접지)로 구성되어 있다. 이온원의 주 역할은 플라즈마 생성에 효과적인 조건을 충족하여 생성된 수소이온을 인출구로 전송하고 경로를 보정하는 역할을 한다. 플라즈마 방전의 특성과 수소 이온 생성과정 때문에 이온원의 성능은 많은 변수에 영향을 받게 되며, 이때 필요한 조절 변수로는 Arc 전류(필라멘트 전류), Arc 전압, 가스 유량, 전자억제 전압, 인출 그리드 전압 등이다.

(5) 빔 인출장치

수소 음이온 빔 인출장치는 매우 간단하며 최종 에너지까지 가속된 수소 음이온을 탄소 박막(1 μm)에 투과시켜서 가지고 있던 두 개의 전자를 없애고 남은 양이온으로 전환시킨다. 이때 양이온은 자기장 안에서 전하가 반대로 전환되어 궤도가 바뀌어 밖으로 인출된다. 인출장치 구성인 탄소 포일은 알루미늄 포크에 부탁되어 이동이 가능하며 반경 방향 및 방위각의 조절을 통해 수소 양이온을 최종 표적물이 위치한 빔 라인으로 유도한다. 그러나 수소 양이온을 가속한 사이클로트론은 따로 코일을 설치하여 자장을 변화시킴으로써 인출을 하여야 하므로 구조가 복잡하다.

(6) 표적 시스템

표적 장치는 생산할 양전자 방사핵종에 따라 크게 고체표적, 액체표적, 기체표적으로 구분된다. 최종 인출된 수소 양이온이 빔 라인을 통해 표적장치에 도달하여 표적물질과의 핵반응을 통해 양전자방출핵종을 생산한다. 고체표적인 경우 ^{64}Cu와 ^{124}I를 생산하고, 기

표 3-3. 다양한 양전자방출핵종 생산을 위한 표적물질, 핵반응 그리고 반감기

핵종	표적물질	핵반응	반감기
^{18}F	$H_2{}^{18}O$	$^{18}O(p,n)^{18}F$	109.7 m
^{11}C	$^{14}N_2(1\%\ O_2)$	$^{14}N(p,\alpha)^{11}C$	20.4 m
^{13}N	$H_2{}^{16}O$	$^{16}O(p,\alpha)^{13}N$	9.96 m
^{15}O	$^{15}N_2(1\%\ O_2)$	$^{15}N(p,n)^{15}O$	2.07 m
^{64}Cu	^{64}Ni	$^{64}Ni(p,n)^{64}Cu$	12.7 h
^{124}I	^{124}Te	$^{124}Te(p,n)^{124}I$	4.18 d

체 표적은 ^{11}C와 ^{13}N를 생산하며 액체 표적은 ^{18}F와 ^{15}O을 생산한다. 보다 자세한 표적 물질과 핵반응식, 그리고 생산된 양전자방출핵종들의 반감기는 다음 표 3-3에 열거하였다.

일반적으로 액체표적이 고체나 기체표적에 비하여 냉각효율이나 내부 압력 문제 등을 처리하기가 어려워 설계와 제작에 더 높은 기술이 필요하며 가격이 비싸다.

4. 발생기

발생기 시스템은 방사성동위원소의 생산을 위해 가장 간편하게 현장에서 사용할 수 있는 방법으로 사이클로트론과 같이 큰 설치공간이나 유지비가 소요되지 않는 장점이 있으며, 원하는 때에 용출하여 바로 방사성의약품을 합성하여 사용이 가능하다는 장점을 가지고 있다. 현재까지 개발된 실용적인 발생기 시스템은 많지 않으나 사용의 간편성 때문에 많은 연구실과 임상현장에서 점차 사용이 증가되고 있다. PET용 방사성동위원소를 생산할 수 있는 대표적인 발생기로는 ^{68}Ge-^{68}Ga 발생기, ^{82}Sr-^{82}Rb 발생기가 있으며 사이클로트론에서 바로 생산하여 만들어 사용하는 ^{62}Zn-^{62}Cu 발생기가 있다.

1) 발생기의 원리 및 구성

발생기의 역사는 다른 방사성동위원소 생산 방법에 비하여 역사가 깊다. 1926년 Failla가 ^{222}Rn-^{224}Th 발생기를 최초로 개발하였으며 그 당시 임상에서 사용하었다는 보고가 있다. 이후 1950년대에서부터 1960년대까지 미국의 Brookhaven National Laboratory의 주도로 몇 종류의 발생기 시스템이 개발되었으며, 이중 대표적인 것이 ^{99}Mo-^{99m}Tc 발생기이다. ^{99}Mo-^{99m}Tc 발생기의 성공으로 이후 수많은 발생기 시스템이 고안되었으나, 실용적으로 사용이 가능한 발생기는 많지 않다. 이중에 특히 PET용으로 사용이 가능한 발생기는 위에서 언급한 3 가지 정도가 실제 임상에서 많이 쓰이는 것이다.

발생기는 모핵종(parent radionuclide)을 적당한 고체 지지체에 흡착시켜 컬럼에 넣고 일정한 간격으로 내부에서 생산된 딸핵종(daughter radionuclide)을 모핵종과 분리가 가능한 용출액으로 용출하여 방사성동위원소를 생산하게 된다. 모핵종은 원자로나 사이클로트론에서 생산하여 분리 정제를 거쳐 컬럼에 흡착하여 사용한다(그림 3-9).

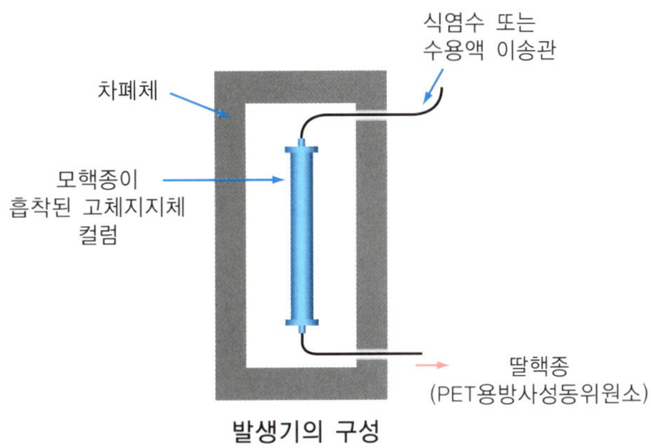

그림 3-9. 발생기의 구성 모식도

발생기는 이론적으로 한번 방사성동위원소를 용출하고 난 후 딸핵종의 반감기가 4번 정도 지나면 처음 용출했던 양의 약 90% 정도를 다시 용출할 수 있다. 따라서 딸핵종의 반감기가 짧을수록 하루에 용출할 수 있는 횟수가 증가한다. 그러나 딸핵종의 반감기가 너무 짧으면 방사성의약품을 합성, 정제하는 시간과 환자에게 주사 후 목적 장기나 조직으로 분포과정에 걸리는 시간까지 충분하지 않아 실용적이지 못할 수 있다. 따라서 적당한 정도의 반감기를 갖는 딸핵종이 실용적이라 할 수 있다.

발생기의 구성은 비교적 간단하다. 모핵종이 포함된 고체지지체와 컬럼, 그리고 용출액이 발생기를 통과할 수 있도록 만든 액체이송라인, 방사능을 막기 위한 차폐체로 구성되어 있다.

이상적인 발생기 시스템은 몇 가지 조건을 갖추고 있어야 한다. 먼저 환자의 안전을 위하여 멸균 상태를 유지할 수 있어야 하고 발열성 물질이 없어야 한다. 모핵종과 딸핵종의 분리가 용이해야 하며, 임상에서 흔히 쓰이는 식염수와 같은 수용액으로 딸핵종의 용출이 가능하여야 한다. 또한 모핵종의 반감기는 길고, 딸핵종의 반감기는 짧아 하루에 여러 번 용출이 가능하고, 한번 발생기를 구입하면 장시간 사용이 가능하면 좋다. 사용자의 피폭을 최소화하기 위해 효과적으로 발생기를 차폐해야 하며, 가격도 중요한 결정사항이 될 것이다.

2) PET 방사성의약품용 발생기

PET용 방사성동위원소를 생산할 수 있는 발생기는 많지 않으나 여러 가지 장점 때문에 임상에서 사용이 늘어나는 추세이다. 특히 ^{68}Ge-^{68}Ga 발생기는 비교적 저렴한 가격과 긴 사용기간, 하루에도 여러 번 용출이 가능하다는 점 때문에 세계적으로 연구와 임상에 많이 사용하고 있다.

(1) ^{68}Ga 발생기

^{68}Ge-^{68}Ga 발생기의 모핵종인 ^{68}Ge는 고에너지 사이클로트론에서 생산하며 반감기가 278일로 길어서, 발생기를 한번 구입하면 적어도 1년 이상 임상에서 사용이 가능하다. ^{68}Ge-^{68}Ga 발생기는 모핵종을 흡착시키는 컬럼내부 충진물로 TiO_2나 SnO_2을 사용하며 ^{68}Ge의 반감기가 길어서 ^{68}Ge 용출이 환자의 안전에 문제가 될 수 있기 때문에 최근에는 ^{68}Ge이 빠져나오는 것을 줄인 발생기가 상용화되어 있고, 몇 가지 연구에서 용출되어 빠져나온 ^{68}Ge를 제거하는 방법이 연구되어 보고된 바 있다.

컬럼 내부 충진물로 TiO_2을 사용한 발생기는 주로 0.1 M 염산수용액(HCl)으로 용출한다. 그러나 SnO_2을 사용한 발생기는 0.6~0.7 M의 HCl로 용출해야 하므로 표지 후 중화를 위해 더 많은 양의 알칼리성 완충액을 사용해야 하므로 불편하다. 따라서 TiO_2로 컬럼 내부를 충진한 발생기가 인기가 있다.

^{68}Ga의 반감기는 68분으로 한번 용출 후 약 4시간이 지나면 처음 용출했던 양의 약 90%정도의 방사성동위원소가 생산하므로 하루에도 4번 이상 용출이 가능하다. 이러한 실용성때문에 최근에 ^{68}Ga-표지 방사성의약품의 연구와 임상에서 사용이 가능한 방사성의약품들이 늘어나고 있다. ^{68}Ga는 0.1 M HCl로 용출할 수 있으며 평소 사용하지 않을 때에도 HCl을 채워둔다.

^{68}Ga를 표지할 수 있는 화합물은 작은 분자에서부터 펩티드, 단백질, 항체, 핵산이 있으나 반감기가 짧아서 체내에서 분포가 빠르게 종료되는 비교적 작은 크기의 분자나 펩티드에 표지하는 것이 적당하다. ^{68}Ga는 금속성 방사성동위원소로 자체로는 일반 분자에 표지할 수 없고 양기능성킬레이트제를 이용하여야 생리활성물질과 결합시킬 수 있다. 일반적으로 ^{68}Ga 표지에 사용하는 양기능성킬레이트제로는 NOTA와 DOTA 등이 있다. 한편 ^{68}Ga은 반드시 킬레이트나 착체를 형성하여 방사성의약품에 표지를 해야 하므로 뇌 수용체 영상용이나 세포내 수용체 영상용 방사성의약품 개발은 거의 불가능하다는 한계점이 있다.

(2) ^{82}Rb 발생기

^{82}Rb는 최초로 미국 FDA 승인을 받은 PET용 방사성의약품으로 1989년부터 국소심근혈류를 측정하기 위한 심장영상용 PET에 사용하고 있다. ^{82}Sr-^{82}Rb 발생기의 모핵종인 ^{82}Sr는 사이클로트론에서 생산이 가능하며 주로 SnO_2를 고체지지체로 사용한다. 반감기가 25일로 한 번 구입하면 대략 2달에서 3달 정도 사용이 가능하다.

^{82}Rb는 반감기가 75초로 한번 용출하고 약 5분 뒤 두 번째 용출이 가능하여 환자에게 주입펌프를 설치하고 연속적으로 주사하며 영상을 획득할 수 있다. ^{82}Rb는 생리식염수로 용출한다. ^{82}Rb는 그 자체로 양이온을 띄는 원소로 용출된 상태 그대로 생리식염수에 녹아

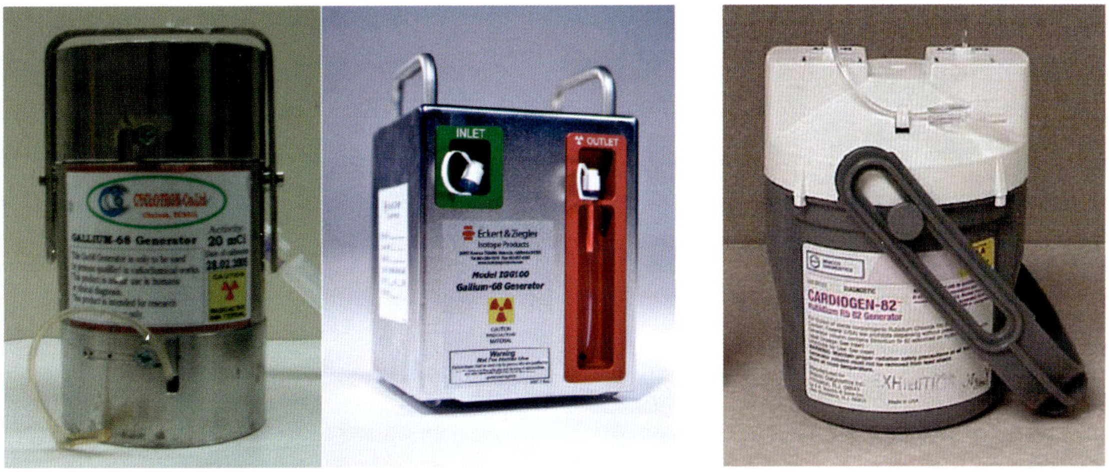

^{68}Ge–^{68}Ga 발생기　　^{82}Sr–^{82}Rb 발생기

그림 3–10. ^{68}Ge–^{68}Ga 발생기와 ^{82}Sr–^{82}Rb 발생기

환자에게 주사된다.

5. 사이클로트론실의 구성 및 주요장비

1) 사이클로트론실의 구성

사이클로트론실의 인력은 방사선안전관리자, 방사약사, 방사과학자, 방사선사 또는 임상병리사로 구성된다. 방사선안전관리자는 사이클로트론실의 방사선안전관리 및 감독을 책임지며, 방사약사가 생산 또는 조제되는 PET용 방사성의약품의 정도관리를 맡는다. 방사과학자는 사이클로트론의 운영과 관리를 위해 방사성의약품에 대한 전문 교육을 받거나 이에 상응하는 경력이 필요하며, 방사선사 또는 임상병리사가 사이클로트론의 운영 및 PET용 방사성의약품의 생산 및 정도관리를 담당한다.

사이클로트론실의 구성은 크게 양전자방출핵종을 생산하는 사이클로트론이 설치될 수 있는 1) 차폐시설이 완비된 공간 그리고 양전자방출핵종의 종류 선택, 생산량, 최적 에너지 조정, 입자 전류의 세기 등을 조절하는 2) 조정실이 있다. 생산된 양전자방출핵종을 이용하여 PET용 방사성의약품을 생산하고 분배, 저장 그리고 품질관리를 위한 장소인 3) 핫셀룸(Hot cell room)이 있다. 또한 사이클로트론실의 운행으로 인해 발생되는 방사성폐기물을 보관할 4) 폐기물저장소, 그리고 핵종 생산 과정에서 발생되는 기체 형태의 방사성물질의 외부 유출을 방지하기 위한 5) 배기 설비 그리고 생산 및 정도관리에서 발생 가능한 신체 및 의류의 방사성 오염을 위해 사이클로트론 출입구에 6) 오염검사 구역 및 오염제거실이 있다.

2) 필수장비

사이클론실에는 다음과 같은 장비들이 필수적이다. PET용 양전자방출핵종을 생산하는 사이클로트론, PET용 방사성의약품을 생산하기 위한 합성장치(ex. FDG 전용 모듈), 방사성의약품의 분리, 정제, 순도를 평가할 수 있는 고성능액체크로마토그래피(HPLC), 그리고 생산된 PET 방사성의약품의 정도관리를 위한 장비인 radioTLC 스캐너, 선량교정기(dose calibrator), 가스크로마토그라피(gas chromatography), 감마카운터(gamma counter), 납차폐(lead block), 클린벤치(clean bench)가 필요한 장비들이다. 한국원자력안전기술원(Korea Institute of Nuclear Safety; KINS)에서 규정한 양전자방출핵종 시설의 관리기준 항목으로

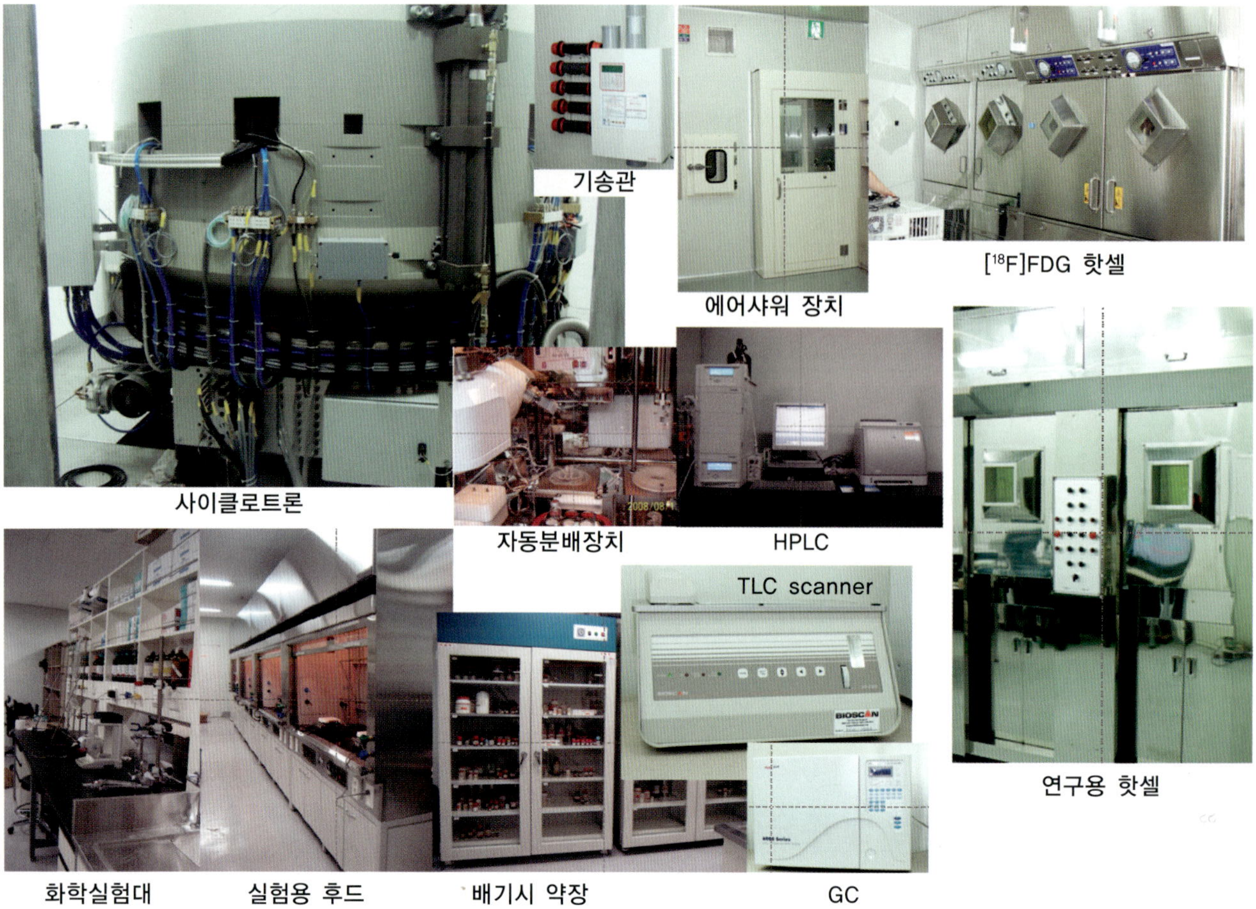

그림 3-11. 사이클로트론 및 구성장비

는 PET용 방사성의약품 운반용기, 방사능 감시시스템, 방사능 측정기, 방사선 측정기, 중성자 측정기, 표면 오염 측정기, 핫셀, 사이클로트론 차폐문 및 안전장치, 사이클로트론실 감시카메라 등이 있다.

3) 부대시설

부대시설로는 PET용 방사성의약품 생산전용 핫셀 외에 분배 및 연구를 수행할 수 있는 핫셀, 생산된 PET 방사성의약품의 분배를 방사능 피폭 없이 수행할 수 있는 자동분배장치, 발생되는 액체 또는 기체 방사능 오염물질 전용 배수 및 배기 시설이 있다. 이 밖에도 방사성의약품의 전구체 합성 및 분리 정제가 가능한 장비가 갖추어 있으면 연구에 용이하다. 일반적인 유기화학실험실의 기준에 맞는 배기후드와 시약장, 합성 기본 장치 등이 함께 필요하며, 화합물의 구조를 평가하는 핵자기공명장치, 질량분석기 등이 필요하다.

6. 참고문헌

1. Ackerman RH, Subramanyam R, Correia JA, Alpert NM, Taveras JM. Positron imaging of cerebral blood flow during continuous inhalation of C15O$_2$. *Stroke* 1980;11:45-9.
2. Alauddin MM, Conti PS. Synthesis and preliminary evaluation of 9-(4-[18F]-fluoro-3-hydroxymethylbutyl) guanine ([18F]FHBG): a new potential imaging agent for viral infection and gene therapy using PET. *Nucl Med Biol* 1998;25:175-80.
3. Brodack JW, Kilbourn MR, Welch MJ, Katzenellenbogen

JA. NCA 16 alpha-[^{18}F]fluoroestradiol-17 beta: the effect of reaction vessel on fluorine-18 resolubilization, product yield, and effective specific activity. *Int J Rad Appl Instrum A* 1986;37:217-21.

4. Budinger TF, Yano Y, Hoop B. A comparison of ^{82}Rb+ and $^{13}NH_3$ for myocardial positron scintigraphy. *J Nucl Med* 1975;16:429-31.
5. Chung J-K, Lee MC. Koh Chang-Soon Nuclear Medicine. 3rd ed. Seoul: Korea Medical Science; 2008.
6. Comar D, Cartron J, Maziere M, Marazano C. Labelling and metabolism of methionine-methyl-^{11}C. *Eur J Nucl Med* 1976;1:11-4.
7. Ehrin E, Farde L, de Paulis T, et al. Preparation of ^{11}C-labelled Raclopride, a new potent dopamine receptor antagonist: preliminary PET studies of cerebral dopamine receptors in the monkey. *Int J Appl Radiat Isot* 1985;36:269-73.
8. Eidelberg D, Moeller JR, Dhawan V, et al. The metabolic anatomy of Parkinson's disease: complementary [^{18}F] fluorodeoxyglucose and [^{18}F]fluorodopa positron emission tomographic studies. *Mov Disord* 1990;5:203-13.
9. Gerhard A, Neumaier B, Elitok E, et al. In vivo imaging of activated microglia using [^{11}C]PK11195 and positron emission tomography in patients after ischemic stroke. *Neuroreport* 2000;11:2957-60.
10. Glaser M, Collingridge DR, Aboagye EO, et al. Iodine-124 labelled annexin-V as a potential radiotracer to study apoptosis using positron emission tomography. *Appl Radiat Isot* 2003;58:55-62.
11. Hara T, Kondo T, Kosaka N. Use of ^{18}F-choline and ^{11}C-choline as contrast agents in positron emission tomography imaging-guided stereotactic biopsy sampling of gliomas. *J Neurosurg* 2003;99:474-9.
12. Haubner R, Wester HJ, Weber WA, et al. Noninvasive imaging of alpha(v)beta3 integrin expression using ^{18}F-labeled RGD-containing glycopeptide and positron emission tomography. *Cancer* Res2001;61:1781-5.
13. Henze M, Schuhmacher J, Hipp P, et al. PET imaging of somatostatin receptors using [^{68}GA]DOTA-D-Phe1-Tyr3-octreotide: first results in patients with meningiomas. *J Nucl Med* 2001; 42: 1053-6.
14. Jeong JM, Hong MK, Chang YS, et al. Preparation of a promising angiogenesis PET imaging agent: ^{68}Ga-labeled c(RGDyK)-isothiocyanatobenzyl-1,4,7-triazacyclononane-1,4,7-triacetic acid and feasibility studies in mice. *J Nucl Med* 2008;49:830-6.
15. Jeong JM, Kim YJ, Lee Y-S, Lee DS, Chung J-K, Lee MC. Radiolabeling of NOTA and DOTA with positron emitting ^{68}Ga and investigation of in vitro properties. *Nucl Med Mol Imaging* 2009;43:330-6.
16. Kostyniak PJ, Brenner JS, Maccubbin AE, Nakeeb S, Kasliwal R, Kung HF. The toxicity and mutagenicity of S-3-iodo-N-(1-ethyl-2-pyrrolidinyl)methyl-2-hydroxy -6-methoxybenzamide (IBZM), a new CNS D-2 dopamine receptor imaging agent. Drug Chem Toxicol 1988;11:433-42.
17. Lee CM, Farde L. Using positron emission tomography to facilitate CNS drug development. *Trends Pharmacol Sci* 2006;27:310-6.
18. Lewis JS, McCarthy DW, McCarthy TJ, Fujibayashi Y, Welch MJ. Evaluation of ^{64}Cu-ATSM in vitro and in vivo in a hypoxic tumor model. *J Nucl Med* 1999; 40:177-83.
19. Mathis CA, Wang Y, Holt DP, Huang GF, Debnath ML, Klunk WE. Synthesis and evaluation of ^{11}C-labeled 6-substituted 2-arylbenzothiazoles as amyloid imaging agents. *J Med Chem* 2003;46:2740-54.
20. Papadopoulos V, Baraldi M, Guilarte TR, et al. Translocator protein (18kDa): new nomenclature for the peripheral-type benzodiazepine receptor based on its structure and molecular function. *Trends Pharmacol Sci* 2006;27:402-9.
21. Piert M, Machulla HJ, Picchio M, et al. Hypoxia-specific tumor imaging with ^{18}F-fluoroazomycin arabinoside. *J Nucl Med* 2005;46:106-13.
22. Pike VW, Eakins MN, Allan RM, Selwyn AP. Preparation of [1-^{11}C]acetate--an agent for the study of myocardial metabolism by positron emission tomography. *Int J Appl Radiat Isot* 1982;33:505-12.
23. Reivich M, Kuhl D, Wolf A, et al. The [^{18}F]fluorodeoxyglucose method for the measurement of local cerebral glucose utilization in man. Circ Res 1979; 44:127-37.
24. Rosen MA, Jones RM, Yano Y, Budinger TF. Carbon-11 choline: synthesis, purification, and brain uptake inhibition by 2-dimethylaminoethanol. *J Nucl Med* 1985;26:1424-8.
25. Saha GB. Fundamentals of nuclear pharmacy. New

York: Springer; 2004.

26. Sundoro-Wu BM, Schmall B, Conti PS, Dahl JR, Drumm P, Jacobsen JK. Selective alkylation of pyrimidyldianions: synthesis and purification of ^{11}C labeled thymidine for tumor visualization using positron emission tomography. *Int J Appl Radiat Isot* 1984;35:705-8.
27. Tavitian B, Terrazzino S, Kuhnast B, et al. In vivo imaging of oligonucleotides with positron emission tomography. *Nat Med* 1998;4:467-71.
28. Vallabhajosula S. Molecular Imaging: Radiopharmaceuticals for PET and SPECT. New York: Springer; 2009.
29. VanBrocklin HF, Blagoev M, Hoepping A, et al. A new precursor for the preparation of 6-[^{18}F]Fluoro-L-m-tyrosine ([^{18}F]FMT): efficient synthesis and comparison of radiolabeling. *Appl Radiat Isot* 2004;61:1289-94.
30. Walsh WF, Fill HR, Harper PV. Nitrogen-13-labeled ammonia for myocardial imaging. *Semin Nucl Med* 1977;7:59-66.

Part 4

PET 임상적용

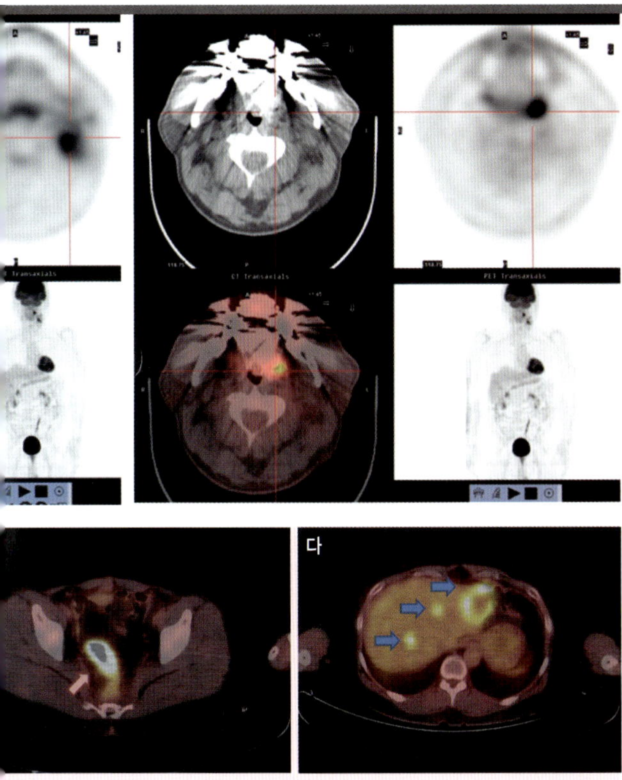

Contents

Chapter 01

뇌혈관 질환과 간질 PET

이 동 수

초 록

뇌질환에 대한 PET은 뇌신경계 이상의 병태생리를 직접 영상으로 보여준다. 뇌혈관질환에서 혈관협착이 자가조절 기전이상을 동반하여 뇌혈류와 뇌대사가 저하된 것을 뇌 PET으로 영상화한다. 뇌혈류 저하로 유발된 관류빈곤(misery perfusion)은 [^{15}O]H_2O PET과 [^{15}O]O_2 PET으로 영상화할 수 있다. 산소추출율이 증가하여 산소대사율이 유지되는 상태를 관류빈곤이라 부른다. 아세티졸라마이드 부하 전후로 [^{15}O]H_2O PET을 촬영하여 뇌혈류예비능을 측정할 수 있다. 관류빈곤여부와 뇌혈류예비능이상으로 뇌혈관질환의 예후를 예측한다. 간질환자 중 약물난치성 부분발작의 경우 간질원인병소를 찾는데 FDG PET을 사용한다. 발작간기 평소의 FDG PET에 원인병소를 포함한 인근영역에 포도당대사가 감소한다. FDG PET으로 발작원인병소를 찾아내거나 최소한 좌우 판별, 원인병소를 포함한 뇌엽 판별이 가능하다. 내측측두엽간질에서 FDG PET으로 간질원인병소를 85%에서 찾을 수 있고 신피질성 간질에서는 검출율이 이보다 조금 낮으며 원인뇌엽에 따라 다르다. 신경수용체 또는 신경전달체 PET으로 간질원인병소를 찾는 노력이 진행되고 있다.

1. 뇌신경 PET

1) 뇌 PET의 종류와 사용현황

뇌신경계의 PET은 뇌혈관질환의 병태생리를 구체적으로 밝히는 데 쓰였으며 현재 임상에 많이 쓰이지는 않는다. 뇌신경계의 PET은 [^{15}O]H_2O PET, [^{15}O]O_2 PET, FDG PET, 수용체 관련 PET으로 나눈다. 특히 수용체 관련 PET은 비기질성뇌질환(Non-organic brain disorder)의 병태생리를 밝히는 데 주로 쓴다. [^{15}O]H_2O PET과 [^{15}O]O_2 PET은 뇌혈관질환을 평가하는 데 주로 쓰는 반면, FDG PET은 간질에서 간질원인병소를 찾거나 정신과질환의 뇌 부분기능 이상이나 뇌연결성을 조사하는 데 쓴다.

[^{15}O]H_2O PET은 ^{15}O의 반감기(2분)가 짧아 바로 되풀이 검사를 할 수 있다는 장점이 있지만 신호가 충분하지 않아 육안분석에 적당한 영상을 만들기 어렵다.

[^{15}O]O_2 PET은 ^{15}O의 짧은 반감기 뿐 아니라 뇌의 산소추출율이 낮아 [^{15}O]H_2O PET보다도 영상의 질이 낮

다. 따라서 [^{15}O]O_2 PET과 [^{15}O]H_2O PET을 비교하여 얻는 산소추출율(oxygen extraction fraction; OEF) 영상도 해상도가 높지 않아 파라미터영상을 만들어 평가한다. FDG PET은 일반 성인에서 111 MBq을 투여하여 얻은 영상도 육안판독이 충분히 가능할 정도로 좋다. FDG PET도 물론 파라미터영상을 구성할 수 있고, 만든 파라미터영상을 정상인과 비교하거나 치료전후를 비교하는 화소기반분석도 가능하다.

2) 뇌 PET의 분석방법

뇌 PET은 육안판독, 부분으로 나눈 지역 정량, 화소기반분석법 등으로 평가한다. 육안으로 분석하기 어려운 뇌혈류분포나 뇌산소대사율(cerebral metabolic rate of oxygen; $CMRO_2$)은 파라미터분석방법으로 분석하며 리스트모드나 프레임모드로 얻은 영상으로부터 모델링과 시스템확인과정을 거쳐 파라미터영상을 만든다. 이 때 사용하는 추적자동역학모델은 일구획모델로서 다음 식에서 K_1과 k_2를 추정하여 뇌혈류를 얻는다.

$$C_T(t)=K_1 \cdot Ca(t) \otimes e^{-k2t} + V_0 \cdot C_a(t).$$

$C_T(t)$: 조직의 시간방사능농도, $Ca(t)$: 동맥의 시간방사능농도, K_1: 구획유입상수, k_2: 구획유출상수, V_0: 혈관내부피, $\otimes$: 중첩적분

$K_1=E \cdot F$ 로서 추출율(E)을 가정하여 뇌혈류(F)를 구하거나, 분포계수 $\lambda=K_1/k_2$로서 물의 경우 0.92를 가정하여 위의 방정식을 풀어 K_1으로 부터 F를 구한다.

$$C_{TO_2}(t)=K_{1O_2} \cdot Ca(t) \otimes e^{-k2t} + V_0 \cdot C_a(t).$$

$K_{1O_2}=OEF \cdot F$ 로서 산소추출율을 산출할 수 있고, 뇌산소사용률은 $CMRO_2$=(arterial oxgen content) · OEF · F로 구한다.

[^{15}O]H_2O PET과 [^{15}O]O_2 PET을 순차적으로 얻으면 위의 두 식으로부터 뇌혈류 파라미터 PET 영상과 OEF 파라미터 PET 영상 그리고 $CMRO_2$ 파라미터 PET 영상을 얻을 수 있다. [^{15}O]H_2O PET이나 [^{15}O]O_2 PET의 파라미터영상 또는 FDG PET 영상을 통계처리하여 정상인과 차이 또는 치료전과 차이를 조사할 수 있다.

통계적 분석에는 다중비교를 감안한 방법을 쓴다. 뇌엽별로 또는 뇌이랑이나 Brodmann영역으로 조각내어 뇌혈류, 뇌산소대사율 또는 FDG 섭취를 비교할 수도 있고 아예 화소기반으로 비교할 수 있다. 대개 일반선형모델을 이용하여 통계적파라미터모델방법으로 차이를 찾는다. 통계적파라미터모델방법은 SPM (statistical parametric mapping)으로 널리 알려져 있다(그림 4-1-1). 이 분석방법은 1995년이래로 런던대학이 제공하고 진화를 거듭한 공유소프트웨어이다.

다중비교를 다루기 위한 통계방법을 일반선형모델에 결합한 것이 핵심으로 Bonferroni수정법 대신에 공간정규분포를 기초로 무작위필드이론을 적용하여 다중비교의 역치설정을 수정하였다. 최근에는 비모수분석법(non-parametric model)인 SnPM (statistical nonparametric model)을 포함하게 되어 오류발견율(false discovery rate)방법이 널리 쓰인다.

화소기반분석방법 대신에 관심영역기반분석방법으로 뇌의 각 영역에 고유한 뇌혈류와 뇌산소대사율, 뇌포도당대사(또는 FDG섭취)를 조사하려면 자신의 MRI를 기반으로 뇌를 영역으로 분할하거나 집단데이터를 바탕으로 구성한 영역확률지도를 사용한다.

자신의 MRI를 기반으로 영역을 분할하려면 피질, 뇌엽, 이랑을 구분하는 분할(segmentation)소프트웨어가 필요하고 집단을 기반으로 뇌영역을 나누려면 분할한 정보를 표준판공간(template space)에 정규화하여 집단기반확률지도(population-based probabilistic atlas)를 만드는 것이 필요하다. 특히 뇌혈관질환을 분석하려면 분할한 영역이 뇌혈관질환의 분포영역을 반영하여야 하며, 내경동맥, 중뇌동맥의 확률지도가 보고되었으며 차감영상으로부터 전뇌동맥과 후뇌동맥

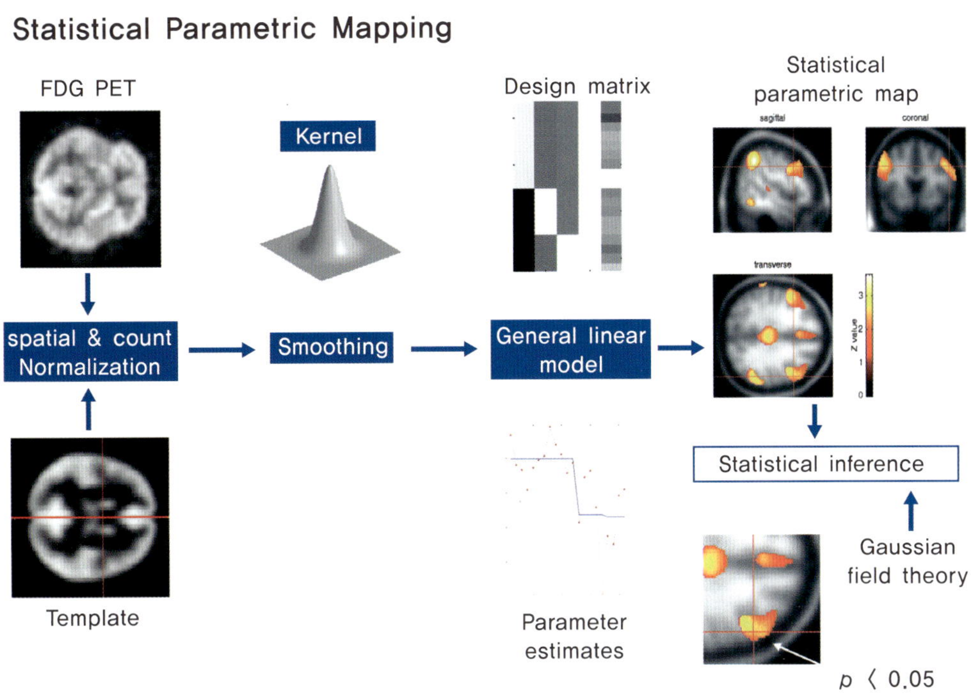

그림 4-1-1. 통계적파라미터지도작성법을 이용하여 정상인과 비교하여 FDG 섭취율이 차이나는 지역을 찾는 방법 개요. 환자의 FDG PET영상을 공간과 계수 정규화하여 표준판에 맞춘 후 편평화하고 일반선형모델을 이용하여 통계적으로 의미있는 화소의 덩어리를 찾는다. 의미있는 화소를 찾는 통계추론은 무작위필드를 쓰거나 오류발견율을 이용한 비모수통계를 사용한다.

의 영역도 분석가능하게 되었다(그림 4-1-2). 혈류영역확률지도는 SPECT영상으로부터 뇌 각 동맥영역의 혈류와 혈류예비능을 분석하는 데 쓰이기 시작하였으나 PET영상을 분석하는 데에도 쉽게 이용가능하다.

3) 정상인의 뇌혈류, 뇌산소대사율, 뇌포도당대사

정상 어른의 뇌혈류는 피질부위에 44 ± 6 ml/100g/min로, 뇌산소대사율은 3.3 ± 0.5 ml/100 g/min이며, 이 때 산소추출율은 44 ± 6% 가량임이 알려졌다. 어린이의 뇌혈류와 대사율은 물론 어른과 다르고 발달단계에 따라 변화한다. 어린이 $[^{15}O]H_2O$ PET이 체계적으로 보고되지는 않았으나 SPECT 조사결과는 알려져 있다.

뇌 FDG PET을 이용한 발달단계 뇌 포도당대사는

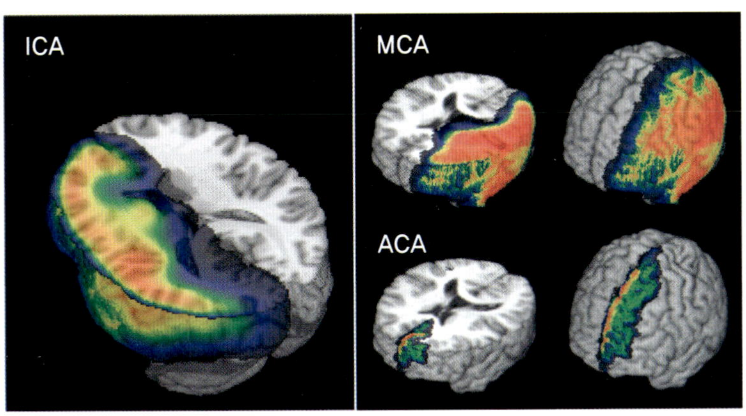

그림 4-1-2. 내경동맥(internal carotid artery; ICA)과 중뇌동맥(middle cerebral artery; MCA)에 카테터를 넣어 ^{99m}Tc-HMPAO를 주사하여 얻은 영상을 공간표준화하여, 각 화소가 각 동맥에 소속할 확률(0-100%)을 추정하여 표준판에 얹은 영상. Anterior Cerebral Artery(ACA)

상대분포와 정량값의 변동이 모두 알려져 있다. 생후 3주된 신생아의 뇌 포도당대사는 피질전체가 미미하고 감각운동피질에 주로 보이는 양상이었다가 4~6개월째에는 후두엽과 기저핵이 증가하고 한 살쯤 되면 전두엽이 증가하지만 여전히 시상은 아직 어른 분포에 도달하지 않는다. 6살된 어린이의 FDG 분포는 거의 어른과 같다(그림 4-1-3 가). 따라서 개인의 FDG 분포가 정상인과 다른 점을 찾으려면 비슷한 연령대의 정상 집단을 구하여 비교하여야 한다.

FDG PET으로부터 뇌포도당대사율을 정량할 수 있다. Sokoloff가 70년대에 도입한 방법은 이구획 모델을 바탕으로 포도당육인산화효소(glucose-6-phosphatase)의 인산제거과정이 무시할 만하다고 보고 FDG의 시간방사능곡선에서 추정한 K_1, k_2, k_3를 이용하여 deoxyglucose와 glucose의 차이를 보정한 집합상수(Lumped Constant; LC)를 넣고 혈중 포도당농도(Cglu)를 곱하여 아래와 같이 포도당대사율을 정량한다.

$$CMRglu = (Cglu/LC) \cdot K_1 \cdot k_3/(k_2+k_3)$$

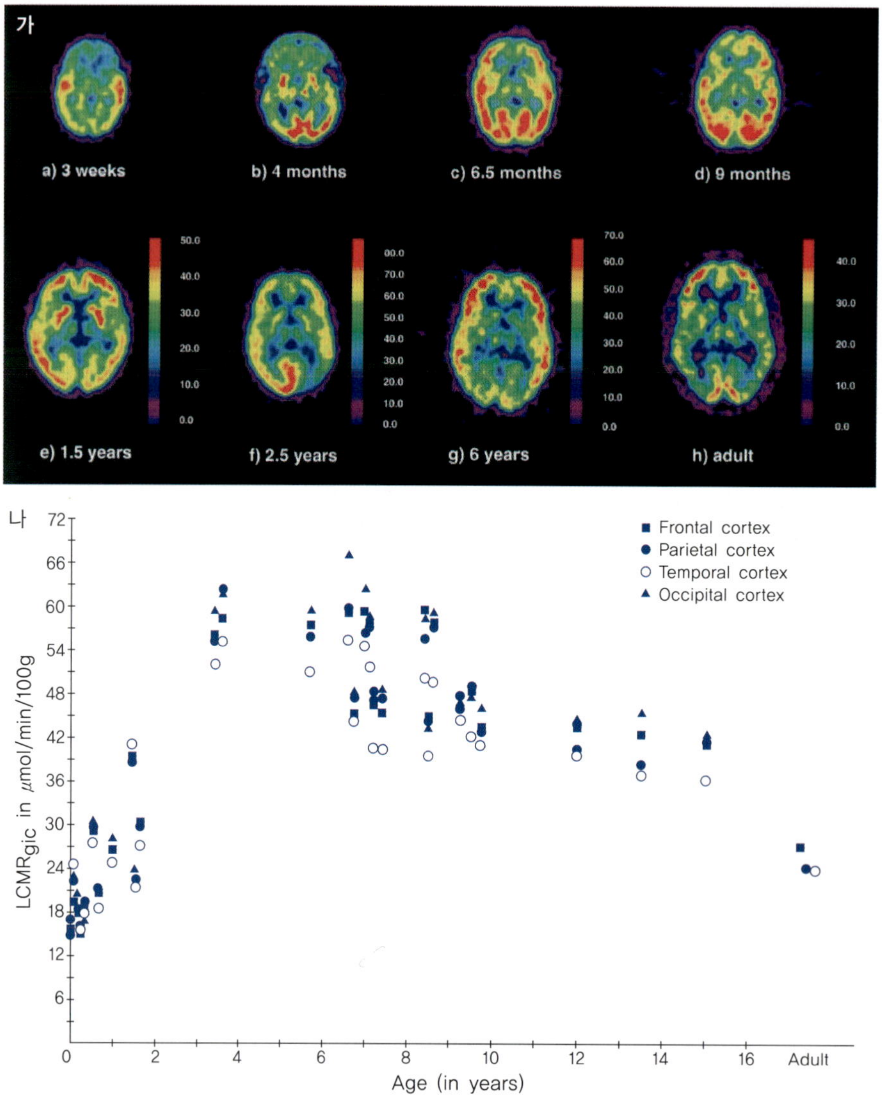

그림 4-1-3. (가) 출생후 신생아, 유아 시절을 지나 학령기를 거쳐 어른에 이를 때까지 FDG 상대분포를 보여주는 뇌 FDG PET. (나) 포도당대사율이 성장에 따라 달라지는 추세. (Chugani 등의 Ann Neurol 1987에서 인용)

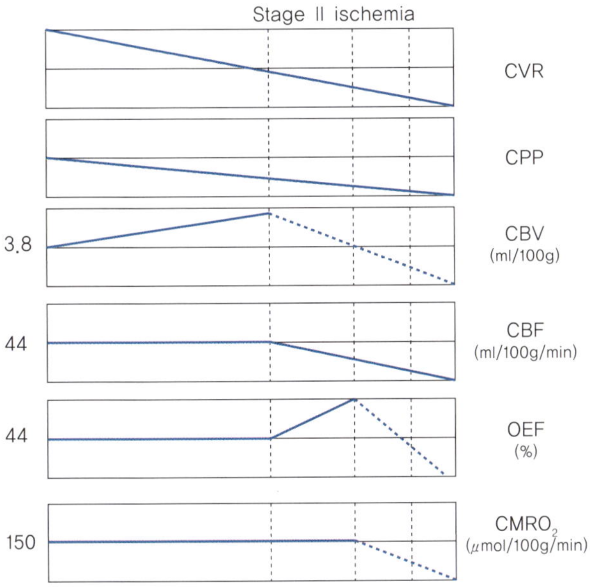

그림 4-1-4. [15O]H_2O PET, [15O]O_2 PET, 아세티졸라마이드 [15O]H_2O PET으로 측정한 뇌혈류, 뇌혈액량, 뇌산소대사율, 산소추출율과 뇌혈류예비능. 협착이 진행하여 자가조절기전이 작동하면서 변화하는 양상과 허혈 2단계의 특징을 나타낸다. CVR; Cerebrovascular reserve, CPP; Cerebral perfusion pressure, CBV: Cerebral blood volume, CBF: Cerebral blood flow, OEF: Oxygen extraction fraction, $CMRO_2$: Cerebral metabolic rate of oxygen. (Nemato 등의 J Cereb Blood Flow Metab. 2004에서 수정인용)

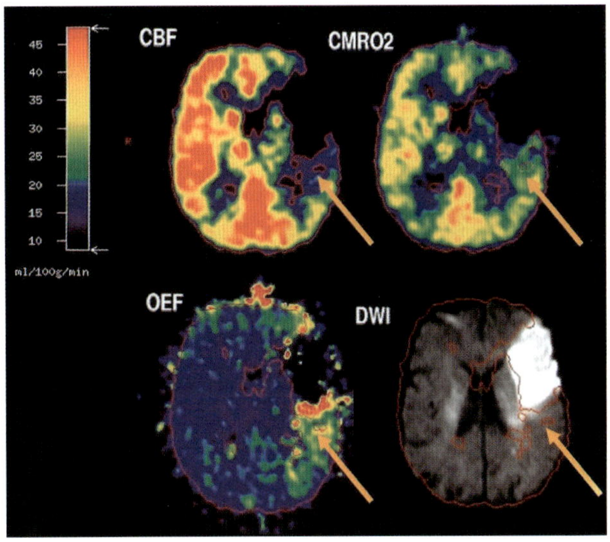

그림 4-1-5. 왼쪽중뇌동맥 부위에 생긴 뇌경색 뒤쪽으로 뇌혈류는 감소하였으나 산소추출율이 증가하고 따라서 뇌산소대사율이 조금 감소하였으나 부분보상된 것을 나타낸다(화살표). DWI: Diffusion weighted imaging, CBF; Cerebral blood flow, $CMRO_2$; Cerebral metabolic rate of oxygen, OEF: Oxygen extraction fraction.

이렇게 정량한 뇌포도당대사율은 신생아기에 어른과 비슷한 반면 4-6세까지 상승하고, 4~6세의 대사율은 다시 사춘기를 거쳐 감소하여 도달한 정상 어른 대사율의 두 배에 달한다(그림 4-1-3 나). 따라서 여러 해가 지나 바뀐 포도당대사율의 차이를 조사할 때는 나이가 들며 정량값이 변화하는 것을 감안하여야 한다. 뇌 피질의 정상 포도당대사율은 35 ± 3 μmol/100g/min이다.

2. 뇌혈관질환의 PET

뇌혈관질환의 PET은 임상에 자주 쓰이지 않는다. 그러나 사람에서 뇌혈관질환의 진행에 따른 자가조절(autoregulation) 현상은 80년대에 [15O]H_2O과 [15O]O_2를 이용한 PET으로 이미 잘 알려졌다. 자가조절 기전은 뇌혈관협착에 따라 뇌관류압력이 감소하면 나타나는 방어기전으로서 우선 뇌혈관의 확장이 일어나 해당 뇌피질에 혈류를 보존하는 현상을 보이다가, 뇌혈관확장으로 보상되지 않는 경우에는 산소추출율을 높임으로써 뇌산소대사를 유지한다(그림 4-1-4). 이 때 뇌혈관확장으로 부피가 늘고 혈류가 유지되거나 조금 줄고, 반면에 산소추출율이 늘어 뇌산소대사율이 유지되는(또는 조금 감소한) 상태를 '관류빈곤(misery perfusion)' 상태라 부른다(그림 4-1-5). 관류빈곤상태의 임상적 의의는 최근에서야 밝혀졌다.

평상시 혈류는 정상인데 혈관이 확장되어 여유로 지니고 있는 혈류예비능은 아세티졸라마이드를 주사하여 뇌의 이산화탄소분압을 일시적으로 높여 평가할 수 있다. 이때 [15O]H_2O PET을 하여 뇌혈류예비능이 어느정도인지 조사할 수 있고 30~70% 가량 증가하여야 정상이다. 이 예비능이 감소하면 뇌혈관질환의 예후가 나쁘다. 이런 나쁜 예후를 동맥내막절제술, 스텐트시술, 외경동맥내경동맥우회수술로 호전시킬 수 있다.

1) 만성폐쇄성뇌혈관질환

만성폐쇄성뇌혈관질환으로 대표적인 것이 어린이에서는 모야모야병이고, 노인에서는 동맥경화증이다. 내경동맥이나 척추동맥이 막히면 상당기간 보상기전이 작동하고, 우회로가 발달하여 보상을 시도하지만 결국 뇌혈류예비능이 줄고 이어서 평상시 뇌혈류가 감소하여 관류빈곤상태를 거쳐 신경손상증상(neurological deficit)을 나타내게 된다. 경색에 이른 뇌피질부위는 일시적으로 관류과잉상태를 지나거나 하여 뇌실질연화에 빠진다. 빈곤관류 때 일시적으로 뇌산소대사율이 올라가기도 한다는 의견이 있지만 대개 뇌산소대사율은 정상을 유지하려 애쓰다가 보상부전(decompensation)에 빠진다.

경동맥, 척추동맥, 뇌동맥의 협착으로 뇌관류압이 줄면 우선 평상시 뇌혈류는 유지되는 경우가 흔하다.

CO_2 흡입이나 아세티졸라마이드투입으로 뇌의 조직이산화탄소분압이 올라가면 보상기전에 의하여 뇌혈관이 확장하게 되는데, 동맥협착이 심하고 보상이 불충분한 경우 혈관이 정상인 부위와 달리 뇌혈관예비능이 감소한 것이 나타난다. $[^{15}O]H_2O$ PET의 파라미터영상으로 이런 경우를 확인하면 예후가 나쁜 심한 협착이라 판단한다. 협착의 생리적 의미를 평가하는 도구로 $[^{15}O]H_2O$ PET을 사용한 경우다.

$[^{15}O]H_2O$ PET 영상은 자체 영상을 얻기 어렵고 PET과 사이클로트론이 모두 있어야 검사가 가능하여, 임상에서는 ^{99m}Tc-HMPAO나 ^{99m}Tc-ECD 또는 $[^{123}I]$ Iodoamphetamine (IMP; 일본의 경우)를 사용하여 아세티졸라마이드 SPECT로 $[^{15}O]H_2O$ PET을 대신한다.

관류빈곤 상태의 임상적 의의를 찾기 위한 여러 코호트연구가 수행되어 뇌혈관예비능을 조사하여 만성뇌혈관폐쇄성 질환의 예후를 추정하려는 시도가 있었다(그림 4-1-6). 뇌혈관예비능이 부족한 경우 임상적으로 의미있는 뇌혈관사건 또는 신경학적 이상이 생길 가능성이 크고 이런 선별된 집단에게 혈관개통이나 혈관우회수술을 시행하면 임상적 효용이 있다. 뇌혈관예비능을 조사하여 예비능의 이상과 평상시의 뇌혈류/산소대사율을 비교한 연구결과 관류빈곤상태와 78%가 서로 맞는 결과를 보여 서로 대치하여 사용하여도 좋다고 한다. 그러나 평상시 뇌혈류가 정상인데 아세티졸라마이드 부하 뇌혈류예비능을 관찰하는 경우에 대체로 $[^{15}O]O_2$ PET을 수행하는 경우가 적어 뇌혈류예비능을 보는 SPECT 방법을 임상에 더 널리 쓴다. 모야모야병에서 EDAS (Encephalo-Duro-Arterial Synangiosis) 수술을 양쪽 반구에 모두 성공한 경우에 뇌혈류예비능이 수술 후에 감소하면 이후 수년간 추적하였을 때 예후가 나빴다는 보고도 있어, 관류빈곤과 뇌혈류예비능은 서로 상보적인 예후정보를 제공할 가능성이 있다.

2) 뇌혈관질환에서 FDG PET 이용

뇌혈관질환에 의해 경색/연화된 뇌실질은 FDG 섭취가 감소한다. 주변의 허혈부위도 FDG 섭취가 감소하나 FDG 섭취가 감소한 부위 중에는 '해리(diaschisis)'

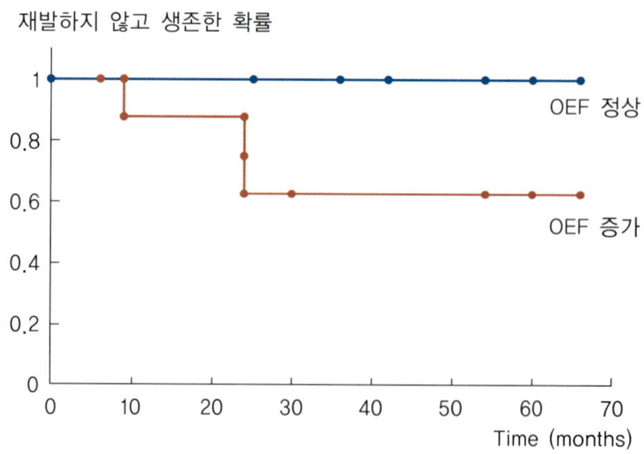

그림 4-1-6. 산소추출율이 증가된 뇌혈관질환 환자의 예후. 산소추출율이 증가한 경우 재발율이 높다. OEF(oxygen extracfion fraction(Hokari 등의 Surg Neurol 2009에서 인용)

에 의해 신경세포활동성이 감소한 곳도 있으므로 구별하여야 한다. 뇌포도당대사가 감소한 부위 중에 뇌산소대사율이 유지된 곳은 허혈손상을 받지 않은 곳으로 볼 수 있다.

3. 간질의 PET

약물치료에 듣지 않는 복합부분간질에서 수술대상 환자를 찾고 수술대상부위인 간질원인병소를 국소화할 필요가 있다. 영상방법으로는 MRI와 발작기 SPECT와 FDG PET이 흔히 쓰인다. 고해상도 MRI로 내측측두엽간질의 경우는 해마의 위축과 경화를, 신피질성간질의 경우는 피질이형성(cortical dysplasia)을 쉽게 찾을 수 있다. 그러나 내측측두엽간질인데도 위축과 경화가 불분명한 증례도 있고, 피질이형성이 MRI에 보이는 경우가 전체 증례의 반쯤 되며 나머지는 MRI에 병변이 보이지 않는다. FDG PET에는 내측측두엽간질 원인병소쪽에 FDG 섭취감소가 보이고 피질이형성부위에 FDG 섭취감소가 나타나는 경우가 흔하다. 따라서 FDG PET은 MRI에서 발견한 내측측두엽간질원인병소를 확인하고, MRI에 보이지 않는 내측측두엽간질 또는 신피질성간질의 간질원인병소를 선별하는데 쓰인다. FDG PET으로 확인한 국소 또는 뇌반구/뇌엽에 경막하전극을 넣어 발작기뇌파를 확인하여 찾은 원인병소를 절제하면 간질발작이 호전된다.

1) 간질원인병소를 찾는 분석방법

FDG PET 영상을 PET 표준판에 공간정규화한 후 FDG 주사량에 따라 계수정규화를 하고 화소데이터를 일반선형모델에 넣어 정상인 수십명의 영상데이터와 환자 한 명의 영상데이터를 비교하는 방법으로 FDG 섭취감소부위를 찾고 이렇게 찾은 FDG 감소부위를 간질원인병소로 보아 MRI 표준판 위에 표시할 수 있다. SPM 분석으로 얻은 FDG PET 대사감소부위의 크기는 [^{15}O]H_2O PET에서 얻은 혈류감소부위의 크기보다 크고 정도도 심하다(그림 4-1-7). 뇌에서 신경세포의 활동과 뇌혈류 뇌대사가 일반적으로는 연결(coupling)되어 있으나 간질원인병소에서는 고리풀림(uncoupling)되어있기 때문에 생긴 현상이다.

집단기반확률지도를 이용하여 관심영역을 정하고 각 영역에 FDG 섭취량을 정량하여 이를 바탕으로 비대칭계수(asymmetric index)을 산출하여 정상범위를 벗어난 부위를 찾아 FDG섭취가 감소한 부위의 범위와 중증도를 평가할 수 있다. 집단기반확률지도는 두 가지로 만들 수 있다. 그 하나는 구조확률지도를 구성하는 것으로서 고해상도 MRI를 이용하여 표준판에 해당하는 MRI를 이랑으로 분할하고 분할된 영역을 각 개인의 MRI에 옮겨 각 화소가 어느 이랑에 속하는지 확률로 표현한다(그림 4-1-8 가). 이 표준판으로 각 영역의 평균 대사율이나 FDG섭취율을 산출할 수 있다. 다른 하나는 세포구축(cytoarchitectonics)을 기준으로 나누는 것으로서, 부검에서 얻은 뇌를 현미경으로 세포분포를 보아 Brodmann이 명명한 지역으로 나

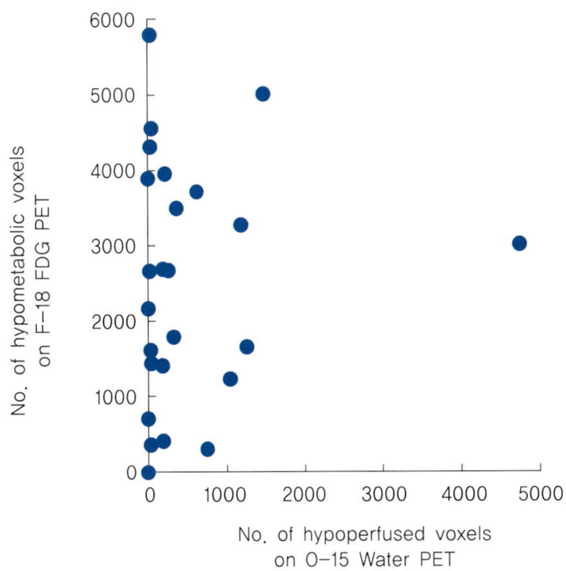

그림 4-1-7. 내측측두엽간질에서 SPM으로 분석하였을 때 정상인보다 FDG 섭취가 감소한 영역의 넓이와 뇌혈류가 감소한 영역의 넓이 비교. 대사감소부위가 혈류감소부위보다 넓은 경향을 보였다(Lee 등의 Epilepsia 2001에서 인용).

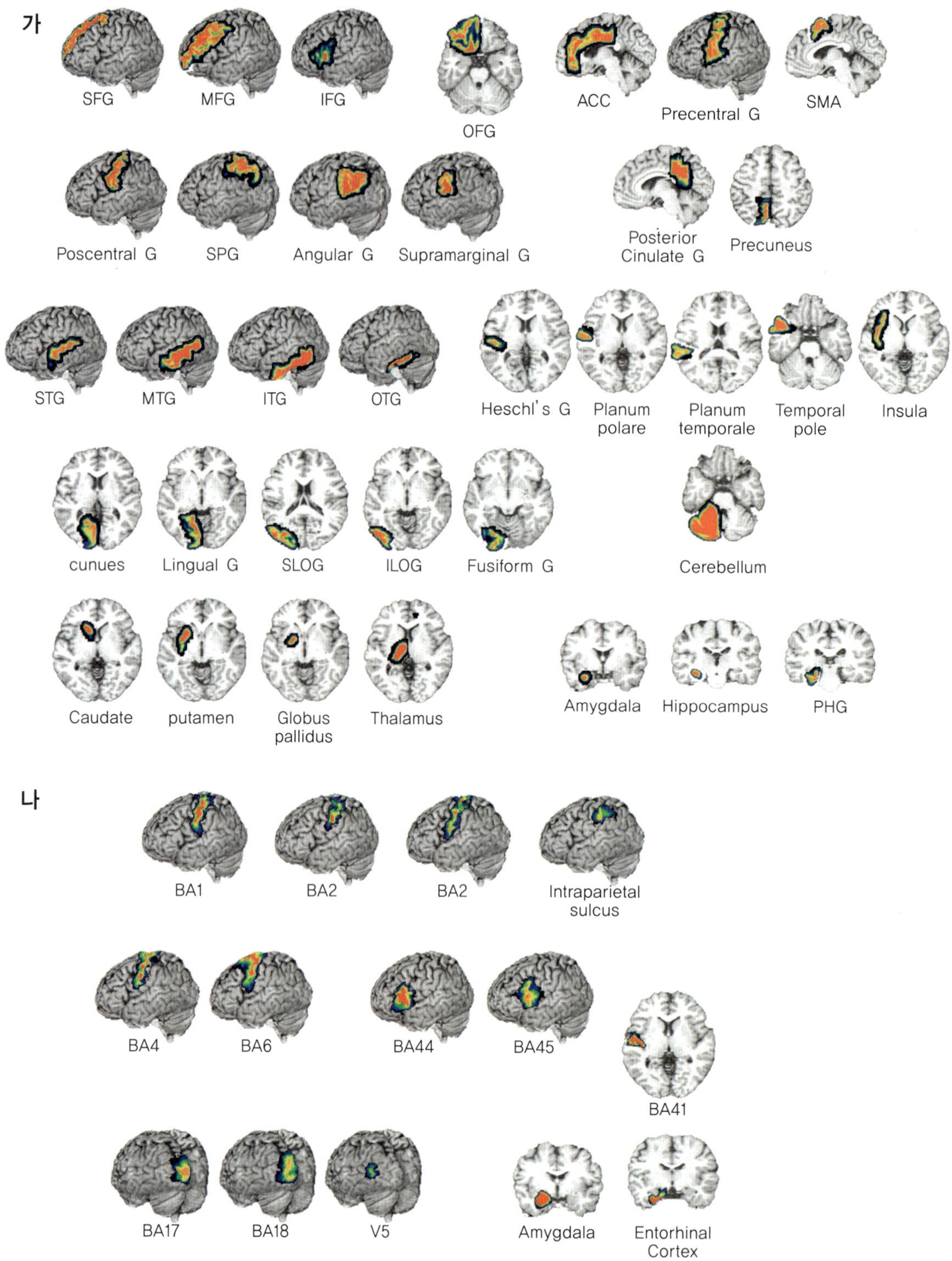

그림 4-1-8. (가) 한국인 정상인 100명을 대상으로 얻은 집단기반 뇌구조지도. MRI에서 이랑을 분할하여 정상인 전체에 대하여 확률지도를 만들었다. (나) 독일 율리히 연구센터에서 만든 서양인의 Brodmann영역의 확률지도를 우리나라사람 표준판으로 옮겨서 표현한 것. G: gyrus, BA: Brodamnn Area (Lee 등의 Eur J Nucl Med Mol Imag 2008에서 인용).

누고 Brodmann영역의 확률지도를 얻어 각 화소가 어느 Brodmann영역에 속하는지 확률을 표현한 표준판으로 각 Brodmann영역의 대사율과 FDG섭취율을 정량할 수 있다(그림 4-1-8 나). 이 방법으로 가장 비대칭이 심한 관심영역을 간질원인병소로 지적할 수 있고, 이 방법으로 얻은 데이터로 수술 후 예후를 예측하기도 한다.

2) 내측측두엽간질의 FDG PET

수술이 필요한 약물치료저항성 내측측두엽간질에서 간질원인병소를 적절히 찾아 수술로 절제하면 85% 이상의 환자가 수술후 완치(Engel 등급1) 또는 호전(Engel 등급 2)된다(표 4-1-1). 난치성 간질은 구조적 병변을 동반하는 경우가 75-80%에 이르므로 MRI로 해마에 비대칭적 경화와 위축이 나타난 것을 확인한 환자는 수술 대상이다. 이때 FDG PET으로 경화/위축 부위에 대사감소를 확인하면 심부전극을 넣어 발작기 뇌파로 병변측 내측측두엽간질이 간질원인병소인지 재확인 없이도 수술할 수 있다(그림 4-1-9). 수술후 간질발작이 호전되지 않은 경우는 다중간질원인병소인 경우와 충분히 절제하지 못한 경우도 있지만 간질원인병소를 잘못 찾은 경우가 더러 있다. 간질원인병소라는 확신을 얻기 위하여 FDG PET을 쓴다.

FDG PET은 내측측두엽간질에서 세가지 경우에 주로 쓴다. 첫 째는 MRI에 해마의 경화와 위축이 있긴 하지만 불분명한 경우로 이럴 때 FDG PET에 분명히 좌우 측두엽의 FDG 섭취가 차이가 나는 경우 간질원인병소를 분명히 찾을 수 있다. 둘째는 양측 경화와 위축이 보이는 경우로 FDG PET에 좌우 측두엽의 FDG 섭취가 차이나는 경우 역시 간질원인병소를 찾을 수

표 4-1-1. MRI, FDG PET 그리고 발작기 뇌관류 SPECT로 간질원인병소를 찾는 민감도

	병리 소견을 기준으로	수술후 예후를 기준으로
MRI	72%	77%
FDG PET	85%	86%
발작기 SPECT	73%	78%

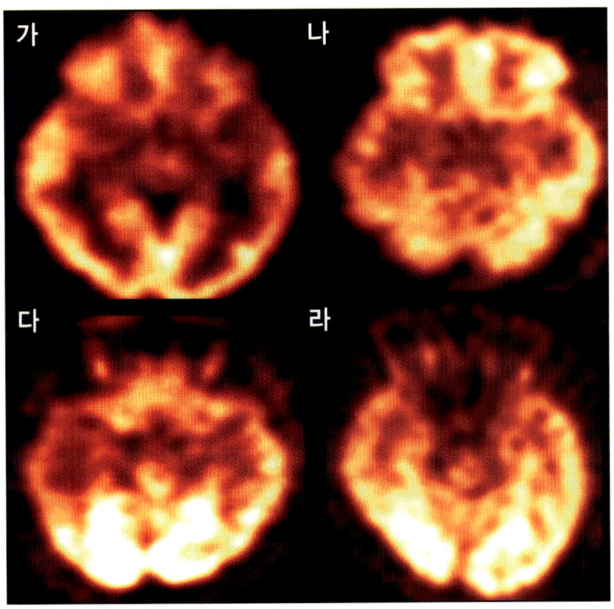

그림 4-1-9. 내측측두엽간질의 여러 가지 경우. 모두 수술 후 1년이상 추적하여 Engel 등급 1로 판정되었다. (가) 발작기 두피뇌파에서 좌측측우엽에서 발작기 뇌파가 보이고 좌측측두엽의 대사가 감소한 좌측 해마의 경화와 위축이 있었던 예. (나) 발작기 뇌파가 모호하였으나 우측 측두엽 대사감소가 뚜렷한 예. (다) MRI에서 양쪽 해마의 경화화 위축이 있었으나 우측 측두엽에 대사가 감소되고 우측측두엽간질로 확인된 예. (라) MRI에 병변이 보이지 않은 해마가 정상부피와 신호를 보였으나 오른쪽 측두엽의 대사가 감소하였던 우측측두엽간질 예.

있다. 셋째로는 MRI에 좌우측두엽 해마가 완전히 정상인 경우(그림 4-1-10)로 이런 경우라도 FDG PET에 좌우 측두엽의 FDG 섭취가 비대칭인 경우 섭취 감소된 측두엽을 간질원인병소로 지목하여 확인하고 수술하였더니 수술 후 예후가 MRI에 병소가 확인된 경우와 비슷하게 좋았다.

FDG PET에 내측측두엽간질은 외측측두엽간질(신피질성간질의 하나)과 달리 내측측두엽피질들 뿐 아니라 외측측두엽피질에도 FDG 섭취가 감소되었다. MRI에 해마 위축과 경화가 보이지 않는 소견과 아울러 내측측두엽피질의 비대칭이 뚜렷하지 않은 것이 신피질성 외측측두엽간질의 특징이다.

수술 후 예후에 미치는 PET소견의 영향을 조사한 메타분석결과 내측측두엽간질의 경우 FDG PET에 나타난 대사감소로 86%가 수술후 예후가 좋을 것을 예측하였는데, MRI에 이상소견이 없었던 경우도 80%에서 수술후 예후가 좋았다. FDG PET은 MRI와 두피뇌파검사에서 간질원인병소가 뚜렷이 확인되지 않을 때 특히 비용효과성능이 우수하다.

3) 신피질성간질의 FDG PET

수술이 필요한 약물저항성부분간질의 1/3 내지 반이 신피질에 간질원인병소를 지니고 있다. 신피질성간질 중에 가장 흔한 것이 외측측두엽이고 전두엽, 후두엽, 두정엽의 순으로 발견된다. 신피질성간질에서 간질원인병소를 찾으려 할 때 두 가지 문제를 겪는다. 하나는 MRI에 구조적병변이 뇌피질 여러 곳에 흩어져 발견되어 그 중 어느 것이 간질원인병소인지 모르는 것이고 다른 하나는 MRI에 구조적병변이 전혀 관찰되지 않아(잠복성; cryptogenic) 어느 뇌엽이 간질원인병소 후보인지 알 수 없는 것이다. 신피질성간질은 어느 경우나 경막하전극 스트립이나 그리드를 넣어 발작기뇌파를 측정하여 간질원인병소를 정확하게 국소화하고 수술을 시도하는데 위의 두 경우에는 어디에 전극을 넣으면 좋을지 알 수 없다. 이럴 때 FDG PET은 간질원인병소 후보를 적절히 지목하여 결국 원인병소의 수술제거의 성공에 기여한다.

FDG PET을 이용하여 잠복성 신피질성간질에서 간질원인병소 후보를 찾는 양성예측율은 70%이었다. 잠

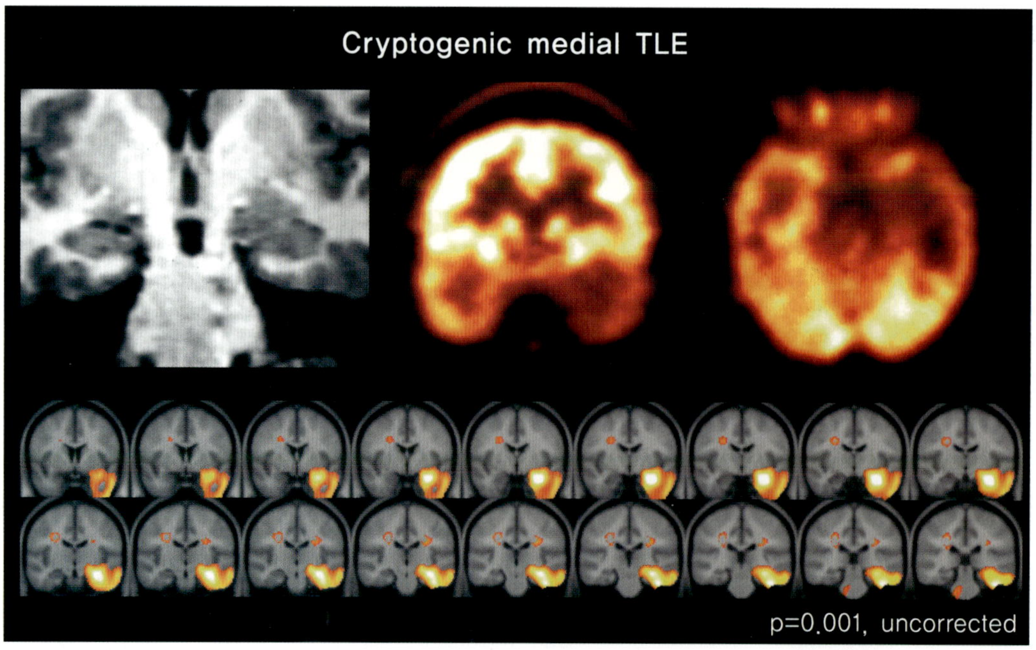

그림 4-1-10. MRI에 병변이 보이지 않았던 잠복성 내측측두엽간질 예. MRI에 양쪽 해마가 정상이고 FDG PET에 왼쪽 측두엽의 대사가 뚜렷하게 감소하여 SPM에 확인되었다.

복성 신피질성간질 중에도 외측측두엽간질(그림 4-1-11)과 전두엽간질은 간질원인병소 후보를 찾기 쉽다. 전두엽간질의 간질원인병소를 FDG PET으로 찾으려 한 경우에 MRI에 구조병변이 있을 때 민감도는 73%, 구조병변이 없어도 36%이었다(그림 4-1-12). 구조병변이 없는 잠복성 신피질성간질에서도 FDG PET에 병

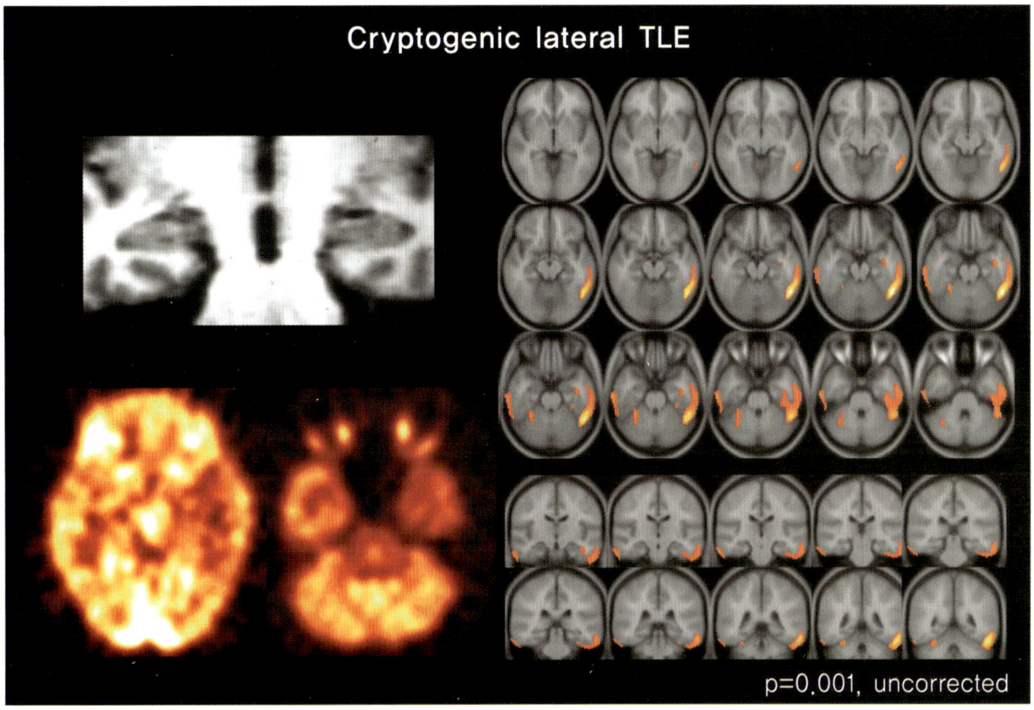

그림 4-1-11. MRI에 병면이 보이지 않았던 잠복성 외측측두엽간질 예. 신피질성 간질로서 양쪽 측두엽 피질은 MRI에 정상이었으나 FDG PET에 왼쪽 측두엽의 대사가 감소하였고 발작기 심부전극뇌파검사에서 측두엽피질에서 유래한 발작기 뇌파가 보였고 측두엽피질절제술 후 호전되었다.

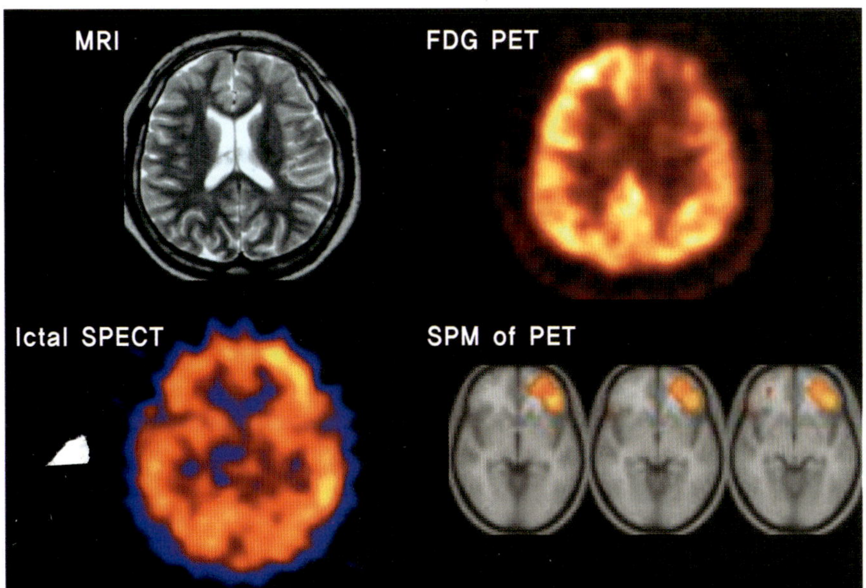

그림 4-1-12. 왼쪽 전두엽간질 예로서 MRI와 EEG로 간질원인병소를 짐작할 수 없었으나 FDG 섭취가 분명히 감소하였고 SPM 분석에 뚜렷이 드러났다. 발작기 뇌혈류SPECT에 왼쪽 전두엽부터 시작한 것으로 추정된 관류 증가가 보였다.

변이 나타난 경우는 FDG 섭취저하가 구조병변이 있을 때와 크게 다르지 않았다. 즉 잠복성 신피질성간질이라도 FDG PET에 간질원인병소가 나타나기만 하면 간질원인병소를 찾는 것이 더 어렵지는 않다.

후두엽간질은 특별하여 간혹 같은 쪽 측두엽에 FDG 섭취가 감소한 것처럼 보이기도 하도, 심지어는 함께 시행한 발작기 SPECT에 같은쪽 측두엽에 발작기혈류 증가가 보인 경우도 있다. 이런 경우 부분발작의 증상이 시각증상을 동반하였고 시야결손이 관찰되는 등 이상소견을 동반하지 않았더라면 간질원인병소 오진할 가능성도 있다. 후두엽간질은 국소화율이 FDG PET은 60%, MRI는 47%이다(그림 4-1-13).

신피질성간질의 수술후 예후를 예측하는 FDG PET의 성능은 역시 내측측두엽간질 때보다 낮다. 잠복성 신피질성간질에서 FDG PET의 수술후 예후가 좋을 가능성을 예측하는 성능은 63%이었다.

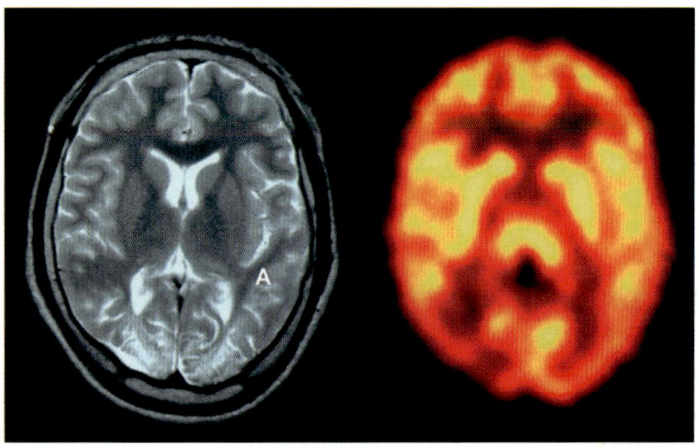

그림 4-1-13. 후두엽 간질의 예. 시야결손과 시각증상이 있던 환자에서 오른쪽 후두엽에 뚜렷한 FDG 섭취감소가 보인다.

4) FDG이외의 PET

FDG 이외에도 신경전달물질의 수용체와 전달체를 영상화하는 생체신경화학으로서 PET이 FDG PET에 잘 찾아지지 않는 간질원인병소를 찾는 동시에 간질원인병소와 간질발작전파의 병태생리를 이해하는 목적으로 도입되었다.

특히 GABA (gamma aminobutyric acid)수용체를 [^{11}C]Flumazenil로(그림 4-1-14), 세로토닌수용체를 [^{11}C]α-methyl tryptophan으로 영상화한 시도가 보고되었다. ^{18}F 표지 핵의약품 중에는 역시 세로토닌 $5HT_{1A}$ 수용체를 영상화한 [^{18}F]MPPF로 내측측두엽간질의 간질원인병소를 잘 찾을 수 있어 도움이 되었다는 보고도 있다.

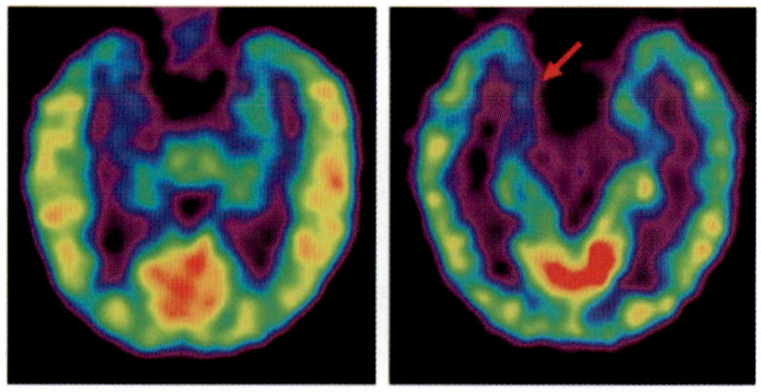

그림 4-1-14. [^{11}C]Flumazenil PET (FMZ PET)에 GABAA 수용체 결합이 감소한 오른쪽 내측측두엽간질 예. ^{18}F FDG PET은 좌우 차이가 없었다(Ryvlin 등 Brain 1998에서 인용).

4. 참고문헌

1. Fox PT, Raichle ME, Mintun MA, Dence C. Nonoxidative glucose consumption during focal physiologic neural activity. *Science* 1988;241:462-4.
2. Lee JS, Lee DS. Analysis of functional brain images using population-based probabilistic atlas. *Current Medical Imaging Review* 2005;1:81-7
3. Lee JS, Lee DS, Kim YK, Kim J, Lee HY, Lee SK, et al. Probabilistic map of blood flow distribution in the brain from the internal carotid artery. *Neuroimage.* 2004;23:1422-31.
4. Kim SJ, Kim IJ, Kim YK, Lee TH, Lee JS, Jun S, et al. Probabilistic anatomic mapping of cerebral blood flow distribution of the middle cerebral artery. *J Nucl Med* 2008;49:39-43.
5. Chugani HT, Phelps ME, Mazziotta JC. Positron emission tomography study of human brain functional development. *Ann Neurol* 1987;22:487-97.
6. Nemoto EM, Yonas H, Kuwabara H, Pindzola RR, Sashin D, Meltzer CC, et al. Identification of hemodynamic

compromise by cerebrovascular reserve and oxygen extraction fraction in occlusive vascular disease. *J Cereb Blood Flow Metab* 2004;24:1081-9.

7. Kuroda S, Houkin K, Kamiyama H, Mitsumori K, Iwasaki Y, Abe H. Long-term prognosis of medically treated patients with internal carotid or middle cerebral artery occlusion: can acetazolamide test predict it? *Stroke* 2001;32:2110-6.
8. Garrett MC, Komotar RJ, Starke RM, Merkow MB, Otten ML, Sciacca RR, et al. The efficacy of direct extracranial-intracranial bypass in the treatment of symptomatic hemodynamic failure secondary to athero-occlusive disease: a systematic review. *Clin Neurol Neurosurg* 2009;111:319-26.
9. Hokari M, Kuroda S, Shiga T, Nakayama N, Tamaki N, Iwasaki Y. Impact of oxygen extraction fraction on long-term prognosis in patients with reduced blood flow and vasoreactivity because of occlusive carotid artery disease. *Surg Neurol* 2009;71:532-8
10. Okazawa H, Tsuchida T, Kobayashi M, Arai Y, Pagani M, Isozaki M, et al. Can the detection of misery perfusion in chronic cerebrovascular disease be based on reductions in baseline CBF and vasoreactivity? *Eur J Nucl Med Mol Imaging* 2007;34:121-9.
11. Duncan J. The current status of neuroimaging for epilepsy. *Curr Opin Neurol* 2009;22:179-84.
12. Devous MD Sr, Thisted RA, Morgan GF, Leroy RF, Rowe CC. SPECT brain imaging in epilepsy: a meta-analysis. *J Nucl Med* 1998;39:285-93.
13. Kim YK, Lee DS, Lee SK, Kim SK, Chung CK, Chang KH, et al. Differential features of metabolic abnormalities between medial and lateral temporal lobe epilepsy: quantitative analysis of (18)F-FDG PET using SPM. *J Nucl Med* 2003;44:1006-12.
14. Kang KW, Lee DS, Cho JH, Lee JS, Yeo JS, Lee SK, et al. Quantification of ^{18}F FDG-PET images in temporal lobe epilepsy patients using probabilistic brain atlas. *Neuroimage* 2001;14:1-6.
15. Lee DS, Lee JS, Kang KW, Jang MJ, Lee SK, Chung JK, et al. Disparity of perfusion and glucose metabolism of epileptogenic zones in temporal lobe epilepsy demonstrated by SPM/SPAM analysis on ^{15}O water PET, [^{18}F]FDG-PET, and [^{99m}Tc]-HMPAO SPECT. *Epilepsia* 2001;42:1515-22.
16. Kim YK, Lee DS, Lee SK, Kim SK, Chung CK, Chang KH, et al. Differential features of metabolic abnormalities between medial and lateral temporal lobe epilepsy: quantitative analysis of (18)F-FDG PET using SPM. *J Nucl Med.* 2003;44:1006-12.
17. Lee JJ, Lee SK, Lee SY, Park KI, Kim DW, Lee DS, et al. Diagnostic performance of ^{18}F-FDG PET and ictal ^{99m}Tc-HMPAO SPET in pediatric temporal lobe epilepsy: quantitative analysis by statistical parametric mapping, statistical probabilistic anatomical map, and subtraction ictal SPET. *Seizure.* 2005;14:213-20.
18. Kim YK, Lee DS, Lee SK, Chung CK, Chung JK, Lee MC. ^{18}F FDG-PET in localization of frontal lobe epilepsy: comparison of visual and SPM analysis. *J Nucl Med* 2002;43:1167-74.
19. Kim SK, Lee DS, Lee SK, Kim YK, Kang KW, Chung CK, et al. Diagnostic performance of [^{18}F]-FDG-PET and ictal [^{99m}Tc]-HMPAO SPECT in occipital lobe epilepsy. *Epilepsia* 2001;42:1531-40.
20. Kim DW, Lee SK, Yun CH, Kim KK, Lee DS, Chung CK, et al. Parietal loe epilepsy: the semiology, yield of diagnostic workup, and surgical outcome. *Epilepsia* 2004;45:641-9.
21. Lee SK, Lee DS, Yeo JS, Lee JS, Kim YK, Jang MJ, et al. FDG-PET images quantified by probabilistic atlas of brain and surgical prognosis of temporal lobe epilepsy. *Epilepsia* 2002;43:1032-8.
22. Lee SK, Lee SY, Kim KK, Hong KS, Lee DS, Chung CK. Surgical outcome and prognostic factors of cryptogenic neocortical epilepsy. *Ann Neurol* 2005;58:525-32.
23. Ryvlin P, Bouvard S, Le Bars D, De Lamérie G, Grégoire MC, Kahane P, et al. Clinical utility of flumazenil-PET versus [^{18}F]fluorodeoxyglucose-PET and MRI in refractory partial epilepsy. A prospective study in 100 patients. *Brain* 1998;121:2067-81.
24. Juhász C, Chugani DC, Muzik O, Shah A, Asano E, Mangner TJ, et al. Alpha-methyl-L-tryptophan PET detects epileptogenic cortex in children with intractable epilepsy. *Neurology* 2003;60:960-8.

Chapter 02

치 매

김 유 경

초 록

현대 사회가 점점 고령화 되어가면서 치매의 빈도가 점점 증가하고 이에 따라 정확한 진단이 더욱 더 요구되고 있다. 노인치매 가운데 약 50~70%를 차지하는 알츠하이머병(Alzheimer's disease; AD) 이외에도 루이소체치매(Dementia with Lewy bodies; DLB)와 전측두엽치매(Frontotemporal dementia; FTD) 등이 퇴행성 치매의 주요원인으로 이를 조기에 발견하거나 감별진단하는 것이 중요하다. 또한 치매의 전조로 생각하는 경도인지장애(mild cognitive impairment; MCI)에 대한 관심도 증가되고 있다. 뇌활동성 지표로 뇌포도당대사 영상(FDG PET)을 이용하면 치매의 감별진단과 환자의 예후를 평가하는데 유용한 정보를 얻을 수 있다. 또한 최근에 개발된 아밀로이드 영상은 알츠하이머병의 병리를 생체에서 영상화할 수 있어 치매의 감별과 질병의 병태생리를 평가하는데 이용한다. 특히 이러한 영상법은 최근 치매치료제 또는 치매의 진행을 늦추는 치료법을 개발하려는 노력과 더불어 조기진단에 대한 중요성이 증가되고 있다.

1. FDG PET

치매 증상을 보이는 환자에서 뇌자기공명영상(magnetic resonance image; MRI)이나 컴퓨터단층촬영(computed tomography; CT)과 같은 해부학적 영상으로 뜻밖에 구조적 병소를 발견하는 경우도 있지만 이런 경우는 매우 일부에 불과하다. 알츠하이머병은 MRI 소견이 정상인 경우가 대부분이고, 비특이적인 뇌위축이나 허혈병소와 같은 비특이적인 소견을 보이는 경우가 있지만 이는 정상노인에서 보이는 것과 다르지 않다. 환자가 임상증상을 보이기 시작할 때는 대사변화가 매우 미세하여 구조적변화를 동반하지 않는다. FDG PET은 뇌 MRI나 CT와 달리 신경세포의 활동에 의한 뇌포도당대사를 평가할 수 있는데, 알츠하이머치매는 특징적인 뇌포도당대사감소 양상을 보이므로 이를 영상화함으로써 치매를 진단할 수 있다. 또한 알츠하이머치매는 콜린에스테라제(cholinesterase) 길항제와 같은 약물요법이나 인지행동치료 등이 질병의 진행을 더디게 하는데 도움이 되는데, FDG PET은 이러한 치료로 도움을 받을 수 있는 치매환자를 찾아내고, 치료효과를 평가하는데 이용한다.

알츠하이머치매를 의심할 때 FDG PET은 다음 세 가지 주요 목적을 가지고 이용한다.

1) 조기진단을 위한 비침습적 검사
2) 치매의 감별진단: 알츠하이머병과 다른 치매, 그리고 동반되어 있는 다른 중추신경계 질환(예를 들면 혈관치매 등)의 유무 평가
3) 치료반응에 대한 예측

FDG PET에서 국소뇌포도당대사의 감소는 특징적인 양상을 보이는데 초기 알츠하이머병은 양측 후대상회피질(posterior cingulate cortex), 쐐기앞소엽(precuneus), 두정측두 연합피질(parietotemporal association cortex)에서 비교적 대칭적인 대사감소를 보인다(그림 4-2-1). 또한 내측측두엽, 특히 해마에서도 포도당대사 감소 소견을 볼 수 있는데, 이는 임상적으로 알츠하이머병으로 진단된 경우뿐만 아니라, 증상발현 전인 가족성 알츠하이머병에서도 보일 수 있다. 알츠하이머병에서 이러한 특징적 뇌포도당대사 감소 소견은 진단 예민도가 95% (90~96%), 특이도는 71% (67~97%) 정도이다. 그러나 노인은 퇴행치매이외에 우울증이나 갑상선기능저하 등에서도 비슷한 양상으로 뇌대사감소 소견을 관찰할 수 있어서 진단특이도가 낮아질 수 있다. 따라서 노인환자는 치매가 있으면 우울증이나 갑상선기능저하증을 비롯하여 다른 질병의 유무를 평가하여야 한다. 뇌혈류 SPECT에서도 비슷한 양상으로 혈류감소가 나타나는데, 이 경우 FDG PET에 비하여 예민도가 낮아서 약 67% 정도이며, 특이도는 93% 정도이다.

일반적으로 알츠하이머병은 질병초기에 기억장애와 언어 및 시공간기능 장애를 보이는 경우가 대부분이나, 일부 환자에서는 초기부터 전두엽기능이상과 관련한 증상을 보이기도 한다. 이러한 환자에서는 질병초기부터 측두두정엽뿐만 아니라 전두엽에서 대사감소를 보일 수도 있다. 알츠하이머병이 진행함에 따라 뇌포도당대사가 감소하는 부위가 점점 넓어져서 전두엽까지 진행하는 것을 볼 수 있다. 그러나 시각피질과 일차체성감각운동피질(primary sensorimotor cortex)에서는 치매가 아주 진행된 경우에도 상대적으로 포도당대사가 보존되어 있다. 기저핵과 시상 역시 상대적으로 뇌포도당대사가 잘 유지되어 있으며, 질병이 진행되어도 비교적 변하지 않는다. 소뇌는 알츠

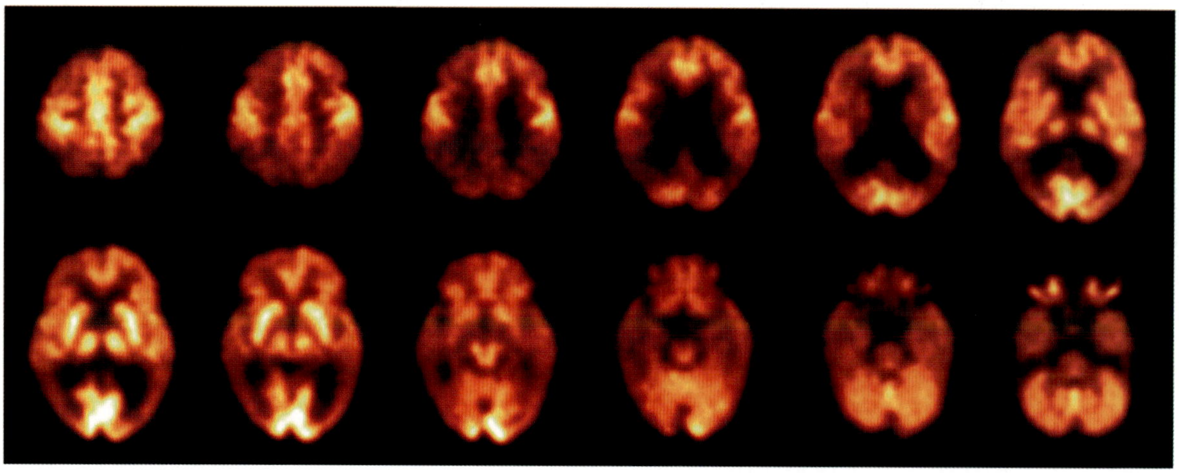

그림 4-2-1. 알츠하이머병 환자의 전형적인 FDG PET 소견. 알츠하이머병 환자는 비교적 대칭적으로 대뇌피질에서 대사감소가 나타나며, 특히 질병초기부터 두정측두연합중추와 후대상회 및 쐐기앞소엽에서 대사가 감소하는 것이 특징적이다. 반면 질병이 진행되어도 양측 일차감각운동피질과 후두엽 시각피질에서는 뇌대사가 잘 유지된다.

하이머병 초기에는 포도당대사가 비교적 잘 보존되어 있으나 진행알츠하이머병에서는 소뇌대사감소를 동반하며 MRI에서 소뇌 위축이 없는 경우에서도 대사가 감소되어 있는 것을 볼 수 있다.

알츠하이머병을 진단할 당시 FDG PET에서 보이는 포도당대사 감소 정도는 여러 인자에 따라서 영향을 받는다. 진단 당시에 보이는 뇌포도당대사 감소는 환자의 전반적 인지장애 정도와 좋은 상관관계를 보여, 인지기능이 낮을수록 후대상회피질과 두정측두 연합피질에서 뇌대사감소가 심하게 나타난다. 인지장애 중 기억력 장애는 알츠하이머병 환자가 가장 흔하게 호소하는데, 그 정도는 두정측두 연합중추뿐만아니라 특히 변연계 피질에서 나타나는 뇌대사 감소와 관련이 깊다. 그러나 알츠하이머병 환자에서 뇌포도당대사는 인지장애 정도 이외에 여러 가지 요인에 따라 차이가 난다. 이 중 Apoprotein E (ApoE) 단백질의 대립유전자인 ε4는 잘 알려진 알츠하이머병의 유전적 위험인자로, ApoE ε4를 보유한 경우에는 대사감소가 더 심하고, 인지장애가 비슷하더라도 ApoE ε4의 양이 많을수록 대사감소가 더 심하다. ApoE ε4 유전자와 뇌포도당대사 감소의 관련성은 경도인지장애 환자뿐만 아니라 인지적으로 정상인 ApoE ε4 보인자에서도 나타날 수 있다. 이 외에도 발병연령이나, 환자의 교육수준 및 생활양상이 진단당시의 뇌대사 감소정도에 영향을 미칠 수 있다. 교육수준이 높거나 일상생활에서 인지활동의 자극이 많은 경우는 임상증상에 비하여 대사장애가 심할 수 있다(그림 4-2-2). 이러한 양상은 "인지예비능(cognitive reserve)"으로 설명할 수 있는데, 발병연령이 낮거나 교육수준이 높은 경우 알츠하이머병의 병리적 변화와 침범된 뇌영역에서 나타나는 뇌대사장애에도 불구하고 아직 침범되지 않은 뇌영역의 보상작용을 통하여 증상발현을 늦추거나 인지장애가 덜하다고 생각한다. 이렇게 진단당시에 보이는 뇌포도당대사감소 수준은 진단 후 환자의 예후를 예측하는 데에도 중요하다. 임상증상의 수준이 동일할 때 진단 당시 FDG PET에서 대사감소가 심할수록 이후 환자의 인지능력이 빨리 감퇴한다. 또한 추적검사에 뇌포도당대사가 더 크게 감소하여 기저 뇌포도당대사

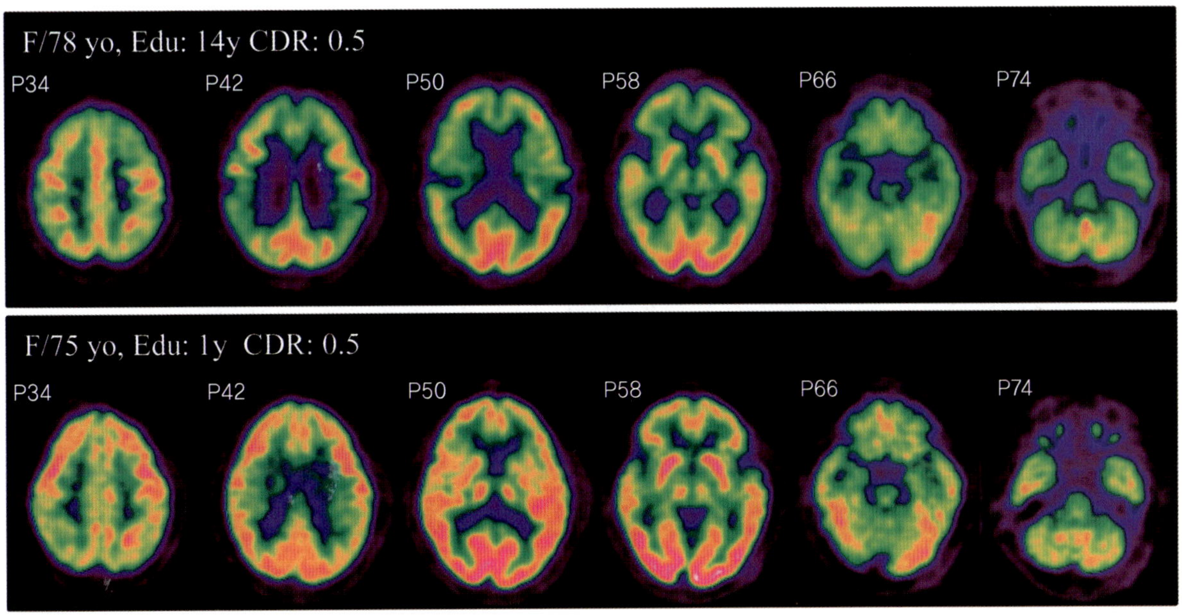

그림 4-2-2. 알츠하이머병 환자의 교육수준은 발병당시의 대뇌포도당대사의 감소정도와 역상관 관계를 보이며, 같은 정도로 인지기능이상을 나타내는 경우 교육 수준이 높을수록 대뇌포도당대사 장애는 심각하다. 이는 알츠하이머병이 발병한 시기와 임상발현까지 기간이 길었음을 의미한다.

뿐만아니라 추적검사에 뇌포도당대사가 감소한 정도가 질병진행을 예측하는 인자로 알려져 있다.

알츠하이머병환자에서 보이는 특징적인 대사감소 양상과 대사감소의 점진적 진행은 경도인지장애 환자에도 보인다. 뿐만 아니라 유전적 위험도가 높은 정상인에도 이러한 대사감소가 나타난다. 경도인지장애환자는 뇌대사감소가 알츠하이머병 환자에 비하여 양호하다. 한편 FDG PET에서 보이는 뇌대사감소는 경도인지장애환자에서 예후인자이기도 한다. 즉, 후대상회와 두정연합피질에 대사감소가 있는 경우 경도인지장애 환자의 인지감퇴가 더 빨리 진행하고, 알츠하이머병으로 전환될 가능성이 높다(그림 4-2-3). 이 부위에 나타나는 대사감소로 경도인지장애에서 알츠하이머병로 전환되는 것을 예측하는 예민도는 86% (95% CI: 76~93%)이고, 특이도는 약 86% (95% CI: 72~93%) 정도이다. 한 코호트 연구에서 경도인지장애 환자를 2년간 추적관찰하여 알츠하이머병으로 전환하는 것을 예측하는 임상적, 생물학적 인자를 평가하였다. 이 연구에서 진단당시에 뇌 FDG PET에서 전형적 대사감소 양상, MRI에서 측정된 해마의 크기, 뇌척수액내 과인산화된 타우단백질 및 베타아밀로이드 농도와 일화기억(episodic memory) 기능 등이 단변량분석에서 알츠하이머병 전환을 예측할 수 있는 인자로 평가되었다. 그러나 다변량분석에서는 FDG PET에서 나타나는 대사감소와 일화기억만이 의미 있는 예측인자임이 밝혀졌다. 또한 첫 진단시에 FDG PET에서 보이는 대사감소의 범위도 경도인지장애의 예후인자로서 대사감소가 나타나는 뇌피질 범위가 넓을수록 알츠하이머병으로 전환되는 데까지 걸리는 시간이 짧았다.

FDG PET에서 특징적인 포도당대사감소를 보이는

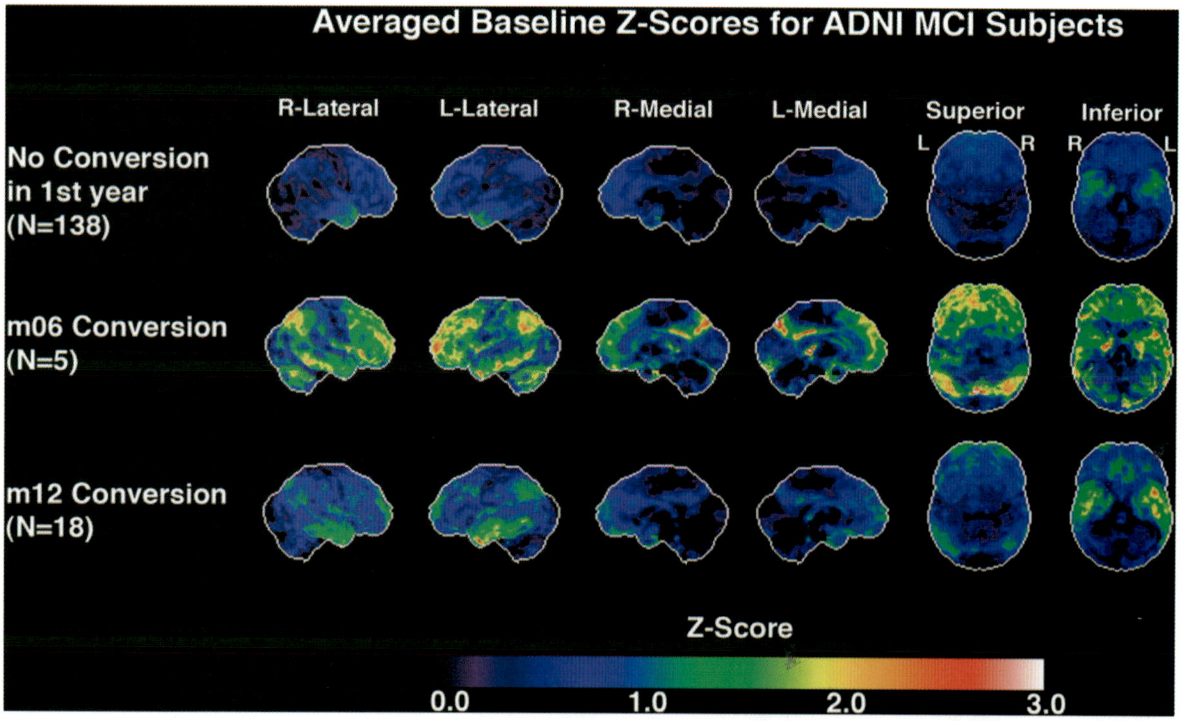

그림 4-2-3. Alzheimer's Disease Neuroimaging Initiative (ADNI)에 참가한 경도인지장애(mild cognitive impairment; MCI) 환자에서 뇌포도당대사 이상 범위와 12개월 추적검사에서 밝혀진 알츠하이머병 전환과 상관성. 정상인과 비교하여 뇌대사 감소부위를 z-score로 표시한 3D-SSP 영상으로 12개월 추적검사시 알츠하이머병으로 재진단된 MCI환자들도 포도당대사감소의 정도와 범위가 훨씬 크며, 특히 6 개월 이내 알츠하이머병으로 전환된 MCI 환자들에서 더욱 심한 뇌포도당대사 감소를 보인다(Jaguest 등, 2010, Alzheimer's and Dementia에서 인용).

뇌영역을 추적해보면 정상노인뿐 아니라 경도인지장애, 알츠하이머병 환자도 뇌포도당대사가 점점 감소함을 알 수 있다(그림 4-2-4). 인지장애가 없는 정상노인은 노화에 따라 뇌포도당대사율이 점진적으로 감소하는데 1년 후 추적검사 결과 후대상회와 연합중추에서 포도당대사율이 평균 0.01 μmol/100 g/min 정도 떨어졌다. 경도인지장애 및 알츠하이머병 환자는 대사감소가 훨씬 커서 1년 추적검사에서 각각 0.03 μmol/100 g/min, 0.05 μmol/100 g/min 정도 포도당대사율이 떨어져서 정상노인에 비하여 뇌대사가 빠르게 감소한다.

FDG PET에서 대사감소 양상은 치매의 감별진단에 이용된다(그림 4-2-5). 알츠하이머병은 노인인구에서 퇴행치매원인의 약 15~25%를 차지하고 루이소체치매가 그 다음으로 흔하다. 루이소체치매는 진행성 인지기능 감소 및 인지장애와 의식수준에 나타나는 기복이 특징적이며, 반복적인 환시와 파킨슨증상을 나타낸다. 알츠하이머병과 루이소체치매를 감별하는 데는 임상적으로 파킨슨병과 같은 운동기능장애와 FDG PET에서 보이는 특징적인 뇌대사감소 소견이 도움이 된다. 진행된 루이소체치매의 경우 알츠하이머병과 같이 연합피질에서 대사가 감소하고 일차체성감각운동피질과 심부피질의 대사는 유지되는 양상이 동일하다. 그러나 루이소체치매는 일차시각피질과 후두연합피질(occipital association cortex)에 대사가 감소하며, 이 소견은 뇌혈류 SPECT에도 관찰된다. 따라서 일차시각피질의 대사감소는 알츠하이머병과 루이소체치매를 감별하는 특징적 소견으로, 이를 이용한 진단 예민도와 특이도는 각각 90%, 80% 정도이다. 루이소체치매에서 일차시각피질 부위에 나타나는 대사감소는 환시 증상과 관련이 있는데, 환시가 있는 루이소체치매는 그렇지 않은 환자들에 비하여 후두연합피질과 전두엽의 대사감소가 더 뚜렷하다. 이 부위는 뇌에서 시각자극을 처리하는 부위로서 루이소체치매 이외에도 환시를 동반한 파킨슨병과 같은 다른 퇴행뇌질환에서도 대사가 감소한다.

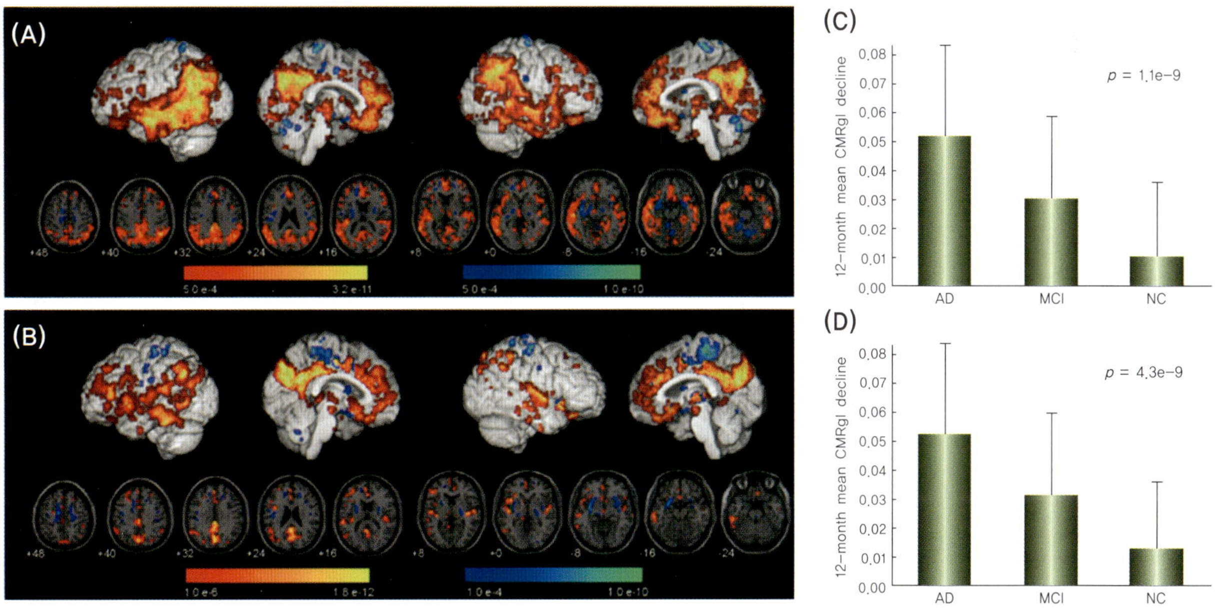

그림 4-2-4. 알츠하이머병 환자(A) 및 경도인지환자(B)의 12개월 추적 FDG PET에서 유의한 뇌대사감소를 보이는 영역(적색-황색 영역)과 대사감소가 없는 뇌영역(청색-녹색)을 표시한 통계적 파라미터 영상. 적색영역에서의 연간 뇌포도당대사의 감소폭이 알츠하이머병(Alzheimer's disease; AD), 경도인지장애(minimal cognitive impairment; MCI), 정상노인(nomal control; NC) 순으로 크게 나타난다(C,D)(Chen 등, 2010, Neuroimage에서 인용).

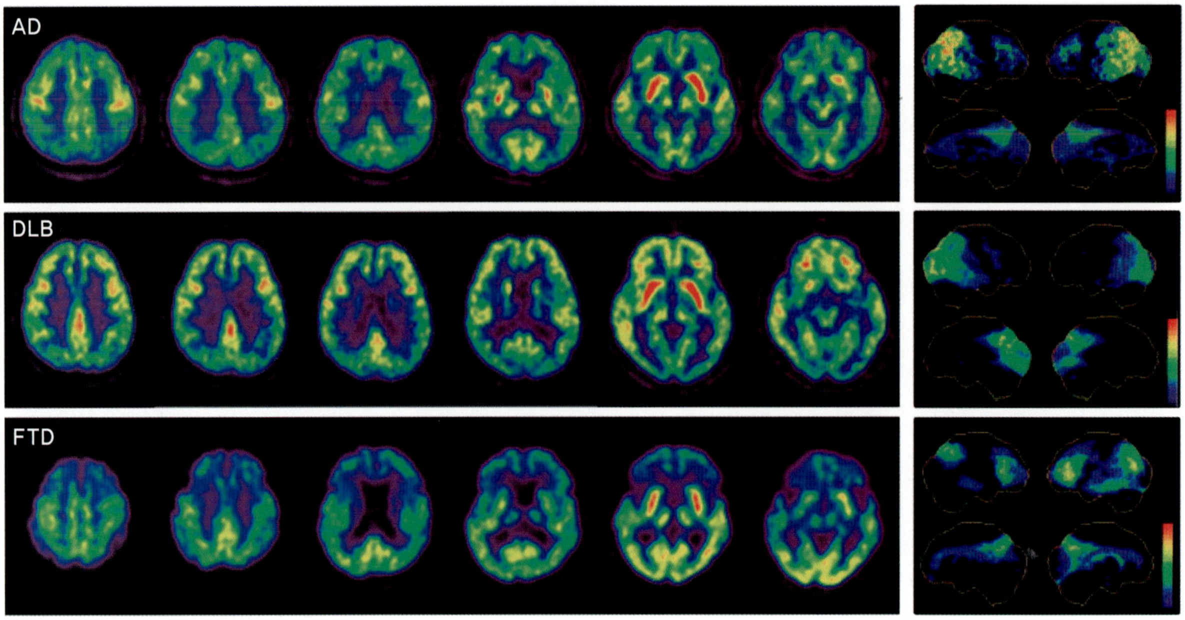

그림 4-2-5. 알츠하이머병(AD), 루이소체치매(DLB) 및 전측두엽치매(FTD)에서 뇌 FDG PET 소견 및 3D-SSP 영상. 알츠하이머병환자와 비교하여 루이소체치매의 전형적인 후두엽 대사감소와 전측두엽치매환자의 전두측두엽 대사감소가 잘 나타나보인다.

한편 전측두엽치매(frontotemporal dementia; FTD)는 알츠하이머병이나 루이소체치매에 비해서 발병연령이 어려서 노령기 초기에 빈도가 높다. 전두엽치매는 발병초기에 인지장애가 적고, 성격변화 및 사회성 장애가 특징이지만 이 임상증상을 객관적으로 평가하기가 어려워 진단이 쉽지 않다. 특히 언어기능 장애가 주증상으로 발현되는 전두엽성 알츠하이머병과 감별하기 어렵다. 전측두엽치매는 항콜린에스터라제 등을 사용하였을 때 인지향상 효과가 적고, 진행이 빠르며, 유전력이 커서 전측두엽치매로 진단되면 환자와 환자의 가족들에게 미치는 영향이 크다. 전측두엽치매는 FDG PET에서 뇌대사감소가 주로 앞쪽에서 많이 나타나서 전두엽, 전측두엽, 전대상회피질(anterior cingulate cortex)에서 주로 관찰되어 초기알츠하이머병에서 대사감소가 주로 뇌후측에 국한되는 것과 차이가 나서 감별에 도움이 된다. FDG PET에서 보이는 특징적인 대사감소 양상으로 전측두엽치매와 알츠하이머병을 감별하기 쉽고 예민도는 97% 이상이다. 특히 ADNI 연구에 포함된 알츠하이머병 환자 가운데 약 10%가 FDG PET에서 특징적인 전측두엽치매 양상을 보여 전두엽치매가 임상적으로 알츠하이머병으로 잘못 진단되었을 가능성을 시사하였다. 전두엽의 대사감소는 전측두엽치매뿐만 아니라 진행핵상마비(progressive supranuclear palsy)나 척수소뇌실조(spinocerebellar ataxia), 약물중독 치매의 경우에서도 볼 수 있다. 뇌 대사감소가 전두엽과 측두두정엽에서 함께 보이는 경우 알츠하이머병과 전측두엽치매가 모두 가능하여 감별진단의 정확도는 높지 않다.

2. 아밀로이드 판 영상

임상적으로 진단한 알츠하이머병은 뇌병리에서 아밀로이드판(amyloid plaque; AP)와 신경원섬유매듭(neurofibrillary tangles; NFT)을 확인해야 최종확진이 가능하지만, 불행히도 이러한 뇌병리는 사후에야 얻을 수 있다. 그러나 최근에는 생체에서 AP와 NFT를 영상화할 수 있는 방사성추적자들이 개발되었다

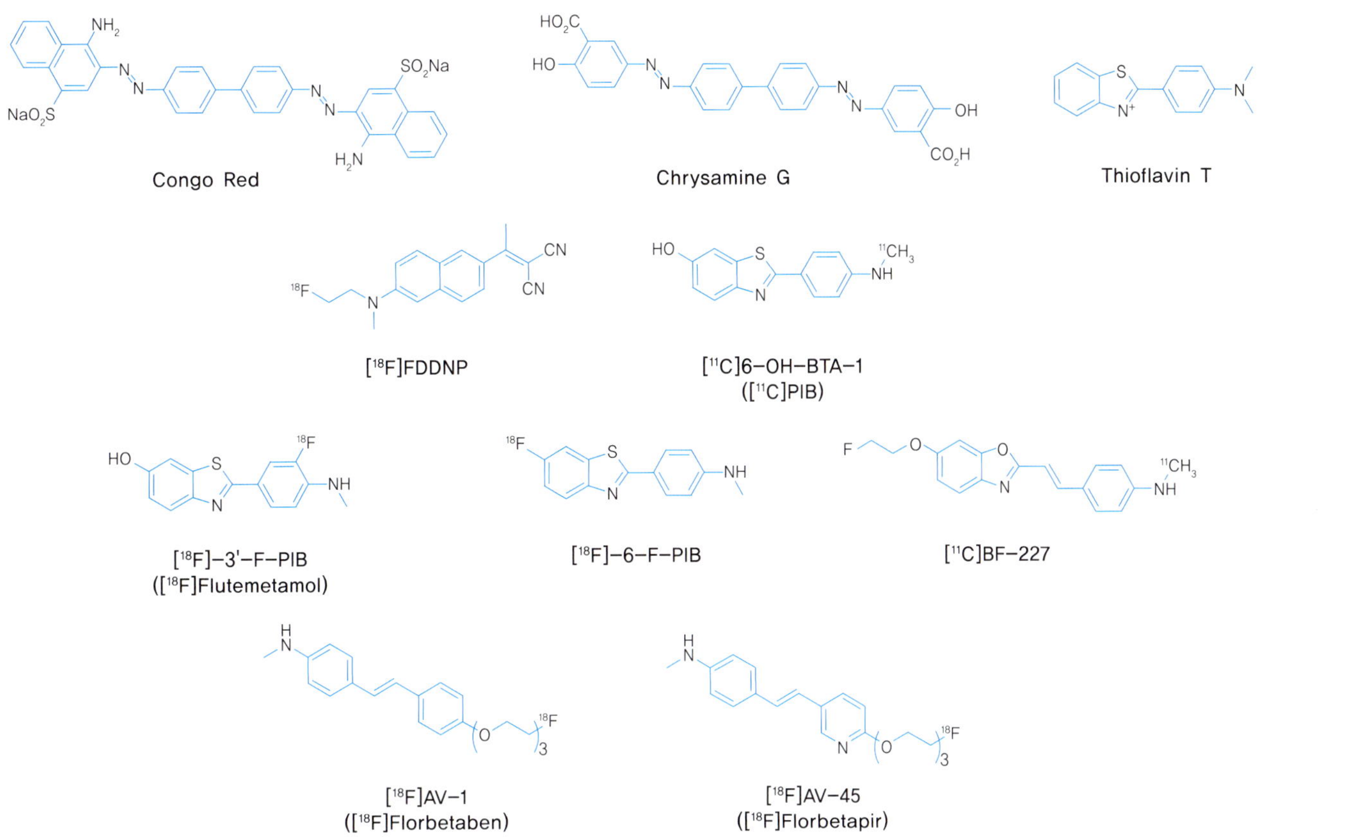

그림 4-2-6. 뇌 아밀로이드 영상용 방사성 의약품. Congo Red, chrysamine G, thioflavin T 등은 전통적으로 뇌병리에서 아밀로이드에 결합하는 화학물이며, [^{11}C] 또는 [^{18}F]로 표지된 thioflavin-T 또는 stilbene, styrylpyridine 유도체가 아밀로이드 PET 영상용 방사화합물로 개발되었다.

(그림 4-2-6).

[^{18}F]FDDNP를 이용하여 최초로 살아있는 알츠하이머병 환자에서 뇌병리 영상을 얻은 연구에서 [^{18}F]FDDNP는 AP와 NFT 모두에 결합하였다. 지금까지 인체에서 아밀로이드 뇌병리 영상은 [^{11}C]6-OH-BTA (Pittsburgh Compound B, PIB)를 이용한 영상이 가장 많이 사용되었다. 그러나 ^{11}C는 반감기가 짧아 ^{11}C 표지 방사화합물을 임상에서 사용하기에 제한점이 있다. 최근에는 [^{18}F]flobetapir([^{18}F]AV-45)와 [^{18}F]flutemetamol(^{18}F-3‘-F-PIB)과 같은 [^{18}F]표지 아밀로이드판 영상용 방사화합물들이 개발되었고, 성공적인 임상시험을 마친 후 임상적용을 기다리고 있다.

[^{11}C]PIB PET영상은 알츠하이머병 환자에서 뇌피질에 집적된 아밀로이드를 보여주는데, 주로 후대상회피질, 쐐기앞소엽, 내측하전두엽, 외측측두엽에서 나타나며, 일차체성운동감각피질(primary sensorimotor cortex)과 후두엽에는 집적이 보이지 않는다(그림 4-2-7). PIB 집적은 초기알츠하이머병에서부터 보이기 시작하는데, 이는 아밀로이드가 쌓이는 뇌병리가 뇌대사이상보다 먼저 나타나기 때문으로 생각한다. 한편 [^{11}C]PIB PET영상에서는 해마와 편도체, 해마옆이랑에는 PIB 집적이 보이지 않으나 [^{18}F]FDDNP PET 영상에는 집적이 관찰된다. 이는 해마부위가 NFT 병리가 잘 나타나는 부위이므로 [^{18}F]FDDNP가 [^{11}C]PIB와 달리 NFT에도 특이적 결합을 하기 때문으로 생각한다.

[^{11}C]PIB PET에서 아밀로이드 집적 정도를 정량적으로 평가하기 위해 소뇌에 대한 뇌피질의 분포용적

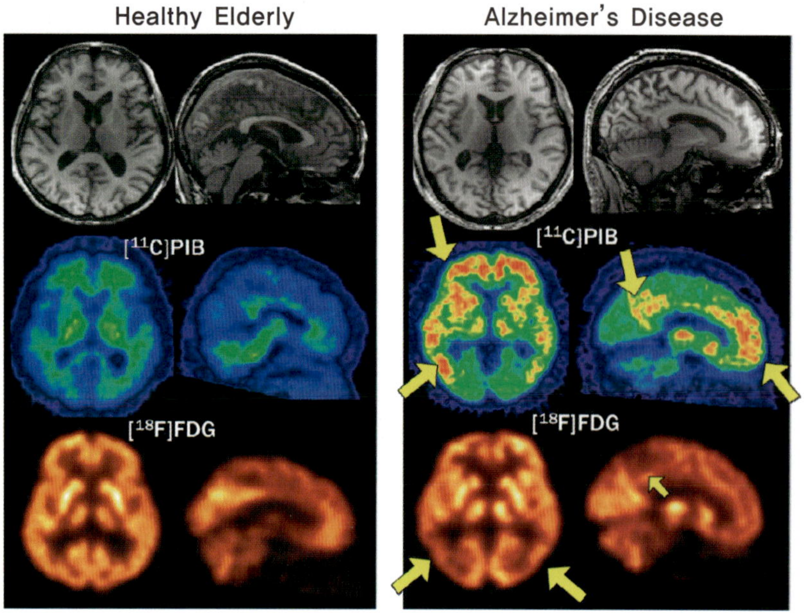

그림 4-2-7. 건강노인과 알츠하이머병 환자의 MR, [^{11}C]PIB PET 및 [^{18}F]FDG PET 소견. 알츠하이머병 환자는 [^{11}C]PIB PET에서 전두엽, 외측 측두엽, 측두후두엽 등 뇌피질과 쐐기앞소엽에서 PIB 집적이 강하게 나타난다.

비(distribution volume ratio; DVR)를 구하거나 표준섭취계수비(standard uptake value ratio; SUVR)를 얻는다. 소뇌는 알츠하이머병 환자나 정상인에서 모두 PIB 섭취가 거의 없는 부분이다. 일반적으로 소뇌에 대한 섭취비가 1.4~1.5 이상을 넘으면 PIB 섭취 양성으로 평가하며, 임상적으로 진단된 알츠하이머병 환자는 약 90~95%에서 PIB 섭취 양성이다. 그러나 나머지 10% 정도에서는 PIB 섭취가 음성인데, 이는 실제로 [^{11}C]PIB PET이 아밀로이드 집적을 검출하지 못하거나(위음성), 임상적으로 알츠하이머병을 잘못 진단하여(진음성) 나타난 결과일 수 있다.

한편 치매가 없는 정상노인에서도 PIB 집적이 보이는데, 65세 이상 정상노인에서는 약 20~30%가 PIB 집적을 보이며 그 분포양상은 알츠하이머병과 유사하나 뇌피질에 집적되는 정도가 덜하고, 후대상회/쐐기앞소엽을 침범하는 정도도 적다(그림 4-2-8). 이렇게 정상노인에서 보이는 PIB 집적은 정상노인 사후뇌병리에 아밀로이드판이 발견되는 빈도와 비슷하며 나이가 들수록 빈도가 증가한다. 또한 PIB 집적 정도는 ApoE ε4유전자 유무와 관련이 많다. ApoE ε4 유전자를 하나라도 가지면 치매가 없는 정상노인이더라도 ApoE ε4 유전자를 가지지 않은 정상노인 뿐만 아니라 심지어 경도인지장애 환자보다도 PIB 집적 정도가 더 높을 수 있다.

경도인지장애 환자는 [^{11}C]PIB PET에 아밀로이드 침착 정도가 다양한데, 전혀 PIB 집적이 없는 경우부터 알츠하이머병환자보다 PIB 섭취가 더 높을 수도 있다. 경도인지장애 환자 가운데 약 55~70%는 PIB 섭취 양성소견을 보인다. 경도인지장애 환자에 나타나는 PIB 섭취증가는 알츠하이머병으로 진행할 것을 예측할 수 있는 인자이다. 일반적으로 경도인지장애 환자는 연간 5~15%가 알츠하이머병으로 새로 진단을 받게 되는데, PIB 섭취가 양성인 경도인지장애 환자는 약 절반정도가 1년 이내에 알츠하이머병으로 전환된다. 반면 PIB 섭취가 없는 경우 알츠하이머병으로 거의 진행하지 않는다.

일반적으로 PIB 집적 정도는 FDG PET에서 보이는 대사감소 정도와 상관성을 보인다. 특히 정상노인과 경도인지장애에서 상관성이 높아서 뇌피질에 PIB 많이 집적될수록 뇌피질의 포도당대사가 많이 감소한다. 그러나 알츠하이머병 환자군에서는 이러한 상관성이 사라진다. 뿐만 아니라 정상인이나 경도인지장

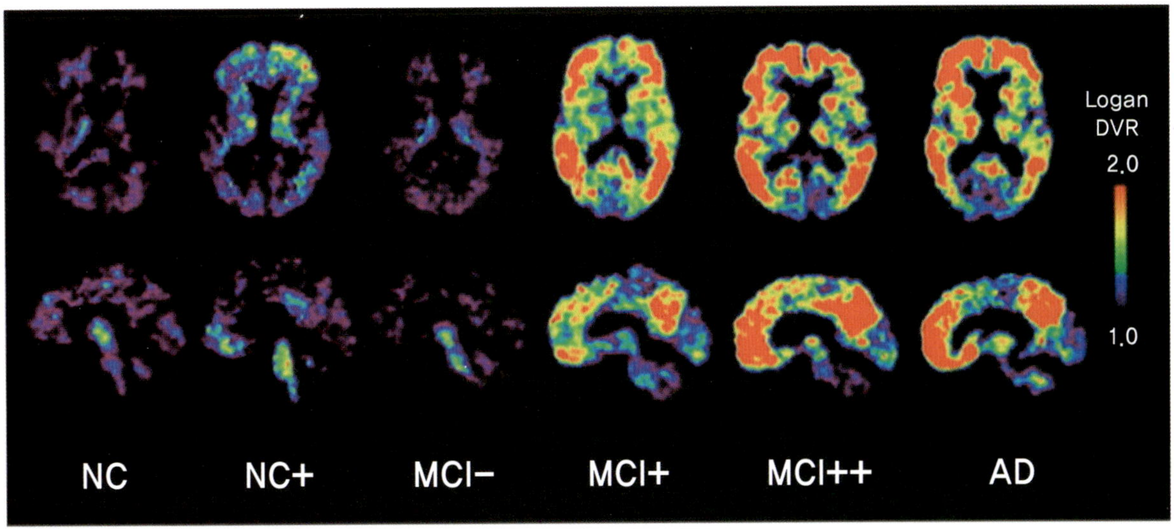

그림 4-2-8. 정상노인(normal control; NC), 경도인지장애(MCI) 및 알츠하이머병(AD) 환자의 [11C]PIB PET 소견. 비치매 정상노인은 약 20%정도에서 뇌피질에 PIB 섭취증가가 보이며 나이가 많을수록 빈도가 증가한다. 경도인지장애는 섭취가 없는 경우부터 알츠하이머병 양상과 유사한 섭취까지 다양한 정도로 PIB 섭취가 관찰된다(Pike 등, Brain 2007에서 인용).

애 환자에서 보이는 PIB 집적은 인지능력과 상관있으며 시간이 지나면서 증가한다. 알츠하이머병에서는 PIB 집적 양상이 시간에 따라 크게 달라지지 않으며, 이는 질병이 진행함에 따라 인지능력이 감소하고 FDG PET에서 뇌국소포도당대사율이 비례적으로 낮아지는 것과 차이를 보인다. 이는 알츠하이머병이 임상적으로 발현하기 이전부터 뇌피질에 아밀로이드가 쌓이기 시작하여 알츠하이머병 초기에 이미 최고수준에 도달하게 되고, 이후에 나타나는 인지장애 진행은 아밀로이드 침착으로 인한 것이라기보다는 이미 침착한 아밀로이드가 신경세포를 손상시키기 때문으로 생각한다. PIB PET과 FDG PET에서 나타나는 진행양상

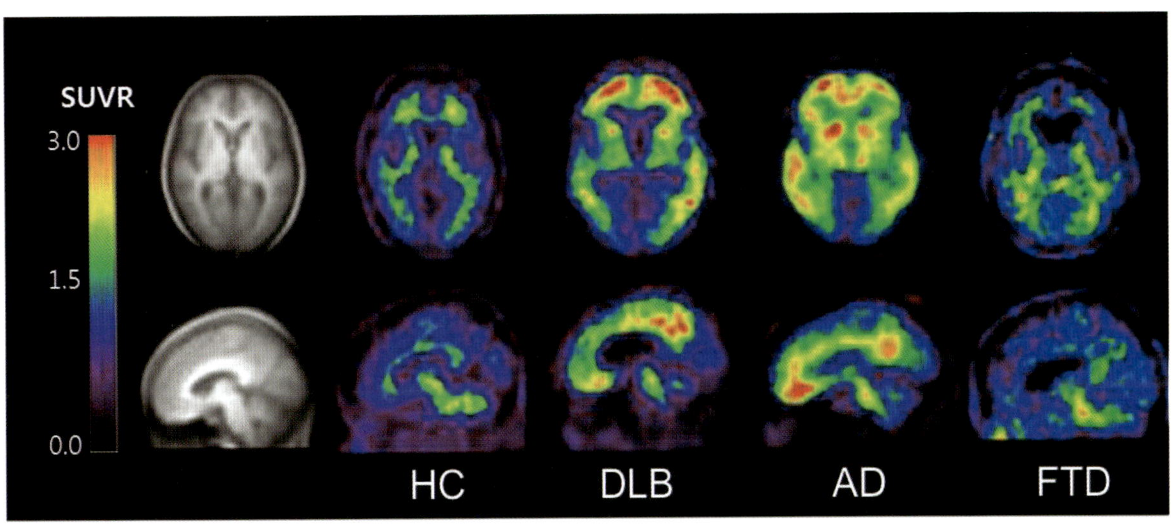

그림 4-2-9. 여러 퇴행성뇌질환에서의 [11C]PIB 소견. 루이체치매(DLB)의 경우 알츠하이머병(AD)와 유사한 양상으로 뇌피질의 PIB 섭취증가를 관찰할 수 있으며, 후두엽과 일차감각운동피질은 비교적 보존되어 있다. 전측두엽치매(FTD)의 경우 정상노인(healthy control; HC)과 유사하며 PIB의 섭취이상은 보이지 않는다(Villemagne 등, Mol Neurobiol 2008에서 인용).

의 차이는 이 차이 때문이다.

알츠하이머병 이외 퇴행성치매에서 아밀로이드 PET영상은 치매의 감별진단과 뇌병리를 이해하는데 도움이 된다(그림 4-2-9). 루이체치매는 뇌피질에서 알츠하이머병에서 보이는 아밀로이드 병리를 공유한다. 따라서 루이체치매는 약 80% 환자에서 PIB 섭취 양성을 보이는데, 그 양상은 알츠하이머병과 유사하다. 특히 루이체 뇌병리를 가지는 퇴행성치매에서 아밀로이드 침착이 있으면 루이체치매가 더 빨리 진행한다. 반면 전측두엽치매는 알츠하이머병이나 루이소체치매와 같이 아밀로이드 병리가 없으며 따라서 PIB 집적도 보이지 않는다. 그러나 정상노인에서 약 20% 정도는 PIB 집적이 양성이다.

아밀로이드 영상은 단순히 알츠하이머병과 같은 치매의 진단에만 사용되는 것이 아니고, 아밀로이드 침착과 신경세포의 소실, 인지장애의 진행 등 시간적 관련성을 밝히는 데 많은 도움을 주고 있다. 또한 질병 진행과 치료약물의 효과를 평가하거나, 더 나아가서는 질병치료의 효과를 예측하는 데도 이용될 수 있다.

3. 참고문헌

1. Smith GS, de Leon MJ, George AE, Kluger A, Volkow ND, McRae T, et al. Topography of cross-sectional and longitudinal glucose metabolic deficits in Alzheimer's disease. Pathophysiologic implications. *Arch Neurol* 1992 49;1142-50.
2. Ishii K, Imamura T, Sasaki M, Yamaji S, Sakamoto S, Kitagaki H, et al. Regional cerebral glucose metabolism in dementia with Lewy bodies and Alzheimer's disease. *Neurology* 1998 ;51:125-30.
3. Minoshima S, Giordani B, Berent S, Frey KA, Foster NL, Kuhl DE. Metabolic reduction in the posterior cingulate cortex in very early Alzheimer's disease. *Ann Neurol* 1997 ;42:85-94.
4. Choo IH, Lee DY, Youn JC, Jhoo JH, Kim KW, Lee DS, et al. Topographic patterns of brain functional impairment progression according to clinical severity staging in 116 Alzheimer disease patients: FDG-PET study. *Alzheimer Dis Assoc Disord* 2007;21:77-84.
5. Small GW, Ercoli LM, Silverman DH, Huang SC, Komo S, Bookheimer SY, et al. Cerebral metabolic and cognitive decline in persons at genetic risk for Alzheimer's disease. *Proc Natl Acad Sci U S A* 200023;97:6037-42.
6. Reiman EM, Caselli RJ, Chen K, Alexander GE, Bandy D, Frost J. Declining brain activity in cognitively normal apolipoprotein E epsilon 4 heterozygotes: A foundation for using positron emission tomography to efficiently test treatments to prevent Alzheimer's disease. *Proc Natl Acad Sci U S A* 2001;98:3334-9.
7. Mosconi L, Nacmias B, Sorbi S, De Cristofaro MT, Fayazz M, Tedde A, et al. Brain metabolic decreases related to the dose of the ApoE e4 allele in Alzheimer's disease. *J Neurol Neurosurg Psychiatry* 2004;75:370-6.
8. Landau SM, Harvey D, Madison CM, Koeppe RA, Reiman EM, Foster NL, et al. Associations between cognitive, functional, and FDG-PET measures of decline in AD and MCI. *Neurobiol Agingn* 2009 Aug 4 [Epub ahead of print]
9. Alexander GE, Chen K, Pietrini P, Rapoport SI, Reiman EM. Longitudinal PET Evaluation of Cerebral Metabolic Decline in Dementia: A Potential Outcome Measure in Alzheimer's Disease Treatment Studies. *Am J Psychiatry* 2002;159:738-45.
10. Mosconi L. Brain glucose metabolism in the early and specific diagnosis of Alzheimer's disease. FDG-PET studies in MCI and AD. *Eur J Nucl Med Mol Imaging* 2005;32:486-510.
11. Reiman EM, Chen K, Alexander GE, Caselli RJ, Bandy D, Osborne D, et al. Functional brain abnormalities in young adults at genetic risk for late-onset Alzheimer's dementia. *Proc Natl Acad Sci U S A* 2004;101:284-9.
12. Jagust WJ, Bandy D, Chen K, Foster NL, Landau SM, Mathis CA, et al. The Alzheimer's Disease Neuroimaging Initiative positron emission tomography core. *Alzheimer's & Dementia* 2010;6:211-9.
13. Chen K, Langbaum JB, Fleisher AS, Ayutyanont N, Reschke C, Lee W, et al. Twelve-month metabolic declines in probable Alzheimer's disease and amnestic mild cognitive impairment assessed using an

empirically pre-defined statistical region-of-interest: findings from the Alzheimer's Disease Neuroimaging Initiative. *Neuroimage* 2010;51:654-64.

14. Albin RL, Minoshima S, D'Amato CJ, Frey KA, Kuhl DA, Sima AA. Fluoro-deoxyglucose positron emission tomography in diffuse Lewy body disease. *Neurology* 1996;47:462-6.
15. Lobotesis K, Fenwick JD, Phipps A, Ryman A, Swann A, Ballard C, et al. Occipital hypoperfusion on SPECT in dementia with Lewy bodies but not AD. *Neurology* 2001;56:643-9.
16. Perneczky R, Drzezga A, Boecker H, Forstl H, Kurz A, Haussermann P. Cerebral metabolic dysfunction in patients with dementia with Lewy bodies and visual hallucinations. *Dement Geriatr Cogn Disord* 2008;25(6):531-8.
17. Rosso SM, Donker Kaat L, Baks T, Joosse M, de Koning I, Pijnenburg Y, et al. Frontotemporal dementia in The Netherlands: patient characteristics and prevalence estimates from a population-based study. *Brain* 2003;126:2016-22.
18. Foster NL, Heidebrink JL, Clark CM, Jagust WJ, Arnold SE, Barbas NR, et al. FDG-PET improves accuracy in distinguishing frontotemporal dementia and Alzheimer's disease. *Brain* 2007;130:2616-35.
19. Lin KJ, Hsu WC, Hsiao IT, Wey SP, Jin LW, Skovronsky D, et al. Whole-body biodistribution and brain PET imaging with [^{18}F]AV-45, a novel amyloid imaging agent--a pilot study. *Nucl Med Biol* 2010;37:497-508.
20. Wong DF, Rosenberg PB, Zhou Y, Kumar A, Raymont V, Ravert HT, et al. In vivo imaging of amyloid deposition in Alzheimer disease using the radioligand ^{18}F-AV-45 (florbetapir [corrected] F 18). *J Nucl Med* 2010;51:913-20.
21. Koole M, Lewis DM, Buckley C, Nelissen N, Vandenbulcke M, Brooks DJ, et al. Whole-body biodistribution and radiation dosimetry of ^{18}F-GE067: a radioligand for in vivo brain amyloid imaging. *J Nucl Med* 2009;50:818-22.
22. Vandenberghe R, Van Laere K, Ivanoiu A, Salmon E, Bastin C, Triau E, et al. (18)F-flutemetamol amyloid imaging in Alzheimer disease and mild cognitive impairment: A phase 2 trial. *Ann Neurol* 2010;68:319-29.
23. Davies L, Wolska B, Hilbich C, Multhaup G, Martins R, Simms G, et al. A4 amyloid protein deposition and the diagnosis of Alzheimer's disease: prevalence in aged brains determined by immunocytochemistry compared with conventional neuropathologic techniques. *Neurology* 1988;38:1688-93.
24. Braak H, Braak E. Frequency of stages of Alzheimer-related lesions in different age categories. *Neurobiol Aging* 1997;18:351-7.
25. Braak H, Braak E. Neuropathological staging of Alzheimer-related changes. Acta Neuropathol (Berl) 1991; 82: 239-59.
26. Sugihara S, Ogawa A, Nakazato Y, Yamaguchi H. Cerebral beta amyloid deposition in patients with malignant neoplasms: its prevalence with aging and effects of radiation therapy on vascular amyloid. *Acta Neuropathol* 1995;90:135-41.
27. Reiman EM, Chen K, Liu X, Bandy D, Yu M, Lee W, et al. Fibrillar amyloid-beta burden n cognitively normal people at 3 levels of genetic risk for Alzheimer's disease. *Proc Natl Acad Sci U S A* 200921;106:6820-5.
28. Kemppainen NM, Aalto S, Wilson IA, Nagren K, Helin S, Bruck A, et al. PET amyloid ligand [^{11}C]PIB uptake is increased in mild cognitive impairment. *Neurology* 20078;68:1603-6.
29. Rowe CC, Ellis KA, Rimajova M, Bourgeat P, Pike KE, Jones G, et al. Amyloid imaging results from the Australian Imaging, Biomarkers and Lifestyle (AIBL) study of aging. *Neurobiol Aging* 2010;31:1275-83.
30. Vallemagne VL, Fodero-Tavoletti MT, Pike KE, Cappai R, Masters CL, Rowe CC. The ART of loss: Abeta imaging in the evaluation of Alzheimer's disease and other dementias. *Mol Neurobiaol* 2008;38:1-15.
31. Okello A, Koivunen J, Edison P, Archer HA, Turkheimer FE, Nagren K, et al. Conversion of amyloid positive and negative MCI to AD over 3 years: an ^{11}C-PIB PET study. *Neurology* 2009;73:754-60.

Chapter 03

파킨슨병 PET

김 재 승

초 록

파킨슨병은 중뇌 흑질 치밀부에 위치한 도파민신경이 변성되어 비대칭적 진전, 경직 및 서행 등과 같은 특징적인 임상증상을 보이는 대표적인 퇴행뇌질환이다. 파킨슨병 환자는 임상증상이 발현되었을 때 이미 흑질내 도파민신경은 60% 이상 소실되어 있다. 그리고 흑질선조체 도파민신경로가 변성되면 선조체에서 시냅스전도파민신경세포 내 도파탈탄산효소, 도파민전달체 및 소포성모노아민전달체 등이 함께 감소한다. 따라서 [^{18}F]FDOPA, [^{18}F]FP-CIT 및 [^{11}C]DTBZ PET 등으로 이러한 특이 단백질들을 측정하는 것은 파킨슨병을 조기에 진단하고, 질병의 진행정도를 객관적으로 평가하며, 질병 진행을 억제하는 신약의 효과를 판정하는 데 유용하다. 또한 도파민수용체 영상용 [^{11}C] raclopride PET과 FDG PET 등은 파킨슨병과 비정형파킨슨증을 감별진단하고 병태생리를 연구하는 데 유용하다.

1. PET검사 종류

파킨슨병(Idiopathic Parkinson's disease) 환자에서 PET을 이용하여 도파민신경이 변성됨에 따라 일어나는 신경화학적 변화를 비침습적으로 평가하는 것은 1980년대부터 [^{18}F]FDOPA PET을 이용하여 시냅스전(presynaptic) 도파민신경 내에 있는 도파탈탄산효소(dopa decarboxylase) 활성을 측정하면서 이루어졌다. 이후 [^{18}F]FP-CIT PET나 [^{11}C]DTBZ PET처럼 시냅스전도파민신경세포막에 위치한 도파민전달체(dopamine transporter; DAT)나 소포성모노아민전달체(vesicular monoamine transporter)에 친화도가 높은 PET용 방사성의약품이 많이 개발되어 파킨슨병의 임상진단과 비정형파킨슨증(atypical parkinsonism)을 감별하는 데 널리 쓰이고 있다. 한편 뇌 포도당대사를 평가할 수 있는 FDG PET과 [^{11}C]raclopride PET과 같은 도파민수용체 및 기타 다양한 뇌수용체 PET영상이 개발되어 파킨슨병이나 파킨슨증후군 환자의 임상진단과 병태생리 연구에 이용되고 있다(그림 4-3-1).

1) 도파민전달체 PET영상

(1) 방사성의약품

현재 개발된 도파민전달체 영상용 방사성의약품은 대부분 코카인(cocaine)의 화학적 구조를 바탕으로 하고 있다(표 4-3-1). 코카인은 다른 물질에 비해 도파민전달체에 친화도가 높으나 체내에서 대사과정을 통하여 페닐(phenyl) 고리가 빠르게 이탈된다. 따라서 코카인에서 에스테르(ester) 작용기를 제거하고 페닐 고리를 트로판(tropane) 고리에 직접 연결하여 체내투여 후에 에스테르 그룹이 빨리 가수분해되는 것을 방지하고 도파민전달체에 대한 친화도를 높이도록 페닐 고리에 요오드나 불소를 표지(labelling)한 β-CIT와 CFT가 개발되었다. β-CIT나 CFT는 도파민전달체에 대해 친화력이 높고 특이/비특이 섭취비도 높으나, 뇌내 역학이 느려서 ^{11}C처럼 반감기가 짧은 동위원소를 표지할 경우 임상이용에 제약이 많다. 또한 도파민전달체 외에 세로토닌전달체(serotonin transporter; SERT)에도 상대적으로 친화도가 높아서 중뇌 라페핵(raphe nuclei)에도 섭취된다. FP-CIT는 β-CIT의 트로판 고리에 fluoroalkyl기를 도입하여 합성하며(그림 4-3-2), 도파민전달체에 대한 친화도(Ki)가 3.5 ± 0.4 nM로 β-CIT (1.4 ± 1.4 nM)와 유사하나 체내에서는 도파민전달체에 대해 선택성이 높고 약물동력학

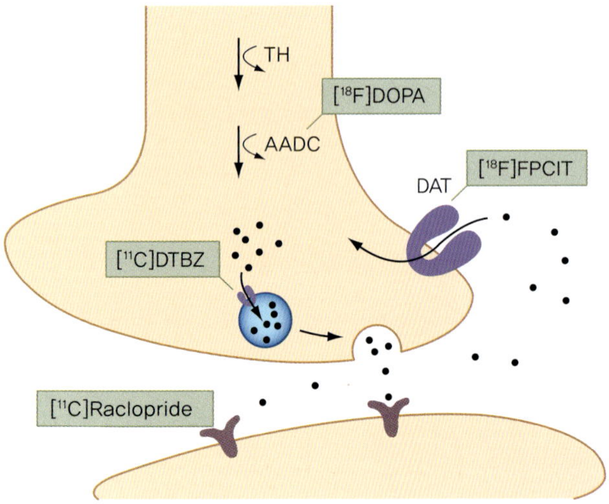

그림 4-3-1. 도파민신경계 뇌 PET영상용 방사성의약품의 표적. TH, tyrosine hydroxylase; AADC, aromatic amino acid decarboxylase; VMAT, vesicular monoamine transporter type II; DAT, dopamine transporter; D1 and D2, dopamine receptor type 1 and 2

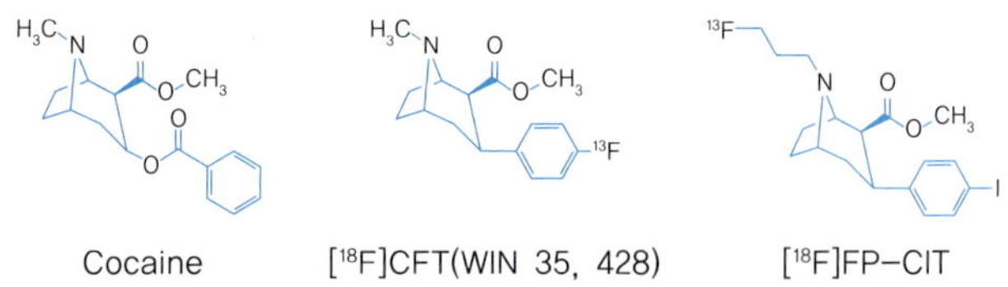

그림 4-3-2. 코카인과 코카인유도체를 가진 도파민전달체 PET영상용 방사성의약품의 화학구조

표 4-3-1. 도파민전달체 PET용 방사성의약품

Radiopharmaceuticals	affinity for DAT (Ki, nM)*	affinity for SERT (Ki, nM)*	B_{max}/K_d	peak striatal specific activity
[^{11}C]beta-CIT	1.4	2.4	-9	〉20 hr
[^{11}C]altropane	6.8	〉25	-6	10-15 min
[^{11}C]methylphenidate	12		2-3	15 min
[^{11}C]PE2I	17		8	-70 min
[^{11}C]nomifensine	45		0.9	20-30 min
[^{18}F]FP-CIT	3.5	9.7	〉3	〉90 min
[^{18}F]FECNT	1.53	39.1	7-9	90 min
[^{18}F]/[^{11}C]CFT	12.6		5-10	225 min

이 상대적으로 빠르다. [^{18}F]FP-CIT는 체내에서 대사되어 대사체가 여러 개 발생하는데, 그중 하나가 nor-β-CIT이며 ^{18}F로 표지되어 있지 않아서 PET영상에 영향을 주지 않는다. 또다른 대사체로는 [^{18}F]fluoropropyl이 있으며 간에서 시토크롬(cytochrome) P-450 효소체계를 거쳐 분해되어 $^{18}F^-$가 생성된다. $^{18}F^-$는 주로 뼈에 섭취되어 지연 PET영상을 얻으면 두개골섭취를 볼 수 있다.

(2) 영상획득

도파민전달체 PET영상은 동적(dynamic) 혹은 정적(static)으로 영상을 얻는다. 방사성의약품 주사 직후부터 얼마 동안 동적영상을 얻을 것인가, 주사 후 언제 지연 정적영상을 얻을 것인가는 주로 방사성의약품의 약물동력학(pharmacokinetics)과 동위원소의 반감기에 따라 정한다. 이외에도 영상분석방법, 검사목적, 환자상태 및 검사에 대한 순응도 등을 함께 고려해야한다.

동적영상은 검사 동안 뇌 각 부위의 방사능분포 변화에 대한 정보를 제공하므로 구획모델(compartment model)분석과 같은 추적자동역학분석(tracer kinetic analysis)을 사용하면 도파민전달체결합능(binding potential, $BP=B_{max}/K_d$)을 정량적으로 정확하게 측정할 수 있다. 그러나 추적자동역학분석을 이용하여 도파민전달체 영상을 정량적으로 분석하려면 혈장 입력함수(input function)를 얻기 위해 동맥혈을 채취하여야 하고 혈장내 유리분획(free plasma fraction) 분석 및 부가인력과 측정장비, 복잡한 수학적 계산과정이 필요하여 실제 임상 진료에서 쓰기에는 제한이 있다.

비선형(non-linear)추정법이나 선형도표분석법(linear graphical analysis)은 혈장 입력함수를 사용하지 않고 방사성의약품에 특이적으로 결합하는 구획이 존재하지 않는 부위를 기준부위(reference region)로 설정하여 도파민전달체결합능을 측정한다. 이러한 방법들은 비침습적이고 결과를 빨리 계산할 수 있다는 장점이 있으나 영상잡음에 따른 오차발생이 크고, 선조체(striatum)의 특이방사능 섭취가 최고에 이르는 시간 이후까지 동적영상을 얻어야하기 때문에 임상 적용에 제한이 있다.

주사 후 특정시각에 지연 정적영상을 얻어 여기서 특이/비특이 결합비(specific binding to non-specific binding ratio)를 측정하면 가장 간편하게 도파민전달체결합능을 추정할 수 있다. 이 방법은 파킨슨병 환자처럼 불수의 운동장애를 갖고 있는 고연령 환자군에서도 쉽게 사용할 수 있어 실제 임상적용에 가장 적합하다. 그러나 이 방법은 필연적으로 방사성의약품이 체내에서 시간에 따라 변하는 정보를 모두 갖고 있지 않기 때문에 도파민전달체결합능과 직접 관련이 없는 요소들이 영향을 줄 수 있다. 따라서 기준부위를 이용한 특이/비특이 결합비로 선조체의 도파민전달체결합능을 정확히 추정하기 위해서는 선조체에서 방사성의약품 섭취가 최고평형(peak equilibrium), 가평형(pseudoeuilibrium), 혹은 지속평형(sustained equilibrium)상태에 있을 때 정적영상을 얻어야 하고, 방사성의약품의 약물동역학적 정보를 바탕으로 평형에 이르는 시각에 지연 정적영상을 얻어야 한다.

현재 국내에서 임상에 이용하는 [^{18}F]FP-CIT PET에서는 선조체의 특이섭취가 90분 이후에 정점에 이르고 특이/비특이 결합비는 주사 후 2시간까지 점진적으로 증가한 후 비교적 항정상태에 가까운 상태에 도달한다. 따라서 [^{18}F]FP-CIT를 주사한 후 2~3시간이 지난 뒤 정적영상을 얻어 선조체의 특이/비특이 섭취비를 측정한다.

(3) 정량분석을 위한 관심영역 설정

도파민전달체 영상을 정량적 혹은 반정량적으로 분석하기 위해서는 먼저 선조체와 기준부위(대뇌피질이나 소뇌피질)에 관심영역을 정확하게 설정하여야 한다. 선조체와 대뇌 및 소뇌 피질에 관심영역을 설정하는 방법은 크게 3가지가 있다. 첫 번째는 PET이나 SPECT영상은 해부학적 위치와 경계에 대한 정보가 제한적이므로 고해상도의 해부학적 정보를 제공하는 MR영상을 이용하는 방법이다. MR영상에 PET영상을 선형변형(linear transformation)과 강체변형(rigid body transformation)을 통해 영상정합을 한 후 MR영상을 기반으로 관심영역을 설정한다. 두 번째 방법은 PET영상을 표준화된 공간좌표에 공간정규화(spatial normalization)한 후 관심영역틀(VOI template)을 이용한다. 이 방법은 관심영역 설정시에 관찰자내 또는 관찰자간변이(inter- or intra-observer variability)가 적고 비교적 간단하게 자동적으로 수행할 수 있어 임상에서 뿐만 아니라 연구목적으로도 매우 유용하게 쓸 수 있다. 그러나 뇌의 구조적 변형이 심하거나 선조체의 섭취가 심하게 감소된 환자에서는 PET영상을 공간정규화하기 어려워 오차가 발생할 수 있다(그림 4-3-3). 세 번째 방법은 PET영상에서 관심영역을 직접 설정하는 방법이다. 도파민전달체 PET영상은 뇌의 해부학적 정보를 충분히 제공하지 않으므로 선조체의 경계를 정확하게 구분하기 어렵고, 특히 선조체의 섭취감소가 심한 파킨슨병 환자에서 후부 피각(putamen)부위는 경계를 구분하기가 더욱 어렵다. 이러한 특성으로 인해 PET영상에 관심영역을 설정할 때 관찰자간변이가 많고 정확성이 떨어진다. 따라서 선조체내 도파민전달체 감소가 현저하지 않은 환자에서 정량적 판독에 오류가 생길 수 있고, 추적검사나 연구목적으로 사용하기 어렵다. 이러한 단점을 보완하기 위해 PET영상을 촬영할 때 주사 후 관류가 강조된 초기 영상을 얻어 지연영상과 영상정합하기도 한다. 초기영상에서는 선조체의 경계를 쉽게 구분할 수 있어서 관심영역을 설정하는 데 도움이 된다.

(4) 영상 해석

임상적 목적으로 시행한 도파민전달체 PET영상은 정량적 분석과 함께 육안적 분석을 시행하여 해석한

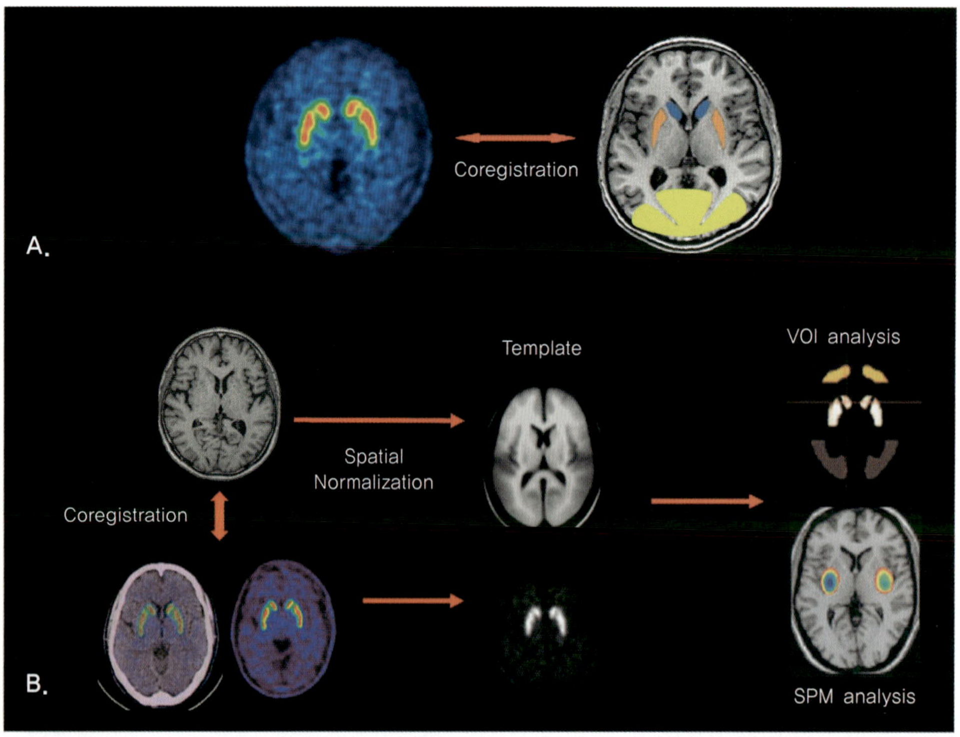

그림 4-3-3. 도파민전달체 PET영상 정량분석을 위한 관심영역. (A) PET/MR 정합영상위에 수기로 직접 그린 선조체와 후두엽 관심영역, (B) 표준틀을 이용한 관심영역 분석.

다. 정량적 분석에서는 환자의 선조체 도파민전달체 밀도가 정상범위인지 여부 뿐만 아니라 감소 정도를 함께 확인한다. 선조체의 도파민전달체 밀도는 정상인에서 연령이 증가함에 따라 감소한다. 부검을 통한 연구결과에 따르면 중뇌 흑질의 도파민신경은 10년당 4.7~7.4%씩 감소하였고, [^{18}F]FP-CIT PET을 이용한 연구에서는 미상핵(caudate nucleus)과 피각이 각각 7.7%와 6.4% 정도 감소하였다. 따라서 정량적 결과를 바탕으로 정상/비정상 여부 및 그 감소정도를 판단하기 위해서는 도파민전달체 영상검사를 처음 시작할 때 연령대별 정상인 기준값을 측정하여야 한다. 선조체의 도파민전달체 정량적 측정값은 주사 후 지연영상 획득까지 걸린 시간, 영상재구성 방법 및 정량분석방법영상검사 방법에 따라 달라짐은 물론이고 SPECT나 PET장비의 해상도에 따라서도 달라진다. 따라서 연령별 정상인 기준값은 환자검사를 위해 사용하는 것과 같은 장비와 같은 검사법으로 자료를 얻어야 한다.

도파민전달체 PET영상에서 육안 분석은 주로 지연정적영상에서 선조체와 대뇌조직의 국소 방사능 섭취분포를 비교함으로써 정상인지 여부를 판단한다. 그러나 이 방법은 판독자의 경험이나 주관적 판단에 따라 진단적 정확도가 달라질 수 있고 추적검사시에 질병의 진행여부를 정확히 평가하기 어렵다. 이러한 단점에도 불구하고 임상진료 목적으로 시행한 도파민전달체 PET영상은 육안분석만으로도 파킨슨병을 진단하는 데 90% 이상으로 진단정확도가 높다. 육안 분석이 이처럼 정확도가 높은 이유는 첫째로 파킨슨병의 특징적인 병태생리 때문이다. 정상인은 중뇌 흑질 내 도파민신경이 노화에 의해 소실되더라도 선조체 도파민전달체는 대칭적이고 미만성으로 소실된다. 이에 비해 파킨슨병은 중뇌 흑질 내 도파민신경이 초기에도 이미 60%이상 소실되어 있고 중뇌 흑질 복외측(ventrolateral portion)부터 비대칭적으로 소실된다. 따라서 선조체에서는 흑질복외측 신경이 주로 시냅스를 형성하는 후배측(posterodorsal portion)부터 도파민전달체가 국소적이고 비대칭적으로 감소하기 시작하여(그림 4-3-4) 병이 진행되면서 차츰 전복측(anteroventral portion)까지 감소하는 특징적인 양상을 보인다. 둘째는 기존의 SPECT에 비해 PET이 해상도가 높아서 선조체 내 각 구조물들의 상대적인 섭취차이를 발견하기 쉽기 때문이다.

파킨슨병을 의심하여 도파민전달체 PET영상을 시행하는 환자는 대다수가 60세 이상의 고령이므로 이 연령대에 흔히 발생하는 열공경색(lacunar infarction)이나 다른 해부학적 이상으로 인해서도 선조체의 섭취가 국소적으로 감소할 수 있다. 그러나 이러한 소견들은 전형적인 파킨슨병의 섭취감소와 쉽게 구분할 수 있다.

(5) PET 영상에 영향을 미치는 약물

도파민전달체 PET영상은 환자가 복용하는 약물에 따라 영상분석 결과에 영향을 줄 수 있다. 따라서 검

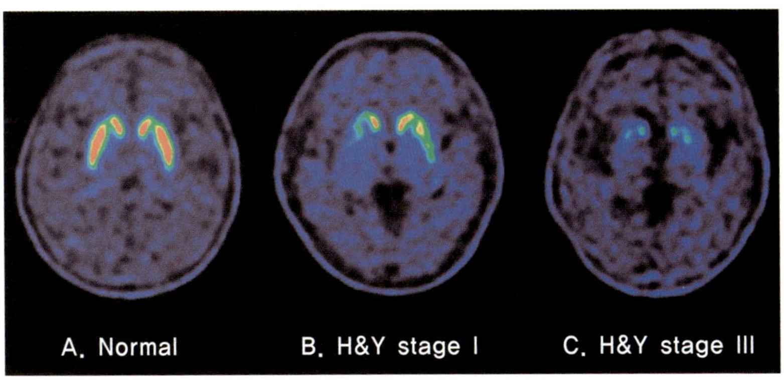

그림 4-3-4. 정상인 (A), 조기파킨슨병(H&Y stage I) 환자 (B), 후기파킨슨병(H&Y stage III) 환자(C)의 [^{18}F]FP-CIT PET영상

사 전에 미리 복용약물의 종류를 파악하고 도파민전달체 영상에 영향을 줄 수 있는 약물은 검사목적에 따라 복용을 중단해야 한다. 다양한 약물 중 특히 신경계에 작용하는 약들은 작용기전에 따라 다음과 같이 크게 3가지로 구분할 수 있다. 첫째, 도파민전달체에 직접 결합하여 작용을 나타내거나 방사성의약품의 도파민전달체 결합에 영향을 주는 약물들, 둘째, 도파민전달체나 세로토닌전달체 발현에 영향을 주는 약물들, 셋째, 방사성의약품의 대사나 뇌혈류에 영향을 주는 약물들이다.

일반적으로 도파민전달체에 대한 친화력이 높은 약은 방사성의약품과 경쟁적으로 도파민전달체에 결합하여 도파민전달체 영상검사 결과에 영향을 준다. 이러한 약으로는 amphetamine (중추신경흥분제), benzatropine (항콜린제), buproprion (비정형 항우울제), cocaine, mazindol (중추신경흥분제), methylphenidate (중추신경흥분제), phentermine (중추신경흥분제), sertraline (SSRI) 등이 있다. 따라서 이런 약들은 검사 전 복용을 금지해야 하고 복용 여부와 복용량, 복용기간 등을 기록한다. 그러나 파킨슨병 환자들이 자주 복용하는 약들 즉 레보도파(levodopa)나 도파민수용체 작용제나 길항제, amantadine, trihexyphenidyl, budipine, metoprolol, primidone, propranolol, selegiline 등은 도파민전달체 영상결과에 큰 영향을 주지 않는 것으로 알려져 있으므로 검사를 위해 복용을 중지할 필요는 없다. 다만, drug off 상태에서 임상증상과 PET검사를 같이 평가하기 위해서는 약물의 혈중 반감기를 고려하여 충분한 기간 복용을 금지해야 한다.

2) 도파민합성효소 및 소포성모노아민전달체 PET 영상

시냅스전도파민신경세포의 기능은 도파민전달체 PET영상 외에 도파탈탄산효소와 제2형(type II) 소포성모노아민전달체 PET으로 측정할 수 있다.

[^{18}F]FDOPA PET에서 주사 후 90분 이상 동적영상을 얻어 유입상수 Ki을 측정할 수 있다. Ki은 시냅스전도파민신경의 밀도와 [^{18}F]FDOPA를 [^{18}F]도파민으로 전환하는 도파탈탄산효소의 활성을 반영한다. 그러나 [^{18}F]FDOPA는 높은 수율로 합성하기 어렵고 체내에서 비특이적 결합이 높아서 영상의 신호/잡음비가 낮으며, 뇌와 말초에서 대사가 현저히 일어나기 때문에 추적자동역학모델을 통해 영상을 정량화하기 어렵다. 이러한 단점이 임상적용에 제한점으로 작용한다.

제2형 소포성모노아민전달체(VMAT2)는 도파민신경세포의 세포질내에서 도파민, 세로토닌, 아세틸콜린과 같은 모노아민을 분비성 소포(secretory vesicle)로 이동시키는 역할을 한다. 소포성모노아민전달체 PET 영상용 방사성의약품으로는 소포성모노아민전달체 억제제인 tetrabenazine의 유도체인 [^{11}C]DTBZ과 [^{18}F]FP-DTBZ 등이 있으나 널리 이용되지는 않고 있다.

[^{18}F]FDOPA PET과 [^{11}C]DTBZ PET은 도파민전달체 PET과 마찬가지로 파킨슨병 환자에서 시냅스전도파민신경세포의 기능감소 평가에 유용하다. 그러나 도파민전달체 PET인 [^{11}C]methylphenidate PET과 [^{18}F]FDOPA PET 및 [^{11}C]DTBZ PET을 비교한 연구에 따르면 파킨슨병 환자에서 선조체의 [^{18}F]FDOPA 섭취(Ki)가 상대적으로 [^{11}C]DTBZ 결합보다 적게 감소하는 반면, [^{11}C]DTBZ 결합은 [^{11}C]methylphenidate 결합보다 적게 감소하였다. 이는 파킨슨병 환자에서 도파민신경세포가 소실됨에 따라 보상적으로 도파민 합성을 증가시키기 위해 도파탈탄산효소가 상향조절(up-regulation)되고 도파민 재섭취를 감소시키기 위해 도파민전달체가 하향조절(down regulation)되는 기전이 작동함을 시사한다.

3) 도파민수용체 영상

선조체 및 뇌피질에는 시냅스후도파민신경이 분포하며 시냅스후도파민신경세포막에 위치한 도파민수용체는 현재 5가지 이상 아형이 밝혀져 있다. 이

중 D2 도파민수용체가 선조체에 가장 많이 분포한다. 도파민 D2/D3 수용체에 선택적으로 결합하여 현재 임상적으로 널리 사용되고 있는 PET용 방사성의약품으로 [^{11}C]raclopride와 [^{18}F]fallypride 등이 있다. 파킨슨병 환자는 선조체내 도파민수용체가 정상이거나 초기에 보상작용으로 증가하지만, 다중계위축(multiple system atrophy)이나 진행핵상마비(progressive supranuclear palsy) 같은 비정형파킨슨증에서는 시냅스전 및 시냅스후도파민신경도 함께 소실되므로 도파민수용체 PET영상이 파킨슨병과 비정형파킨슨증을 감별진단하는데 유용하다. 또한 [^{11}C]raclopride는 D2/D3 수용체에 대해 도파민과 경쟁적 결합을 하므로, 뇌신경질환이나 약물투여 등에 의한 내인성 도파민 분비를 [^{11}C]raclopride PET 점유율 검사(occupancy test)로 평가할 수 있다.

4) FDG PET영상

FDG는 현재 임상에서 가장 널리 이용하고 있는 뇌포도당 대사 측정용 방사성의약품으로 FDG 섭취는 국소 뇌부위에서 뇌신경세포 및 시냅스 활성도를 반영한다. 운동이상 질환은 병태생리에 따라 특정부위에서 뇌세포 소실이 일어나고 기능적 연관부위에서 시냅스 활성도가 감소 혹은 증가되므로 FDG PET은 파킨슨병 및 파킨슨증후군의 감별진단 및 병태생리 연구에 유용하다.

파킨슨병 환자의 특징적인 뇌 포도당대사에 대해서는 아직 논란이 있으나 조기파킨슨병 환자에서 증상이 심한 사지의 반대측 피각에서 대사증가가 나타날 수 있고 뇌피질에서는 같은 연령대의 정상인과 큰 차이가 없다. 파킨슨병이 진행하면서 전두엽, 두정엽, 측두엽 및 후두엽 피질에서 전반적인 대사감소를 보일 수 있다(그림 4-3-5). 레보도파 치료는 뇌피질에서 포도당대사를 감소시키는 것으로 알려져 있으며 특히 인지기능 감소가 전두엽 피질의 대사감소와 연관이 있다는 보고가 있다. 진행파킨슨병 환자는 약 18~44%에서는 치매가 동반되는데 이때에는 알츠하이머병과 유사하게 두정측두엽 연합피질(association cortex of temporoparietal cortex)에서 상대적으로 대사감소가 나타나며 알츠하이머병과 달리 후두엽 피질에서도 대사감소를 볼 수 있다.

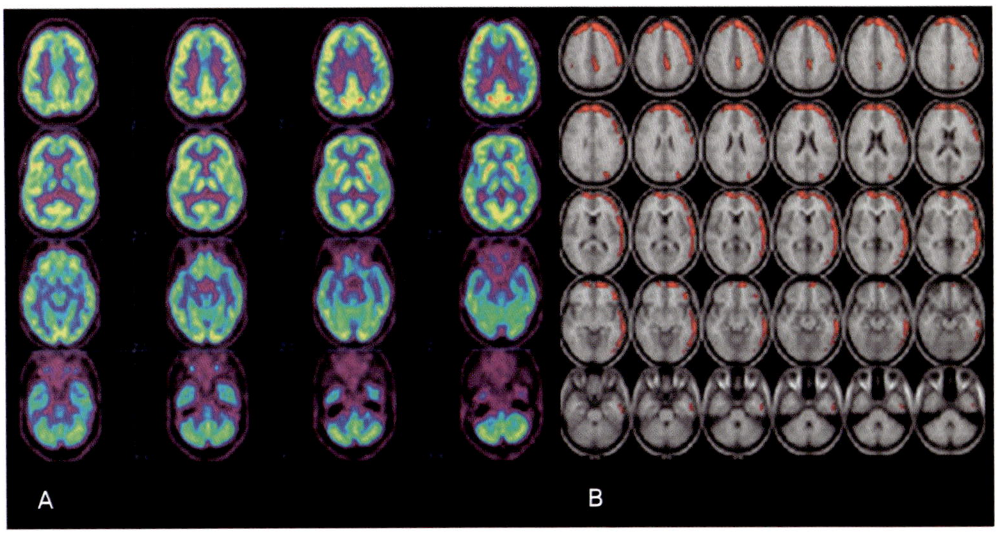

그림 4-3-5. 치매를 동반하지 않은 파킨슨병환자의 FDG PET영상. 전반적으로 뇌피질에서 FDG섭취가 감소되어 있으나 기저핵, 뇌간, 소뇌에서는 뚜렷한 뇌포도당대사감소 소견이 관찰되지 않는다. FDG PET (A) SPM (B)

2. PET의 임상적용

1) 파킨슨병 진단

도파민전달체 PET영상에서 파킨슨병은 특징적인 선조체내 방사성의약품의 섭취감소 양상을 보인다. 즉, 초기파킨슨병 환자(H&Y stage I)라도 선조체의 섭취는 반대측이 정상보다 60~80%이상 감소되어 있고 편측 선조체에서도 도파민전달체의 섭취가 감소되어 보인다. 또한 후배측 피각(posterodorsal putamen)에서 섭취감소가 가장 먼저 일어나며 미상핵(caudate nucleus)이 가장 나중에 변화를 보인다(그림 4-3-4). 정상인도 연령이 증가함에 따라 도파민전달체 영상에서 선조체의 섭취가 10년당 5~8%정도 감소된다. 그러나 정상인에서 나타나는 노화로 인한 선조체 섭취는 파킨슨병과는 달리 선조체 전반에 걸쳐 균등하게 감소하므로 육안분석으로도 구분이 가능하다. 따라서 파킨슨병에서 도파민전달체 영상을 이용하여 진단성능을 연구한 결과 대부분에서 예민도가 95%이상이고 특이도가 90~100%였다. 그러나 조기파킨슨병 환자에서 5.7~14.7%는 도파민전달체 영상이 정상인 것으로 알려져 있다. 이러한 환자(subjects with scans without evidence of dopaminergic deficit; SWEDD)를 추적관찰하면 증상이 변하지 않거나 오히려 좋아진다는 연구결과가 있다. 이를 고려하면 SWEDD는 대부분 도파민신경 결손이 원인이 아니라 약물유발파킨슨증후군 등 다른 질환이 원인인 것으로 생각한다.

진전(tremor)은 파킨슨병 환자에서 흔히 나타나는 증상이나 본태진전(essential tremor) 등 다른 질환에서도 나타난다. 파킨슨병에서 나타나는 안정진전(resting tremor)과 달리 본태진전은 체위진전(postural tremor)을 보이고 그 빈도와 대칭성 등 임상적 특징이 서로 달라 구분할 수 있다. 그러나 일부 환자들은 파킨슨병과 유사한 증상을 같이 가지고 있어 종종 파킨슨병으로 오진하여 항파킨슨병 치료를 잘못 받기도 한다. 전형적인 본태진전 환자는 도파민전달체 영상에서 정상소견을 보인다. 이에 비해 오랜 기간 비대칭적인 체위진전을 보이는 본태진전 환자 중에서 38%는 파킨슨병으로 진행하고 이러한 환자는 도파민전달체 영상에서 비정상적인 섭취감소를 보이는 것으로 알려져 있어 도파민전달체 영상은 본태진전 환자에 내재된 파킨슨병을 발견하는 데 도움을 준다.

혈관파킨슨증(vascular parkinsonism; VP)은 최근 임상소견 및 부검병리소견을 바탕으로 진단기준이 발표되었다. 그러나 아직 동반된 병리학적 소견에 대한 연구결과가 부족하고 파킨슨병 발생이 많은 고연령군에서도 기저핵이나 백질에 허혈(ischemia)병소가 흔하므로 파킨슨병과 정확하게 감별하기 어려울 수 있다. 혈관파킨슨증은 뉴런경유변성(transneuronal transformation)에 의해 흑질 세포가 일부 소실될 수 있지만 기저핵의 시냅스전도파민신경계는 일반적으로 유지되어 있어 도파민전달체 영상에서는 선조체 섭취가 유지되거나 정상인보다 약간 감소되어 보인다. 반면 기저핵에 허혈병소가 있는 경우 이 부위에 국소적 섭취감소가 보이나 파킨슨병과 같은 특징적인 양측 기저핵에 비대칭적인 섭취감소 양상은 보이지 않는다. 따라서 도파민전달체 영상은 혈관파킨슨증이 의심되는 환자에서 전임상(preclinical)파킨슨병이 동반되어 있는지 아니면 허혈병소에 의한 증상발현인지를 감별하는데 도움을 준다.

항도파민제(antidopaminergic drugs)나 항구토제 등은 가역적인 아급성 파킨슨 증상을 유발하며 도파민수용체 영상에서 D2수용체가 약물에 의해 차단되어 있는 것을 볼 수 있다. 이러한 약물유발파킨슨증은 약물복용과 임상증상 발현의 시간적 관계나 양측성 증상 등과 같은 임상소견으로 진단이 가능하다. 그러나 이러한 약물유발파킨슨증 환자 가운데 약 30%는 편측성 임상증상이 나타나고 전임상(preclinical or presymptomatic)파킨슨병이 내재되어 있을 수 있기 때문에 임상소견만으로 파킨슨병과 정확히 구별하기 어렵다. 약물유도파킨슨증은 시냅스전도파민신경이 소실되지 않기 때문에 도파민전달체 영상에서는 정상이거나 보상기전으로 도파민전달체가 상향조절되어 선조체의 섭취가 오히려 증가한다. 따라서 도파민전달체 영상은 약물유발파킨슨증 환자 중 증상이 심하거나 지속되는 경우 파킨슨병의 동반 유무를 판단하여 치료방침을 결정하는데 유용하다.

2) 파킨슨병 조기발견

파킨슨병 환자는 흑질에서 도파민신경 변성이 발생한 후 증상이 발현되기까지 약 6년 정도 전임상 기간(preclinical period)을 갖는 것으로 알려져 있다. 따라서 파킨슨병 발생 위험이 높은 환자에서 아직 증상이 없는 전임상시기에 도파민전달체 PET으로 파킨슨병을 조기에 발견할 수 있다. 한 연구결과에 따르면 파킨슨병 환자의 가족 중 후각감퇴증(hyposmia)이 있는 사람 가운데 10%에서 도파민전달체 영상에서 비정상적 감소를 볼 수 있고 이 환자들이 2년 내 파킨슨증상을 나타내었다. 그리고 파킨슨병 환자의 무증상 쌍둥이(monozygotic co-twins)를 대상으로 한 연구에서 이란성은 18%, 일란성은 55%에서 피각에서 [^{18}F]FDOPA 섭취가 감소되었고 4년 이상 추적한 결과 일란성쌍둥이 가운데 20%에서 임상증상이 발생하였다. 또한 가족성파킨슨병 환자의 가족 중 25%에서 [^{18}F]FDOPA 섭취가 감소되고 이중 1/3에서 5년내에 파킨슨 증상이 발생하였다. 이상의 연구결과들을 고려하면 유전적 소인이 있는 파킨슨병 환자의 가족이나 특발후각감퇴증 환자, 경두개초음파에서 중뇌흑질에 고에코병변이 보이거나 특발REM수면장애(RBD) 등 파킨슨병 증상 발현 전에 나타날 수 있는 위험소견이 있는 환자에서 도파민전달체 PET이나 [^{18}F]FDOPA PET은 전임상파킨슨병을 조기에 발견하는데 유용하리라 기대된다.

3) 파킨슨병의 경과관찰 및 약물효과 판정

[^{18}F]FP-CIT PET, [^{18}F]FDOPA PET, [^{11}C]DTBZ PET 등에서 선조체 섭취는 파킨슨병의 진단뿐만 아니라 파킨슨병 및 파킨슨증후군의 중등도를 평가하는 데 이용된다. 일반적으로 시냅스전도파민신경 PET에서 선조체의 섭취는 Unified Parkinsons Disease Rating Scale (UPDRS), Hoehn-Yahr (H&Y) stage, 발병기간 및 파킨슨병에서 서동증(bradykinesia)과 같은 임상적 중증도와 상관관계를 보이나 안정진전과 상관관계는 없는 것으로 보고되었다(그림 4-3-4).

PET은 또한 파킨슨병 환자에서 흑질선조체로 변성이 진행하는 경과를 평가하는 데 이용된다. [^{18}F]FDOPA의 선조체 섭취는 매년 1% 이하로 감소를 보이는 정상인보다 파킨슨병 환자에서 더 빨리 감소하여 피각에서는 매년 약 8~12%, 미상핵에서는 4~6% 감소한다고 보고되었다. 도파민전달체 영상용 [^{18}F]CFT PET을 이용한 연구에 따르면 정상인과 비교할 때 미상핵(5.6%/년), 피각 전부(5.3%/년), 피각 후부(3.3%/년) 순으로 섭취감소율이 커서 파킨슨병 환자에서는 도파민전달체가 선형적보다는 지수함수적으로 감소하였다. [^{11}C]DTBZ PET에서도 피각의 섭취감소가 매년 약 5%로 보고되었고 경도의 환자에서 감소가 더 큰 것으로 보고되었다.

파킨슨병 환자에서 흑질선조체 변성이 진행하는 것을 PET으로 평가할 수 있는 사실은 파킨슨병의 진행을 완화시킬 수 있을 것으로 생각되는 새로운 신경보호제(neuroprotective drug)나 세포치료제의 효과를 PET으로 객관적으로 평가할 수 있다는 것을 시사한다. 그러나 지금까지 연구는 일부 상반되는 결과들을 보고하고 있어 추후 더 연구가 필요하다.

4) 비정형파킨슨증의 감별

다중계위축이나 진행핵상마비 등과 같은 비정형파킨슨증은 시냅스 전,후 도파민신경 및 세로토닌을 비롯한 다른 신경세포의 변성을 동반할 수 있고 일반적으로 파킨슨병보다 진행이 빠르며 레보도파 등과 같은 도파민 치료에도 잘 반응하지 않는다. 파킨슨병과 비정형파킨슨증을 감별진단하는 것은 치료방침 결정과 예후 평가뿐만 아니라 병인과 병태생리를 연구하고 새로운 치료제를 개발하기 위해서도 매우 중요하다. 비정형파킨슨증은 파킨슨 증상 외에 자세불안, 외안근 마비, 자율신경계 이상증상이 조기에 나타나고, 추체로 증상, 혹은 운동실조 등이 추가로 나타나므로 특징적인 임상증상을 바탕으로 진단을 할 수 있다. 그러나 발병 초기에는 파킨슨병과 증상이 유사하고 특징적 증상이 발현되지 않으면 감별이 어려워 약 20~30% 환자에서 잘못된 진단이 내려진다.

도파민전달체 PET영상은 비정형파킨슨증 환자에서도 선조체의 시냅스전도파민신경소실을 발견하는 데 유용하지만 파킨슨병과 유사한 소견을 보여 감별진단에는 제한이 있다. 따라서 도파민수용체 PET이나 FDG PET을 추가로 시행하면 비정형파킨슨증을 감별진단하는데 도움을 받을 수 있다.

(1) 다중계위축

다중계위축은 기저핵과 뇌간(brain stem, substantia nigra, locus ceruleus, dorsal vagal nuclei, vestibular nuclei, inferior olives, pontine nuclei), 소뇌 및 척수에 위치한 신경세포에 퇴행성 변화가 일어나고 아교화(gliosis)로 인해 추체외로 증상과 소뇌 및 자율신경계 이상증상이 생기는 퇴행성 질환이다. 또한 주증상에 따라 파킨슨형(MSA-p, striatonigral degeneration)과 소뇌형(MSA-c, olivopontocerebellar atrophy)으로 구분한다. 환자 대부분은 소뇌증상이 먼저 발생하고 뒤이어 자율신경계 혹은 추체외로 증상이 나타난다. 그러나 일부에서는 파킨슨병과 같은 추체외로 증상이 먼저 발생하고 소뇌증상이나 자율신경계 증상이 나중에 발생하는 경우도 많아 초기에 파킨슨병과 감별이 어려울 수 있다. 다중계위축 환자는 뇌간 및 선조체 등에서 신경세포가 소실되므로 도파민전달체와 수용체 PET영상 및 시냅스활성을 반영하는 FDG PET에서 이상소견을 보인다. 파킨슨형 환자는 병태생리와 일치하여 도파민전달체 PET과 도파민수용체 PET 및 FDG PET영상(그림 4-3-6)에서 모두 피각 후부에서 섭취가 먼저 감소하고, 병이 진행할수록 피각 전부와 미상핵 순으로 섭취가 감소하므로 도파민 전달체 PET에서는 파킨슨병과 감별이 어려울 수 있다. 그러나 파킨슨병 환자는 도파민수용체 PET이나 FDG PET에서 선조체의 섭취감소가 보이지 않으므로 이를 이용하여 감별할 수 있다. 특히 FDG PET은 소뇌형 환자에서 파킨슨병과 달리 뇌교와 소뇌에서 대사감소를 보여 감별에 도움을 주고, 소뇌와 뇌교의 대사감소는 운동실조증(ataxia) 및 자율신경계 증상 정도와 각각 상관관계가 크다.

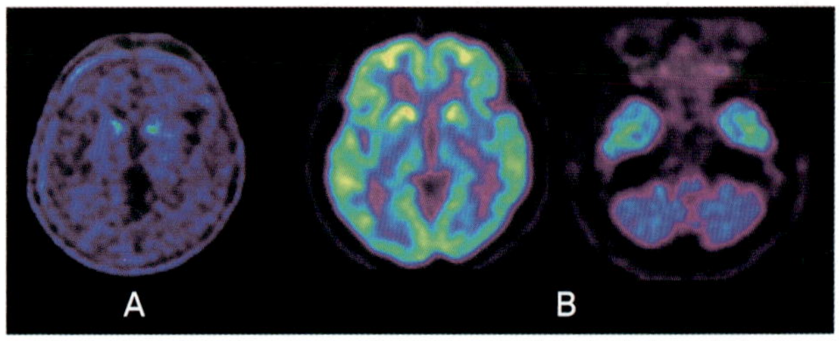

그림 4-3-6. 파킨슨형 다중계위축환자의 [^{18}F]FP-CIT (A)와 FDG PET (B)영상. 양측 선조체에서 FP-CIT 결합이 감소되어 있으며 양측 피각 뒷부분, 연수, 소뇌 부위의 뇌 포도당대사가 감소되어 있다.

(2) 진행핵상마비

진행핵상마비는 안구운동장애와 자세불안, 경직, 소뇌 및 추체로 증상, 인지기능 이상을 특징으로 하는 퇴행뇌질환이다. 병리학적으로 기저핵(특히 감람핵)과 시상아래부(subthalamus), 뇌간 및 소뇌에서 신경세포가 소실되고, 아교화 및 신경섬유 소체(neurofibrillary tangles)를 보인다. 도파민전달체 PET에서는 선조체 섭취가 현저히 감소되고 파킨슨병과 달리 초기부터 미상핵에서 섭취감소가 뚜렷하다. 진행핵상마비 환자에서는 시냅스후도파민신경세포도 함께 감소하므로 도파민수용체 PET에서 선조체 섭취감소를 볼 수 있어 파킨슨병과 감별할 수 있다. FDG PET은 선조체, 시상, 중뇌 및 전두엽 피질에서 대사가 감소하여 파킨슨병 및 다른 파킨슨증과 감별하는 데 도움을 주며 전두엽 피질에서 보이는 대사감소는 치매의 중등도와 상관관계를 보인다(그림 4-3-7).

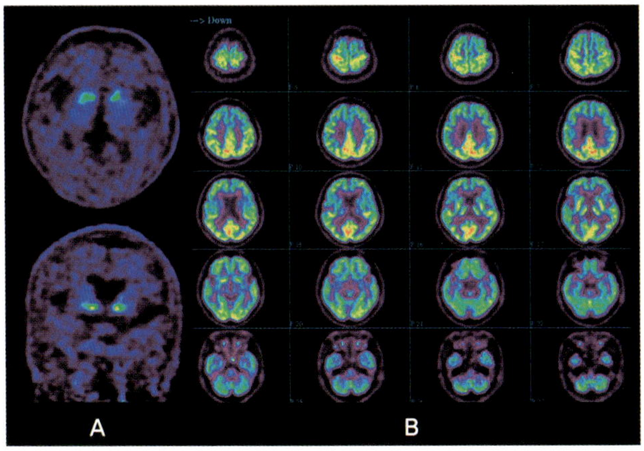

그림 4-3-7. 진행핵상마비 환자의 [18F]FP-CIT (A)와 FDG PET (B) 영상. 양측 피각과 미상핵에서 FP-CIT섭취가 감소되어 있고 중뇌, 양측 내측전두피질, 미상핵, 시상 부위의 뇌포도당대사가 감소되어 있다.

(3) 피질기저핵변성(Corticobasal Degeneration)

피질기저핵변성은 뇌피질과 기저핵 변성을 특징으로 하는 퇴행뇌질환으로 비대칭적 경직과 서행, 진전, 근긴장이상(dystonia), 간대성 근경련(myoclonus), 행동부전(dyspraxia), 피질성 감각소실, 보행부전 및 치매 등과 같은 임상적 특징을 보인다. 병리학적으로 뇌피질 및 기저핵과 중뇌에서 신경세포가 소실되고 타우(tau)관련 소체가 보인다. 도파민전달체 및 수용체 PET에서는 비대칭적 섭취감소를 보이고 특히 FDG PET에서는 이상증상을 보이는 사지와 반대측 대뇌에서 일차 운동 및 감각 피질을 포함한 전두엽과 두정엽 피질, 기저핵, 시상에 대사감소가 보인다. 심한 경우에는 해리현상에 의해 소뇌의 섭취도 감소되어 보이며 이러한 대사감소 양상은 파킨슨병 및 다른 비정형파킨슨증과 감별하는데 도움을 준다(그림 4-3-8).

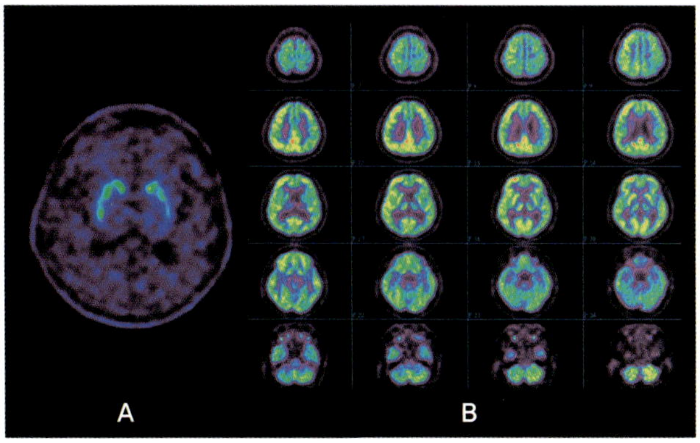

그림 4-3-8. 피질기저핵변성 환자의 [18F]FP-CIT(A)와 FDG PET(B)영상. 선조체의 FP-CIT섭취가 비대칭적으로 감소되어 있고 전두측두피질, 선조체, 시상, 소뇌에서 포도당대사가 비대칭적으로 감소되어 있다.

(4) 루이체치매 (Dementia with Lewy body)

루이체치매는 중뇌 흑질과 대뇌 피질에 루이체소체가 침착하는 퇴행뇌질환으로 알츠하이머병에서 보이는 아밀로이드 플라크도 다양한 정도로 동반되어 나타난다. 임상적으로 파킨슨 운동증상 외에 반복적인 환시(visual hallucination) 및 인지기능장애가 발병초기부터 발생한다. 루이체치매는 파킨슨병과 마찬가지로 시냅스전도파민신경이 소실되므로 도파민전달체 PET영상에서 진행파킨슨병 환자와 유사한 소견을 보인다. 반면 FDG PET에서는 파킨슨병 치매처럼 전반적인 대뇌피질에서 대사가 감소하고 더불어 두정측두엽의 연계피질과 후두엽 피질에서 대사감소가 뚜렷하다(그림 4-3-9). 임상적으로 루이체치매 환자가 치매증상은 있지만 파킨슨 증상이 없거나 미약한 경우는 임상증상만으로 알츠하이머병 등과 정확히 구별하기 어려울 수 있다. FDG PET에서는 후두엽에서 섭취 감소가 현저하고 후대회(posterior cingulate)에서는 대사감소가 알츠하이머병 환자보다 상대적으로 적어(cingulate island sign) 감별에 도움이 된다. 또한 도파민전달체 PET에서 알츠하이머병은 선조체의 섭취가 정상이므로 감별할 수 있다.

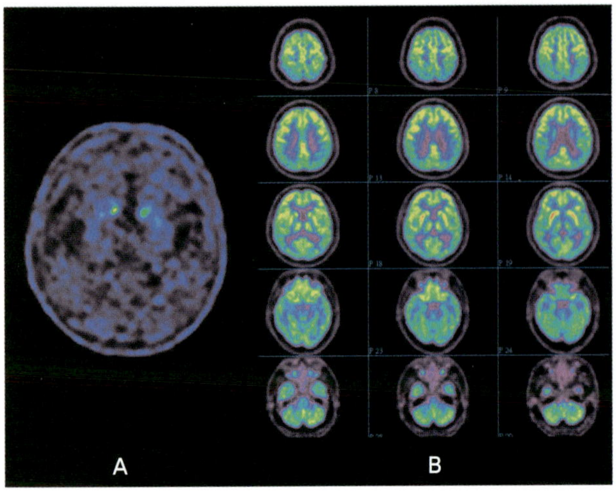

그림 4-3-9. 루이체치매 환자의 [^{18}F]FP-CIT(A)와 FDG PET(B)영상. 선조체에서 도파민전달체 결합이 감소되어 있고 양측 두정측두피질과 후두피질의 포도당대사가 감소되어 있다.

3. 참고문헌

1. Booij J, Kemp P. Dopamine transporter imaging with [^{123}I]FP-CIT SPECT: potential effects of drugs. *Eur J Nucl Med Mol Imaging* 2008;35:424-38.
2. Booij J, Tissingh G, Winogrodzka A, van Royen EA. Imaging of the dopaminergic neurotransmission system using single-photon emission tomography and positron emission tomography in patients with parkinsonism. *Eur J Nucl Med* 1999;26:171-82.
3. Brooks DJ. Functional imaging in relation to parkinsonism syndromes. *J Neurol Sci* 1993;115:1-17.
4. Eidelberg D, Dhawan V, Moeller JR, Sidtis JJ, Ginos JZ, Strother SC, et al. The metabolic landscape of corticobasal ganglionic degeneration: regional asymmetries studied with positron emission tomography. *J Neurol Neurosurg Psychiatry* 1991;54:856-62.
5. Fearnley J, Lees A. Aeging and Parkinson's disease: substantia nigra regional selectivity. *Brain* 1991; 114:2283-301.
6. Foster NL, Gilman S, Berent S, Morin EM, Brown MB, Koeppe RA. Cerebral hypometabolism in progressive supranuclear palsy studied with positron emission tomography. *Ann Neurol* 1988;24:399-406.
7. Gilman S, Koeppe RA, Junck L, Kluin KJ, Lohman M, St Laurent RT. Patterns of cerebral glucose metabolism detected with positron emission tomography differ in multiple system atrophy and olivopontocerebellar atrophy. *Ann Neurol* 1994;36:166-75.
8. Haaparanta M, Bergman J, Laakso A, Hietala J, Solin O. [^{18}F]CFT ([^{18}F]WIN 35,428), a radioligand to study the dopamine transporter with PET: biodistribution in rats. *Synapse* 1996; 23:321-7.
9. Ichise M, Meyer JH, Yonekura Y. An introduction to PET and SPECT neuroreceptor quantification models. *J Nucl Med* 2001;42:755-63.
10. Ichise M, Toyama H, Innis RB, Carson RE. Strategies to improve neuroreceptor parameter estimation by linear regression analysis. *J Cereb Blood Metab* 2002;22:1271-81.
11. Kazumata K, Dhawan V, Chaly T, Antonini A, Margouleff C, Belakhlef A, et al. Dopamine transporter imaging with fluorine-18-FPCIT and PET. *J Nucl Med* 1998;39:1521-30.
12. Kim JS. Metabolic topography of parkinsonism. *Nucl Med Mol Imaging* 2007:41:141-51.
13. Kim JS. Practical approach for the clinical use of dopamine transporter imaging. *Nucl Med Mol Imaging* 2008:42:425-34.
14. Koch W, Radau PE, Hamann C, Tatsch K. Clinical testing of an optimized software solution for an automated, observer-independent evaluation of dopamine transporter SPECT studies. *J Nucl Med* 2005;46:1109-18.
15. Kuhl DE, Metter EJ, Riege WH. Patterns of local glucose utilization determined in Parkinson's disease by the F-18 FDG method. *Ann Neurol* 1984;15:419-24.
16. Kwon K-Y, Choi CG, Kim JS, Lee MC, Chung SJ. Comparison of Brain MRI and ^{18}F-FDG PET in the Differential Diagnosis of Multiple System Atrophy from Parkinson's Disease. *Mov Disord* 2007;22:2352-8.
17. Laruelle M. The role of model-based methods in the development of single scan techniques. *Nucl Med Biol* 2000;27:637-42.
18. Lee CS, Samii A, Sossi V, Ruth TJ, Schulzer M, Holden JE, et al. In vivo positron emission tomographic evidence for compensatory changes in presynaptic dopamine nerve terminals in Parkinson's disease. *Ann Neurol* 2000;47:493-503.
19. Lee SJ, Oh SJ, Chi DY, Kang SH, Kil HS, Kim JS, et al.

One-step high-radiochemical-yield synthesis of [18F] FP-CIT using a protic solvent system. *Nucl Med Biol* 2007;34:345-51.

20. Leroy C, Comtat C, Trebossen R, Syrota A, Martinot J-L, Ribeiro M-J. Assessment of ^{11}C-PE2I Binding to the neuronal dopamine transporter in humans with the high-spatial-resolution PET scanner HRRT. *J Nucl Med* 2007;48:538-46.
21. Lundkvist C, Haldin C, Ginovart N, Swahn CG, Farde L. ^{18}F-CIT-FP is superior to ^{11}C-CIT-FP for quantitation of the dopamine transporter. *Nucl Med Biol* 1997;24:621-7.
22. Ma ST, Rinne JO, Collan Y, Roytta M, Rinne UK. A quantitative morpholmetrical study of neuron degeneration in the substantia nigra in Parkinson's disease. *J Neurol Sci* 1996;140:40-5.
23. Ma Y, Mentis DM, Chaly T, Spetsieris PG, Eidelberg D. Parametric mapping of [^{18}F]FPCIT binding in early stage Parkinson's disease: a PET study. *Synapse* 2002;45:125-33.
24. Minoshima S, Foster NL, Sima AAF, Frey KA, Albin RL, Kuhl DE. Alzheimer's disease versus dementia with Lewy bodies: Cerebral metabolic distinction with autopsy confirmation. *Annal Neurol* 2001;50:358-65.
25. Park HK, Kim JS, Im KC, Oh SJ, Kim MJ, Lee JH, et al. Functional brain imaging in pure akinesia with gait freezing: [^{18}F]FDG PET and [^{18}F]FP-CIT PET analyses. *Mov Disord* 2009;24:237-45.
26. Piert M, Koeppe RA, Giordani B, Minoshima S, Kuhl DE. Determination of regional rate constants from dynamic FDG-PET studies in Parkinson's disease. *J Nucl Med* 1996;37:1115-22.
27. Rinne JO, Laihinen A, Nagren K, Ruottinen H, Ruotsalainen U, Rinne UK. PET examination of the monoamine transporter with [^{11}C]β-CIT and [^{11}C]β-CFT in early Parkinson's disease. *Synapse* 1995;21:97-103.

Chapter 04

심근관류 PET

팽진철
이동수

초 록

심근관류 PET은 현재 임상에서 관류를 평가할 수 있는 가장 실용적이고 유용한 방법이다. 심근관류 SPECT에 비해 영상품질이 더 뛰어나서 진단성적이 더 훌륭하며, 절대관류량을 평가할 수 있는 장점이 있다. 최근 ^{82}Rb 등 기존 심근관류 PET 방사성의약품의 접근성이 개선되고 ^{18}F 표지 방사성의약품 등이 새로 개발되면서 심근관류 PET의 이용은 향후 늘어날 것으로 기대된다.

1. 서론

심근관류는, 형태학적으로 진단하는 관상동맥의 내강협착과 더불어 관상동맥질환에서 독립적이고 중요한 진단적 지표이다. SPECT와 PET을 비롯한 핵의학적 심근관류영상은 심근관류를 가장 잘 정립한 평가법이다. 반면, MRI 영상법에 이어 최근 CT도 심근관류를 평가하는 데 임상적으로 이용하기 시작하였으나 둘 다 여러 제약으로 인해 아직 널리 쓰이고 있지는 못한 상태이다. 심근관류영상은 관상동맥질환이 의심되는 환자에서 침습적 진단법에 대한 관문 검사로 이용하며 환자의 예후 평가, 재관류술과 같은 치료의 효과 평가, 환자의 추적 관찰 등 다양한 목적에 대하여 임상적 유효성이 확립되어 있다.

우리나라에서 심근관류영상은 아직까지 SPECT가 대부분을 차지하고 있으며, 극히 일부에서만 PET을 이용한 영상검사가 주로 연구 목적으로 이루어지고 있다. 이는 현재 심근관류 PET이 국내에서는 신의료기술로 분류되고 있는데다 심근관류 PET용 방사성의약품들이 현실적, 제도적 측면에서 일상적으로 이용하기 어렵기 때문이다. 예를 들어 [^{15}O]H_2O은 생산이 어렵고 반감기가 짧으며 영상분석이 어렵다. [^{13}N]NH_3 또한 사이클로트론에서 별도로 생산하기 번거로우며, ^{82}Rb은 발생기에서 생산하지만 아직 상용화 공급 체계가 구축되지 않았다.

그러나 심근관류 PET은 SPECT에 비하여 뛰어난 영상품질, 관류의 절대평가 능력, 높은 진단성능, 환자의 방사선노출 저감, 환자 편의성 증대 등과 같은 여러 장점이 있기 때문에 해외에서는 점차 심근관류 PET 이용이 확대되고 있으며, 국내에서도 심근관류 PET의 확대 노력이 진행 중이어서 향후 SPECT를 대체하며 이용이 늘어날 것으로 기대된다. 특히 최근 유망한 심근관류 PET용 방사성의약품들이 새로이 개발되어 임상시험을 거치고 있어 향후 전망에 대해 더욱 기대를 모으고 있다.

여기서는 심근관류 PET의 방법과 임상 적용에 대해 기술하기로 한다.

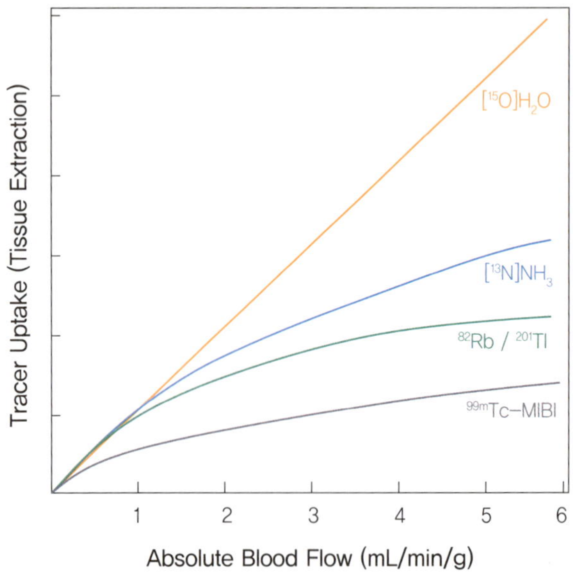

그림 4-4-1. 혈류량에 따른 심근관류 PET용 방사성의약품 섭취(조직추출률). [^{15}O]H_2O가 거의 완벽한 조직추출률을 보이고, 다른 방사성의약품들은 혈류가 증가할수록 추출률이 점차 감소하는 경향을 보인다.

2. 심근관류 PET 방사성의약품 및 영상법

1) [^{15}O]H_2O

[^{15}O]H_2O는 반감기가 2분인 ^{15}O로 표지된 물 분자 자체로 관류 시 자유확산을 통해 조직에 섭취되며 혈중에서 대사되지 않는다. 이러한 특성은 관류를 측정하기에 이상적이지만, 반감기가 짧고 영상의 품질이 좋지 않아 정량적 관류평가가 필요한 연구 이외에 많이 사용하지는 않는다(그림 4-4-1). [^{15}O]H_2O PET은 다른 관류 PET 방사성의약품처럼 심근에 고정되지 않기 때문에 일정 시점에서 섭취를 정적으로 평가할 수는 없고 동적 영상을 얻어 조직 내로 확산이나 제거(washout)를 평가한다.

영상을 얻기 위해 일반적으로 900~2,000 MBq의 [^{15}O]H_2O를 순간주사(bolus injection)하는데 10~15초에 걸쳐 천천히 순간주사하는 방식을 권장한다. 최근 영상장비가 개선되어 370 MBq 정도로 적은 양을 주사하여 영상을 얻은 결과도 보고되고 있다. 영상은 5~6분간 동적 프레임 모드, 또는 리스트 모드로 얻어 재구성한다. 혈관내분획을 구분하기 위하여 [^{15}O]CO를 흡입시켜 혈색소에 결합시킨 영상을 추가로 얻기도 한다.

[^{15}O]H_2O은 다음과 같은 단일구획 모델로 분석하여 심근의 관류를 정량적으로 평가한다.

조직 내 [^{15}O]H_2O의 농도는 조직의 혈류와 동맥 및 정맥 내 [^{15}O]H_2O의 농도에 따라 정해지며, 다음과 같은 식으로 표현할 수 있다.

$$\frac{dC_T(t)}{dt} = f \cdot C_a(t) - f \cdot C_v(t)$$

($C_T(t)$, $C_a(t)$, $C_v(t)$는 각각, 시간 t에서의 조직 내 농도, 동맥 농도, 정맥 농도)

물은 조직 내에서 자유롭게 확산하므로 바로 평형상태에 도달하게 되고 [^{15}O]H_2O의 정맥 농도와 조직 농도는 다음과 같은 관계를 갖게 된다.

$$C_v(t) = \frac{1}{p} \cdot C_T(t)$$

(p는 조직과 혈액 사이의 분배계수이며 심근에서는 일반적으로 0.91을 사용)

이 두 식으로부터 다음과 같은 식을 유도할 수 있다.

$$\frac{dC_T(t)}{dt} = f \cdot C_a(t) - \frac{f}{p} \cdot C_T(t)$$

$C_T(t)$에 대하여 이 미분방정식을 풀면

$$C_T(t) = f \cdot \int_0^t C_a(\tau) \cdot e^{-\frac{f}{p} \cdot (t-\tau)} d\tau = f \cdot C_a(t) \otimes e^{-\frac{f}{p} \cdot t}$$

(⊗는 convolution)

$C_T(t)$는 심근에 관심영역을 그려 측정할 수 있고, $C_a(t)$는 동맥혈을 채혈하여 농도를 측정하거나 영상에서 혈액분획에 관심영역을 그려 측정하는 방식으로 구할 수 있으므로 이 식을 통하여 혈류량 f를 구할 수 있다.

2) [^{13}N]NH_3

[^{13}N]NH_3는 반감기가 9.96분인 ^{13}N으로 표지되어 있으며 혈액 내에서 NH_3 또는 NH_4^+의 형태로 존재한다. 심근으로 확산해 들어간 후 글루타민합성효소(glutamine synthase)가 글루타민 형태로 고정시킨다. 적은 혈류에서는 일차통과추출률이 0.83으로 매우 높으나 2.5 mL/min/g 이상으로 혈류가 많으면 대사율이 제한되어 일차통과추출률이 감소하며, 3 mL/min/g에서 일차통과추출률이 0.60 가량으로 알려져 있다. 따라서 정량적 평가 시에는 이러한 점을 고려하여야 한다(그림 4-4-2). 또한 혈액 중에서 대사되어 주사 후 3~5분경에는 이미 약 50%의 혈액 중 방사능이 ^{13}N-글루타민과 요소로 존재하는 단점이 있다. 따라서 혈류량을 측정할 때는 초기 5분 이내에 얻은 영상

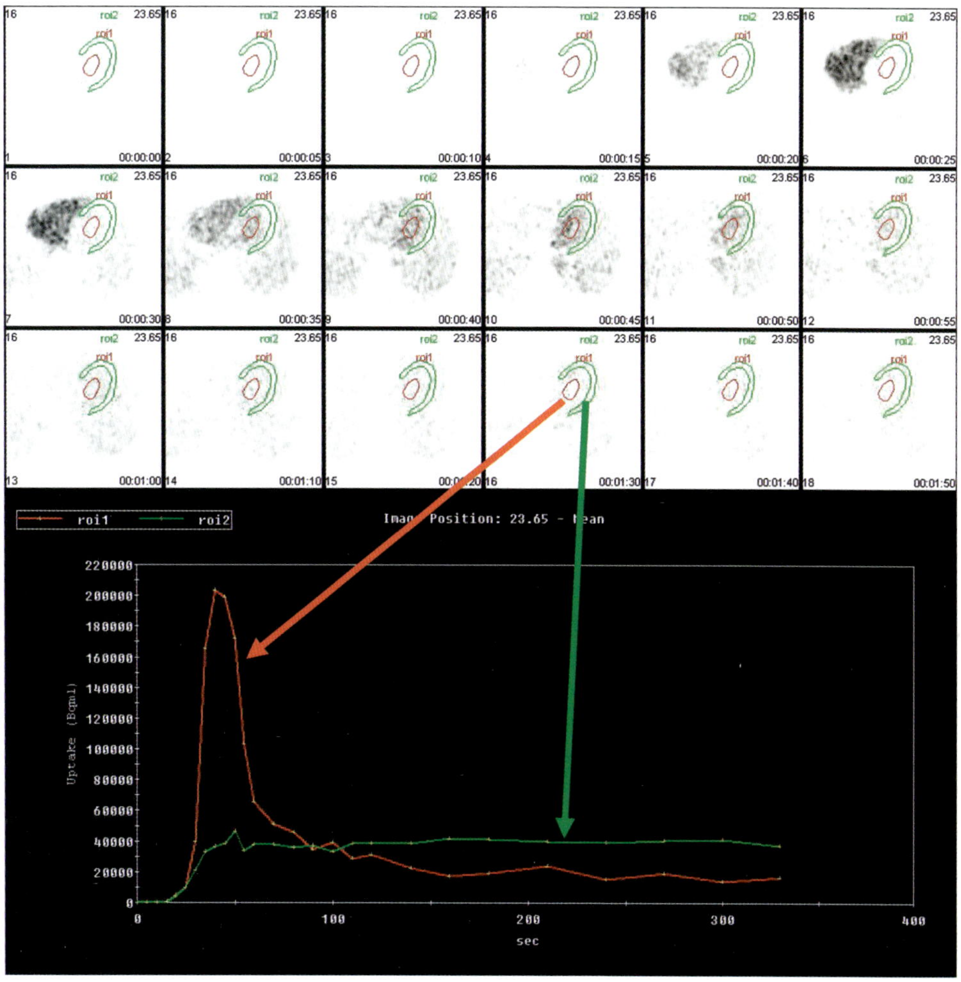

그림 4-4-2. 심근관류 PET에서 절대관류량 평가를 위해 얻은 동적 PET 스캔 ([^{13}N]NH_3). 심근(녹색 화살표) 및 좌심실(붉은색 화살표)에 관심영역을 설정하여 시간-방사능곡선을 구한다. (전남대학교병원 이병일 교수 제공)

을 이용하거나 대사산물을 고려하여 분석해야 한다.

[^{13}N]NH_3 370 MBq 가량을 30초에 걸쳐 주사하고 10~20분간 동적영상을 얻는다. 정적영상을 얻어 SPECT처럼 섭취를 통해 혈류를 정성적으로 평가할 수도 있으며, 이때는 주사 후 3~5분이 경과한 이후에 영상을 얻기 시작한다. 때로는 간섭취가 높게 보이기도 하며 이럴 때는 지연영상을 얻으면 좀 더 나은 영상을 얻을 수 있다. 리스트 모드로 영상을 얻으면 정적, 동적영상 모두를 재구성해 평가할 수 있으므로 더 효율적이다(그림 4-4-3).

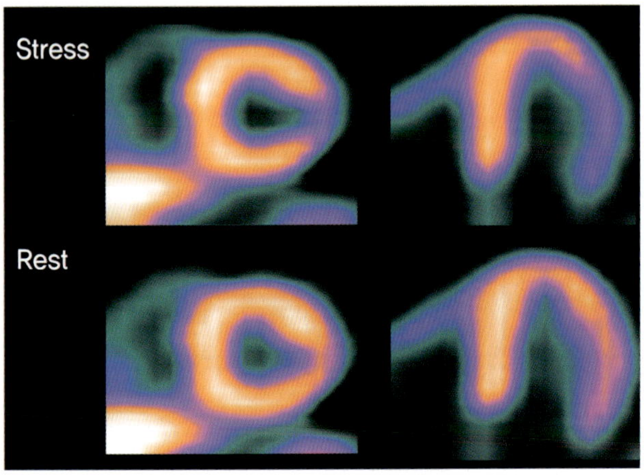

그림 4-4-3. [^{13}N]NH_3 심근관류 PET 영상에서 관찰되는 측벽의 가역적 관류결손. 심근관류 SPECT 영상보다 영상 품질이 더 뛰어나다. (전남대학교병원 이병일 교수 제공)

[^{13}N]NH_3는 3구획모델로 분석하여 다음과 같은 식을 얻는다.

$$C_m(t) = \frac{K_1 k_2}{k_2+k_3} e^{-(k_2+k_3)t} \otimes C_a(t) + \frac{K_1 k_3}{k_2+k_3} \int_0^t C_a(\tau) d\tau$$

[^{13}N]NH_3는 추출률이 매우 높으므로 이러한 식을 통해서 구한 K_1을 혈류에 대한 지표로 사용할 수 있다.

3) ^{82}Rb

^{82}Rb은 반감기가 76초이고 ^{82}Sr-^{82}Rb 발생기에서 생산하는 방사성동위원소로서, ^{201}Tl과 마찬가지로 체내에서 칼륨과 같은 동태를 보인다. 발생기에서 생산하기 때문에 활용도가 높고 반감기가 짧아 생산으로 인한 제약을 받지 않으며, 모핵종인 ^{82}Sr의 반감기가 28일이어서 1~2개월에 한 번씩 발생기를 교체한다(그림 4-4-4). 그러므로 심근관류 PET의 수요가 많지 않은 곳에서는 경제적 효율성 측면에 문제가 있을 수 있다. 심근세포막의 Na/K 채널을 통해 심근에 섭취되며 일반적인 혈류량에서 일차통과추출률은 0.5 이상으로 높은 편이지만, 혈류가 증가할수록 감소하여 3 mL/min/g에서 일차통과추출률이 0.40 이하로 낮은 단점이 있다.

반감기가 짧기 때문에 대개 추출과 동시에 주사를 할 수 있는 전용 장치를 통하여 30초 이상에 걸쳐 주사하며, 한번에 1,110~2,220 MBq을 투여한다. 정량적 분석을 위해 동적스캔을 실시할 때는 10분간 영상을 얻는다. 정적영상으로 평가할 때는 주사가 끝난 후 1~2분 후에 영상을 얻기 시작하여 3~8분간 영상을 얻는다. 역시 리스트 모드로 얻으면 정적, 동적 영상 모두를 평가할 수 있다.

정량분석은 2구획모델에 따라 분석하며 다음과 같은 식으로 계산한다.

$$C_m(t) = K_1 e^{-k_2 t} \otimes C_a(t)$$

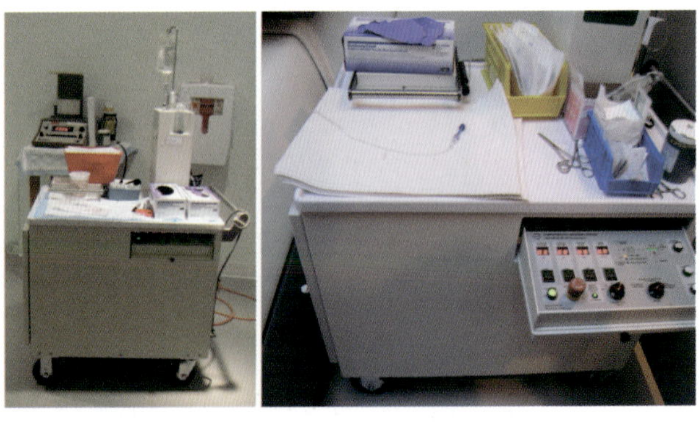

그림 4-4-4. ^{82}Rb 추출 및 주사장치의 예. 반감기가 짧으므로 추출과 동시에 주사를 할 수 있는 전용 장치를 이용한다.

4) 새로이 개발되는 방사성의약품

[^{15}O]H_2O, [^{13}N]NH_3, ^{82}Rb은 모두 선진국에서 사용허가를 받아 임상적으로 이용할 수 있는 방사성의약품이지만 임상 사용에는 각각 제한점이 적지 않다. 이러한 단점을 극복하기 위하여 가장 임상적 이용이 쉬운 양전자방출 방사성동위원소인 ^{18}F로 표지한 심근관류 PET용 방사성의약품을 개발하려는 시도를 계속하고 있다. ^{18}F로 표지하게 되면 현재 사이클로트론에서 FDG를 합성하기 위해 생산하는 ^{18}F를 그대로 이용할 수 있고, 반감기가 110분으로 긴 점을 이용하여 지역 내 배송 체계를 구축할 수도 있다. 또한 ^{18}F는 ^{82}Rb에 비해 양전자의 에너지가 낮고 방출범위가 짧아 영상 품질이 더 나은 장점도 있다. 현재 임상시험 중인 대표적인 ^{18}F 표지 방사성의약품으로 ^{18}F-flurpiridaz와 같은 것이 있다.

5) 방사선노출량

관상동맥질환에서 핵의학영상 및 CT 관상동맥조영술 등과 같은 검사기법이 발달함에 따라 일상적 검사가 늘어나면서 반복 검사에 따른 환자의 방사선노출량 증가 문제가 대두되고 있다. 환자가 얻는 이득을 고려하면 이러한 검사들을 시행하여야 하지만 되도록 방사선노출량이 적은 검사를 이용하는 것이 바람직하며, 이러한 측면에서도 심근관류 PET은 심근관류 SPECT에 비하여 우월한 검사로 볼 수 있다.

CT 관상동맥조영술에 따른 방사선 노출은 이용하는 CT 장비와 검사 프로토콜에 따라 크게 달라지며, 노출량이 2.3~22.7 mSv 정도로 보고하고 있다. 이 가운데 수 mSv 정도로 적은 방사선노출량은 최근 도입된 CT 장비에서 구현하고 있는데, 심전도에 연동하여 방사선 노출을 전향적으로 게이팅함으로써 노출량을 줄이고 있다. 이에 반해 핵의학적 영상검사에서는 체내에 투여한 방사성의약품에 의하여 내부방사선노출이 일어나며, 방사선노출량은 개별 방사성의약품의 종류에 따라 달라지고 투여한 방사능량에 비례한다. 선량평가법이 개선됨에 따라 방사선노출량 산출값이 약간의 변화가 있기는 하지만 대체적으로 표 4-4-1과 같이 요약할 수 있다.

표 4-4-1. 핵의학 심근관류영상의 방사선노출량

방사성의약품	투여량 (MBq; 휴식 + 부하)	방사선노출량 (mSv)
^{201}Tl chloride	111	15.0
^{99m}Tc-MIBI	370 + 740	3.2 + 5.6
^{99m}Tc-tetrofosmin	370 + 740	2.5 + 4.6
[^{15}O]H_2O	1,110 + 1,110	1.1 + 1.1
[^{13}N]NH_3	370 + 740	0.8 + 1.6
^{82}Rb	1,110 + 1,110	4.2 + 4.2
FDG	370	6.9

일반적으로 심근관류 SPECT에 이용하는 ^{201}Tl이나 ^{99m}Tc-MIBI는 방사선노출량이 10~15 mSv 정도인데 반해 심근관류 PET은 방사선노출량이 3~8 mSv 정도이다. 다른 방식을 사용한 방사선노출량 평가들에서도 정도는 다르지만 일관적으로 심근관류 PET이 심근관류 SPECT에 비해 1/2~1/3 가량의 방사선노출량을 가진 것으로 보고하고 있으며, PET에서 감쇠보정 목적으로 추가되는 노출량(약 0.8 mSv)을 고려해도 PET의 방사선노출량이 더욱 적다.

3. 심근관류 PET의 임상응용

1) 관상동맥질환의 진단

관상동맥질환 진단에서 심근관류 PET은 SPECT보다 더 나은 영상 품질을 바탕으로 더 높은 진단성적을 제공한다. PET에서는 SPECT와 비교하여 인공물이 영향을 주는 비율이 유의하게 작다. 전문가가 영상의 품질을 정성적으로 평가하여 보고한 연구에 따르면 ^{82}Rb PET은 90%가 진단을 위한 최상의 영상품질을 보였지만 SPECT는 20%에서만 최상이라고 평가하여 영상 품질에서 뚜렷이 차이가 났다. 심근관류 PET을 이용하여 관상동맥질환의 진단성적을 평가한 한 메타연구에서는, 진단성적이 전체적으로 예민도 92%, 특이도 85%, 관상동맥영역 별로는 예민도 81%, 특이도 87%로 보고하였다. 이러한 진단성적의 차이는 SPECT와 직접 비교한 연구에도 나타나는데, 진단 정확도가 SPECT는 70%에 미치지 못한 것에 비해 PET은 85~90%였다는 연구 보고가 있다. 특히 다혈관질환에 대한 진단성적은 SPECT가 48%였음에 비해 PET은 71%로 뚜렷하게 예민도가 높은 것으로 알려져 있다.

또한 관상동맥질환에서 관류평가는 단순히 관상동맥질환의 유무 진단만이 아니라 독립적인 예후인자로서 가치를 가지고 있는데, 잘 알려진 SPECT와 마찬가지로 심근관류 PET 역시 독립적인 예후인자이다. ^{82}Rb PET에서 관류결손이 없는 경우 1년간 심장사건의 발생확률은 1% 미만이지만 관류결손이 20% 이상 관찰되는 경우 심장사건이 10% 이상에서 발생하여 뚜렷한 차이를 보이는 것으로 보고되었다. 또한 [^{13}N]NH_3 PET에서도 관류결손에 따라 심장사건의 발생이 증가한다는 보고가 있다.

한편 PET을 이용하면 검사 자체의 비용이 더 비싸기는 하지만, 진단 성적이 우수하여 전체적으로 더 비용-효과적이라는 연구결과도 보고된 바 있다.

2) 절대관류량 평가

관류 SPECT에 비해 관류 PET가 갖는 가장 큰 장점 가운데 하나는 절대관류량을 평가할 수 있다는 점이다. 관류 PET도 관류 SPECT처럼 관상동맥질환으로 인해 관류결손이 있는 심근 부위와 정상 부위(remote area)의 관류량을 상대적으로 비교하여 관상동맥질환을 진단하는 원리를 이용한다. 그러나 관류 PET으로는 절대관류량을 평가할 수 있어서 더욱 유용하다. 예를 들어 다혈관질환에서는 전체적으로 관류가 감소하여(balanced ischemia) 관류영상의 진단예민도가 떨어지는데, 이 때 절대관류량를 평가하면 진단에 도움이 될 수 있다. 또한 최근 증가하고 있는 대사증후군이나 당뇨 등과 같은 질환에서는 심근 전체를 포괄하는 미세혈관질환(microvessel disease)이 발생할 수 있으며, 이러한 경우 심근 영역사이에 상대적 혈류량 차이가 심하지 않으므로 절대관류량 평가가 유용할 것으로 기대된다. 최근에는 [^{13}N]NH_3 PET을 이용하여 평가한 절대관류량이 유의한 예후인자로 보고된 바 있다.

4. 참고문헌

1. Bateman TM, Heller GV, McGhie AI, Friedman JD, Case JA, Bryngelson JR, et al. Diagnostic accuracy of rest/stress ECG-gated Rb-82 myocardial perfusion PET: Comparison with ECG-gated Tc-99m sestamibi SPECT. *J Nucl Cardiol* 2006;13:24-33.
2. Bengel FM, Higuchi T, Javadi MS, Lautamaki R. Cardiac positron emission tomography. *J Am Coll Cardiol* 2009;54:1-15.
3. Camici PG, Rimoldi OE. The clinical value of myocardial blood flow measurement. *J Nucl Med* 2009;50:1076-87.
4. Heller GV, Calnon D, Dorbala S. Recent advances in cardiac PET and PET/CT myocardial perfusion imaging. *J Nucl Cardiol* 2009;16:962-9.
5. Knuuti J, Kajander S, Maki M, Ukkonen H. Quantification of myocardial blood flow will reform the detection of CAD. *J Nucl Cardiol* 2009;16:497-506.
6. Stabin MG. Radiopharmaceuticals for nuclear cardiology: radiation dosimetry, uncertainties, and risk. *J Nucl Med* 2008;49:1555-63.

Chapter 05

심근대사 PET

팽 진 철
이 동 수

초 록

심근의 에너지 대사는 포도당과 지방산을 중심으로 다양한 기질을 이용한다. 심근의 에너지 대사는 FDG, [^{11}C]아세트산, [^{11}C]팔미트산 PET 등을 사용하여 다양한 방법으로 영상화할 수 있다. 심근은 여러 병적 상태에서 에너지 대사가 정상과 다르지만, 현재까지 심근 PET 임상적용이 가장 잘 확립되어 있는 분야는 생존심근 진단이다. 이 장에서는 PET을 이용한 에너지 대사 영상법을 개관하고 생존심근 평가에 적용하는 방법을 기술한다.

1. 심근대사 영상

1) 심근의 에너지 대사

포도당은 휴식기 심근에 평균 약 30% 가량 에너지를 공급하는 주요 에너지원이다. 심근은 이 외에도 젖산, 케톤, 아미노산, 피루브산(pyruvate), 팔미트산(palmitate) 등 다양한 기질을 에너지원으로 이용할 수 있다. 휴식 상태에서 산소공급이 충분한 심근은 팔미트산과 같은 긴사슬지방산을 산화하여 가장 중요한 에너지원으로 삼으며, 전체 에너지 중 약 60~85%는 지방산을 이용한다. 에너지원 선택에는 대사 기질의 혈중 농도와 호르몬을 비롯한 주변 환경, 심근 부하의 정도 등 다양한 외부적 요인이 영향을 미친다. 공복시에는 혈중 인슐린 농도가 낮아져 혈중 지방산 농도를 높이고 포도당이 세포 내로 섭취되는 것을 억제하여 심근에서 지방산 대사가 증가한다. 반면 식후에는 이와 반대작용이 일어나 심근에서 포도당 대사가 증가한다. 심근에 공급되는 산소와 부하 역시 심근의 에너지 이용에 큰 영향을 미친다. 심근 부하가 증가하거나 관상동맥질환으로 산소공급이 상대적 또는 절대적으로 부족해질 경우, 심근세포에서 포도당 섭취와 글리코겐 분해가 증가한다.

(1) 포도당 대사

포도당은 세포막 단백질인 포도당전달체(glucose transporter; GLUT)를 통해 세포 내로 전달된다. 종양에서는 GLUT-1이 주요한 역할을 하지만 심근에서는 일반적인 근육세포와 마찬가지로 인슐린 의존성이 높은 GLUT-4가 주 역할을 한다. 세포질 내에서 헥소키나제(hexokinase)가 포도당을 인산화하여 포도당

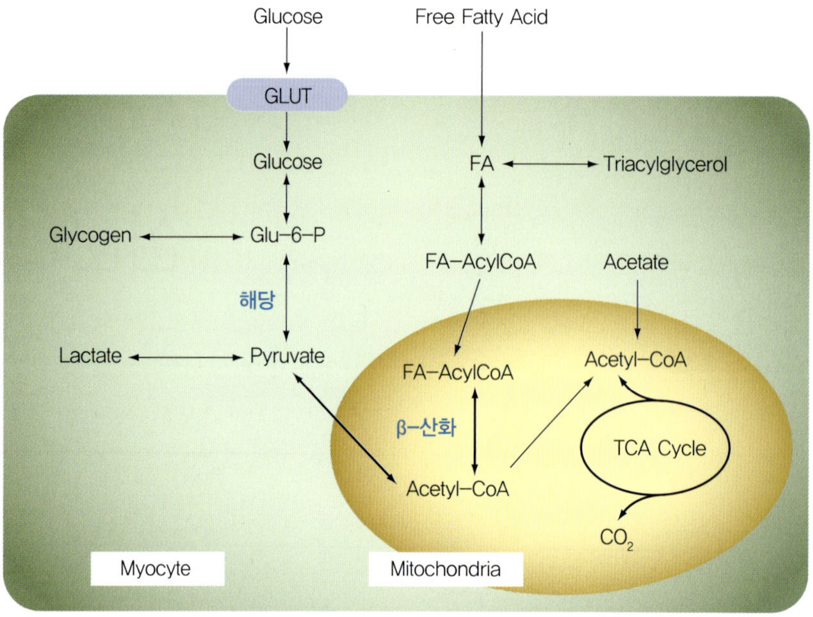

그림 4-5-1. 심근의 에너지 대사

육인산(glucose-6-phosphate)으로 바꾸고, 이어 해당과정을 거치면서 피루브산으로 분해된다. 피루브산은 유산소 상태에서는 미토콘드리아 내로 이동해 acetyl-CoA로 변환되어 TCA 회로에 공급되지만, 저산소 상태에서는 젖산으로 변환된다(그림 4-5-1).

심근의 포도당 대사는 FDG를 이용하여 평가한다. FDG는 포도당 유사체이며, 사이클로트론에서 반감기가 110분인 ^{18}F을 생산하여 표지한다. FDG는 GLUT를 통해 포도당과 경쟁적으로 세포에 섭취된다. 포도당과 마찬가지로 헥소키나아제가 인산화하지만 포도당과는 달리 해당과정으로 더 이상 대사되지 않고 세포 내에 축적된다. 일반적으로 FDG를 체내에 주사하면 이중 1~4% 가량이 심근에 섭취된다. 이러한 FDG 섭취는 GLUT를 통한 세포의 포도당 추출과 헥소키나아제의 활성도를 반영한다고 할 수 있다.

(2) 지방산 대사

지방산은 혈액 중에서 알부민과 결합한 상태로 세포 내로 섭취되며, 섭취 후 일부는 상황에 따라 역확산되어 세포 밖으로 빠져 나갈 수도 있다. 세포 내로 섭취된 뒤 대사에 이용되는 지방산은 카르니틴(carnitine)에 의해 미토콘드리아 내로 수송된다. 미토콘드리아 내에서는 조효소 A (coenzyme A; CoA)와 결합한 뒤 반복적인 β 산화 과정을 통해 탄소 사슬이 두 개씩 끊어지며 acetyl-CoA로 변환되어 TCA 회로로 공급된다. 저산소 상태에서는 β 산화와 TCA 회로가 모두 억제되면서 대사되지 못한 지방산이 세포내 트리글리세라이드(triglyceride) 풀로 저장된다(그림 4-5-1).

지방산 대사를 평가하기 위한 방사성의약품은 크게 곧은사슬지방산(straight-chain fatty acid)과 변형지방산(modified fatty acid)으로 나눌 수 있다. 곧은사슬지방산은 정상적인 지방산 대사 과정을 그대로 거쳐 이산화탄소가 되어 세포 밖으로 배출된다. 따라서 섭취보다는 제거율을 통해 지방산 대사를 평가하게 되며 이를 위해 동적영상을 얻기가 편리한 방사성의약품이 유리하며, PET용으로는 ^{11}C-팔미트산이 대표적이다. 변형지방산은 대개 긴사슬지방산에 알킬기를 붙여 β 산화로 진행하는 것을 막고 세포 내에 저류되도록 한 것이다. 이 경우, 섭취 상태의 영상만 얻으면 되는데 대표적인 것으로는 BMIPP가 있으나 이는 일반적으로

^{123}I으로 표지하여 SPECT로 영상을 얻는다.

(3) 산소 대사

[^{11}C]아세트산은 심근의 산소대사를 반영하는 방사성의약품이다. 아세트산은 심근세포 내로 쉽게 확산해 들어가 바로 acetyl-CoA로 변환되어 TCA 회로의 기질로 이용된 뒤 이산화탄소로 변환되어 세포 밖으로 배출된다. [^{11}C]아세트산은 일반적인 지방산과 달리 대사과정에서 혈액 내 다른 대사기질의 농도에 거의 영향을 받지 않는다는 장점이 있다. 이러한 [^{11}C]아세트산의 섭취 후 제거율은 심근의 산소소모량(myocardial oxygen consumption; MVO_2)을 잘 반영한다.

2) 심근의 에너지 대사 영상법

(1) FDG PET

환자는 전날 자정부터 금식하고 표준화 프로토콜에 따라 당부하 검사를 시행한다. 심근의 포도당 대사를 증가시키기 위하여 FDG를 주사하기 45~60분 전에 경구포도당 용액을 마시도록 하는 방법이 흔히 이용된다. 검사 전에 당분을 섭취하면 인슐린이 분비되어 포도당 대사를 촉진시킨다. 인슐린은 지방조직에서 지방산의 분비를 방해하여 혈중 지방산 농도를 낮추고, 심근세포가 지방산 대신에 포도당을 주로 이용하게 만든다. 고혈당, 고인슐린, 저지방산 상태가 FDG의 심근 내 섭취를 증가시켜 FDG PET 영상의 예민도를 높인다.

당뇨 환자에서는 혈중 인슐린이 낮기 때문에 경구포도당 용액을 마신 후 인슐린을 주사 하는 것이 좋다. 혈중 포도당 농도가 120 mg/dL 보다 높은 경우 심근의 FDG 섭취에 영향을 줄 수 있다. 더 엄격히 혈당을 유지하기 위하여 인슐린 클램프를 시행할 수 있다. 인슐린 클램프를 시행할 경우에는 포도당 수액과 인슐린을 다른 팔에 각각 주입하면서 혈당을 측정하여 혈당을 정상치로 조절한다. 최근에는 인슐린 주사의 번거로움을 피하기 위하여 acipimox를 경구 투여하는 방법이 시도되고 있는데, acipimox는 니코틴산의 유도체로 혈중 지방산 농도를 낮추어 심장의 FDG 섭취를 증가시킨다. 포도당 부하 후에 환자에게 172~444 MBq (6~12 mCi)의 FDG를 주사한다. 영상은 FDG가 심근 내에 충분히 섭취되는 시간인 주사 후 45분에서 1시간 후에 시작한다. 검사에 걸리는 총 시간은 1.5~2.5시간이다.

FDG PET으로부터 국소 포도당 대사 상대 또는 절대치를 구할 수 있다. 포도당 대사의 상대치는 FDG 주사 후 45~60분에 영상을 얻는 정적영상으로 구한다. 포도당 대사의 절대치가 필요한 경우에는 주사시점부터 1시간 동안 동적 PET영상을 얻어야 한다. 동적 PET 영상에서 얻어진 데이터를 다음과 같이 구획모델과 파트락 곡선분석(Patlak plotting)을 이용해 분석한다.

그림 4-5-2와 같은 3-구획 모델에서 국소 FDG대사율(regional metabolic rate of FDG; rMR_{FDG})은 최종 대사산물인 FDG-6-phosphate의 생성속도를 의미한다.

$$\frac{dC_1(t)}{dt} = K_1C_P(t)-(k_2+k_3)C_1(t)$$

$$\frac{dC_2(t)}{dt} = k_3C_1(t)$$

따라서

$$\frac{dC_2(t)}{dt} = k_3C_1(t) = (\frac{K_1k_3}{k_2+k_3})C_P(t)-(\frac{k_3}{k_2+k_3})\frac{dC_1(t)}{dt}$$

항정 상태(steady state)에서 C_1(t)의 변화는 0이므로 다음과 같이 계산할 수 있다.

$$rMR_{FDG} = \frac{dC_2(t)}{dt} = (\frac{K_1k_3}{k_2+k_3})C_P$$

그런데 포도당의 대사율은 FDG와 차이를 보이므로 이를 보정하여야 한다.

$$rMR_{glu} = \frac{1}{LC}\cdot rMR_{FDG} = \frac{1}{LC}\cdot\frac{K_1k_3}{k_2+k_3}C_P$$

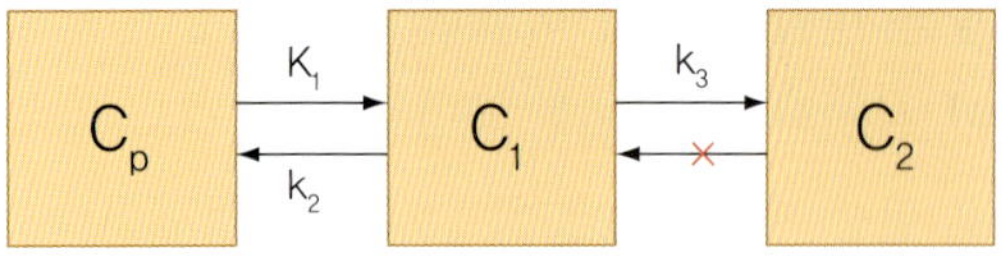

그림 4-5-2. FDG PET 분석을 위한 3구획 모델

여기서 LC (lumped constant)는 FDG와 포도당의 대사율을 보정하는 상수로 다음 식과 같이 정의되는데 심장에서는 일반적으로 0.67이 사용된다.

$$LC = \left(\frac{K_1 k_3}{k_2+k_3}\right)_{FDG} / \left(\frac{K_1 k_3}{k_2+k_3}\right)_{Glucose}$$

한편 rMR_{glu}를 실제로 구하기 위해 사용하는 파트락 곡선분석은 다음의 식과 같으며, 이 그래프의 기울기로부터 rMR_{glu}를 구할 수 있다.

$$\frac{ROI(T)}{C_P(T)} = \frac{K_1 k_3}{k_2+k_3} \cdot \frac{\int_0^T C_P(t)dt}{C_P(T)} + \frac{k_2}{k_2+k_3} \cdot \frac{C_1(T)}{C_P(T)} + V_B \frac{C_{B(T)}}{C_{P(T)}}$$

(V_B는 관심영역내 혈액의 분획, C_B는 그 분획 내의 추적자 농도)

(2) 기타 대사 영상

[^{11}C]팔미트산은 긴사슬지방산으로 혈중 지방산의 약 25%를 차지한다. 정맥혈내로 주사된 ^{11}C-팔미트산은 빠르게 심근세포에 섭취된다. 포도당 부하 후에는 지방산의 섭취가 감소한다. 일반적으로 6시간 이상의 공복 시에 검사를 시행하며, 740~925 MBg (20~25 mCi)를 정맥주사하고 20-30분간의 동적영상을 얻는다.

2. 심근관류 PET을 이용한 생존심근 진단

1) 생존심근의 정의

허혈성 심질환에서 좌심실 기능부전은 주요 사망원인의 하나이다. 기능장애를 보이는 심근은 이미 괴사에 빠진 경색심근일 수도 있고, 기능 장애를 보이지만 아직 살아있는 생존심근일 수도 있다. 생존심근을 감별하는 것은 우회로 수술과 같은 재관류 시술의 적응증을 선별하고 환자의 예후를 예측하는데 매우 중요한 역할을 한다.

허혈성 기능장애를 보이는 생존심근은 기절심근(stunned myocardium)과 동면심근(hibernating myocardium)으로 구분할 수 있으며, 각각 동물실험과 임상관찰을 통해 처음 보고되어 통용되고 있는 개념이다. 기절심근은 관류가 정상임에도 기능장애를 보이는 것으로, 일과성 허혈 후 관류는 회복되었으나 기능은 회복되지 못한 상태를 의미한다. 동면심근은 관류와 기능이 모두 감소되어 있는 것으로, 만성적 허혈에 대한 대응으로 심근의 기본대사만 유지된 채 기능이 저하되어 있는 상태이다. 한때는 이 둘을 별개의 병리적 기전으로 이해하였으나, 현재는 이 두 가지 상태가 허혈이 진행되는 과정의 각 단계인 것으로 개념이 정리되고 있다. 허혈성 심질환의 초기에는 혈류예비능 감소가 주요한 병태생리적 현상이며, 이러한 상황에서 일상생활 중 심근부하가 증가하게 되면, 필요허혈(demand ischemia)이 발생하고 그에 따라 허혈 손상을 받게 되어 심근의 일과성 기절 현상이 나타난다. 혈류예비능 감소가 더욱 진행하게 되면 이러한 심근 기절 현상이 반복적, 만성적으로 나타나게 되고, 이는 점진적으로 세포의 미세구조 및 생화학적 대사 과정 자체를 변화시켜 심근의 기능장애가 고착되는 동면심근이 된다. 동면심근에서는 세포의 미토콘드리아 감소, 글리코겐 저장 증가, 근섬유의 변형 등이 보고되어 있다.

임상적으로 생존심근은 재관류 시술 후 기능 회복을 보이는 심근으로 정의한다. 관상동맥우회로 수술이나 관상동맥중재술 등을 성공적으로 시행하여 관류가 정상화된 후, 이전에 기능장애를 보이던 심근의 기능이 정상화된 것을 확인하면 생존심근이라고 후향적으로

표 4-5-1. 심근관류 영상 결과와 포도당대사 영상 결과의 해석

진단	심근관류 ([^{13}N]NH$_3$, ^{82}Rb)	포도당대사(FDG)	생존심근 판정
정상(일치)	정상	정상	유
흉터(일치)	감소	감소	무
기절/동면(불일치)	감소	정상 또는 증가	유

진단할 수 있다. 재관류 시술 후 심근의 기능회복은 시술 전 허혈의 정도에 따라 그 경과가 달라지는데, 일과성 기절이나 만성 반복적 기절 상태의 심근은 수 일에서 수 주 사이에 그 기능을 회복하지만 동면 심근의 경우는 회복이 늦어 1년 이상 추적 관찰을 해야 기능 회복이 확인되기도 한다.

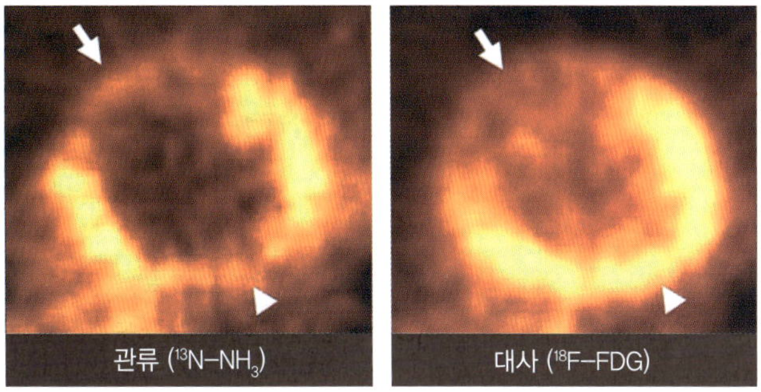

그림 4-5-3. PET을 이용한 생존심근 판정. 관류-대사 불일치가 있는 하벽(화살표머리)은 생존심근으로 해석하고 결손 일치가 있는 전중격벽은 경색심근이다(화살표)

2) FDG PET을 이용한 생존심근 진단

생존심근을 진단하기 위해 여러 검사법이 개발되어 있으나 현재 가장 표준이 되는 방법은 관류/대사 불일치를 찾는 것이다. 이론적으로, 휴식기 관류가 보존되어 있는 기절심근은 당연히 생존심근이고, 관류가 감소되어 있는 동면심근은 경색과 감별할 필요가 있는 생존심근이다. 다만 기절심근의 경우에도 기능저하에 따른 부분용적효과(partial volume effect)로 인해 SPECT나 PET에서 관류가 감소된 것처럼 보일 수도 있다. 이렇게 심근관류가 저하되어 있더라도 대사가 유지되어 있으면(관류/대사 불일치), 이 부위는 생존심근으로 진단한다.

관류가 저하되어 있는 생존심근은 저산소 상태이기 때문에 포도당 대사가 증가하게 된다. 정상 심근의 포도당대사율은 공복 중에 0.15 μmol/min/g 가량이다가 식후 또는 인슐린 클램프 중에 0.6 μmol/min/g까지 증가하지만, 허혈심근은 공복이나 식후나 상관 없이 0.4 μmol/min/g 가량을 유지한다. 따라서 공복에 영상을 얻으면 허혈심근이 정상심근보다 포도당대사율이 오히려 증가된 것으로 나타나기도 한다. 포도당대사율은 FDG PET을 시행하여 정량적 또는 준정량적으로 평가할 수 있다. 일반적으로 허혈심근에서 정상심근 FDG 섭취의 50% 이상으로 FDG 섭취가 유지되어 있는 경우 생존심근으로 판정하며(그림 4-5-3), 이에 못 미치는 경우는 경색심근으로 판정한다.

재관류술 시행 후의 국소 심근벽 운동 호전을 기준으로 할 때, FDG PET의 생존심근 진단 예민도는 88%, 특이도는 73%, 양성예측도는 76%, 음성예측도는 86%라고 메타 연구에서 보고한 바 있다.

3) FDG PET을 이용한 예후 예측

좌심실구혈률(LVEF)은 심부전 환자의 예후를 결정짓는 가장 중요한 예후인자라고 알려져 있다. 따라서 FDG PET을 이용한 생존심근의 평가가 재관류술 후 좌심실구혈률의 호전을 예측할 수 있다면 환자의 예후를 예측하는 능력도 있는 것이다. FDG PET을 통하여 생존심근이 있다고 판단된 환자 중 재관류술을 시행 받은 환자와 보존적 치료를 받은 환자, 생존심근이 없다고 판단된 환자 중 재관류술을 시행 받은 환자와 보존적 치료를 받은 환자, 4개 군의 예후를 비교한 연구에서 생존심근이 있는 환자에서 재관류술을 시행한 경우에만 심장사건의 발생이 유의하게 낮아지는 것으로 나타났다. FDG PET에서 생존심근이 없다고 진단된 경우에는 보존적 치료군과 재관류술 시행군 사이에 심장사건 발생의 차이가 없었다. FDG PET을 통한 생존심근 평가는 재관류술 후 운동능력의 향상이나 좌심실부전 증상 호전 등 임상경과의 예측에도 도움이 된다고 알려져 있다.

4) 다른 생존심근 영상법과 비교

FDG PET 이외에도 생존심근을 진단하는 여러 검사법이 있다. ^{201}Tl 또는 ^{99m}Tc-MIBI 심근관류 SPECT, 도부타민 부하 심초음파, 심장 MRI 등이 이용 가능한 비침습적인 생존심근 평가법이다.

^{201}Tl은 세포막의 Na/K ATPase를 통하여 능동적으로 세포에 섭취되는데, 주사 후 초기에는 관류에 비례해 섭취되지만 2~24시간 이후의 지연영상에서는 Na/K ATPase의 활성과 그에 따른 칼륨 풀의 분포를 반영하므로 ^{201}Tl 섭취증가는 생존심근의 지표가 된다. 일반적인 휴식-지연 프로토콜의 심근 벽 운동 호전 예측성능은 75%로 평가되는데, 재주사법은 예민도를 좀더 높일 수 있는 방법이다. FDG PET과 비교할 때 ^{201}Tl SPECT는 예민도가 낮아 생존심근이 저평가되는 것으로 알려져 있다. ^{99m}Tc-MIBI는 섭취 정도와 심근의 섬유화가 반비례하는 것이 알려져 있으므로 휴식기 관류영상에 ^{99m}Tc-MIBI의 섭취가 일정 정도 유지되는 경우 생존심근으로 해석할 수 있다. 휴식기 ^{99m}Tc-MIBI의 섭취가 최대치의 50% 이하인 경우, 재관류술 시행 후에도 기능적인 호전이 오지 않을 것으로 평가한다.

게이트 심근관류 SPECT, 심초음파, 심장 MRI 등, 심근의 기능을 평가할 수 있는 방법들은 심근의 수축예비능(contractile reserve)을 평가하는 식으로 생존심근 진단에 이용한다. 도부타민 같은 수축촉진제나 니트로글리세린 같은 혈류촉진제를 투여하였을 때 생존심근은 이에 반응해 수축능이 증가할 수 있기 때문에, 심초음파나 게이트 SPECT, MRI 등에서 부하 시 기능호전을 생존심근의 지표로 삼을 수 있다. 일반적으로 에너지 대사의 유지를 평가하는 FDG PET이나 ^{201}Tl SPECT에 비해, 수축예비능의 유지를 평가하는 도부타민 부하 심초음파는 생존심근 진단에 있어 예민도는 낮고 특이도는 높다.

MRI에서는 지연 조영증강 소견이 있을 경우 경색심근으로 해석한다. 대개의 MRI 조영제는 세포외공간에 분포하게 되는데, 심근경색으로 섬유화된 조직은 세포외공간이 증가한다. 이에 따라 초기 영상에서는 혈류의 감소를 반영하여 조영증강이 되지 않다가 지연기에는 세포외공간의 증가를 반영하여 조영증강이 나타나게 된다. MRI에서의 생존심근 진단은 높은 진단성적을 보이지만 FDG PET과 적지 않은 불일치가 있어 그 의의에 대한 연구가 더 필요하다. CT에서도 지연 조영증강이 경색심근을 시사하는 것으로 알려져 있다.

3. 참고문헌

1. Acampa W, Petretta M, Spinelli L, Salvatore M, Cuocolo A. Survival benefit after revascularization is independent of left ventricular ejection fraction improvement in patients with previous myocardial infarction and viable myocardium. *Eur J Nucl Med Mol Imaging* 2005;32:430-7.
2. Bax JJ, Wijns W, Cornel JH, Visser FC, Boersma E, Fioretti PM. Accuracy of currently available techniques for prediction of functional recovery after revascularization in patients with left ventricular dysfunction due to chronic coronary artery disease: comparison of pooled data. *J Am Coll Cardiol* 1997;30:1451-60.
3. Beanlands RS, Hendry PJ, Masters RG, deKemp RA,

Woodend K, Ruddy TD. Delay in revascularization is associated with increased mortality rate in patients with severe left ventricular dysfunction and viable myocardium on fluorine 18-fluorodeoxyglucose positron emission tomography imaging. *Circulation* 1998;98:II51-6.

4. Di Carli MF, Davidson M, Little R, Khanna S, Mody FV, Brunken RC, et al. Value of metabolic imaging with positron emission tomography for evaluating prognosis in patients with coronary artery disease and left ventricular dysfunction. *Am J Cardiol* 1994;73:527-33.
5. Dilsizian V, Bateman TM, Bergmann SR, Des Prez R, Magram MY, Goodbody AE, et al. Metabolic imaging with b-methylp-[^{123}I]-iodophenyl-pentadecanoic acid identifies ischemic memory after demand ischemia. *Circulation* 2005;112:2169-74.
6. Duncan BH, Ahlberg AW, Levine MG, McGill CC, Mann A, White MP, et al. Comparison of electrocardiographicgated technetium-99m sestamibi single-photon emission computed tomographic imaging and rest-redistribution thallium-201 in the prediction of myocardial viability. *Am J Cardiol* 2000;85:680-4.
7. Imamura Y, Ando H, Mitsuoka W, Egashira S, Masaki H, Ashihara T, et al. Iodine-123 metaiodobenzylguanidine images reflect intense myocardial adrenergic nervous activity in congestive heart failure independent of underlying cause. *J Am Coll Cardiol* 1995;26:1594-9.
8. Kang WJ, Lee DS, Paeng JC, Kim KB, Chung JK, Lee MC. Prognostic value of rest (201)Tl-dipyridamole stress (99m)Tc-sestamibi gated SPECT for predicting patient-based clinical outcomes after bypass surgery in patients with ischemic left ventricular dysfunction. *J Nucl Med* 2003;44:1735-40.
9. Marwick TH. The viable myocardium: epidemiology, detection, and clinical implications. *Lancet* 1998;351:815-9.
10. Paeng JC, Lee DS, Kang WJ, Lee BI, Kim KB, Chung JK, et al. Time course of functional recovery after coronary artery bypass grafting surgery according to the preoperative reversibility of perfusion impairment on myocardial SPECT. *Eur J Nucl Med Mol Imaging* 2005;32:70-4.
11. Tamaki N, Kawamoto M, Takahashi N, Yonekura Y, Magata Y, Nohara R, et al. Prognostic value of an increase in fluorine-18 deoxyglucose uptake in patients with myocardial infarction; comparison with stress thallium imaging. *J Am Coll Cardiol* 1993;22:1621-7.
12. Yoshinaga K, Katoh C, Noriyasu K, Iwado Y, Furuyama H, Ito Y, et al. Reduction of coronary flow reserve in areas with and without ischemia on stress perfusion imaging in patients with coronary artery disease: a study using oxygen 15-labeled water PET. *J Nucl Cardiol* 2003;10:275-83.

Chapter 06

심장의 분자영상

팽 진 철

초 록

심장학 분야의 분자영상은 다른 분야에 비해 늦어 최근에야 활발히 연구되고 있는 분야이다. 가장 많은 연구가 진행된 것은 죽상경화증에서 파열취약성경화반을 진단하는 영상법으로 다양한 기전을 표적으로 하는 영상법이 개발되어 있다. 그 가운데 현재 임상적으로 가장 유용한 것은 FDG PET이며, 이는 죽상경화반의 염증 정도와 환자의 예후를 잘 반영한다. 심장학 분자영상에서 또 다른 적용 분야는 심부전으로, 심부전의 기전과 예후를 반영하는 영상법으로 기대를 모으고 있다. 이러한 영상법 활용을 통해 향후 심장 질환 환자에게 최적화된 치료를 할 수 있을 것으로 기대된다.

1. 서론

분자영상(molecular imaging)은 10여 년 전부터 전임상 및 임상의학 영상분야에서 사용되고 있는 용어로서 생체 내 분자수준의 대사, 생물학적 과정, 또는 생체 분자 자체를 표적으로 하는 영상을 의미한다. 종양학 분야에서 가장 많은 관심을 받고 있지만 심혈관질환 분야에서도 점차 관심과 임상 응용 시도가 증가하고 있다. 심혈관질환 분야의 분자영상은 죽상경화증과 심부전이 주요 대상이 되고 있다.

2. 죽상경화증에서 PET 분자영상

1) 죽상경화증에서 분자영상의 필요성

죽상경화증은 혈관 벽에 죽종(atheroma)이 침착되어 경화를 보이는 것을 말한다. 죽상경화증으로 인해 혈관 내강이 좁아지고 그에 따라 혈류가 감소하는 것이 증상의 원인이 된다. 만성협심증이나 일과성 허혈발작으로 발현하는 경우도 많지만, 심근경색이나 불안정협심증, 뇌경색 등과 같이 갑작스러운 혈전색전증으로 인한 위중한 결과를 첫 증상으로 보이는 경우도 많다.

미국은 관상동맥 심장질환과 뇌혈관질환이 사망원인 1, 3위를 차지하고 있고 우리나라를 포함해 세계적으로도 관상동맥질환과 뇌혈관질환이 3대 사망원인에 포함되어 있다. 따라서 죽상경화증은 의학 영상 분야에서 큰 관심을 받는 분야 중 하나로서, 핵의학에서는 심근이나 뇌의 관류 영상이 주된 임상 영상의 하나로서 자리 잡고 있다. 관류 영상이 죽상경화 병소에서 혈류역학적 결과와 그에 따른 환자의 예후 등을 보여줌으로써 치료방침 결정에 기여하는 데 반해, 죽상경화 병소를 형태적으로 직접 보여 주는 것은 치료 부위를 지정하고 치료전략을 결정하는 데 필요하다. 관상동맥조영술이나 최근 이용이 늘고 있는 CT 관상동맥조영술은 형태적 진단법으로서, 죽상경화 병소 자체나 그에 따른 혈관 내강 변화를 보여 준다. 이러한 영상 진단은 매우 중요하기는 하지만 임상적으로 한계를 가지고 있는데, 죽상경화증 자체는 심근경색이나 뇌경색과 같은 치명적 합병증을 유발하는 직접적 조건이라기보다는 전제 조건이기 때문이다.

미국은 죽상경화증이 50세 이상 성인 중 85%에서 발견되고, 청소년의 1/6에서도 발견될 정도로 많지만 이들 모두가 치명적 합병증으로 이어지는 것은 아니다. 한편 심근경색 환자에서는 원인 혈관에 유의한 협착이 발견되지 않는 경우가 상당수 있으며, 치명적 합병증이 발생한 남성에서 62%와 여성에서 42%는 죽상경화증에 의한 협심증 증상이 선행하지 않는 것으로 보고되고 있다. 이런 측면에서 이른바 '파열취약성' 경화반의 개념이 제시되었으며 이러한 죽상경화반은 안정적 경화반과 구분되어야 할 필요가 있다.

병태생리적으로 의미가 있는 파열취약성 경화반을 영상화하는데, FDG PET은 현재 임상적으로 잘 정립된 검사법으로 인정 받게 되었으며, 이에 더해 최근 새로운 영상법들이 파열취약성 경화반 영상으로 연구되고 있다.

2) 죽상경화증의 병태생리와 영상 표적

지방은 죽종의 가장 중요한 구성 성분으로, 중성지방이나 콜레스테롤과 같은 혈중 지질을 낮추는 것은 죽상경화증에서 중요한 치료 표적의 하나이다. 최근에는 염증이 죽상경화증 발생에 중요한 병태생리로 많은 관심을 받게 되어, 고지질혈증이 유발하는 만성 염증이 죽상경화증의 본질로 받아들여지고 있다.

지방 가운데 저밀도지질단백(low-density lipoprotein; LDL)은 죽상경화 유발에 결정적인 역할을 한다. LDL은 동맥의 내피세포를 확산해 들어가 침착하는데, 침착된 LDL은 저절로 퇴축(involution)할 수도 있지만 혈액 내에 존재하는 항산화제와 격리되므로 쉽게 산화된다. 산화된 LDL은 강력한 염증유발물질이 되어 CD14와 TLR을 매개로 혈관내피세포와 대식세포를 활성화시키며, 이때 혈관내피 표면에서 CD62 (selectin)와 VCAM-1 등의 발현이 증가한다. 염증이 진행되면서 단핵구와 대식세포 등의 침착이 가속화되고 이들은 matrix metalloproteinase (MMP)와 cathepsin 같은 단백분해효소를 내어 염증반응이 원활히 진행되도록 한다. 한편 대식세포는 TNF-α, IL-1b와 같은 주요 사이토카인을 내어 염증을 증폭시킨다.

초기 죽상경화증의 병리적 특성이 거품세포(foam cell)인데 반해, 경과가 진행되면 섬유조직의 침착이 나타나게 된다. 이 과정에서 죽종은 단백분해효소에 의해 이완되며 평활근세포가 이 공간으로 이동해 콜라겐 등과 같은 물질을 분비해 세포외공간을 채운다. 이 과정에서 많은 사이토카인들이 역할을 하며, IL-18, IFN-γ, CD40L 등이 특히 중요한데 이들은 내피세포, 대식세포, T 림프구, 평활근세포, 혈소판 등 염증과정에 관여하는 거의 모든 세포에 영향을 미치기 때문이다.

신생혈관형성(neoangiogenesis)과 세포자멸사(apoptosis)도 염증의 중요한 결과이자 죽상경화증 발생에 큰 영향을 미치는 과정이다. 경화반 내에 새롭게 형성되는 혈관은 백혈구가 경화반 내로 흘러들어오는 경로를 제공하여 염증을 촉진한다. 또한 이러한 혈관은 안정적이지 않기 때문에 쉽게 경화반 내 출혈을 일으켜 경화반의 크기를 키운다.

죽상경화증의 치명적 합병증은 경화반이 파열할 때

주로 일어난다. 경화반 파열은 역시 염증과정의 결과이다. T 림프구에서 분비되는 IFN-γ는 평활근세포에서 콜라겐이 더 이상 분비되지 않도록 억제하여 경화반의 구조를 약화시키고, IL-1과 CD40L은 콜라겐분해효소 및 MMP의 분비를 촉진하여 섬유질 피막의 미란과 파열을 유발한다. 경화반의 섬유질 피막이 파열되면, 혈전유발성이 강한 경화반과 혈액이 접촉하게 됨으로써 혈전이 급속히 형성되고, 이러한 혈전은 치명적 합병증으로 이어진다.

이처럼 죽상경화반의 형성, 진행, 파열에 이르는 전 과정에서 염증은 매우 중요한 역할을 하며, 따라서 파열취약성 경화반을 표적으로 하는 분자영상법은 대부분 염증을 표적으로 하고 있다. PET에서 죽상경화반 분자영상법의 표적으로는 혈소판 축적, 콜린 대사 증가, MMP 활성화, 대식세포 축적, 신생혈관형성, VCAM-1 발현 증가 등이 보고되어 있다. 그러나 염증영상으로서 FDG PET이 가장 활발하게 시도되고 있으며 현재 많은 임상 연구까지 진행되어 있다.

3) FDG PET을 이용한 죽상경화증 영상

(1) 기전

죽상경화반에 FDG가 축적되는 것은 10여 년 전부터 알려져 있다. FDG는 염증 부위에 잘 축적되는 것으로 알려져 있으며, 죽상경화반에 축적되는 것도 역시 염증의 활성도를 반영하는 것으로 볼 수 있다. FDG의 염증 부위 축적은 다양한 염증세포들의 활성화에 기인하며 그 가운데 특히 대식세포가 가장 중요한 역할을 한다. 경화반 내 대식세포 침착 부위 및 정도와 FDG 섭취 간에 뚜렷한 상관관계가 동물 및 사람을 대상으로 한 연구에서 보고되어 있다.

(2) 임상적 의의

죽상경화증에서 FDG PET은 파열취약성 경화반을 표적으로 하므로, 예후 평가 및 치료 효과 평가에서 유용할 것으로 기대되고 있으며, 그에 따라 치료 표적 선별에도 이용할 수 있다. 이를 위해서는 FDG 섭취가 염증의 활성도 및 예후와 상관 있음이 증명되어야 한다.

FDG 섭취는 앞서 기술된 바와 같이 국소 염증 활성도와 밀접한 관계가 있으며, 전신적인 염증 지표가 되는 혈중 MMP-1과 백혈구 수치 등과 연관성이 알려져 있다. 동물실험에서는 FDG 섭취가 병리학적으로 판정한 경화반의 파열과 직접적 관련이 있음이 보고되어 있다. 또한 FDG 섭취는 비만, 고혈압, 흡연, 경동맥 내막 비후, 기타 혈중 염증 지표와 같이 죽상경화 질환의 다른 치명적인 위험요인과 높은 관련이 있음이 알려져 있다.

CT 상에서 동맥에 쌓이는 칼슘 침착은 염증의 활성도와 상관 없이 주요 혈관질환의 위험인자로 잘 알려져 있으며, 기전 상 칼슘 침착은 염증이 진행된 이후에 나타나는 현상이기 때문에 파열취약성 경화반의 간접적 증거로 볼 수 있다. 이와 관련해 FDG PET은 CT 상 보이는 칼슘침착과 일치하지 않으며 예후 인자로서 가치가 더 높다고 보고된 바 있다. MRI와 비교하였을 때, 죽상경화반에서 괴사성 지방질(necrotic lipid core)이 보일 때 FDG 섭취가 증가한다고 보고된 바 있다.

이러한 연구결과들을 바탕으로 현재 여러 연구자들은 죽상경화반의 염증 활성도를 평가하는 수단으로 FDG PET을 이용하고 있다. 죽상경화증 치료 약제의 치료 효과를 FDG PET으로 평가하는 것이 그 대표적인 것인데, 항산화제, 스타틴 계열의 약물들이 죽상경화반의 FDG 섭취를 경감시키는 것이 보고된 바 있다. 이와 같은 약물의 치료효과 평가는 FDG PET을 포함해 죽상경화반 분자영상의 주요한 임상적 용례가 될 것으로 기대된다.

(3) 영상법

죽상경화증 영상에서 FDG PET은 높은 재현성을 보인다. 그러나 종양에서 최대표준화섭취값(standardized uptake value; SUV)이 평가지표로 비교적 널리 쓰이고 있는 것과 달리 죽상경화증에 대한 FDG PET에서는 어느 부위에서 어떠한 값으로 평가할 것인가 하는 것이 단순한 문제가 아니다. 현재 보고된 여러 연구들에서는 종양과 마찬가지로 SUV 최대값을 이용한 것도 있고, 특정 관심 혈관의 전장에 걸친 SUV 평균값을 이용한 경우도 있다. 이론적으로, 염증활성도가 가장 높은 부위를 반영할 것으로 보이는 SUV 최대값이 특정 죽상경화반에서는 파열취약성과 관련성이 높겠지만, 환자의 예후 측면에서 전체적인 혈관의 죽상경화반 총 활성도를 평가하기에는 SUV 평균값이 더 나을 것으로 볼 수 있다. 이러한 개념 하에서 일부 연구자들은 특정 관심혈관 전체의 부피와 SUV 평균값을 곱하여 이를 죽상경화반 부담의 총량을 반영하는 지표로 제시하기도 하였다. 개별 연구에서는 이러한 점을 감안하여 각각의 목적에 맞는 지표를 선택하여야 할 것이다.

최근의 융합 영상은 죽상경화증 영상에서도 유용할 것으로 기대되고 있는데, 특히 PET과 MRI의 융합 영상은 특정 죽상경화반에 대한 형태적 평가와 활성도 평가를 가능하게 함으로써 상승 효과를 가질 수 있다. 또한 MRI를 이용한 죽상경화반의 형태적 평가를 이용해 부분체적효과를 보정하는 것이 보고된 바 있다. 한편 FDG PET으로 관상동맥을 평가하는 것은 심근의 FDG 섭취가 기본적으로 매우 높기 때문에 제한점이 있는데, 저탄수화물-고지방식이를 시행하여 이를 극복할 수 있다고 제안되기도 하였다.

3. 심부전의 PET 분자영상

1) 심부전에서 분자영상 표적 및 영상 소견

심부전은 심장의 수축기능 이상을 의미하는 것으로 다양한 원인에 따른 심근손상이 그 원인이 된다. 따라서 심부전의 특정 원인보다는 결과적인 심근손상 및 심실재형성 과정에서 나타나는 여러 분자생물학적 과정들이 주 영상 표적이 된다 (표 4-6-1).

세포자멸사(apoptosis)는 심근경색과 같은 심근손상에서 이차적 현상으로 나타날 수 있으며, 나쁜 예후를 시사하는 소견이 된다. ^{99m}Tc-annexin A5로 영상을 얻었을 때, 관류가 보존되어 있더라도 세포자멸사 소견이 있으면 추적관찰에서 좌심실구혈률이 감소한다는 보고가 있다. 염증 역시 심근손상 과정에서 나타날 수 있는 소견으로, 심근경색이 있는 경우 특히 재관류 손상의 주요한 기전이 된다. Integrin $\alpha_v\beta_3$는 신생혈관의 내피에서 활성화되는 인자인 동시에 활성화된 대식세포 표면에서도 나타나기 때문에 염

표 4-6-1. 심부전 분자영상 방사성의약품 및 적용

표적 현상	영상 표적	영상추적자의 예
심근손상	세포자멸사(apoptosis)	Annexin A5
	염증	다양
레닌-안지오텐신계 활성	안지오텐신전환효소	Captopril
	안지오텐신수용체 1	Losartan
심실 재형성	단백분해효소(MMP)	RP805
	Integrin $\alpha_v\beta_3$	RGD
교감신경지배 손상	시냅스전신경세포 말단	MIBG, HED
	시냅스후신경세포 말단	CGP compounds

증을 시사하는 바이오마커로도 해석되는데 심근경색이 있는 경우 integrin $\alpha_v\beta_3$ 발현이 증가하여 ^{18}F-RGD 섭취가 증가하는 것이 알려져 있다. 또한 경색이 있는 부위에 심근 조직 내의 국소 안지오텐신전환효소(angiotensin converting enzyme; ACE)의 발현이 증가하여 이에 결합하는 ACE억제제 섭취가 증가한다는 소견도 알려져 있다. 한편 심근의 재형성에서는 단백분해효소의 작용이 큰 것으로 알려져 있는데 matrix metalloproteinase (MMP) 발현을 표적으로 하는 방사성추적자인 ^{99m}Tc-RP805가 경색 부위에 섭취가 증가하는 소견이 관찰되기도 하였다.

이와 같이 다양한 영상법이 알려져 있기는 하지만 현재 가장 임상적으로 유의한 소견으로 다기관 임상 연구까지 시행되어 있는 심부전 분자영상법은 교감신경계를 표적으로 하는 영상법이다. 교감신경계의 시냅스전신경말단을 표적으로 하는 ^{123}I-MIBG는 교감신경지배 손상이 동반된 심부전에서 심근의 섭취가 떨어지는 소견을 보이는데, 이는 예후가 나쁠 것을 시사하는 소견이다. 심장대 종격동비를 구하여 1.6 이하이면 심부전의 진행, 부정맥 발생, 심장사 등의 발생확률이 모두 유의하게 증가하는 것으로 보고되었다. 이와 유사하게 [^{11}C]hydroxyephedrin (HED)도 시냅스전교감신경말단을 표적으로 하며, CGP 화합물들은 시냅스후교감신경계를 표적으로 하여 ^{123}I-MIBG와 비슷한 결과를 보인다고 알려져 있다.

2) 심부전 분자영상의 임상 적용

현재 가장 많은 임상연구가 진행되어 있는 심부전 분자영상법인 ^{123}I-MIBG는 심부전 환자의 질환 진행에 대한 유의한 예후인자로 알려져 있어, 이를 활용하면 약물 치료를 지속할지 적극적으로 심장 이식 등과 같은 치료를 시행할 지 결정할 수 있다. 이처럼, 현재는 심부전 환자에서 구혈률이나 심실 부피 등 주로 기능적 바이오마커만을 이용해 환자의 치료방침을 결정하고 있지만, 향후 심부전에 대한 분자영상이 좀 더 발전하면 이를 활용해 환자의 위험도를 나누고 치료 방법을 최적화할 수 있을 것으로 기대된다.

4. 참고문헌

1. Kramer CM, Sinusas AJ, Sosnovik DE, French BA, Bengel FM. Multimodality imaging of myocardial injury and remodeling. *J Nucl Med* 2010;51:107S-121S.
2. Libby P, DiCarli M, Weissleder R. The vascular biology of atherosclerosis and imaging targets. *J Nucl Med* 2010;51:33S-37S.
3. Nahrendorf M, Sosnovik DE, French BA, Swirski FK, Bengel F, Sadeghi MM, et al. Multimodality cardiovascular molecular imaging, Part II. *Circ Cardiovasc Imaging* 2009;2:56-70.
4. Sadeghi MM, Glover DK, Lanza GM, Fayad ZA, Johnson LL. Imaging atherosclerosis and vulnerable plaque. *J Nucl Med* 2010;51:51S-65S.
5. Sanz J, Fayad ZA. Imaging of atherosclerotic cardiovascular disesae. *Nature* 2008;451:953-7.
6. Saraste A, Nekolla SG, Schwaiger M. Cardiovascular molecular imaging: an overview. *Cardiovasc Res* 2009;83:643-52.
7. Sinusas AJ, Bengel F, Nahrendorf M, Epstein FH, Wu JC, Villanueva FS, et al. Multimodality cardiovascular molecular imaging, Part I. *Circ Cardiovasc Imaging* 2008;1:244-56.
8. Travin MI. Cardiac neuronal imaging at the edge of clinical application. *Cardiol Clin* 2009;27:311-27.

Chapter 07

폐암 PET

이 경 한

초 록

폐암은 암사망 원인으로 가장 흔한 악성종양이며, FDG PET은 폐암 환자를 비침습적으로 평가하는 데 유용하다. FDG PET은 고립폐결절에서 악성 여부 판별에 도움을 주며, 폐암이 진단된 환자에서는 질병 범위를 파악하는 데 중요한 역할을 한다. 폐암의 병기결정에서 FDG PET은 CT보다 우수하며 특히 림프절 및 원격전이를 정확하게 평가하여 외과적 절제가 필요한 환자와 완화치료가 필요한 환자를 구분하는 데 크게 도움이 된다. 이 외에도 FDG PET은 폐암에 대한 치료반응을 평가하거나, 재발 발견, 환자의 예후를 예측하는 데에도 중요한 기여를 할 것으로 기대하고 있다.

1. 배경

폐암은 가장 중요한 암사망 원인질환으로, 미국에서만 2008년 한 해 동안 16만 명 이상이 폐암으로 사망하였고 전 세계적으로는 매년 300만 명이 사망하는 것으로 추정한다. 우리나라는 2007년 남자에서 발생한 암 중에서 폐암이 위암에 이어 2위이고 여자는 갑상선암을 제외하면 위암과 대장암에 이어 3위를 차지하였다. 여기에 5년생존율이 남자는 15%, 여자가 21%에 불과할 정도로 예후가 나빠 국내 암사망 원인으로는 남녀를 통틀어 1위이다.

폐암은 폐상피세포나 기관지점막세포에서 발생하는 암으로 조직학적 검사를 통해 80~85%를 차지하는 비소세포폐암(non-small cell lung cancer; NSCLC)과 15~20%를 차지하는 소세포폐암(small cell lung cancer; SCLC)으로 구분한다. 이는 이 두 종류의 폐암이 치료적 접근과 예후가 다르기 때문이다. NSCLC에 속하는 암으로는 편평세포암(squamous cell carcinoma)이 가장 많고, 이 외에 선암(adenocarcinoma), 세기관지폐포암(bronchioloalveolar carcinoma), 대세포암(large cell carcinoma) 등이 있다.

FDG PET 검사는 폐암에서 중요한 역할을 담당하고 있는데, 그 적응증으로는 폐결절의 악성 감별, 폐암의 병기결정, 치료효과 평가와 재발 검출 등이 있다. 특히 NSCLC에서 수술 전 림프절전이와 원격전이 여부 등 병기를 결정하는데 FDG PET을 널리 이용하고 있다.

이에 반해 SCLC는 병기결정에서 FDG PET의 역할이 아직 정립되지 않았다. 최근에는 폐암 환자의 예후를 예측하는 데에도 FDG PET이 유용성을 보이고 있다.

1) 고립폐결절의 감별진단 (Solitary Pulmonary Nodules)

폐암은 5~10%에서는 증상이 없는 상태에서 발견되며 건강검진 등으로 시행한 흉부 X선이나 CT 검사에서 폐결절로 발견되는 경우가 적지 않다. 종격림프절종대나 무기폐(atelectasis)를 동반하지 않고 폐실질에 둘러싸인 직경 3 cm 이내의 폐병소(pulmoary lesion)를 고립폐결절(solitary pulmonary nodule; SPN)이라 하며, 흉부 X선 검사에서 0.2%, 그리고 흉부 CT 검사에서 1% 정도로 발견된다. 고립폐결절은 대다수가 염증성 질환이 원인이므로 석회화 등 양성을 시사하는 소견이 있으면 수술을 시행하지 않는다. 그럼에도 불구하고 수술까지 시행하는 경우에서 절반 이상은 양성인 것으로 알려져 있다. 한편 암은 조기에 진단하여 외과적 절제를 하면 생존율이 크게 개선되므로 불필요한 수술을 줄이려다 폐암을 놓치면 더 큰 문제가 된다. 이 문제는 폐암을 조기선별하기 위한 저선량 CT 검사가 증가하면서 더욱 중요해졌다. 이에 고립폐결절을 감별진단하여, 암의 조기 치료 기회를 빼앗지 않으면서 불필요한 양성 병소의 수술을 최소화하는 데 도움을 줄 수 있는 영상검사가 필요하다.

흉부 X선이나 CT 검사에서는 결절이 커지는 속도가 다른 어떤 형태학적 특징보다 중요한 감별점이며, 그 다음으로는 결절의 석회화 양상이 중요하고 그 외에 형태학적 특징도 도움이 된다. 그러나 이런 판별이 쉽지 않아서 25~39%에서는 암을 양성으로 잘못 평가할 수 있다. FDG PET을 고립폐결절의 감별진단에 사용할 수 있으며 FDG 섭취가 높으면 악성일 가능성이 높다는 가정을 바탕으로 평가한다. 이를 위해 육안소견 또는 표준섭취계수(standardized uptake value; SUV) 정량값으로 평가하는데, 육안으로 평가할 때는 섭취정도를 종격에서 혈액풀(blood pool)의 섭취정도와 비교한다. SUV를 이용하려면 감별 기준치가 있어야 하는데 2.5 이상을 악성에 대한 기준으로 사용함으로써 비교적 좋은 성적을 얻은 보고가 여럿 있다. 그러나 현재는 SUV 수치만으로 고립폐결절을 감별하는 것이 무리라는 점이 받아들여지고 있다. 이는 크기가 작거나 포도당대사가 높지 않은 암은 SUV가 2.5보다 낮게 나오기 쉽고 활성화된 염증세포가 많이 침윤된 양성결절은 이 보다 높은 경우가 흔하기 때문이다.

FDG PET을 이용하여 고립폐결절을 감별할 때 위음성은 결절이 작거나 암세포의 포도당대사가 높지 않을 때 발생한다. 현재 PET 장비의 분해능으로는 1 cm 이하로 작은 물체는 부분용적 효과로 인해 SUV가 실제보다 낮게 측정되므로 크기가 작은 폐결절은 위음성이 될 수 있다. 한 대규모 전향적 연구에서 크기가 2.5 cm 이하인 고립폐결절만을 대상으로 조사해 보았더니 SUV 〉 2.5인 경우 80% 이상이 악성이었지만 SUV ≤ 2.5인 경우도 악성일 확률이 24%나 되었다. 따라서 폐결절이 작을 때는 SUV가 낮다는 점을 근거로 양성이라고 판단하면 위험하다. 한편 포도당대사가 높지 않는 폐암에는 세기관지폐포암, 분화도가 높은 선암, 유암종이 있으며, 주로 제 1형 포도당전달체(glucose transporter 1;GLUT-1)가 발현이 적어서 FDG 섭취도 높지 않다.

FDG PET을 이용한 고립폐결절 감별에서는 위양성이 위음성보다 더 흔하며 대개 육아종(granuloma)이나 만성폐렴 등에 침윤한 염증세포에 FDG가 섭취되어 위양성으로 나타난다. 국내에서는 결핵이 원인인 경우가 많고 그 외에 히스토플라스마증, 아스페르길루스증, 사르코이드증 등이 있다.

고립폐결절에서 FDG PET의 암 판별능력을 환자 1474명을 대상으로 조사한 한 대형 메타분석연구 결과 예민도는 97%, 특이도는 78%로 조사된 바 있다. 그렇지만 실제성적은 대상 환자군이 어떤 특성을 가진 집단인지에 따라 크게 달라진다. 특히 종양이 작거나 폐에 염증이 있는 경우 FDG PET은 판별 능력이 많이 낮아진다. 결절이 간유리혼탁(ground glass opacity; GGO) 형태라면 분화도가 높은 선암이거나 세기관지 폐포암일 경우가 많은데 이 경우 FDG 섭취가 낮은 편이고, 기관지폐렴일 경우에는 오히려 FDG 섭취가 높아 감별 능력이 떨어진다. 한 연구에서는 GGO 결절에 대한 FDG PET의 악성 감별능력이 예민도 10% 와 특이도 20%로 낮다고 보고한 바 있다. 우리나라에서는 세기관지폐포암에 의한 위음성과 결핵에 의한 위양성에 특별히 유의해야 한다. 이외에도 FDG PET 결과를 해석할 때는 환자나이와 성별, 흡연력, 과거 암병력 등 폐암의 위험요인을 고려하는 것도 유용하다. 예를 들어 폐암 가능성이 절반 정도라면 PET 결과가 음성일 때 암 가능성을 5% 이하로 낮추지만, 가능성이 2/3 이상인 환자였다면 PET 결과가 음성이라도 여전히 암 가능성이 10% 정도 남기 때문에 추가검사가 필요할 수 있다.

2) 폐암의 병기결정

폐암이 진단된 환자에서 치료계획을 최적화하여 수립하기 위해서는 우선 근치적 치료전략이 가능한 경우와 그렇지 못한 경우로 구분해야 한다. 나아가 근치적 절제술을 받는 폐암 환자에서 5년생존율이 20~80%로 다양하므로 치료적 접근을 최적화하기 위하여 정확한 병기결정이 중요하다. TNM 병기에 따르면 제 I기 암은 폐에 국한된 병을 말하며, II기는 주변 및 폐문림프절, 혹은 흉벽, 횡격막, 종격 흉막, 심낭막까지만 침범한 상태이다. III기암은 종격림프절까지 전이가 있거나 (IIIA기)와 큰 혈관, 기관, 식도 등을 침범한 경우이고 (IIIB기), IV기는 다른 장기로 원격전이된 상태이다. 대개 I~IIIA기 NSCLC는 근치목적으로 치료를 하고 IIIB~IV기에는 완화목적으로 치료를 한다. 한편 SCLC는 쉽게 퍼지는 경향이 있어서 굳이 TNM 병기를 적용하지 않고, 암이 한 쪽 흉강 내에 국한되어 방사선 치료영역 하나에 포함되는 제한병기(limited stage)와 그렇지 못한 확장병기(extended stage)로만 구분해도 치료방침 결정과 예후판정에 충분하다.

최근 제 7판 AJCC/UICC (American Joint Committee on Cancer/International Union for Cancer Control) 지침서가 개정되어 2010년 1월부터 폐암에 대한 새로운 TNM 병기를 적용하고 있다. 특이하게도 이번 개정판에서는 SCLC도 NSCLC와 동일한 TNM병기를 적용한다. 이는 기존의 SCLC 제한병기에 너무 다양한 진행단계가 포함되어 있다는 점과 TNM 병기로도 환자 예후를 잘 반영할 수 있다는 연구결과에 따른 것이다. 이번 개정의 중요한 특징은 원발암의 크기에 따른 병기분류를 세분화했다는 점이다. 기존에는 직경 3 cm 이하를 T1으로 하고 3~7 cm를 T2로 분류하던 것을, 이제는 2 cm 이하는 T1a, 2~3 cm는 T1b, 3~5 cm는 T2a, 5~7 cm는 T2b로 세분하였다. 또한 직경 7 cm 이상은 T3로 재분류하였다. 이외에도 동일한 폐엽에 존재하는 종양을 T4에서 T3로 낮추었고, 동측 폐의 다른 폐엽에 위치한 종양은 M1에서 T4로 낮추었다. 국소림프절은 쇄골상방(supraclavicle) 영역에서 횡격막 영역까지를 포함하는데, 이에 대한 N 병기는 달라지지 않았으나 각각 림프절 위치에 대한 정의를 수정하였다. 원격전이에 대한 M 병기는 기존의 M1이 M1a와 M1b로 세분되어 M1a에는 반대측 폐의 종양(이전 M1)과 악성흉수 및 심막삼출액(이전 T4)이 포함되고 그 외의 전이는 M1b로 분류하였다.

폐암의 병기판정을 위해서는 우선 단순흉부 X-선과 흉부 CT로 암의 위치와 크기 등을 확인해야 하고, 그 다음에는 복부 초음파검사로 간이나 비장, 신장으로의 전이여부를 조사하거나 뼈스캔으로 전신 뼈의 뼈전이 여부를 검사할 수 있다. MRI는 암의 국소적 침습과 종격림프절전이 등을 파악하는 데 사용할 수 있으나 많이 쓰지는 않는다. FDG PET은 원발암과 전신의 전이병소를 한 번에 검사할 수 있는 장점이 있고 그 유용성이 점차 증가하고 있다. 종격내시경은 침습적이나 기관지 주위의 림프절전이 여부를 확진할 수 있다.

(1) NSCLC의 병기결정에서 FDG PET 이용

NSCLC는 병기에 따라 절제수술, 방사선치료, 그리고 항암화학요법을 이용하여 치료한다. 그 중 근치적 절제술이 완치를 기대할 수 있어 가장 좋지만 실제로 이를 시행할 수 있는 I-II기 암은 25%에 불과하다. 나머지 III기(35%)와 IV기(40%) 암은 목적에 따라 다양한 치료를 시행한다. IIIA기 암에는 항암화학요법과 방사선치료로 암 크기를 줄여 병기를 낮춘 다음에 절제술을 시행하기도 한다. IIIB-IV기 암은 증상완화 목적으로 항암화학요법이나 방사선치료를 시행한다. 따라서 NSCLC에서는 I-II 병기와 III-IV 병기를 구분하는 것이 치료 방향결정에 중요하다.

FDG PET은 NSCLC의 병기결정 과정 중에서 원발암에 대한 T 병기 결정에는 큰 영향을 미치지 못하고 림프절전이에 대한 N 병기와 원격전이에 대한 M 병기 판정에 유용하다. N 병기 판별에 대해서는 FDG PET이 CT보다 뚜렷하게 우월하다. CT는 림프절전이 판정에 대해 위양성율 40%와 위음성율 15%를 나타낸다. 최근 종격림프절전이 진단에 대한 메타분석 결과 환자 514명을 대상으로 FDG PET은 예민도와 특이도가 79%와 91%로 CT보다 (60%, 77%) 유의하게 높았다. 다만 림프절 크기로 인한 영향이 있어서 5 mm보다 작은 림프절에서는 PET으로도 전이를 발견하기는 어려웠다. 또 다른 연구에서 1039명을 분석한 결과 FDG PET은 예민도와 특이도가 87%와 87%로 CT(69%, 65%)보다 높았다. 여러 주요 연구를 모아 분석한 대규모 메타연구 결과 FDG PET은 예민도 83%이고 특이도 92%였다(CT는 각각 59%와 78%). 절제술이 가능한 IIIA 폐암에는 유도치료(induction therapy) 후 수술을 시행하는 경우가 흔하고 이때 병기 재결정이 필요하다. 병기 재결정시에는 CT가 다소 부정확하여 FDG PET이 더 유용하다. 다만, 유도치료 후에는 종격림프절전이 진단에 대해서 FDG PET의 예민도가 초기 병기설정 때 보다는 다소 낮아진다.

환자의 치료방침 결정에는 N2와 N3 림프절전이 여부가 특히 중요하다. 이에 대해 FDG PET은 8% 정도로 위음성률이 낮은 것으로 보고되고 있으며 이는 종격내시경과 비교할 때 차이가 크지 않아서 PET 결과가 음성이면 침습적 검사를 생략하고 바로 외과적절제술을 시행할 수 있을 것으로 기대한다. 하지만 이보다 위음성율이 높다는 보고도 있는 등, 아직은 FDG PET 음성결과가 종격내시경을 대체하기에는 논란의 여지가 남아 있으며, 현재로서는 검사대상 및 조직검사 부위 선정에 도움을 주는 역할이 크다. 반대로 N2~N3 림프절에 대한 FDG PET 결과가 양성인 경우에서도 10% 정도에서는 염증성 병변으로 인한 위양성결과를 보인다. 따라서 이런 경우에는 환자에게서 잠재적인 수술적 완치 기회를 빼앗지 않도록 종격내시경으로 확인하여야 한다. 결론적으로 FDG PET은 NSCLC의 종격림프절전이 진단에서 진단성적이 CT보다 우수하여 유용성이 크다. 다만, 종격내시경 검사를 대체하기는 위해서는 앞으로 전이 감별에 대한 예민도와 특이도를 충분하게 높일 수 있는 기술을 개발하려는 노력이 더 필요하다.

원격전이 평가에 대해서는 PET이 전신을 검색(screening)하여 원발암과 림프절전이, 원격전이를 한 번에 모두 평가할 수 있다는 장점이 있다. NSCLC에서 흔히 원격전이가 발생하는 장기는 뇌, 뼈, 부신, 반대측 폐, 간, 심낭, 신장, 그리고 피하조직이다. M 병기 평가에 있어서 FDG PET은 예민도가 90~100%, 특이도는 80~100% 정도이다. 절제술을 앞둔 폐암 환자 가운데 15% 내외에서 CT검사에서 부신이 커져 있어서 전이와 감별하는 것이 특히 중요한데, 이중 60% 정도에서만 실제로 전이가 있다. FDG PET은 부신전이에 대해 위음성이 거의 없고 MRI나 세침검사와 유사한 성적을 보이기 때문에 PET결과가 음성이면 전이를 배제하고 절제술을 진행할 수 있다. 뼈전이에 대해서도 FDG PET이 예민하고 특이도 또한 뼈스캔보다 높다. 간전이는 FDG PET으로 검출할 수 있기는 하나 아직 정확한 검출성적은 알려져 있지 않다. 한편 뇌전이는 정상 뇌조직에서 생리적인 포도당 섭취가 높아 FDG PET은 유용성이 제한적이다. 원격전이를 평가함에 있어 PET 검사는 위음성을 배제할 수 없기 때문에 항상 한계가 있다. 오히려 예상하지 않았던 전이를 발견하거나 전이를 의심하였던 병소에서 전이 가능성을 낮추는 데 의의가 크다. 전체적으로 FDG PET은 NSCLC 환자 중 13%에서 알지 못하던 원격전이를 발견하며 18%에서 치료 방침을 변경한다.

NSCLC에서 FDG PET은 알지 못하던 원격전이를 발견하여 환자에게 불필요한 수술을 피하고 공격적인 완화치료를 받을 수 있도록 하는 역할이 크다. 폐암 환자 188명을 대상으로 한 무작위 연구에 따르면 FDG PET이 불필요한 수술을 41%에서 21%로 줄였다. 설문지 조사 연구에서는 환자 50%에서 치료계획 변경에 영향을 미쳐, 35%에서는 수술을 취소하고 7%에서는 더 적극적인 치료를 시행하였다. 또한 병기결정에 FDG PET을 포함한 환자군에서 근치적 절제술 후 암 재발 및 사망률이 20%에서 11%로 낮아졌다는 보고도 있다.

앞서 언급한 연구들은 PET 스캐너를 이용한 결과가 많지만 최근에는 융합영상장비인 PET/CT를 이용함으로써 보다 많은 해부학적인 정보를 바탕으로 더 향상된 진단 성적을 얻을 수 있다. 특히 T 병기 결정에서는 PET/CT가 PET보다 우수하고 치료방침 변경에 대한 기여도가 높다. 폐암 환자 129명을 대상으로 N 병기 평가 능력을 비교한 연구에서는 PET/CT가 PET에 비해 N0 와 N1 병기를 더 정확하게 평가할 수 있었다. 한편 M 병기 결정에서는 PET/CT가 PET과 비교하여 크게 차이가 나지 않았다. 근치적 절제술 뒤 재발 발견에도 PET/CT, PET, CT 순으로 성적이 우수하였다.

(2) SCLC의 병기결정에서 FDG PET 이용

SCLC는 폐 중앙부에서 발생하는데 림프나 혈액순환을 통해 쉽게 퍼지는 성질이 강해서 발견될 때 이미 한쪽 흉부에 국한되는 경우는 20%에 불과하고 외과적절제가 가능한 경우는 10%도 되지 않는다. 그리고 악성도가 높아 치료를 하지 않으면 2~3개월 내에 절반이 사망할 정도이다.

FDG PET은 SCLC의 병기결정에 유용한 정보를 제공하여 CT보다 흉부외 림프절과 원격전이 검출능력이 우수하다. FDG PET을 통해 SCLC 환자의 8%에서 병기를 올바르게 높이고 3%에서는 낮출 수 있다는 보고가 있고, FDG PET 검사를 함으로써 8~29%에서 병기가 바뀌어 치료방침에 영향을 주었다는 보고 등이 있다. 그러나 지금까지 연구보고는 소규모 후향적 연구가 대부분이어서 아직까지 FDG PET이 SCLC의 병기를 결정하는 정확한 성적은 정립되지 않았다. 치료효과 평가와 재발암 검출에도 FDG PET이 유용하여 많은 환자에서 치료방향이 바뀔 수 있다. 또 PET 양성이면 환자의 예후가 나쁠 것임을 예상할 수 있다. 이상과 같이 SCLC에서 FDG PET이 잠재적으로 유용할 것으로 기대되므로 구체적인 역할에 대해서는 앞으로 추가적인 연구가 필요하다.

3) 폐암에서 FDG PET의 기타 이용

최근에는 FDG PET을 암환자의 치료계획 수립과 치료효과 평가 용도로 이용하려는 시도가 늘고 있다. 방사선치료에서 치료범위를 정하기 위해 표적용적 경계를 그리는 데 FDG PET을 이용할 수 있는데, 이 경우 암의 총 용적이 20~100%까지 수정될 수 있다. 방사선치료를 시행할 때 종양에 대한 정확한 경계 결정이 치료목표 설정에 영향을 줄 수 있을 뿐 아니라 치료의 효과와 부작용에도 영향을 준다. 즉, FDG 섭취부위가 CT로 정한 종양의 경계보다 작을 경우에는 방사선폐렴(radiation pneumonitis) 위험을 줄일 수 있고 반대로 더 클 경우에는 치료효과를 높일 수 있다. 다만, 폐암에서는 FDG 섭취가 염증세포 침윤, 공간적 분해능, 호흡운동 등에 영향을 많이 받는다는 점을 고려해야 하며 앞으로 이를 줄이는 방안을 개발하여야 한다.

최근에는 새로운 항암화학요법약제 개발에 따라 개

인 맞춤치료가 실현되기 시작하면서 치료효과를 조기에 판단하는 것이 매우 중요해졌다. 즉, 화학요법에 대한 치료반응을 조기에 평가해야 효과가 없는 일차 약제를 사용하는 기간과 비용을 줄이고 다른 약제로 빨리 바꿀 수 있다. 지금까지는 CT로 종양 직경을 측정하여 화학요법에 대한 치료반응을 평가하였다. 그런데 치료에 반응하는 종양은 크기가 줄어들기 전에 대사변화가 일어나므로 이를 FDG PET을 이용하여 평가할 수 있다. 항암화학요법약제를 투여한 후 촬영한 추적 PET에서 FDG섭취가 줄어든 환자는 치료에 대한 반응과 예후가 좋을 것으로 예상된다. 그러나 FDG PET을 이용하여 화학요법의 효과를 평가하기 위해서는 추적 PET 시행 시점과 섭취량 정량 방법, 효과를 예측하는 구체적인 기준 등을 표준화가 필요하여 이를 위해 앞으로 연구가 더 필요하다.

FDG PET은 폐암 환자의 예후 평가에도 도움을 준다. 폐암 환자의 생존에 관여하는 주요인자로 종양의 조직학적 종류, 환자의 나이와 성별, 전신 상태, 바이오마커 등 다수가 있지만 그 중 TNM 병기가 가장 중요하다. FDG PET 검사가 예후 평가에 유용한 것은 병기 결정에 도움을 주기 때문만이 아니라 종양의 FDG 섭취정도 자체가 암세포의 증식활성과 관련되고 독립적인 예후인자가 되기 때문이다. 특히 선암은 FDG 섭취율이 종양의 악성도를 반영하고 침습도나 병기와 유의한 상관관계를 갖는다. 더불어 FDG 섭취가 높으면 암이 재발할 가능성이 많음을 예측할 수도 있다. 이에 NSCLC에서 FDG 섭취율은 환자의 생존기간에 대한 독립적인 예후가치가 있다.

최근 분자표적치료가 급격히 발전하면서 치료반응과 예후를 예측할 수 있는 바이오마커에 관심이 쏠리고 있다. FDG PET으로 폐암환자의 정확한 예후를 예측할 수 있으면 새로운 치료법에 대한 임상시험을 돕고 환자의 개인맞춤치료도 최적화할 수 있다. 이에 미래 맞춤치료 시대에 맞추어 앞으로 폐암환자에서 FDG PET 검사를 더욱 적극적으로 활용하는 지혜가 필요하겠다.

2. 참고 문헌

1. 이명철, 정준기 편저. 고창순 핵의학
2. 최준영. 소세포폐암에서의 ^{18}F-FDG PET의 임상 이용. 핵의학 분자영상. 2008;42(suppl 1):29-31.
3. 현인영. 비소세포폐암의 병기 결정에서 F-18 FDG PET의 역할. 핵의학 분자영상. 2004;38:481-5.
4. Bunyaviroch T, Coleman RE. PET Evaluation of Lung Cancer. *J Nucl Med* 2009;47:452-4.
5. Edge SB, Byrd DR, Compton CC, Fritz AG, Greene FL, Trotti A, editors. AJCC cancer staging manual (7th ed). New York, NY: Springer; 2010.
6. Gould MK, Maclean CC, Kuschner WG, Rydzak CE, Owens DK. Accuracy of positron emission tomography for diagnosis of pulmonary nodules and mass lesions: a meta-analysis. *JAMA* 2001;285:914-24.
7. Hicks RJ. Role of ^{18}F-FDG PET in assessment of response in non-small cell lung cancer. *J Nucl Med* 2009;50(Suppl):31S-42S.
8. Hoekstra CJ, Stroobants SG, Smit EF, Vansteenkiste J, van Tinteren H, Postmus PE, et al. Prognostic relevance of response evaluation using [^{18}F]-2-fluoro-2-deoxy-D-glucose positron emission tomography in patients with locally advanced non-small-cell lung cancer. *J Clin Oncol* 2005;23:8362-70.
9. Jung KW, Park S, Kong HJ, Won YJ, Boo YK, Shin HR, et al. Cancer statistics in Korea: incidence, mortality and survival in 2006-2007. *J Korean Med Sci* 2010;25:1113-21.
10. Nomori H, Ohba Y, Yoshimoto K, Shibata H, Shiraishi K, Mori T. Positron emission tomography in lung cancer. *Gen Thorac Cardiovasc Surg*. 2009;57:184-91.
11. Vansteenkiste J, Dooms C. Positron emission tomography in nonsmall cell lung cancer. *Curr Opin Oncol* 2007;19:78-83.

Chapter 08

유방암 PET

이 종 진
문 대 혁

초 록

유방암에서 FDG PET의 검증된 역할은 병기결정시 원격전이 발견, 재발 의심시 재발병소 발견이다. 그 외 화학요법에 대한 반응을 조기에 평가하는 데 유용하다. 유방암에서 FDG PET의 원발종괴 검출 능력은 종괴 크기가 작고 FDG 섭취가 적을 경우 예민도가 감소하므로 현재 이 목적으로는 널리 사용되지 않는다. 액와림프절 평가에서도 미세전이를 발견하기 어렵다는 문제가 극복되어야 한다.

1. 배경

유방암은 전세계적으로 가장 흔한 여성 악성종양이다. 미국에서는 여성 암사망원인 중 폐암 다음으로 많고, 35~50세 여성 사망원인 중 1위이다. 한국에서는 2007년 보건 복지부 암 발생 통계에 따르면 유방암이 갑상선암에 이어 여자에서 두 번째로 흔히 발생하는 암이다. 유방암 진료 환자 수는 2001년에는 25,384명이었으나 2008년 64,394 명으로 증가하였고, 이는 연평균 증가율 14.3%에 해당한다. 한국에서 유방암 5년생존율은 1993~1995년 조사에서는 77.9%이었으나 2003~2007년도 조사에서는 89.5%에 이른다. 이는 갑상선암(98.8%) 다음으로 생존율이 높은 것이다. 한국의 5년생존율은 미국과 비슷하다. 이는 치료 방법의 발전에도 기인하지만 주로는 조기 발견 증가에 기인하는 것으로 생각한다.

침습유방암 중에 가장 흔한 것은 침습관암종(ductal carcinoma) (70~80%) 이고, 침습소엽암종(lobular carcinoma) (6~10%), 수질암종(medullary carcinoma) (~3%) 순이다. 침습암종은 유방 어디에서나 생길 수 있으나 가장 흔한 위치는 상외 사분위이다. 비침습유방암은 제자리(in situ) 관암종과 제자리소엽암종이 있는데 말단 관소엽 단위에 한정되어 있고 기저막을 통과하지는 않은 상태이다. 제자리소엽암종은 촉진 가능한 종괴로 나타나기 전에 우연히 발견되는 수가 많고, 제자리관암종은 유방촬영술에서 미세 석회화로 많이 발견된다.

유방암이 의심될 경우 NCCN (National Comprehensive Cancer Network) 지침에 따라 병력 청취, 신체 검사, 전체 혈구 계산 (Complete blood count;

CBC), 진단적 유방촬영술(mammography), 초음파, 병리 조직 검토, 에스트로겐, 프로게스테론 수용체 상태, HER-2 (human epidermal growth factor receptor-2) 상태 등을 검사하고 추가로 선택적 MRI를 시행할 수 있다. 병기 III인 경우 뼈스캔과 흉부 방사선 촬영, 복부와 골반 CT, 초음파, MRI 등을 시행하며 FDG PET/CT도 고려할 수 있다. 병기 I-III인 경우에도 뼈에 통증을 호소하거나 혈청알칼리인산분해효소(serum alkaline phosphatase)가 상승하였을 때는 뼈스캔을 시행하고, 복부에 증상이 있거나 간효소가 상승한 경우, 알칼리인산분해효소가 상승한 경우 등에서 복부와 골반 CT, 초음파, MRI 등을 고려할 수 있다. 또한 폐증상이 있다면 흉부 방사선 촬영을 시행한다. 원격전이 검사를 위해서는 흉부 방사선 촬영, 복부 초음파, 뼈스캔, CT, MRI, PET 등을 시행한다.

유방암의 주요 예후인자는 림프절전이, 일차병소 크기, 조직학적 등급이다. 그 외에도 c-erbB-2, p53, 증식 마커(proliferation markers), 림프 및 혈관계 침범 등도 예후와 관련이 있다.

유방암은 주로 수술과 화학요법을 이용하여 치료한다. 수술은 유방보존수술과 유방 전절제술이 시행되는데 유방보존수술은 보통 화학요법을 동반한다. 보조화학요법은 재발을 방지하기 위해 많이 시행하는데, 특히 액와림프절전이가 있거나, 일차병소 크기가 1 cm 이상, 기타 예후가 좋지 않을 것으로 예상되는 경우에 시행한다. 선행 화학요법은 종양이 크거나 수술이 불가능한 경우 또는 국소침습유방암인 경우 시행한다. 선행 화학요법은 종양의 크기를 줄여 유방보존수술을 가능하게 하는 효과도 있지만, 재발률을 낮추고 생존기간을 연장하는 효과가 있다. 전이유방암 환자는 대부분 완치는 어렵다. Triple negative (프로게스테론수용체 음성, 에스트로겐수용체 음성, HER-2 음성)인 경우 화학요법이 유일한 치료 방법이다. HER-2 양성인 경우 trastuzumab (herceptin)과 화학요법을 조합하여 치료하고, 에스트로겐 양성이면서 전이병소가 작을 때는 호르몬치료를 한다.

FDG는 제 1형 포도당전달체(glucose transporter type 1; GLUT-1)를 통하여 세포 내로 섭취되고 곧 헥소키나아제(hexokinase)에 의해 인산화되어 세포내에 축적된다. 유방암의 FDG 섭취 정도는 조직학적 진단(관암종이 소엽암종보다는 섭취가 높다), 종양의 성장 패턴, 세포 분열 정도와 강한 상관관계가 있고, 종양세포의 숫자와는 상관관계가 약하다. FDG 섭취와 종양 크기, 액와림프절전이 여부, 괴사, 섬유, 낭종조직 함유 정도, 염증세포 유무, 에스트로겐수용체, 프로게스테론수용체, GLUT-1 발현 등과는 서로 상반된 보고가 있다.

2. 진단 및 병기결정

1) 원발종양의 진단성능

80%가 넘는 유방암은 자가 검진이나 일상 유방 검사에서 종괴가 의심되어 발견된다. 1 cm 미만의 종괴는 자가 검진으로 발견하기 어렵고 선별 유방촬영술에서 많이 발견된다. 유방촬영술은 병소의 위치, 규모를 파악하고 다른 종괴 여부를 알아보는 데 사용된다. 예민도는 나이에 따라 다른데, 40세 이하 연령에서는 50% 후반 정도이고, 그 보다 나이가 많은 경우 80%에서 90%정도이다. 유방촬영술에서 의심되는 병소를 실제 조직검사를 해보면 많게는 40%에서 음성이다. 또한 10% 정도에서는 악성유방암을 놓치기도 하는데 이러한 한계에도 불구하고 현재까지는 유방촬영술이 조기발견과 조기진단에 가장 좋은 방법이다. 초음파는 유방촬영술에 추가하여 시행하는 경우가 많은데 물혹과 고형병소 구분에 유용하다. 젊은 여성에서 보이는 치밀유방조직은 초음파가 유방촬영술보다 더 민감하게 암을 찾아낸다. MRI는 3차원 입체 영상이 가능하고, 종양의 혈관형성 정도와 흉벽도 볼 수 있다는 장점이 있다. 또한 치밀유방조직도 잘 볼 수 있다. 정맥

조영제를 투여하고 MRI를 촬영할 경우 예민도가 90%에 달한다. 그러나 특이도가 상대적으로 낮다는 단점이 있다.

FDG PET이 유방암 원발종괴를 진단하는 예민도는 48~95.7%로 다양하게 보고되어 있다. 크기가 1 cm 미만이면서 조직학적등급이 낮은 경우에 예민도가 떨어지는데, 보통 병소 지름이 0.5 cm 미만이면 FDG PET에서 놓치기 쉽다. 종괴가 1 cm 미만일 경우 FDG PET이 종괴를 발견하는 예민도는 57% 정도로 보고되어 있다. PET/CT는 PET에 비하여 예민도가 15% 정도 향상되나, 특이도에는 차이가 없다. PET/CT 역시 유방암 일차병소를 찾는 데는 한계가 있다.

유방촬영술이나 초음파 등과 비교한 연구에서는 FDG PET이 원발종괴를 진단하는 성능이 더 뛰어난 것으로 보고되었다. MRI와 비교한 연구에서는 FDG PET이 예민도는 떨어지나 좀 더 특이적인 결과를 보였다. FDG PET은 현재 조기유방암의 병기결정에는 널리 사용되고 있지는 않으나, 림프절전이 양성이면서 종양의 크기가 2 cm 이상인 경우 (T2, N1-3), 종양의 크기가 5 cm 이상인 경우 (T3), 종양이 피부나 흉벽을 침범한 경우 (T4)에 유용하다는 증거가 있다.

섬유선종과 같은 유방의 양성종양은 보통 FDG 섭취가 많지 않으나 엽상종양(phyllodes tumor), 섬유낭성변화(fibrocystic change), 비정형관증식증(atypical ductal hyperplasia), 관확장증(ductal ectasia) 등과 같은 양성 종양에서도 FDG 섭취가 많을 수 있어 감별을 요한다.

2) 액와림프절전이 진단성능

액와림프절전이는 유방암의 수많은 예후인자 중에 가장 강력한 예후인자이며, 화학요법 여부 결정에 영향을 준다. 현재 모든 침습유방암 환자에서 수술적으로 액와림프절에 대한 조직학적 평가가 추천된다. 이에 따라 FDG PET이 감시림프절생검이나 액와림프절절제술을 대치할 수 있는지에 대한 연구가 많이 이루어졌다. 현재까지 연구 결과를 종합해 보면 FDG PET은 초음파나 MRI와 비슷한 성적을 보이고 유방촬영술보다는 우월한 것으로 되어 있다. 그러나 FDG PET만으로 감시림프절생검이나 액와림프절절제술을 대치하기는 어렵다(그림 4-8-1). FDG PET이 액와림프절전이를 진단하는 성능은 전이병소의 크기와 숫자에 좌우되는데, FDG PET으로 미세전이(micrometastasis)를 진단하는 것은 한계가 있기 때문이다. Veronesi 등이 236명을 대상으로 한 연구에 따르면 FDG PET은 액와림프절전이 평가시에 예민도는 낮았으나 특이도, 양성 예측도는 높았다. FDG PET과 감시림프절생검을 비교한 연구 결과에서 FDG PET이 좀 더 나은 특이도와 양성 예측도를 보였다. 많은 연구에서 공통적으로 FDG PET이 액와림프절전이 평가에서 특이도가 높다고 결론 내리고 있으며 이는 FDG PET에서 액와림프절 병소가 보일 경우, 감시림프절생검을 생략할 수 있다는 점을 시사한다. 그러나 FDG PET에서 액와림프절 병소가 보이지 않을 경우에 병소가 없다고 단정할 수 없다. PET/CT는 PET보다 액와림프절전이 평가에 있어서 해상도와 정확도가 향상될 것으로 예상되지만, 아직까지 PET/CT의 액와림프절 평가에 대한 유용성은 확립되어 있지 않다.

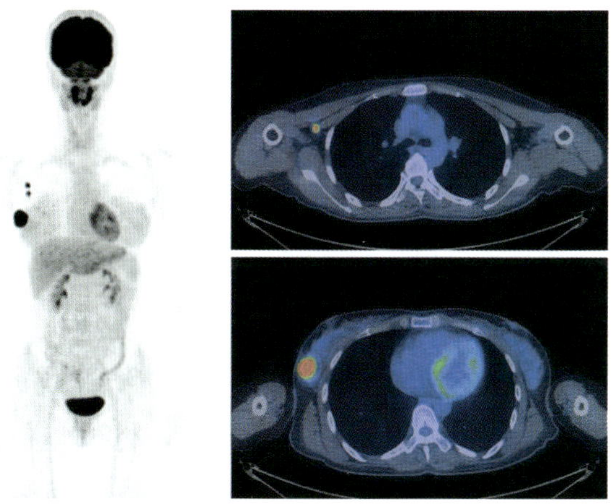

그림 4-8-1. 유방암의 FDG PET. 41세 여자 환자로 우측 유방의 종괴와 동측 액와림프절의 전이가 뚜렷하게 보인다.

액와림프절전이병소에서 FDG 섭취는 원발종괴의 FDG 섭취와 비례하므로 원발 종괴의 FDG 섭취가 높은 경우에는 예민도가 향상되며, 분열이 활발한 경우 즉 Ki-67이 양성일 경우에도 섭취가 증가한다. FDG PET으로 림프절전이를 평가할 때 고려해야 할 점이 있는데 항암화학요법을 받은 직후나 조직생검 후에는 염증반응으로 액와림프절의 FDG 섭취가 증가하기 때문에 위양성이 늘어날 위험이 있다는 것이다. 한 가지 유의할 점은 유방암 환자에서 환측의 팔에 정맥 주사하면 액와림프절이 위양성으로 보일 수 있다는 점이다.

FDG PET은 액와림프절 외에도 종격림프절이나 내유림프절의 전이 발견에 유용한데 CT와 비교한 연구결과에 따르면 예민도, 특이도, 정확도 모두 PET이 우수하였다. 유방암이 내측에 위치할 경우 내유림프절에 FDG 섭취가 보일 가능성이 크며, 이 경우에 예후가 좋지 않다고 알려져 있다.

3)원격전이 진단 성능

유방암에서 원격전이 발견은 중요한 문제인데, 원격전이가 있을 경우 예후가 불량하기 때문이다. 조기 유방암에서 전이 여부 발견을 위한 검사는 추천되지 않는데 그 이유는 발견될 확률이 낮아 비용 대비 효과가 적기 때문이다. 전이 여부를 발견하기 위해서는 흉부 방사선 촬영, 복부 초음파, 뼈스캔, CT, MRI 등을 시행한다.

유방암에서 FDG PET의 원격전이 진단 성능은 매우 우수하다. CT, MRI 등과 비교하였을 때 비슷한 진단 성능을 보이나 FDG PET이 스캔 범위가 넓기 때문에 더 유용하다. 국소진행유방암 진단 당시 FDG PET을 시행한 연구 결과에 따르면 8-14%의 환자에서 전이병소가 발견되었고 위양성인 경우는 0-21% 이었다. Fuster 등이 IIb 병기 이상인 유방암 환자 60명을 대상으로 한 연구에서 FDG PET/CT의 원격전이 발견에 대한 예민도는 100%, 특이도는 98%이었으며 조영제 증강 CT나 초음파, 뼈스캔을 이용한 기존의 원격전이 검사는 예민도 60%, 특이도 83%에 불과하였다. 60명의 환자 중 8명에서 기존의 검사에서 찾지 못한 전이병소를 발견하였는데 이중 6명이 뼈전이였고 2명이 폐전이, 나머지 2명이 간전이였다.

뼈전이의 진단에서, 뼈스캔보다 골용해병소를 찾는 능력은 FDG PET이 우수하였으나 골형성병소를 찾아내는 능력은 뼈스캔이 우수하여 뼈전이를 평가하기 위해서는 두 검사를 동시에 시행하는 것이 추천된다. PET/CT가 널리 보급됨에 따라서 판독에 주의를 기울인다면 골형성병소를 찾아내는 예민도가 향상될 것으로 보인다.

3. 치료효과 판정 및 예측

조직병리학적으로 유방암의 완치를 판정하는 통일된 기준은 없으나 보통 미세병소의 소멸을 기준으로 삼는다. 현미경적 잔존종양이 흩어져 있는 경우나 조직병리적으로 완전히 관해가 온 경우 모두 생존율에는 차이가 없어서 이 두 가지를 최소잔존질환(minimal residual disease)라 부르고 나머지를 육안잔존질환(gross residual disease)이라 부른다. 임상적으로는 병리조직을 얻을 수 없는 경우가 많기 때문에 치료효과 판정은 RECIST(Response Evaluation Criteria in Solid Tumors)를 많이 사용하고, 이 기준을 적용하면 장경이 30% 이상 감소할 때 반응이 있다고 정의된다. 그러나 종양이 줄어들 때까지는 여러 차례 화학요법이 필요한 경우가 많아 RECIST 기준은 한계가 있다.

FDG PET은 항암화학요법 효과판정에 매우 유용하다. FDG 섭취 감소는 크기 감소보다 치료 효과를 더 잘 반영한다고 알려져 있다. 종양의 FDG 섭취 감소는 치료 효과와 매우 밀접한 관련이 있다(그림 4-8-2). 화학요법 개시 후 반응 군에서는 8일째부터 FDG 섭취

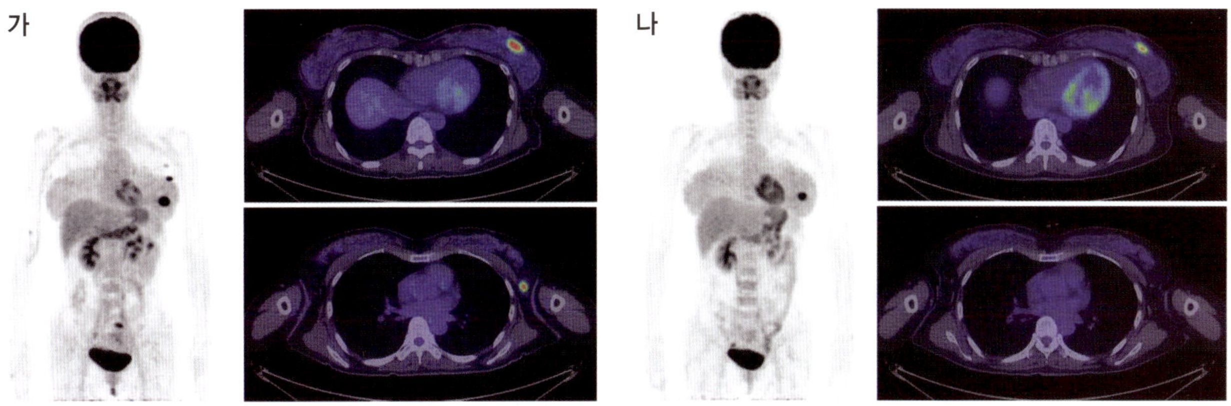

그림 4-8-2. 유방암 항암화학요법 전(가)후(나)의 FDG PET. 좌측 유방의 종괴는 항암화학요법 후 최대표준화섭취계수(maximal SUV)가 8.8에서 5.9로 감소하였고, 동측 액와림프절에서 FDG 섭취는 더 이상 보이지 않는다.

가 감소하여 60일 이후에도 계속 감소하는 소견을 보였으나 비 반응 군에서는 유의한 FDG 섭취 감소가 없었다. FDG PET을 사용하면 선행 화학요법에 대한 반응을 예측할 수 있는데, 치료 후 FDG 섭취 55% 감소로 역치를 설정하였을 때, 조직병리학적 반응을 예측하는 정확도는 88%이었다. 다른 연구에서도 FDG 섭취 40% 감소를 기준으로 하였을 때, 조직병리학적 반응을 기준으로 첫 번째 화학요법 후 77%, 두 번째 화학요법 후 87%의 정확도로 치료 반응을 예측하였다. 이렇듯 FDG PET은 항암화학요법 효과에 대한 조기 평가가 가능하므로, 항암화학요법에 저항성이 있는 환자들에게 화학요법을 바꾸거나 수술이나 방사선치료로 전환하여, 적절한 치료를 계속할 수 있다는 장점이 있다. 따라서 유방암 환자는 항암화학요법 전에 기저 스캔으로 FDG PET을 시행하는 것이 필요할 것으로 생각된다.

104명을 대상으로 한 다기관 연구에 따르면 SUV (standardized uptake value) 45% 감소를 기준으로 하였을 때 FDG PET은 조직병리학적 음성예측률이 89.5%로 매우 높았다. 따라서 화학요법 후 FDG PET에서 반응이 없다면, 화학요법에 대한 재고려가 필요하다. 이 연구에서 흥미로운 점은 선행 화학요법 후에 FDG 섭취 감소가 있을 경우, 추후 화학요법과 상관없이 예후가 좋았다는 점이다. 다른 연구 결과로는 화학요법 전에 기저로 촬영한 FDG PET에서 종양의 SUV가 3미만일 경우, 화학요법에 대한 반응이 없었는데 이는 종양이 매우 잘 분화된 에스트로겐수용체 양성 종양이기 때문으로 생각된다.

화학요법 외에도 타목시펜(Tamoxifen)에 대한 치료반응을 FDG PET 으로도 평가할 수 있는데 타목시펜 치료 반응군은 타목시펜치료 후 FDG 섭취가 증가하지만 비 반응군에서는 유의한 차이가 없었다. 연구에 따르면 타목시펜 치료 반응군에서 타목시펜 치료 후 FDG 섭취가 28.4% 증가한데 반해 비반응군에서는 10.1% 정도만 증가하여 유의한 변화가 없었다.

FDG PET은 그 자체로서도 강력한 독립적 예후인자이다. 전이유방암 환자 47명을 대상으로 연구한 결과 화학요법 후 PET에서 병소가 사라진 경우는 그렇지 않은 경우에 비하여 생존율이 높았다 (24 개월 vs. 10 개월).

4. 재발 평가

유방암은 재발률이 20% 정도이며, 재발은 주로 유방에서 국소재발하거나, 동측 액와림프절 재발, 뼈, 간,

폐, 뇌 등에서 원격 부위 재발 등으로 나타나다. 재발 환자 중 27%가 국소 재발로 나타나고 뼈전이(27%), 폐전이(16%), 간전이(13%)도 흔하다. 재발한 경우 완치는 어렵고 수명 증가와 증상 완화에 치료의 목적이 있다. 호르몬에 반응하는 경우 호르몬 치료를 한다. 항암제 중에는 Taxane 을 기반으로 하는 항암화학요법이 전체생존율을 높인다고 알려져 있다. 그 외, HER-2 양성인 경우 herceptin 등이 효과가 있다. 방사선치료는 뼈전이 통증 경감 등 대증적 치료 목적으로 쓰인다.

European Society for Medical Oncology(ESMO)에 따르면 유방암 환자들은 치료 후 첫 3년간은 3-6개월 간격, 다음 2년간은 6~12개월 간격, 그 다음 해부터는 매년 추적관찰이 필요하다. 추가로 유방암 환자에서는 환측과 반대측 유방에서 유방촬영술을 1~2년 간격으로 시행하여 국소재발이나 반대측 유방에서의 유방암을 검사하여야 한다. 무증상 환자에서 CT, 초음파, 뼈스캔 등 추가적인 영상 검사는 추천되지 않으며 환자의 생존기간을 증가시킨다는 증거도 없다. 따라서 FDG PET은 유방암의 추적관찰에 일상적으로 사용되지 않으며, 재발이 의심되는 상황에서 시행한다(그림 4-8-3). 유방암 재발을 평가한 FDG PET 연구들을 보면 재발률이 57~93%에 달하는데 이는 재발 가능성이 높은 환자에서 FDG PET을 시행하였기 때문이라고 생각된다. 이 연구들에서 PET/CT가 아닌 FDG PET이 재발을 찾아내는 예민도는 78~100%, 특이도는 20~100% 정도이다. PET/CT인 경우 예민도와 특이도가 94, 84%이어서 PET/CT가 재발 발견에도 유리할 것으로 생각된다. 증상이 없고 종양 표지자(CA 15-3, CEA)만 상승하여 FDG PET을 촬영한 경우 예민도는 90~96%, 특이도는 84~93% 정도였다.

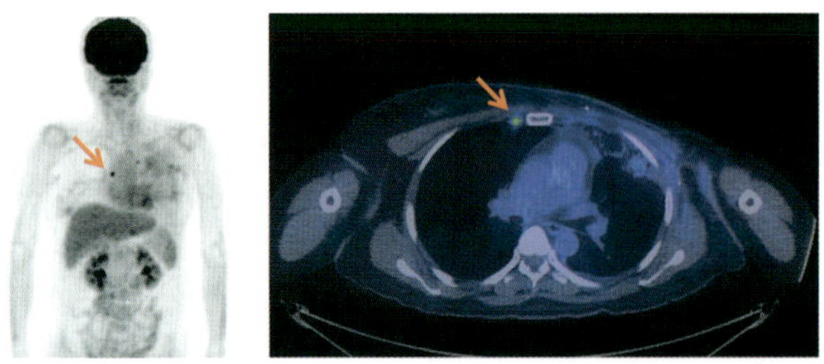

그림 4-8-3. FDG PET으로 발견된 유방암 재발. 치료 후 경과 관찰 중 FDG PET을 시행하였으며 우측 내유림프절에 재발 병소가 뚜렷하게 보인다 (화살표).

5. 기타

1) 양전자유방촬영술(Positron emission mammography; PEM)

기존 PET 스캐너는 해상도 한계 때문에 작은 일차병소는 FDG PET으로 발견하기 어렵다. PEM은 유방 전용 PET으로서 해상도와 대조도를 높인 PET이다(그림 4-8-4). PEM은 유방촬영술처럼 압력을 가하여 유방 영상만 얻기 때문에 PET에 비하여 계수를 더 많이 얻을 수 있고 산란도 줄일 수 있다. 산란이 적으므로 기존의 PET과 달리 격벽(septa)이나 콜리메이터도 필요하지 않다. 또한 유방촬영술과 같은 방법으로 촬영하므로 유방촬영술 결과와 비교가 용이하다. 최신 PEM의 해상도는 검출면 기준 1.5 mm 정도이고, 검출면과 떨어져 있을 경우에는 해상도가 약간 떨어진다. 해상도가 좋아짐에 따라 PEM은 작은 병소도 찾아낼 수 있

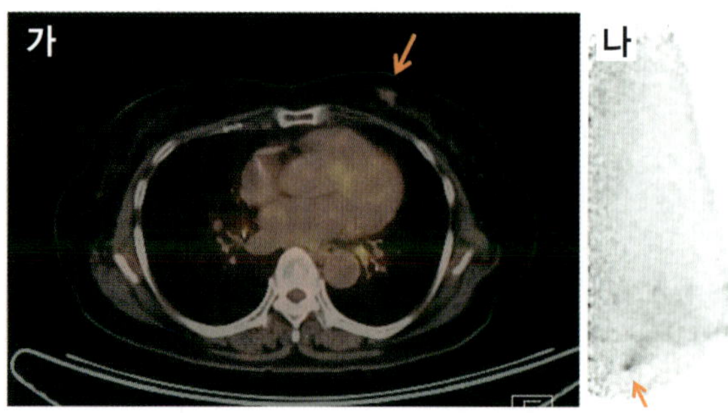

그림 4-8-4. FDG PET(가)과 양전자유방촬영술(positron emission mammography; PEM)(나) 영상. 화살표 부분이 같은 병소로 PEM에서 보다 뚜렷하게 병소가 보인다. 정상조직에 대한 종양의 최대계수 비율은(tumor maximal count to normal tissue mean count ratio) PET 1.4, PEM 3.0 으로 측정되었다.

다. 최근 다기관 연구에 따르면 FDG PEM이 일차병소를 찾는 능력은 어떤 영상 기기보다도 우수하며 예민도는 93%에 달한다. PEM의 단점은 종양이 후방에 위치하였거나 너무 작을 경우 병소를 놓치기 쉽다는 점과 조직 생검을 했을 때 위양성으로 보일 수 있다는 점 등이다. PEM의 유용성에 대해서는 더 많은 연구와 검증이 필요하리라 생각된다.

2) FDG 외의 방사성추적자

에스트로겐수용체의 발현 여부는 유방암에서 호르몬 치료에 대한 반응을 예측하는데 중요한 인자이며 에스트로겐수용체를 영상화하는 방사성 추적자 중에 현재까지 가장 성공적인 것이 $[^{18}F]$FES이다. $[^{18}F]$FES는 에스트로겐수용체나 성호르몬결합글로불린에 대한 특성이 에스트라디올과 유사하다. 유방암 환자를 대상으로 한 연구에서는 $[^{18}F]$FES PET은 에스트로겐수용체 발현과 약 88%에서 일치도를 보였으며 예민도는 93% 정도로 보고되었다. $[^{18}F]$FES PET을 이용하여 국소진행 또는 전이유방암에서 타목시펜에 대한 치료 반응을 예측할 수 있었으며 SUV 2.0을 기준으로 정하였을 때 양성예측도는 79%, 음성예측도는 88%이었고, SUV 1.5 이하인 환자 중에 타목시펜에 반응하는 환자는 없었다.

HER-2 발현 유무 역시 예후 예측과 치료 방침 결정에 중요하다고 알려져 있어 관련 추적자에 대한 연구가 많이 시행되었다. 현재 ^{89}Zr 표지 trastuzumab을 이용하여 전이유방암 환자들을 대상으로 섭취를 정량화했다는 보고가 있으며, ^{111}In이나 ^{68}Ga 을 항체에 표지하여 유방암 환자들을 대상으로 종양 영상화에 성공했다는 보고들이 있어 향후에 많은 연구가 이루어지리라 예상한다.

종양의 신생혈관 형성은 종양 자체의 성장과 전이, 화학치료 효과 등과 관련이 많기 때문에 연구가 많이 이루어졌다. Mankoff 등이 $[^{15}O]H_2O$ PET을 이용한 연구에 따르면 유방암 환자에서 화학 치료 2개월 후 관류 감소가 없는 경우 예후가 좋지 않았다. $[^{15}O]H_2O$ PET을 이용하여 FDG 섭취 변화를 표준화한 연구에 따르면 역시 FDG 섭취가 화학 치료 후에도 계속 높았던 경우 예후가 좋지 않았다. 최근에는 $[^{18}F]$AH111585 등과 같은 RGD 펩티드를 사람에게 영상을 시도하여 유방암 환자에게서 좋은 섭취가 보였다는 연구 결과들이 있다.

$[^{18}F]$FLT은 FDG 만큼 섭취가 높지는 않으나 화학요법 치료 평가에서 매우 유용하게 사용되는 추적자이다. FLT는 FDG보다 화학요법에 대한 반응을 더 빨리 판단할 수 있다. FLT는 주사 10분 후에 제일 많이 섭취된다. 환자 14명을 대상으로 한 연구에 따르면 화학요법치료 후 FLT 섭취가 감소할 경우 생존기간 연장이 관찰되었으며, 첫 번째 화학요법 치료 2주 후에 FLT PET을 시행할 경우 추후 화학요법에 대한 반응을 예측할 수 있다고 보고하고 있다.

6. 결론

이제까지 연구 결과들을 종합적으로 분석하였을 때 유방암에서 FDG PET은 원격전이 진단과 재발 발견, 항암화학요법 치료반응 조기 평가에서 유용하였다. 아직까지 FDG PET이 원발종괴 발견이나 액와림프절전이 평가에서는 유효성에 대한 증거가 부족하다. 실제 영국의 NICE (National Institute for Health and Clinical Excellence) 지침에는 PET/CT가 병기 진단시 전이병소 발견과 재발 발견에만 유효성이 확립된 것으로 되어 있다. 이는 종양의 크기가 가장 큰 영향을 미치는 것으로 생각되며 그 외 종양의 조직학적 특성에 따른 FDG 섭취 정도의 차이도 기여하리라 생각된다. 향후 PET의 해상도가 향상되고 PEM 등 기타 PET 영상 기기가 발전된다면 유방암의 병기결정에 FDG PET이 더 많은 역할을 할 것으로 기대한다.

7. 참고문헌

1. Avril N, Adler LP. F-18 fluorodeoxyglucose-positron emission tomography imaging for primary breast cancer and loco-regional staging. *Radiol Clin North Am* 2007;45:645-57.
2. Avril N, Sassen S, Roylance R. Response to therapy in breast cancer. *J Nucl Med* 2009;50 Suppl 1:55S-63S.
3. Basu S, Chen W, Tchou J, Mavi A, Cermik T, Czerniecki B et al. Comparison of triple-negative and estrogen receptor-positive/progesterone receptor-positive/HER2-negative breast carcinoma using quantitative fluorine-18 fluorodeoxyglucose/positron emission tomography imaging parameters: a potentially useful method for disease characterization. *Cancer* 2008;112:995-1000.
4. Berg WA, Madsen KS, Schilling K, Tartar M, Pisano ED, Larsen LH et al. Breast Cancer: Comparative Effectiveness of Positron Emission Mammography and MR Imaging in Presurgical Planning for the Ipsilateral Breast. *Radiology* 2011;258:59-72.
5. Cachin F, Prince HM, Hogg A, Ware RE, Hicks RJ. Powerful prognostic stratification by [18F]fluorodeoxyglucose positron emission tomography in patients with metastatic breast cancer treated with high-dose chemotherapy. *J Clin Oncol* 2006;24:3026-31.
6. Escalona S, Blasco JA, Reza MM, Andradas E, Gomez N. A systematic review of FDG-PET in breast cancer. *Med Oncol* 2010;27:114-29.
7. Fleming IN, Gilbert FJ, Miles KA, Cameron D. Opportunities for PET to deliver clinical benefit in cancer: breast cancer as a paradigm. *Cancer Imaging* 2010;10:144-52.
8. Fuster D, Duch J, Paredes P, Velasco M, Munoz M, Santamaria G et al. Preoperative staging of large primary breast cancer with [18F]fluorodeoxyglucose positron emission tomography/computed tomography compared with conventional imaging procedures. *J Clin Oncol* 2008;26:4746-51.
9. Groheux D, Hindie E, Rubello D, Espie M, Baillet G, Giacchetti S et al. Should FDG PET/CT be used for the initial staging of breast cancer? *Eur J Nucl Med Mol Imaging* 2009;36:1539-42.
10. Hodgson NC, Gulenchyn KY. Is there a role for positron emission tomography in breast cancer staging? *J Clin Oncol* 2008;26:712-20.
11. Lavayssiere R, Cabee AE, Filmont JE. Positron Emission Tomography (PET) and breast cancer in clinical practice. *Eur J Radiol* 2009;69:50-8.
12. Lee JH, Rosen EL, Mankoff DA. The role of radiotracer imaging in the diagnosis and management of patients with breast cancer: part 2-response to therapy, other indications, and future directions. *J Nucl Med* 2009;50:738-48.
13. Lee JH, Rosen EL, Mankoff DA. The role of radiotracer imaging in the diagnosis and management of patients with breast cancer: part 1-overview, detection, and staging. *J Nucl Med* 2009;50:569-81.
14. Lim HS, Yoon W, Chung TW, Kim JK, Park JG, Kang HK et al. FDG PET/CT for the detection and evaluation of breast diseases: usefulness and limitations. *Radiographics* 2007;27 Suppl 1:S197-213.
15. Mankoff DA, Dunnwald LK, Gralow JR, Ellis GK, Schubert EK, Tseng J et al. Changes in blood flow and metabolism in locally advanced breast cancer treated with neoadjuvant chemotherapy. *J Nucl Med* 2003;44:1806-14.
16. Peare R, Staff RT, Heys SD. The use of FDG-PET in assessing axillary lymph node status in breast cancer: a systematic review and meta-analysis of the literature. *Breast Cancer Res Treat* 2010;123:281-90.
17. Pennant M, Takwoingi Y, Pennant L, Davenport C, Fry-Smith A, Eisinga A et al. A systematic review of positron emission tomography (PET) and positron emission tomography/computed tomography (PET/CT) for the diagnosis of breast cancer recurrence. *Health Technol Assess* 2010;14:1-103.
18. Rosen EL, Eubank WB, Mankoff DA. FDG PET, PET/CT, and breast cancer imaging. *Radiographics* 2007;27 Suppl 1:S215-29.
19. Rousseau C, Devillers A, Sagan C, Ferrer L, Bridji B, Campion L et al. Monitoring of early response to neoadjuvant chemotherapy in stage II and III breast cancer by [18F]fluorodeoxyglucose positron emission tomography. *J Clin Oncol* 2006;24:5366-72.
20. Sundararajan L, Linden HM, Link JM, Krohn KA, Mankoff DA. 18F-Fluoroestradiol. *Semin Nucl Med* 2007;37:470-6.

Chapter 09

대장암 PET

강 원 준

초 록

FDG PET은 대장직장암의 병기결정과 재발판정에서 우수한 진단 성능을 보이며, 최근에는 치료효과 예측 및 판정에 FDG PET을 사용하려는 시도가 증가하고 있다. PET/CT의 도입 이후 더욱 정확한 해부학적 정보를 통하여 괄목할 만하게 진단성적이 향상되었다.

1. 배경

우리나라의 대장직장암 발생률은 서양에 비해 낮지만 최근 급속한 증가세를 보이고 있다. 1980년대 초에 대장암은 전체 암의 5.8%에 불과하였으나, 1990년대 6.9%, 1997년에 8.2%, 2002년에 10.9%, 2007년 12.7%에 달하게 되었으며, 전체 암 중 남녀에서 모두 발생률 3~4위를 차지하고 있다. 서양인에서 대장직장암 빈도는 동양인보다 높으며 암 관련 사망률 2위를 차지하는 고위험 질환이다.

대장암은 건강검진에서 발견되는 경우가 많아 조기진단의 중요성이 강조되는 암이다. 전암병소로 대장선종(adenomatous polyp)이 존재함이 알려져 있다. 대장암은 간과 폐전이의 빈도가 높으므로 진단 및 병기결정에서 원격전이 여부에 대한 평가가 중요하다. 간과 폐전이 중 일부는 근치절제술을 시행할 수 있으므로 원격전이를 정확하게 진단하는 것이 매우 중요하다.

대장암을 치료하는 기본원칙은 근치적 수술이다. 직장암에서는 수술 후에 방사선치료와 화학요법을 병행하는 것이 효과적이다. 하지만 효과적인 치료 후에도 환자 중 30~50%에서 재발한다.

2. 진단 및 병기결정

대장에서 관찰되는 생리적인 FDG 섭취는 많은 환자에서 관찰된다. 대장의 생리적 FDG 섭취는 섭취 정도가 비교적 약하고, 균일하며, 상행 결장에서 흔히 발견된다. 그러나 생리적섭취 중 일부는 국소적이며 높은 섭취를 보일 수 있어 대장암과 구별하기 어렵다. 대장의 생리적섭취는 장의 운동성과 관련되며, 림프 조직의 활성증가로 인해 생길 수 있다. 대장염, 염증성 장질환, 게실염 등과 같은 염증성 질환도 FDG 섭취 증가를 가져올 수 있다.

조기 검진 목적으로 시행한 FDG PET에서 대장직장암을 발견할 수 있으나 일반적으로 1차 진단법으로 사용하지 않는다. 이는 생리적 섭취와 염증성 질환이 많아서 FDG PET의 위양성률이 높기 때문이다. 일반적으로 대장직장암을 진단하기 위해 내시경 검사를 사용한다.

대장직장암에서 치료법 결정을 위하여 정확한 병기결정이 중요하다. FDG PET은 한번에 TNM 병기결정을 모두 할 수 있는 장점이 있다. 최근에는 FDG PET/CT colonoscopy를 통하여 CT 혹은 PET/CT 보다 우수한 성적을 보고하고 있다.

대장 폐색을 치료하기 위해 수술이 필요한 경우에는 수술 후 병기결정이 가능하므로 FDG PET을 이용한 병기결정을 생략하기도 한다.

1) 원발병소 진단

대장 선종과 대장암이 모두 FDG PET에서 높은 섭취를 보일 수 있다. 대장암의 섭취 정도가 대장 선종보다 높다는 보고가 있으나, 큰 차이가 없다는 보고도 있다.

대장의 신생물(대장암 혹은 대장 선종)에서 FDG PET의 진단성적은 대장경 검사와 비교하여 예민도 74%, 특이도 84%로 보고되었다. 종양의 크기와 침범 정도가 FDG 섭취와 관련되어 SUV와 양의 상관관계(positive correlation)를 가진다. 대장선종과 조기대장암을 대상으로 시행한 연구에 따르면 2 cm 이하로 작은 병소는 FDG PET에서 위음성을 보일 수 있었다. 대장암의 크기 이외에도 종괴의 모양과 조직학적 분화정도가 FDG PET의 진단성적에 관계된 인자이다.

FDG PET의 대장암 원발병소 진단율은 부위에 따라 차이가 난다. 복막에 고정되어 있는 상행결장, 하행결장에 생긴 병은 고정되지 않은 횡행결장이나 S자결장에 비해 진단이 쉬우므로 진단성적도 높다.

대장 농양, 게실염, 누공, 직장염, 염증성장질환 등과 대장의 정상적인 연동운동, 분비 등과 관련된 생리적 축적은 FDG PET에서 위양성으로 나타난다. SUV (standardized uptake value) 정도로 대장암과 양성 질환을 감별하기는 어렵다. FDG 섭취양상을 파악하면 감별에 도움을 주기도 한다. 결절섭취는 대장에 생긴 국소적 병변에 섭취되었을 가능성이 있으며, 분절섭취는 염증성 질환일 수 있다. 그리고 미만섭취는 보통 정상 대장에서 생리적 섭취로 인해 관찰된다. 대장의 생리적섭취는 상행결장, 특히 맹장 주변에서 흔하며, 지연 영상에서 변화하는 경우가 많아 감별에 도움이 될 수 있다.

위음성으로는 작은 병소, 점액암종(mucinous carcinoma), 생리적섭취에 의한 간섭 등이 있다. 점액암종은 FDG 섭취가 낮은 암으로 알려져 있으며, 세포 밀도가 낮고 지방 조직 비율이 높기 때문으로 생각된다. 따라서 점액암종에서 FDG PET의 예민도는 낮으며 위음성으로 나타날 가능성이 높다.

2) 림프절전이 진단

FDG PET은 수술 전 림프절전이 진단성적이 좋지 않으며, CT 등 기존의 검사와 비슷한 성적을 보인다. 국소림프절 진단성적이 나쁜 이유는 대개 원발암이 크고 국소림프절이 원발암과 근접하여 있어 구별이 어렵기 때문이다. 국소림프절 진단에 CT가 FDG PET 보다 좋은 진단성적을 보일 수 있으나, 역시 림프절 크기가 작은 경우에는 어려움이 있다(그림 4-9-1).

3) 원격전이 진단

FDG PET은 대장직장암의 수술 전 병기결정에서 특히 원격전이 여부 확인에 유용하다. 수술 전 병기결정을 위하여 시행하는 FDG PET은 기존 검사로 발견할 수 없는 원격전이를 발견함으로써 치료방침 결정에 영향을 준다.

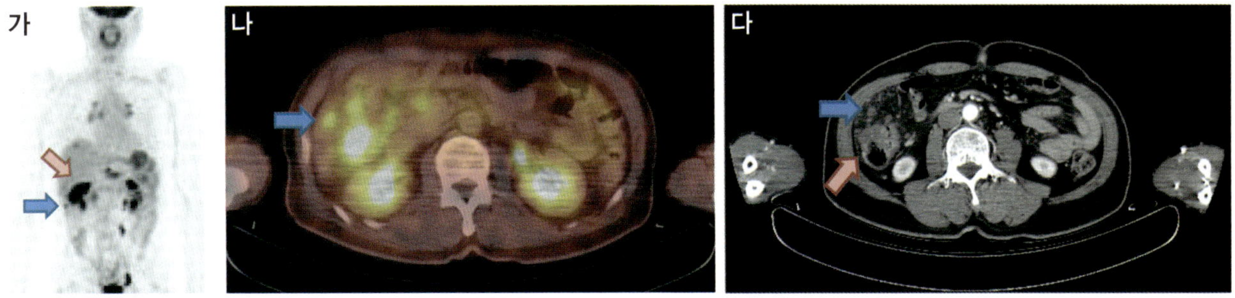

그림 4-9-1. 대장암 환자에서 병기결정을 위하여 시행한 FDG PET 영상. 붉은 화살표가 원발암 부위이고 파란 화살표가 국소림프절전이 부위이다.

대장암의 원격전이 중 가장 흔한 것은 간전이이다. 간전이를 판정할 때 FDG PET은 CT나 MRI와 비슷한 진단성적을 보인다고 보고되었으나, 정상 간의 FDG 섭취가 비교적 높은 편이므로 작은 간전이를 찾는 데 한계가 있다. FDG 주사 후 120분 지연 영상이 60분 영상보다 간전이를 찾는 데 도움이 된다는 보고가 있다(그림 4-9-2).

간전이의 진단에서 PET/CT는 CT와 비슷한 성적을 보이지만 간 이외에서 원격전이, 즉 문맥주위림프절(periportal lymph node), 대동맥측면림프절(paraaortic lymph node), 쇄골위림프절(supraclavicular lymph node) 진단에서 CT보다 우월한 진단성적을 보인다. PET/CT는 또한 대장내시경이 통과할 수 없는 근위부 대장 병변에 대한 평가에도 도움이 될 수 있다.

3. 치료효과 판정 및 예측

FDG PET은 대장암의 치료효과 판정에 이용할 수 있다. 수술이 불가능한 진행대장암 환자에서 치료 중에 시행한 FDG PET소견은 항암화학요법의 치료효과 예측에 도움이 된다. 특히 FDG PET은 간전이 환자에서 화학요법치료를 할 때 반응군과 비반응군을 치료 초기에 구별할 수 있다(그림 4-9-3). 보통 화학요법 치료 종료 2주 까지는 염증성 변화로 인해 위양성이 있을 수 있으므로 치료 종료 4주 이후에 FDG PET을 시행할 것을 권한다.

화학요법 치료 종결 후 시행한 FDG PET은 병리적인 치료효과 판정과 높은 일치도를 보이며, CT보다 정확하다. 그러나 치료 종결 후 FDG PET에서 병변이 완전히 없어져 대사적 관해로 판정된 간전이 환자에서 조직학적으로 생존 암조직이 관찰되었음이 보고되었다. 따라서 항암화학요법 후 근치적 절제가 가능할 때

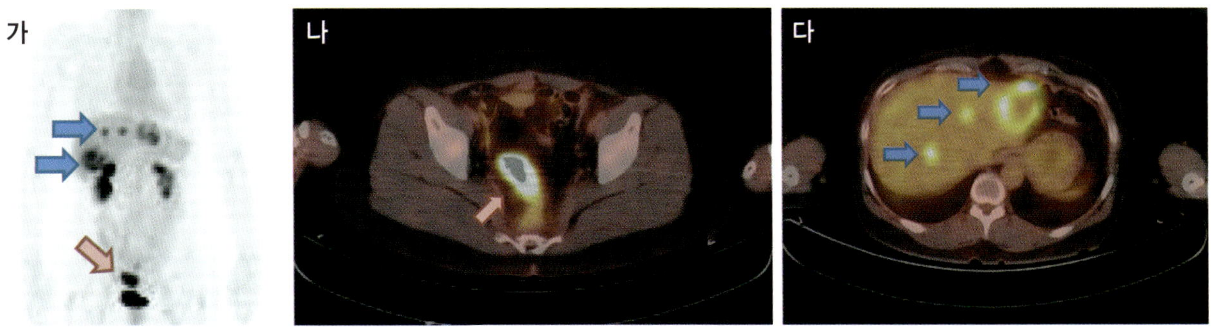

그림 4-9-2. 대장암환자의 FDG PET사진으로 붉은 화살표가 원발암 부위이며, 파란 화살표는 간전이 부위이다.

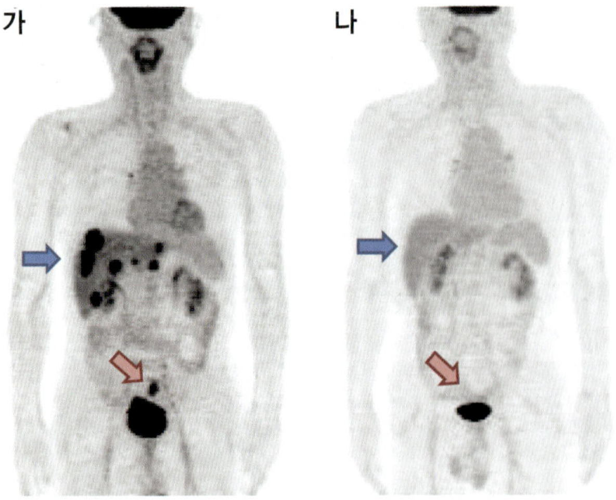

그림 4-9-3. 대장암 간전이 환자에서 시행한 FDG PET 영상(가)과 화학요법 치료 후에 호전된 사진 (나).

에는 FDG PET에서 섭취가 관찰되지 않는 전이병변도 같이 수술을 하는 것이 좋다.

전이대장암 환자에서 높은 SUV를 가진 병변보다 낮은 SUV를 가진 병변이 예후가 좋음이 알려져 있다. 수술을 받은 경우와 화학요법 치료를 받은 경우 모두에서 이와 같이 예후 차이가 난다.

4. 재발 평가

대장암으로 수술 받은 환자 중 40%에서 2년 이내에 재발하는 것으로 추정된다. 대장암 재발 시 조기에 치료하는 것이 환자의 예후를 호전시킨다고 알려져 있으므로 대장암 재발을 진단하기 위한 정기 검진이 매우 중요하다. 대장암 수술 후 재발 평가에서 CT는 수술 후 변화와 재발을 조기에 감별하기 어렵다. 반면 FDG PET은 수술 후 변화와 국소재발을 감별할 수 있으며, 간 이외 부위에서도 전이병변에 대한 조기 진단이 가능하여 효과적인 재발 평가 방법으로 이용하고 있다. 그러나 직장암 재발 여부를 평가할 때 재발병소와 방사선치료 후 생긴 흉터조직이 모두 종괴형태로 나타나므로 이를 구별하는 것은 FDG PET으로도 어려운 경우가 많다.

대장암 재발을 평가할 때 FDG PET은 CT를 비롯한 해부학적 영상은 정상이지만 임상적으로 재발을 의심할 때 도움이 된다. 비용 효과 측면에서 FDG PET이 가장 도움이 되는 경우는 혈중 CEA(carcino-embryonic antigen)가 10 ng/mL 이상일 때이다(그림 4-9-4).

FDG PET이 국소재발을 진단하는 예민도는 84%, 특이도는 88%로 보고되었다. 그러나 방사선치료 직후에는 염증성 변화로 인해 FDG 섭취를 동반하는 경우가 많아서 방사선치료 12개월 이후에 시행한 FDG PET이 국소재발에 대한 진단성적이 더 좋았다.

재발 간전이는 근치절제술을 할 수 있는 경우가 많으며 절제 가능한 간전이를 발견하기 위해 FDG PET을 시행하는 것은 널리 인정된다. FDG PET이 간전이를 진단하는 성적은 예민도 80%, 특이도 92%로 보고되어 CT(예민도 83%, 특이도 84%)보다 좋았다. MRI와 비교하여도 FDG PET은 대등한 진단성적을 보이지

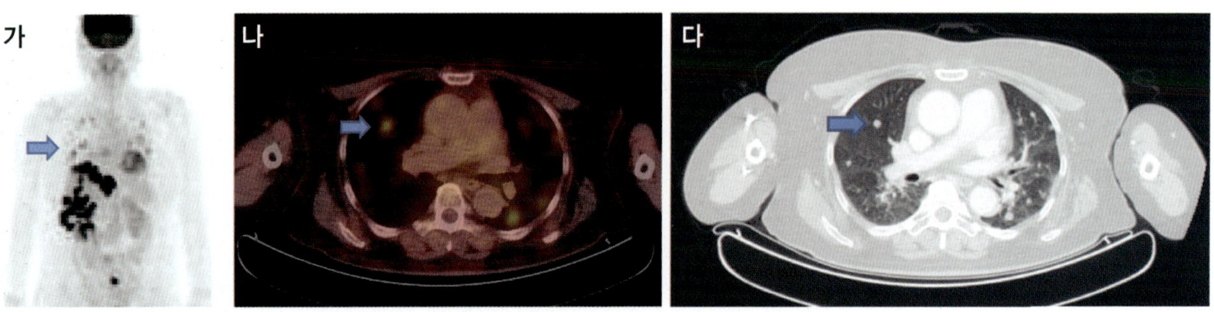

그림 4-9-4. 재발된 대장암의 FDG PET 영상으로 양측 폐에 전이소견이 관찰된다. FDG PET의 MIP 영상 (가), 폐전이 부위의 PET/CT영상 (나), 해당 부위의 CT영상 (다).

만, 병변 기반(lesion-base) 연구에서는 MRI가 크기가 작은 병변을 검출하는 성적이 더 좋았다.

간 이외 부위에서 생긴 전이를 진단할 때 FDG PET은 예민도가 91%, 특이도는 98%였으며, 이는 CT(예민도 61%, 특이도 91%)보다 높았다. 진단성적은 병변의 크기가 1 cm 이하인 경우에 예민도가 낮았으며, 조직학적으로 점액암종인 경우 예민도는 58%로 유의하게 낮게 보고되었다.

최근 대장직장암 수술 환자 130명을 FDG PET과 기존 검사로 추적관찰한 비교 연구에서 재발을 발견하는 시점이 FDG PET에서 12.1개월, 기존 검사군에서 15.4개월로 유의한 차이가 있었으며, 근치절제술이 가능한 환자가 FDG PET 환자군에서 유의하게 많았다.

대장암 재발이 확인된 환자에서 수술을 예정하고 있는 경우에 FDG PET을 시행하면 불필요한 수술을 피할 수 있다. 수술이 가능한 간전이가 있는 환자 가운데 25%에서 FDG PET으로 다른 부위에 생긴 전이를 발견하여 불필요한 수술을 줄일 수 있었다고 보고되었다. 대장암 간전이 환자에서 FDG PET을 시행한 환자군은 5년생존률이 58%였으나, FDG PET을 시행하지 않은 환자군은 5년생존률이 30%로 낮았다. PET/CT가 도입된 이후에 FDG PET에서 생리적인 섭취로 인해 진단이 불명확한 경우가 50% 감소하여 진단성적이 78%에서 89%로 증가되었음이 보고되었다.

5. 결론

FDG PET은 대장직장암 병기결정에서 간전이 등을 비롯한 원격전이 진단에 유용하며 표준적인 진단법으로 인정받고 있다. 고위험군 환자를 추적관찰할 때 1차적인 진단법으로 사용할 가능성이 있으며, 다양한 항암화학요법-방사선치료 환자에서 치료 전 기본 검사로서 사용할 수 있을 것으로 기대한다.

6. 참고문헌

1. Abdel-Nabi H, Doerr RJ, Lamonica DM, Cronin VR, Galantowicz PJ, Carbone GM et al. Staging of primary colorectal carcinomas with fluorine-18 fluorodeoxyglucose whole-body PET: correlation with histopathologic and CT findings. *Radiology* 1998;206:755-60.
2. Berger KL, Nicholson SA, Dehdashti F, Siegel BA. FDG PET evaluation of mucinous neoplasms: correlation of FDG uptake with histopathologic features. *AJR Am J Roentgenol* 2000;174:1005-8.
3. Cohade C, Osman M, Leal J, Wahl RL. Direct comparison of (18)F-FDG PET and PET/CT in patients with colorectal carcinoma. *J Nucl Med* 2003 ;44:1797-803.
4. de Geus-Oei LF, Wiering B, Krabbe PF, Ruers TJ, Punt CJ, Oyen WJ. FDG-PET for prediction of survival of patients with metastatic colorectal carcinoma. *Ann Oncol* 2006 ;17:1650-5.
5. Drenth JP, Nagengast FM, Oyen YJ. Evaluation of (pre-)malignant colonic abnormalities: endoscopic validation of FDG-PET findings. *Eur J Nucl Med* 2001;28:1766-9.
6. Fernandez FG, Drebin JA, Linehan DC, Dehdashti F, Siegel BA, Strasberg SM. Five-year survival after resection of hepatic metastases from colorectal cancer in patients screened by positron emission tomography with F-18 fluorodeoxyglucose (FDG-PET). *Ann Surg* 2004;240:438-47.
7. Findlay M, Young H, Cunningham D, Iveson A, Cronin B, Hickish T, et al. Noninvasive monitoring of tumor metabolism using fluorodeoxyglucose and positron emission tomography in colorectal cancer liver metastases: correlation with tumor response to fluorouracil. *J Clin Oncol* 1996;14:700-8.
8. Friedland S, Soetikno R, Carlisle M, Taur A, Kaltenbach T, Segall G. 18-Fluorodeoxyglucose positron emission tomography has limited sensitivity for colonic adenoma and early stage colon cancer. *Gastrointest Endosc.* 2005;61:395-400.
9. Gu J, Yamamoto H, Fukunaga H, Danno K, Takemasa I, Ikeda M, et al. Correlation of GLUT-1 overexpression, tumor size, and depth of invasion with ^{18}F-2-deoxy-D-glucose uptake by positron emission tomography in

colorectal cancer. *Dig Dis Sci* 2006;51:2198-205.

10. Israel O, Yefremov N, Bar-Shalom R, Kagana O, Frenkel A, Keidar Z, et al. PET/CT detection of unexpected gastrointestinal foci of ^{18}F-FDG uptake: incidence, localization patterns, and clinical significance. *J Nucl Med* 2005;46:758-62.
11. Liu FY, Chen JS, Changchien CR, Yeh CY, Liu SH, Ho KC, et al. Utility of 2-fluoro-2-deoxy-D-glucose positron emission tomography in managing patients of colorectal cancer with unexplained carcinoembryonic antigen elevation at different levels. *Dis Colon Rectum* 2005;48:1900-12.
12. Llamas-Elvira JM, Rodr-guez-Fern-ndez A, Gutiérrez-Sáinz J, Gomez-Rio M, Bellon-Guardia M, Ramos-Font C, et al. Fluorine-18 fluorodeoxyglucose PET in the preoperative staging of colorectal cancer. *Eur J Nucl Med Mol Imaging* 2007;34:859-67.
13. Moore HG, Akhurst T, Larson SM, Minsky BD, Mazumdar M, Guillem JG. A case-controlled study of 18-fluorodeoxyglucose positron emission tomography in the detection of pelvic recurrence in previously irradiated rectal cancer patients. *J Am Coll Surg* 2003 ;197:22-8.
14. Park IJ, Kim HC, Yu CS, Ryu MH, Chang HM, Kim JH, et al. Efficacy of PET/CT in the accurate evaluation of primary colorectal carcinoma. *Eur J Surg Oncol* 2006;32:941-7.
15. Renehan AG, Egger M, Saunders MP, O'Dwyer ST. Impact on survival of intensive follow up after curative resection for colorectal cancer: systematic review and meta-analysis of randomised trials. *BMJ* 2002;324:813.
16. Sobhani I, Tiret E, Lebtahi R, Aparicio T, Itti E, Montravers F, et al. Early detection of recurrence by 18FDG-PET in the follow-up of patients with colorectal cancer. *Br J Cancer* 2008;98:875-80.
17. Tan MC, Linehan DC, Hawkins WG, Siegel BA, Strasberg SM. Chemotherapy-induced normalization of FDG uptake by colorectal liver metastases does not usually indicate complete pathologic response. *J Gastrointest Surg* 2007;11:1112-9.
18. Tatlidil R, Jadvar H, Bading JR, Conti PS. Incidental colonic fluorodeoxyglucose uptake: correlation with colonoscopic and histopathologic findings. *Radiology* 2002 ;224:783-7.
19. van Kouwen MC, Nagengast FM, Jansen JB, Oyen WJ, Drenth JP. 2-(^{18}F)-fluoro-2-deoxy-D-glucose positron emission tomography detects clinical relevant adenomas of the colon: a prospective study. *J Clin Oncol* 2005;23:3713-7.
20. Veit-Haibach P, Kuehle CA, Beyer T, Stergar H, Kuehl H, Schmidt J, et al. Diagnostic accuracy of colorectal cancer staging with whole-body PET/CT colonography. *JAMA* 2006;296:2590-600.
21. Whiteford MH, Whiteford HM, Yee LF, Olagunbiyi OA, Dehdashti F, Siegel BA, et al. Usefulness of FDG-PET scan in the assessment of suspected metastatic or recurrent adenocarcinoma of the colon and rectum. *Dis Colon Rectum* 2000;43:759-67.
22. Wiering B, Krabbe PF, Dekker HM, Oyen WJ, Ruers TJ. The role of FDG-PET in the selection of patients with colorectal liver metastases. *Ann Surg Oncol* 2007 ;14:771-9.
23. Wiering B, Krabbe PF, Jager GJ, Oyen WJ, Ruers TJ. The impact of fluor-18-deoxyglucose-positron emission tomography in the management of colorectal liver metastases. *Cancer* 2005;104:2658-70.

Chapter 10

부인암 PET

김 석 기

초 록

부인암은 자궁경부암, 난소암, 자궁내막암 등이 대표적이다. 자궁경부암은 점차 발생률이 떨어지고 있으나 여전히 가장 흔한 부인암이며, 난소암과 자궁내막암은 점차 증가하는 추세이다. FDG PET은 자궁경부암에서 병기결정, 예후예측, 재발발견과 같은 임상 적응증에서 사용하며, 병기결정 및 예후예측에서 충분히 유용성이 알려져 있다. 또한 치료 전에 림프절병기를 결정할 때 특히 대동맥측면림프절에서 전이유무 판정에 유용하여, 환자의 치료방침 결정에 영향을 줄 수 있다. FDG PET은 치료 후 재발을 발견하는 데 효과적이다. 재발난소암에서 FDG PET은 진단 정확도가 기존 영상검사보다 높다. 특히 다른 영상검사로 재발병변이 불명확한 경우에 FDG PET을 권고한다. FDG PET은 치료효과 판정과 예측, 자궁내막암의 진단에도 사용하며 최근 PET/CT가 임상에 적용되면서 새로운 적응증과 유용성에 대한 연구가 진행 중이며 임상적 적응증이 점차 늘어나고 있다.

1. 서론

부인암은 자궁경부암, 난소암, 자궁내막암 등이 가장 흔하다. 국가암등록사업 2007년 연례보고서와 통계청에서 발표한 2007년 사망원인통계에 따르면 자궁경부암은 새로운 환자가 매년 3,616명 발생하고 478명이 사망하는 질환으로, 국내 여성암에서 발생률로는 4.7%, 전체 여성사망률에서 2.3%를 차지한다. 난소암은 매년 1,838명이 새로 발생하고 423명이 사망하는 질환이며 국내 여성암중 발생률이 2.4%이고 전체 사망률에서 2.0%를 차지한다. 자궁내막암을 포함하는 자궁체부암은 매년 1,324명이 발생하고 국내 여성암 중에서 발생률이 1.7%이며 기타자궁부위 악성신생물로 구분된 사망률통계에서 보면 전체 여성사망률 중 0.6%를 차지한다. 이중 자궁경부암은 점차 발생률이 떨어지고 있으나 여전히 가장 흔한 부인암이며 난소암과 자궁내막암은 점차 증가하는 추세이다. 임상적으로 FDG PET은 재발 혹은 진행 자궁경부암과 난소암에서 널리 사용되고 있다. 최근에는 PET/CT가 도입되어 임상적 적응증이 점차 늘어나고 있다.

2. 자궁경부암과 PET

지난 수십 년에 걸쳐 자궁경부암 치료에 많은 발전이 있었고, 이는 상당 부분 자궁경부암을 정확하게 진단하는 데 힘입은 바 크다. 특히 자궁경부질세포진검사(cervicovaginal cytology test)와 인간유두종바이러스검사(human papilloma virus test)를 통하여 자궁경부암을 조기에 발견하고, 위험도가 높은 환자를 선별할 수 있게 되었다. 조기진단을 통해 비침습자궁암 단계에서 치료를 시작하는 환자가 증가하였고 이로 인해 전체 자궁경부암에서 예후가 좋은 비침습자궁암이 차지하는 비율이 늘어나면서 전체 사망률은 감소하였으나 침습자궁경부암은 사망률이 지난 30년간 변하지 않았다.

자궁경부암에서 FDG PET은 주로 침습자궁경부암에서 큰 역할을 담당하며 대표적인 임상적응증은 병기결정, 예후예측, 재발발견이다. 병기결정 및 예후예측에 관한 유용성은 충분히 알려져 있고, 치료 전 림프절 병기 특히 대동맥측면림프절(paraaortic lymph node)에서 전이유무를 판정하는 데 유용하여 환자의 치료방침에 영향을 줄 수 있다. 또한 FDG PET은 치료 후 재발발견에 효과적이다. 그 외의 임상적응증에 대해서는 별다른 연구결과가 없었지만 최근 PET/CT가 도입되어 이전에 연구되지 않았던 새로운 적응증 혹은 유용성에 대하여 연구결과가 속속 발표되고 있다.

한편 전이자궁경부암에서 사용하는 화학요법의 프로토콜이 다양해지면서 치료효과 판정과 예측이 점차 필요해졌다. 다른 종양과 마찬가지로 자궁경부암에서도 FDG PET이 치료효과 판정 및 예측에 유용할 가능성이 있다.

1) 병기결정 및 예후예측

FIGO (Federation of International Gynecology and Obsterics) 임상 병기와 TNM 병기는 환자의 생존을 결정하는 중요한 예후인자로 밝혀져 있어 침습자궁경부암에서는 현재 이를 기준으로 치료방법을 결정한다. 이외에도 병기결정에 이용하지는 않지만 의미있는 예후인자들로는 종양의 직경, 림프절전이, 림프혈관침습, 심부기질침습(deep stromal invasion), 자궁주위조직으로 미세전이 여부(microscopic evidence of parametrial extension), 세포종류, 혈색소농도, 환자의 나이, 종양 내 산소공급정도, 종양 내 혈관분포정도, 종양세포의 염색체배수성(DNA ploidy), 인체유두종바이러스 감염여부 등이 있다. 이중에서 가장 중요한 예후인자는 대동맥측면림프절전이 유무이고 다음으로 종괴 크기가 10 cm 이상인지 여부이다.

현재 임상진료에서 표준으로 삼는 FIGO 병기는 임상소견을 바탕으로 정한 병기여서, 영상검사로 알 수 있는 골반림프절(pelvic lymph node), 대동맥측면림프절 및 쇄골위림프절(supraclavicular lymph node) 전이 유무 등은 병기결정에 이용하지 않는다. 따라서 이 소견들은 예후에 영향을 미치거나 실질적으로 치료방법을 변화시킴에도 불구하고 병기결정항목에 포함되어 있지 않다. 예를 들어 대동맥측면림프절전이가 있으면 임상 병기는 변하지 않으나 방사선치료의 조사범위가 넓어지는 등 치료방침이 변하게 된다. FDG PET은 이러한 소견들 중에서 골반림프절전이나 대동맥측면림프절전이 등 임상적으로 치료와 예후에 영향을 많이 주는 소견을 평가할 수 있어 자궁경부암 환자에서 적절한 치료방침을 결정하는 데 도움을 주고 결과적으로 생존율 향상을 꾀할 수 있는 잠재력이 있다. CT와 MRI는 형태학적인 위험요인 즉 종괴의 크기, 기질이 침습된 깊이, 병기, 림프절전이 평가에 유용하지만 종양 주변에 발생하는 부종으로 인해 종양의 범위를 과대평가하거나 자궁주위조직 혹은 림프절로 미세전이를 과소평가할 수도 있다.

(1) 비침습적 림프절전이 평가

자궁경부암에서 림프절전이 양상은 예측이 가능하여 대체로 자궁경부에서 시작하며 골반림프절, 대동맥측면림프절, 쇄골위림프절로 순서대로 전이되는 경우가 많고 이후 간, 폐, 뼈로 전이된다. 따라서 일반적으로 골반림프절전이가 없으면서 대동맥측면림프절로 전이되는 경우는 매우 드물다. 림프절전이가 없는 자궁경부암은 외과적치료 대상이 되며, 림프절에 전이가 있는 경우는 흔히 방사선치료를 한다. 림프절전이의 진행 정도는 자궁경부암의 예후에 중요하고 치료계획을 세우는 데 결정적이기 때문에 FDG PET을 사용한 연구들은 "비침습적 림프절병기 결정"에 초점이 맞추어져 있다.

진행자궁경부암에서 FDG PET을 이용한 일차적인 병기결정은 임상적으로 유용하여, 치료 전 림프절전이 여부 판정을 위해서 FDG PET을 권고할 만한 충분한 근거가 있다(그림 4-10-1). 반면 CT와 MRI는 현재까지 림프절전이를 평가하는 데 충분히 정확한 결과를 얻고 있지는 못하다. CT로 판정한 자궁경부암의 종합적인 병기결정은 정확도가 58~88%이고 민감도는 40%로 낮으며, 종괴의 크기나 초기에 나타나는 자궁주위조직 침습을 신뢰성 있게 평가할 수 없다. 이에 비해 MRI는 CT보다는 림프절전이를 판정하는 데 좀 더 정확하여 그 진단율이 80~92%에 이른다는 보고도 있다. FDG PET과 CT, MRI를 비교한 연구결과에서 Narayan 등은 FDG PET이 MRI에 비해 골반림프절을 더 정확하게(85% 대 75%) 평가할 수 있다고 보고하였고, 이후 Reinhardt 등도 같은 연구 결과를 보고한 바 있다 (PET 97% 대 MRI 80%). 또한 CT와 비교한 연구에서도 FDG PET은 민감도와 특이도가 높았고, CT에서 예상하지 못했던 림프절전이나 원격전이를 발견할 수 있었다. 이와 달리 FDG PET이 CT나 MRI에 비해 민감도와 특이도가 떨어진다는 보고도 있으나 연구에 사용한 PET 촬영의 영상조건이 적절하지 못하였다.

진행자궁경부암과 달리 조기자궁경부암에서 FDG PET이 유용한 지는 결론이 확실하지 않다. 조기자궁경부암에서는 일단 림프절전이가 드물고, 미세전이가 있는 림프절이 있는 환자가 얼마나 연구대상으로 선정되는가도 병기결정 성적평가에 큰 영향을 준다. 따라서 연구방법에 따라 결과가 다양하게 제시될 수 있다. 미세전이가 생존율에 미치는 영향이나 미세전이를 찾는 데 따른 추가적인 수술위험도와 합병증의 영향, 방사선치료를 추가하는 데 따른 영향 등은 알려져 있지 않아서 조기자궁경부암에서 림프절전이와 관련된 PET의 역할을 밝히기 위해 좀 더 많은 연구가 필

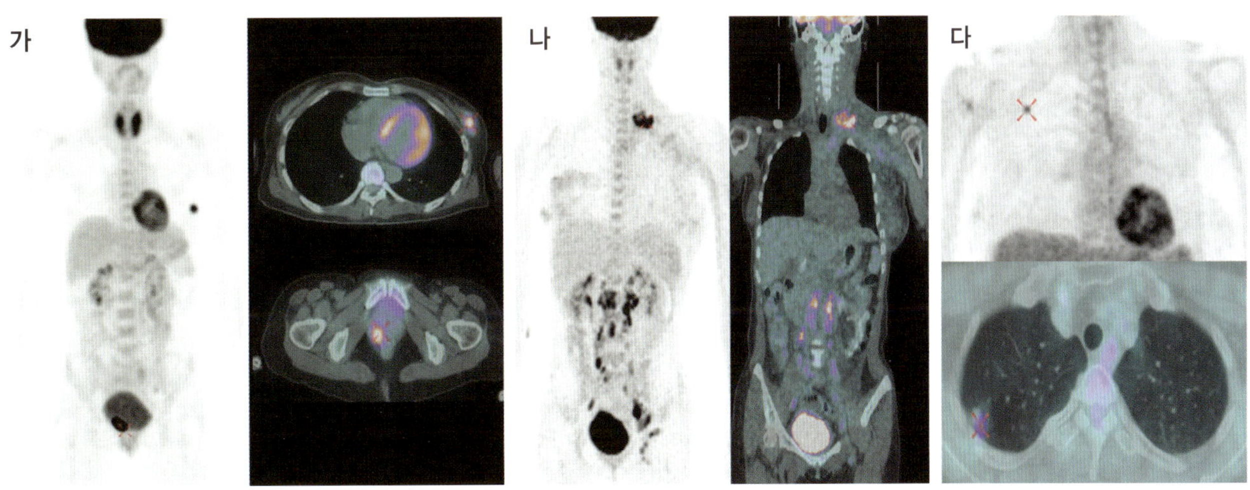

그림 4-10-1. 자궁경부암의 FDG PET/CT. (가) FIGO 병기 IIA인 침습편평상피자궁경부암을 가진 44세환자의 FDG PET/CT영상이다. 자궁과 질을 벗어나지 않은 국한자궁경부암이 잘 보인다. 또한 예상하지 못했던 왼쪽 조기유방암이 잘 보인다. (나) 29세 자궁경부암환자로 대동맥측면림프절과 쇄골위림프절전이가 다발성으로 관찰된다. (다) 49세 자궁경부암환자의 폐전이가 FDG PET/CT에서 잘 보인다.

요하다. 최근 조기자궁경부암 환자를 대상으로 FDG PET/CT를 이용한 연구결과에서는 조기자궁경부암의 병기결정에서 우수한 진단능을 보였다. 하지만 PET/CT 스캐너의 발전에도 불구하고 여전히 PET의 공간 해상능에는 제한이 있으므로 PET/CT를 이용한 연구에서도 직경이 5 mm 이상인 림프절을 대상으로 하는 경우에 진단성적이 더 좋았다.

골반강을 벗어난 대동맥측면림프절전이를 발견하는 데 CT와 MRI의 성능은 제한적이다. CT와 MRI의 표준적 프로토콜을 사용하면 골반강과 복강 부위의 대동맥측면림프절을 모두 포함하는 영상을 얻지 못하는 경우가 있고, 이를 전부 포함하는 프로토콜로 영상을 얻었을 때에도 골반림프절전이에 비해 진단성적이 좋지 않았다. 메타분석을 통해 분석한 결과 후복막강림프절전이를 진단한 CT와 MRI의 민감도는 각각 47%와 54%이다. 지금까지 보고된 바에 의하면 FDG PET이 CT 혹은 MRI 보다 새로 진단된 자궁경부암에서 후복막강림프절전이를 좀 더 예민하게 발견한다. 다만, 후향적 연구가 다수이고 전향적 연구에 포함된 환자 수는 적다. 한편 PET스캐너 기술이 발전하여 동위원소에 대한 민감도가 증가하면서 주사 후 수 시간이 지난 다음에도 환자영상을 얻을 수 있게 되었다. 따라서 주사 후 두 번 촬영하는 이중 시간 촬영 PET기법(dual-phase PET technique)을 이용할 수 있고 이러한 방법은 대동맥측면림프절전이를 발견하는 데도 도움이 된다.

(2) 재발 평가

침습자궁경부암에서 약 35%는 치료 후에도 병변이 남거나 다시 재발한다. 치료 후에도 잔존하는 경우나 재발자궁경부암은 5년생존율이 3.2-15%로 낮다. 재발자궁경부암에서 약 반수는 골반강에 국한되어 있으나, 일부는 림프절, 폐, 뼈, 간전이가 동반된다. 자궁경부암이 골반측벽이나 후복막강림프절에 재발하는 경우는 완치가 어렵지만 재발자궁경부암을 초기에 발견하면 그중 일부는 방사선치료나 수술을 통하여 생존을 향상시킬 수 있다. 따라서 치료가 가능한 초기에 재발을 발견하는 것이 더욱 중요해지고 있다. 수술이나 방사선치료 후에는 자궁경부암 재발을 발견하는 것이 쉽지 않다. 수술 혹은 방사선치료를 시행한 이후에는 흉터조직 등으로 조직이 두꺼워지므로 골반검진으로 재발병변을 찾는 것은 어렵기 때문이다. 임상검진만으로 추적관찰하는 것이 현실적으로 부족한 면이 많아서 대부분 CT나 MRI를 자주 촬영하여 조기에 재발을 찾으려 한다. 하지만 MRI와 CT 역시 재발을 발견하기 어려운 경우가 많다.

방사선치료 후 재발을 의심하는 환자는 주기적으로 MRI 촬영을 할 수도 있다는 보고가 있기는 하지만 일반적으로 기존의 영상검사(CT, MRI, 정맥신우조영술)로는 재발자궁경부암과 수술 후 혹은 방사선치료 후 발생하는 섬유화를 구별하기 어려운 경우가 많다. 이에 반해 FDG PET은 흉터조직과 재발을 구별하는 데 효과적이며 임상적으로 재발을 의심하지 않았던 환자에서도 효과적이다. FDG PET을 이용하여 재발병변을 조기에 발견하여 구제치료(salvage therapy)가 가능하다면 이를 통해 생존이 늘어날 수 있고 전이병변을 발견함으로써 불필요하게 완치 목적으로 치료를 시도하기보다는 완화치료를 선택할 수 있어서 불필요한 위험도를 감소시킬 수 있다. 따라서 재발자궁경부암이 완치 가능성이 있는 것으로 판단되면 재병기 결정을 할 때 PET을 활용하는 것이 특히 도움이 된다.

FDG PET이 재발자궁경부암을 진단하는 성능은 CT, MRI에 비해 우수하였다. 한 연구에 의하면 민감도/특이도/정확도가 CT에서 78/83/81%이고 FDG PET에서 100/94/97%였다. 최근 PET/CT를 이용한 연구결과에 따르면 재발병변 발견성적은 PET에 의한 연구와 마찬가지로 좋았다. 재발자궁경부암 진단시에는 FDG PET/CT가 FDG PET보다 우수하고, 그 정확도 역시 92.3%로 FDG PET에 비해 높았다. 이러한 차이는 주로 PET/CT가 PET에서 나타나는 위양성을 줄이기 때문이다. 최근 국내연구진이 수행한 연구에 따르면 PET/CT가 재발자궁경부암을 찾는 능력은 민감도/특이도/정확도가 각각 90.3/81.0/86.5%였다. PET에서 발견한 재발병변은 임상적으로 재발을 의심하지 않는 초기 재발병변도 포함하였다. 기존 검사에 FDG PET을 포함하면 약 반수에서 재발자궁경부암의 치료 방침에 영향을 주었고, 구제치료 전에 추가적으로 FDG PET을 사용함으로써 생존율을 향상시킬 수 있었다. 또한 PET을 시행한 후 완치목적으로 수술을 받은 그룹은 그렇지 않은 그룹에 비해 2년생존율이 유의하게 높았다.

자궁경부암에서 완치목적으로 치료를 시행한 후 감시(surveillance)하는 방법에 대해서는 아직 일관되게 정립되어 있지 않으나 후향적 연구결과에 따르면 FDG PET이 임상적으로 용인할 수 있는 민감도와 특이도를 보였다. 편평상피암의 종양표지자인 SCC 항원(squamous cell carcinoma antigen)이 이유 없이 증가한 경우와 같이 재발 확률이 높은 경우에 PET을 시행하면 재발병변을 찾는 데 도움이 된다. 증상이 전혀 없는 환자에서 FDG PET을 시행하여도 무증상 재발병변을 높은 민감도 및 특이도로 발견하여 재발환자의 예후와 생존에 좋은 영향을 주었다는 보고도 있다.

(3) 치료 후 잔존암 평가 및 예후예측

치료 전에 촬영한 FDG PET은 자궁경부암의 예후와 관련이 있다. 치료 전 FDG 섭취와 2년무진행생존(progression free survival)이 관련이 있다. PET 영상소견에 따라 자궁경부암을 분류하면 환자의 예후와 밀접한 연관이 있었고 육안 영상 분석 이외에 최대표준섭취계수(maximal standardized uptake value; SUVmax) 등으로 시행한 정량분석도 환자의 예후군을 나누는 데 도움이 되었다. 다변량분석 결과 FDG PET 영상소견 중에서 대동맥측면림프절전이 여부가 가장 중요한 독립적 예후인자였다. 대동맥측면림프절전이 유무만을 고려하면 CT와 FDG PET에서 모두 음성인 경우는 2년무진행생존이 64%이고, FDG PET만 양성인 경우는 18%, CT와 FDG PET에서 모두 양성인 경우는 14%에 불과하였다. 또한 대동맥측면림프절에서 측정한 SUVmax가 3.3이상이면 예후가 좋지 못하였다. 한편 환자의 생존율과 관련이 있는 종괴의 크기도 FDG PET/CT를 통하여 객관적으로 측정할 수 있다.

치료 후 촬영한 FDG PET은 치료반응을 평가하고 이후 예후를 예측할 수 있다. FDG PET은 자궁경부암의 치료반응을 평가하는 데 민감도가 높았다. 특히 FDG PET은 방사선치료 후 재발자궁경부암을 발견하는 데 민감한 검사방법이며, 민감도/특이도/정확도는 100/60/70%로 여기서 특이도가 낮은 것은 치료 후 염증으로 인한 영향 때문일 것이다. 동시화학방사선조사(concurrent chemoradiation) 치료 종료 후 3개월째 촬영한 FDG PET 결과가 장기생존을 예측할 수 있다는 보고가 있으며, 일반적으로 치료 후 촬영한 FDG PET에서 비정상적인 섭취소견이 발견되면 무진행생존기간이 짧았다.

3. 난소암과 PET

1) 난소암의 진단과 병기결정

난소 및 난관부속기 종양을 처음 진단하거나 감별진단을 하기 위해서는 대체로 초음파를 우선 시행하고 이후에 MRI나 CT를 추가로 시행한다. 난소종양을 진단할 때 CA-125 (cancer antigen-125), 초음파, 폐경상태 등을 평가하여 임상적으로 난소암일 가능성이 높은 환자와 경계종양은 FDG PET을 제한적으로 이용할 수 있다. 또한 난소종양이 고형종양(solid tumor)일 경우 임상적으로 도움이 될 수도 있다(그림 4-10-2).

난소암은 치명적인 암으로 모든 병기를 통틀어 5년생존율이 46%에 불과하고, 특히 골반강 밖으로 전이가 있으면 전체생존율은 88%에서 36%로 떨어진다. 난소암은 증상이 없는 경우가 많아 조기 진단이 어렵

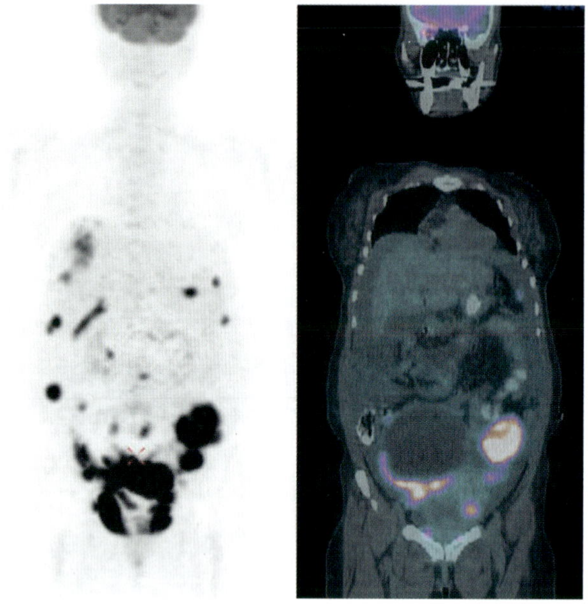

그림 4-10-2. 난소암의 FDG PET/CT. 51세 상피성난소암환자의 FDG PET/CT영상이다. 복강내에 퍼진 상피성난소암에 FDG가 강하게 섭취되어 있다. 병변의 고형성 부분에 특히 강한 FDG의 섭취가 관찰된다. 함께 촬영된 CT에서 관찰되는 낭성 부분은 섭취가 낮다.

고, 새로 발견되는 난소암에서 약 1/3 가량이 진단 당시에 이미 전이난소암으로 발견되고, 나머지 약 1/3에서 수술 후 1년 내에 임상적으로 전이가 된다. 난소암의 일차치료는 세포감축수술(cytoreductive surgery)을 통해 종양을 가능한 많이 제거하여 육안적으로 난소암이 없는 상태를 만들고 뒤이어 화학요법을 시행하는 것이다.

수술 전에 시행한 CT는 진단정확도가 만족스럽지 못하며(60~80%), 일차치료 중에 상당수에서 예상치 못했던 진행난소암이 발견되고, 60%에서는 세포감축수술 후에도 난소암을 완전히 제거하지 못한다.

새로 진단된 난소암 환자를 대상으로 난소암 일차병변을 PET으로 진단한 정확도에 관해서는 연구가 드물지만 한 연구에서 85.7%라고 보고한 바 있다. 치료 전 난소암에서 림프절전이를 발견하는 능력에 관한 연구 또한 드물다. 한 연구보고에 따르면 재발난소암과 새로 발생한 난소암을 구분하지 않고 림프절을 찾는 성적은 민감도/특이도/양성예측률/음성예측률/정확도는 각각 0.727/0.923/0.8/0.888/0.864였다. 최근 들어 PET/CT가 세포감축수술의 예후 판정에 도움이 된다는 보고가 있으며, PET/CT 도입으로 인해 난소암의 치료 전 병기결정에 FDG PET을 사용하는 연구가 늘고 있다.

2) 재발판정 및 재병기

재발난소암은 거의 완치가 되지 않는 질환이다. 상피성난소암은 부인암에서 주요 사망원인으로 화학요법으로 완전관해가 되더라도 초기난소암의 약 20~30%와 진행난소암의 50~75%에서 재발한다. 조기에 재발을 발견하면 이론적으로 구제치료를 시행할 수 있는 확률이 높고, 이를 통해 관해기간을 연장하고 삶의 질을 유지할 수 있다.

CA-125는 재발 판정에 유용하지만 재발 위치를 알 수 없다는 점에서 구제치료에 도움이 되지 않는다. 따라서 재발 유무 이외에도 재발의 위치와 양상을 확인하는 것이 치료방침을 결정하는 데 필수적이다. 예를 들어 국소적으로 골반강 내에 재발한 경우에는 추가적으로 세포감축수술을 고려할 수 있지만, 속립성복막강암종증(miliary peritoneal carcinomatosis)에는 구제화학요법(salvage chemotherapy)이 더 적합하다.

CA-125가 상승하여 재발을 강력히 의심하는 경우, FDG PET의 진단 정확도가 다른 영상검사보다 높으므로 FDG PET을 시행한다. 또한 CA-125가 높지만 CT나 MRI가 음성 혹은 확정적이지 않은 소견을 보일 때는 더더욱 FDG PET을 시행할 것을 권고한다. 특히 CT나 MRI에서 애매하여 판정할 수 없었거나 음성으로 판정된 경우에서도 FDG PET은 민감도/특이도가 각각 0.96 (0.88~0.99)/0.80 (0.44~0.97)이었다. FDG PET과 기존의 영상검사인 CT 또는 MRI, CA-125를 직접 비교한 연구에 따르면 CT 또는 MRI는 종합적인 민감도와 특이도가 0.68 (0.49~0.83)/0.58 (0.33~0.80)

이었고, CA-125는 0.81 (0.62~0.92)/0.83 (0.58~0.96)이었으나 FDG PET은 민감도 0.90 (0.82~0.95), 특이도 0.86 (0.67~0.96)로 가장 우수하였으며 특히 CA-125보다도 높았다. FDG PET을 시행하여 재발을 조기에 발견하고 치료하는 경우 비용효과 측면에서도 도움이 되었다. 메타연구에 따르면 임상적으로 재발을 의심하지 않거나 그 정도가 낮을 때는 FDG PET의 절대적인 민감도가 다양하였는데, 이들 연구를 종합한 결과 민감도는 0.54(95% 신뢰구간 : 0.39~0.69), 특이도가 0.73(95% 신뢰 구간 : 0.56~0.87)이었다.

2006년 이후 많이 발표된 FDG PET/CT 연구결과에 따르면 FDG PET/CT는 기존의 FDG PET이 보여준 임상적 유용성을 그대로 가지면서, CT 등 다른 영상검사에 비해 재발병변을 찾는 성적이 우수하였다. 국내연구에서 FDG PET/CT는 민감도/특이도/양성예측률/음성예측률/정확도가 각각 93.3/96.9/94.8/97.7/91.2%였다.

3) 치료효과 판정 및 예측, 임상진료의 변화

난소암의 치료효과를 판정하기 위해 시행하는 검사로는 현재 2차 추시개복술이 가장 정확한 것으로 알려져 있다. 그러나 개복 당시에 완전관해를 보이더라도 35%에서 1년 이내에 재발병변이 발생한다는 보고가 있고, 복강내를 제외한 원격전이를 진단하지 못하며 진단검사로서는 수술위험도가 높다. 따라서 2차 추시개복술은 일상적으로 사용하기 어려우므로 비침습적이면서도 2차 추시개복술에 상응하는 민감도를 가지는 검사가 임상적으로 필요하다. 비침습적 영상검사가 이러한 목적에 적합하나 기존의 해부학적 영상은 임상적으로 충분하지 않다. 일반적으로 치료 전 및 치료 후 초기에 촬영한 FDG PET을 이용하면 치료에 대한 반응을 빠르고 정확하게 예측할 수 있고 2차 추시개복술을 시행하기에 위험한 경우 등 일부 환자에서는 FDG PET을 이용함으로써 진료행태에 변화를 줄 수도 있다.

FDG PET은 치료 후 잔존병변을 확인하는 데 점점 널리 사용되고 있다. 일차 수술 및 화학요법 후에 잔존하는 병변을 평가하기 위하여 FDG PET을 시행한 전향적 연구에서는 민감도, 특이도 정확도, 양성예측률, 음성예측률이 각각 78%, 75%, 77%, 89%, 57%였다. 또한 난소암에서 화학요법을 시행한 후 촬영한 PET소견은 생존율과 밀접하게 관련이 있었으나 함께 측정한 CA-125는 관련이 없었다.

FDG PET으로 인해 난소암 환자에서 진료행태가 유의하게 변하였다. 보고에 따라 차이가 있으나 국내연구에서는 24.7%, 그 밖에 나라에서는 34~58%에서 진료행태가 바뀌었다. 다만, 연구들이 대부분 기존의 영상검사나 CA-125가 상승하여 재발을 의심하는 경우에 한정되어 있고, 치료방향 변화가 환자의 최종생존에 변화를 가져오는 지에 대한 증거는 아직 부족하다.

4) 기타

다른 재발난소암에 비해 복막암종증(peritoneal carcinomatosis)형태로 발견되는 경우 FDG PET에서 진단 민감도가 떨어진다는 보고가 있다. CT와 함께 FDG PET을 추가하여 시행하더라도 복막암종증 형태의 전이난소암에서는 진단 성적이 크게 달라지지 않는다는 보고가 있으나 복막암종증에서는 PET과 CT가 상보적인 역할을 하므로 PET/CT가 좀 더 유리할 것으로 생각되며 추가적인 연구가 더 필요하다. 일반적으로 점액암종(mucinous carcinoma) 등 일부 조직형에서 FDG PET의 진단 성적이 떨어진다는 보고가 있다. 그러나 난소암은 점액암종 형태에서도 FDG PET으로 진단에 어려움이 없는 경우도 드물지 않다.

4. 자궁내막암

자궁내막암은 폐경이후 여성에서 주로 발생하며 임상적으로 하혈 등과 같은 증상으로 인해 조기에 발견된다. 자궁내막암은 자궁경부암과 달리 폐경 후에 호발하는 것으로 알려져 있으며 주로 혈행성으로 전이하는 것으로 알려졌다. 병기가 낮은 환자들은 전반적인 생존률이 상당히 높은 편이다. 하지만 진행암이나 재발암은 그 예후가 상당히 나쁜 것으로 알려졌다. 병변 발견 및 치료효과에 대한 평가를 위하여 수술 전후로 CA-125을 비롯한 종양표지자를 측정하고 이와 더불어 CT나 MRI을 사용한다.

자궁내막암은 강한 FDG 섭취를 보이는 것으로 알려졌지만 자궁경부암이나 난소암과는 달리 FDG PET이 활발하게 사용되지 않았고 발표된 연구결과도 제한적이다. 자궁내막은 질환이 없어도 생리주기의 변화와 개인차에 따라 FDG의 섭취가 나타날 수 있다. 이 때문에 일차병변을 평가하기가 어려울 수 있다. 이와 같은 문제점으로 인하여 몇몇 증례보고 이외에 충분한 수의 환자군을 대상으로 시행하여 분석한 연구결과는 많지 않다. 현재 보고된 결과를 종합하였을 때 FDG PET은 자궁내막암에서 일차 진단에 사용되는 경우는 드물고 재발병변을 찾기 위한 목적으로 사용한다. 자궁내막암에서 일차적 진단을 위한 일상적 검사로 FDG PET을 사용하기는 무리가 있지만 CT, MRI 만으로 악성 병변의 범위를 판단하기 어려운 경우를 포함하여 선별된 환자에서 수술 전에 병변의 확산 정도를 평가하는 데 도움을 줄 수 있을 것이다.

자궁내막암에서 림프절전이는 매우 중요한 예후인자이다. CT혹은 MRI는 림프절의 크기가 전이유무와 잘 일치하지 않아서 림프절전이를 확인하기 어렵다. 수술 후에 확인한 자궁내막암의 조직등급(histologic grade 〉 3) 과 자궁근층 침범깊이(1/2 이상 침범)로 림프절전이와 같은 자궁외 침범유무를 간접적으로 예측할 수 있는 것으로 알려져 있다. 하지만 수술 전에 림프절전이를 정확하게 예측할 수 있는 방법이 현재 부족하다. 상기 기술한 위험인자들이 없는 경우에 림프절전이는 0~7%로 매우 낮은 빈도로 발견된다. 따라서 위험을 수반하는 수술적 림프절병기가 반드시 필요한지는 의견이 분분하다. 위험도가 낮은 환자에서는 림프절전이를 발견할 가능성이 낮은 수술적 림프절병기결정술 대신에 비침습적인 림프절 병기결정방법을 사용할 수 있는 지를 확인하는 연구가 필요하다. 한 연구에 따르면 FDG PET에서 골반림프절 및 대동맥측면 림프절전이를 발견하는 민감도와 특이도는 각각 67%와 94%로 알려져 있다. 또한 아직 발표되지 않은 저자의 자료에 근거할 때 림프절전이를 진단하는 FDG PET/CT의 민감도는 MR과 비슷하며 저위험군에서 음성 및 양성예측률이 좋았으나 이를 확인하기 위한 추가적 연구가 필요하다.

FDG PET은 자궁내막암을 수술한 후에 추적 검사로서 시행할 때 재발 및 전이병변을 찾아내는 데에는 상당히 유용하여 횡경막 상부 혹은 하부에서 전이를 정확하게 찾아내었다. 또한 FDG PET 결과에 따라 환자의 1/3에서 치료 방향이 바뀌었고 임상적인 치료결과와 연관성이 매우 높았다. 민감도, 특이도, 정확도가 각각 96~100%, 78~88%, 90~93%이다. 또한 PET/CT는 재발 진단에서 민감도 100%, 특이도 94.7%로 성적이 좋았고 대상 환자 가운데 22.6%가 PET/CT 결과에 따라 치료방침이 바뀌었다.

5. 기타 부인암

자궁육종은 드문 부인암이고 FDG PET 연구도 많지 않다. 한 연구에 따르면 FDG PET은 육종을 진단하는 데도 유용하였다. 이 연구에 포함된 5명 환자에서 PET은 자궁육종을 전부 발견하였으나 함께 시행한 MR이나 초음파는 그러하지 못하였다. SUV 평균값은 4.5 ± 1.3 이었다.

외음부암 역시 연구가 많지 않다. 외음부암 환자 15명을 대상으로 FDG PET으로 서혜부 전이를 진단하는 성능을 분석한 전향적 예비연구에 따르면 민감도 80% 특이도 90% 양성예측률 80%였다. 하지만 부위별 진단성적(서혜부 전이)은 민감도가 67%이고 특이도 95%로 민감도가 높지 않았으나, 특이도가 높아서 방사선치료를 계획하거나 전초림프절절제나 림프절 지도화(mapping)에 유용할 것으로 기대된다. 질암은 드문 암이나 병인과 전이양상이 자궁경부암과 비슷하다. 전향적인 연구에 따르면 PET은 일차병변와 림프절을 확인하는 데 CT보다 우수하였다.

6. 참고문헌

1. Belhocine T, De Barsy C, Hustinx R, Willems-Foidart J. Usefulness of (18)F-FDG PET in the post-therapy surveillance of endometrial carcinoma. *Eur J Nucl Med Mol Imaging* 2002;29:1132-9.
2. Chung HH, Kang WJ, Kim JW, Park NH, Song YS, Chung JK, et al. The clinical impact of F-18 FDG PET/CT for the management of recurrent endometrial cancer: correlation with clinical and histological findings. *Eur J Nucl Med Mol Imaging* 2008;35:1081-8.
3. Chung HH, Kang WJ, Kim JW, Park NH, Song YS, Chung JK, et al. Role of [^{18}F]FDG PET/CT in the assessment of suspected recurrent ovarian cancer: correlation with clinical or histological findings. *Eur J Nucl Med Mol Imaging* 2007;34:480-6.
4. Chung HH, Kim SK, Kim TH, Lee S, Kang KW, Kim JY, et al. Clinical impact of FDG-PET imaging in post-therapy surveillance of uterine cervical cancer: from diagnosis to prognosis. *Gynecol Oncol* 2006;103:165-70.
5. Cohn DE, Dehdashti F, Gibb RK, Mutch DG, Rader JS, Siegel BA, et al. Prospective evaluation of positron emission tomography for the detection of groin node metastases from vulva cancer. *Gynecol Oncol* 2002;85:179-84.
6. Grigsby PW, Siegel BA, Dehdashti F. Lymph node staging by positron emission tomography in patients with carcinoma of the cervix. *J Clin Oncol* 2001;19:3745-9.
7. Jimenez-Bonilla J, Maldonado A, Morales S, Salud A, Zomeno M, Roman J, et al. Clinical Impact of ^{18}F-FDG-PET in the Suspicion of Recurrent Ovarian Carcinoma Based on Elevated Tumor Marker Serum Levels. *Clin Positron Imaging* 2000;3:231-6.
8. Kitajima K, Murakami K, Yamasaki E, Domeki Y, Kaji Y, Sugimura K, et al. Performance of FDG-PET/CT for diagnosis of recurrent uterine cervical cancer. *Eur Radiol* 2008;18:2040-7.
9. Lai C, Huang K, See L, Yen T, Tsai C, Chang T, et al. Restaging of recurrent cervical cancer with dual-phase positron emission tomography. *Cancer* 2004;100:544-52
10. Lamoreaux W, Grigsby P, Dehdashti F, Zoberi I, Powell M, Gibb R, et al. FDG-PET evaluation of vaginal cancer. *Int J Radiat Oncol Biol Phys* 2005;62:733-7.
11. Nakamoto Y, Eisbruch A, Achtyes E, Sugawara Y, Reynolds K, Johnston C, et al. Prognostic value of positron emission tomography using F-18-fluorodeoxyglucose in patients with cervical cancer undergoing radiotherapy. *Gynecol Oncol* 2002;84:289-95.
12. Narayan K, Hicks R, Jobling T, Bernshaw D, McKenzie A. A comparison of MRI and PET scanning in surgically staged loco-regionally advanced cervical cancer: potential impact on treatment. *Int J Gynecol Cancer* 2001;11:263-71.
13. Reinhardt M, Ehritt-Braun C, Vogelgesang D, Ihling C, Hogerle S, Mix M, et al. Metastatic lymph nodes in patients with cervical cancer: detection with MR imaging and FDG PET. *Radiology* 2001;218:776-82.
14. Rose P, Faulhaber P, Miraldi F, Abdul-Karim F. Positive emission tomography for evaluating a complete clinical response in patients with ovarian or peritoneal carcinoma: correlation with second-look laparotomy. *Gynecol Oncol* 2001;82:17-21.
15. Saga T, Higashi T, Ishimori T, Mamede M, Nakamoto Y, Mukai T, et al. Clinical value of FDG-PET in the follow up of post-operative patients with endometrial cancer. *Ann Nucl Med* 2003;17:197-203.
16. Schwarz JK, Siegel BA, Dehdashti F, Grigsby PW. Association of posttherapy positron emission tomography with tumor response and survival in cervical carcinoma. *JAMA* 2007;298:2289-95.
17. Sironi S, Picchio M, Landoni C, Galimberti S, Signorelli M, Bettinardi V, et al. Posttherapy surveillance of patients with uterine cancers: value of integrated FDG PET/CT in the detection of recurrence. *Eur J Nucl Med Mol Imaging* 2007;34:472-9.

18. Smith G, Hubner K, McDonald T, Thie J. Cost Analysis of FDG PET for Managing Patients with Ovarian Cancer. *Clin Positron Imaging* 1999;2:63-70.

19. Sun S, Chen T, Yen R, Shen Y, Changlai S, Kao A. Value of whole body ^{18}F-fluoro-2-deoxyglucose positron emission tomography in the evaluation of recurrent cervical cancer. *Anticancer Res* 2001;21:2957-61.

20. Thrall M, DeLoia J, Gallion H, Avril N. Clinical use of combined positron emission tomography and computed tomography (FDG-PET/CT) in recurrent ovarian cancer. *Gynecol Oncol* 2007;105:17-22.

21. Torizuka T, Nobezawa S, Kanno T, Futatsubashi M, Yoshikawa E, Okada H, et al. Ovarian cancer recurrence: role of whole-body positron emission tomography using 2-[fluorine-18]-fluoro-2-deoxy- D-glucose. *Eur J Nucl Med Mol Imaging* 2002;29:797-803.

21. Yen T, See L, Lai C, Tsai C, Chao A, Hsueh S, et al. Standardized uptake value in para-aortic lymph nodes is a significant prognostic factor in patients with primary advanced squamous cervical cancer. *Eur J Nucl Med Mol Imaging* 2008;35:493-501.

23. Yen R, Sun S, Shen Y, Changlai S, Kao A. Whole body positron emission tomography with ^{18}F-fluoro-2-deoxyglucose for the detection of recurrent ovarian cancer. *Anticancer Res* 2001;21:3691-4.

24. Yoshida Y, Kurokawa T, Kawahara K, Tsuchida T, Okazawa H, Fujibayashi Y, et al. Incremental benefits of FDG positron emission tomography over CT alone for the preoperative staging of ovarian cancer. *AJR Am J Roentgenol* 2004;182:227-33.

25. Zimny M, Siggelkow W, Schroder W, Nowak B, Biemann S, Rath W, et al. 2-[Fluorine-18]-fluoro-2-deoxy-d-glucose positron emission tomography in the diagnosis of recurrent ovarian cancer. *Gynecol Oncol* 2001;83:310-5.

Chapter 11

갑상선암 PET

여 정 석
정 준 기

초 록

아직 갑상선암에서 FDG PET의 적응증은 확립되어 있지 않다. 여러 가지가 제시되고 있지만, 수술 후 혈중 갑상선글로불린 수치가 상승되어 재발이 의심되나 전신요오드스캔이 음성인 환자가 가장 좋은 적응증이 된다. 또한 림프절전이 등 일부 재발암에서는 혈중 갑상선글로불린 수치가 정상인 경우도 있어 이런 경우 FDG PET이 도움이 된다.

1. 배경

갑상선암은 내분비계에서 가장 흔한 암으로 최근에 급격히 증가하여 현재 우리나라 여성암중 가장 흔한 암이 되었다. 이는 갑상선결절을 초음파로 많이 찾아내어 이중 4~5%를 차지하는 암을 진단하기 때문이다.

갑상선암은 대부분 여포세포에서 생기는 분화암(differentiated cancer)이며, 우리나라에서는 90% 정도가 유두암(papillary cancer)이고, 5% 내외가 여포암(follicular cancer)이다. 이외에도 미분화암인 역행암(anaplastic cancer)과 수질암(medullary cancer)도 생긴다. 분화암에서 수술 후 잔여/재발이 있는 경우 방사성요오드치료가 효과적이다. 유두암은 주위 림프절에, 여포암은 폐, 뼈 등에 원격전이가 잘 생긴다.

2. FDG PET

1) 갑상선 FDG 섭취에 관여하는 인자

갑상선에 FDG가 섭취되는 것은 갑상선의 기능 상태, 갑상선자극호르몬(thyroid stimulating hormone; TSH) 농도, 염증세포나 암세포의 존재 등과 관계있다. 갑상선 기능저하상태에서는 세포내 포도당육인산화효소(glucose-6-phosphatase) 농도가 낮아지므로 FDG-6-phosphate의 탈인산화가 감소되어 결과적으로 세포내에 FDG 잔류가 많아진다. 또한 혈중 TSH 농도도 증가되는데 TSH는 FDG를 세포내로 섭취하는 데 관여하는 포도당전달체(glucose transporter; GLUT) 중에서 GLUT-1, GLUT-4의 발현을 증가시키는 것으로 알려져 있다. 갑상선암세포에서도 TSH는 포도당 대사를 증가시킨다. 따라서 TSH가 증가 되어

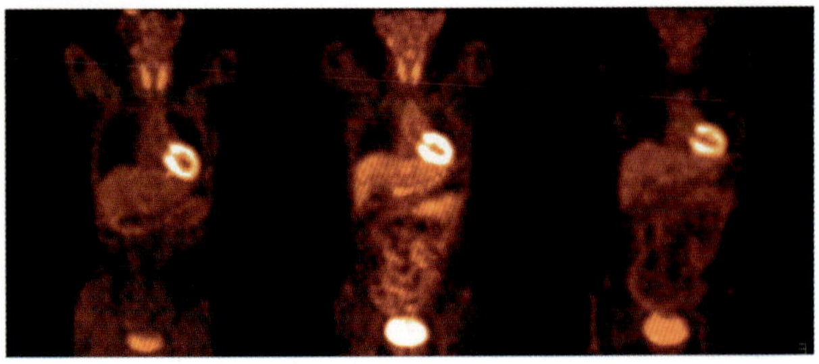

그림 4-11-1. 65세 여자에서 보이는 FDG의 갑상선내 미만 섭취. 갑상선기능이 약간 떨어져 있고 갑상선 자가항체가 양성인 만성 갑상선염으로 진단됨.

있는 상태에서 FDG PET을 촬영하면 TSH가 억제되어 있을 때 보다 5~10% 정도 갑상선암을 발견할 확률이 높다.

2) 정상 갑상선의 FDG 섭취

갑상선은 유리지방산을 에너지 공급원으로 사용하기 때문에 정상 갑상선에서는 FDG를 거의 섭취하지 않는다. FDG PET을 촬영하게 되면 2~3%에서 갑상선의 FDG 섭취가 보이는데, 절반정도는 결절섭취이고 나머지는 미만섭취이다. 미만섭취는 주로 양성질환에서 나타나며 이 경우 대부분이 만성갑상선염이고(그림 4-11-1), 그레이브스병, 결절갑상선종에서도 나타날 수 있다.

3) 분화갑상선암에서 FDG PET

방사성요오드는 갑상선암세포에서 세포막에 있는 나트륨/요오드공동운반체(sodium/iodide symporter; NIS)를 통하여 섭취되며, 포도당 및 포도당유도체인 FDG는 세포막에 있는 제1형 포도당전달체(GLUT-1)를 통하여 섭취된다. 서울대학교병원 핵의학과에서는 분화갑상선암 조직에서 나트륨/요오드공동운반체와 포도당전달체의 mRNA를 RT-PCR 방법으로 측정하였다. 그 결과 병리학적으로 상대적으로 분화도가 좋은 갑상선암 조직에서는 분화도가 낮은 암조직보다 NIS 발현이 증가하였고, GLUT-1은 상대적으로 분화가 낮은 갑상선암에서 증가되었다. 이를 바탕으로

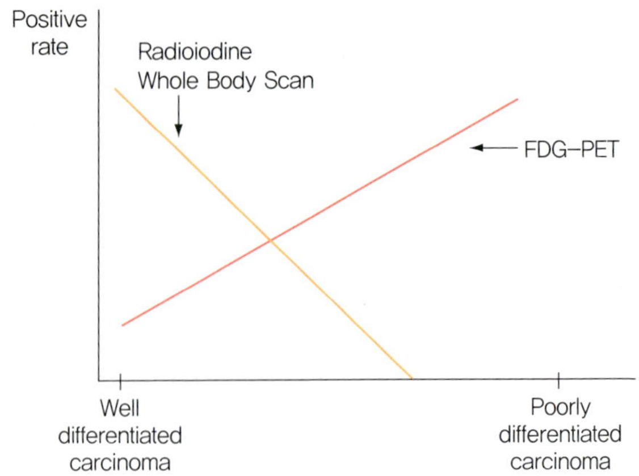

그림 4-11-2. 재발암/전이암에서 갑상선암의 분화도에 따른 방사성요오드스캔과 FDG PET의 양성도. 방사성요오드스캔은 잘 분화된 암에서 양성도가 높다가 암이 역분화함에 따라 감소함. 반면에 FDG PET은 양성도가 역분화에 따라 증가함.

다음과 같은 내용을 유추할 수가 있다(그림 4-11-2). 분화도가 아주 좋은 갑상선암에서는 수술 후 재발이나 전이부위를 방사성요오드전신스캔으로 정확히 진단할 수 있으나, 암조직의 분화도가 점차 나빠지면서(de-differentiation) 요오드스캔의 양성률은 떨어지게 된다. 반면에 FDG PET의 양성률은 갑상선암의 분화도가 낮을수록 높아진다. 따라서 FDG PET은 갑상선암의 분화도가 나쁜 경우, 특히 기존 방사성요오드전신스캔이 음성인 재발암이나 전이암에서 유용하게 사용할 수가 있다.

(1) 재발 및 전이의 진단

분화갑상선암에서 수술 후에 통상적으로 방사성요오드전신스캔, 초음파, CT 등을 촬영하고 혈중 갑상선글로불린(thyroglobulin)을 측정하여 재발 및 전이 유무를 판정하고 있다. 그러나 재발이나 전이가 있는 분화갑상선암은 1/3내지 1/2에서 전신요오드스캔이 음성이고, 특히 재발암이 소량이거나 역형성전환(anaplastic transformation)이 있는 경우에는 이들 검사로 찾지 못하는 수도 많다. 특히 이러한 경우에 FDG PET이 유용하게 쓰인다. 1999년 독일에서 연구한 다

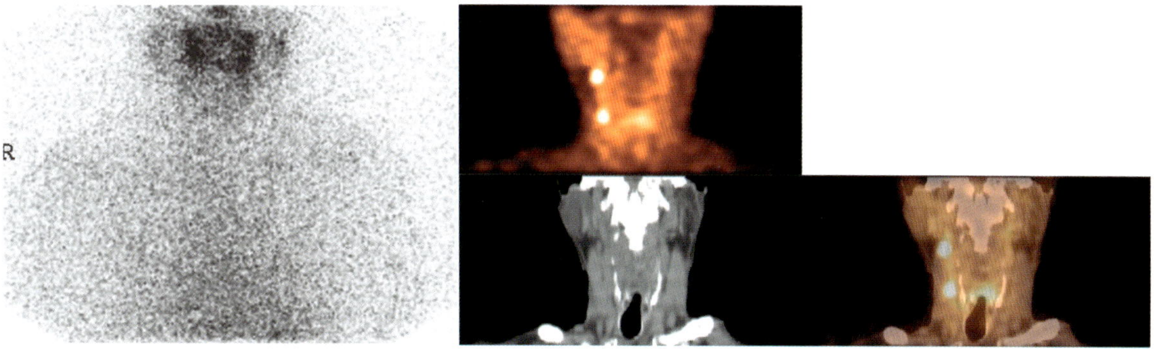

그림 4-11-3. 75세 여자 갑상선유두암 환자에서 갑상선 전절제수술 후 방사성요오드스캔과 FDG PET 소견. 요오드스캔은 음성이나 혈중 갑상선글로불린 수치가 상승함. FDG PET에서 오른쪽 경부림프절 증가된 섭취가 보이고, 재수술하여 림프절전이를 확인함.

기관연구에 따르면 이러한 경우에 FDG PET은 진단적 예민도가 85%였다. Hooft 등이 논문 14개를 메타분석하여 연구한 결과 갑상선 수술 후 혈중 갑상선글로불린이 상승하여 재발이 의심되나 방사성요오드스캔이 음성인 환자 140명에서 82%에 해당하는 115명에서 FDG PET으로 재발 및 전이부위를 찾아냈다고 보고하였다. 서울대학교병원 핵의학과 연구진에 따르면 방사성요오드 전신스캔이 음성인 환자에서 재발을 찾는 데 FDG PET은 예민도가 94%였다. 특히 혈중 갑상선글로불린은 항체가 있는 경우 위음성이 나타나고, 이외에도 재발암이 소량인 경우에도 위음성으로 나타났다. 따라서 혈중 갑상선글로불린이 음성이라도 다른 임상 소견에서 재발이 의심되면 FDG PET을 적용할 수 있다(그림 4-11-3). 물론 FDG PET도 완벽하지는 않아서 결핵이나 급성 림프절염이 있는 경우 활성화된 백혈구에서 포도당대사가 항진되므로 위양성으로 나타나고, 미세전이(micrometastasis)가 있는 경우 위음성으로 나타난다.

(2) 갑상선결절의 감별진단

갑상선결절은 발생빈도가 높아 전인구 중 30~50%에서 나타나지만 이중 갑상선암은 아주 일부에 불과하므로 갑상선암을 선별하는 것이 임상적으로 매우 중요하다. 흔히 세침세포검사법으로 감별진단하나 FDG PET 소견이 도움이 된다. 전신 FDG PET을 분석한 논문에 따르면, 갑상선 결절에 FDG의 섭취가 나타난 경우(우연종, incidentaloma), 25~47%에서 세포검사나 조직검사에서 갑상선암을 찾아내고 있다. 갑상선암의 빈도 및 갑상선암과 양성결절에서 FDG 섭취는 연구자마다 다르게 보고하고 있으나, FDG 섭취 정

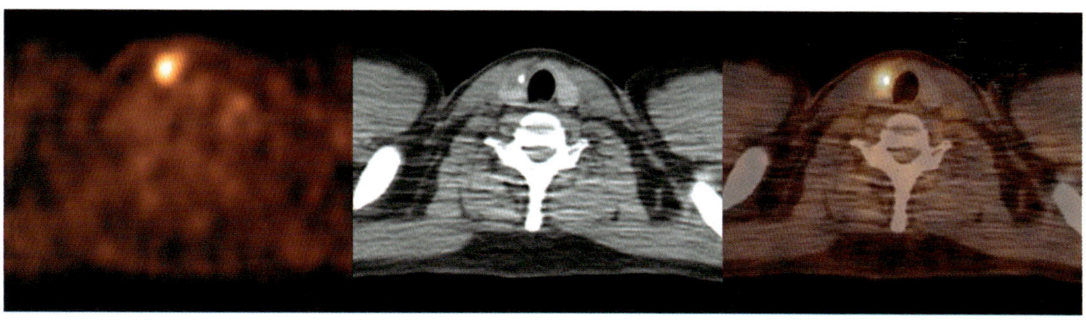

그림 4-11-4. 오른쪽 갑상선에서 발견된 우연종(incidentaloma). 검진으로 시행한 FDG PET에서 오른쪽 갑상선에서 FDG의 국소 섭취가 발견되었고 세포흡입검사결과 갑상선유두암으로 판명됨.

도가 갑상선암과 양성결절 사이여서 구별이 불가능한 경우가 있다. 그러나 갑상선결절에 FDG섭취가 증가되었을 경우에는 암을 의심하여 적극적인 진료를 하는 것이 일반적인 원칙이다(그림 4-11-4).

(3) 수술 전의 병기결정

갑상선암에서 FDG 섭취정도는 암의 분화도에 따라 다를 수가 있다. 여포암 같이 분화도가 좋은 암에서도 일부에서는 FDG 섭취가 낮을 수가 있으나, 유두암을 비롯하여 갑상선암은 대부분 FDG 섭취가 증가된다. 특히 Hurthle 세포암, 역형성암에서는 FDG 섭취가 상당히 높다. 따라서 수술 전에 전신 FDG PET으로 전이 갑상선암을 영상화할 수 있다. 특히 PET/CT는 전이암을 정확하게 국소화하는 데 아주 유용하다(그림 4-11-5). 일반적으로 FDG PET이 방사성요오드전신스캔보다는 예민도가 높다고 보고되어 있으나, 아직 수술 전 환자에서 FDG PET의 유용성에 대해서 정확히 연구되어 있지 않다.

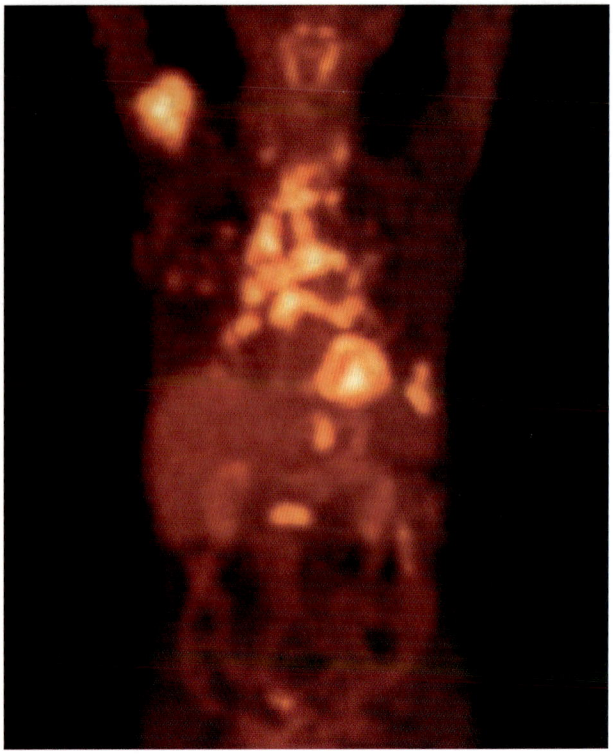

그림 4-11-5. 54세 여자 갑상선여포암 환자의 FDG PET 소견. 폐와 뼈에 다발성 전이가 관찰 됨.

(5) 치료효과의 판정

여러 다른 암에서는 화학요법이나 방사선치료에 효과가 있으면 종양의 FDG 섭취가 감소하고 치료에 반응하지 않는 경우 FDG 섭취의 변화가 없거나 증가한다. 갑상선암에서는 화학요법/방사선치료 후 치료효과를 판정하는 연구 보고는 없으나 레티노산(retinoid acid) 치료 후 FDG PET으로 치료효과를 평가한 연구가 있다. 레티노산는 갑상선암의 분화도를 좋게 하기 때문에 치료효과가 있으면 오히려 혈중 갑상선글로불린 수치는 상승하는 경우가 많다. 이러한 경우에 FDG PET을 시행하여 FDG 섭취가 감소하면 치료효과가 있다고 판정할 수 있다.

(6) 예후의 판정

FDG 섭취 정도는 일반적으로 암세포의 생존능 및 증식률에 비례하므로 전신 PET 영상에서 암종의 FDG 섭취를 측정하면 악성도를 예측할 수가 있다. 이미 림프종, 두경부암, 폐암, 흑색종 등에서 FDG 섭취로 암의 예후를 예측할 수 있다고 보고하고 있다. 그림 4-11-2에서와 같이 갑상선암은 분화가 나쁠수록 FDG 섭취가 증가한다. 갑상선암 조직에서 병리학적 검사로 확인한 결과, 포도당전달체가 많이 발현될수록 갑상선암의 악성도가 증가한다. 이를 바탕으로 Wang 등은 갑상선암 환자 125명을 3년간 추적검사하여 FDG 섭취가 높을수록 환자의 예후가 나쁜 것을 발견하였다. 즉, 다변량분석(multivariate analysis)결과 여러 예후인자 가운데 종양의 FDG 섭취가 갑상선암 환자의 예후를 가장 정확하게 반영하며, FDG 섭취 용적이 125 mL 이하인 경우 3년생존율이 96%이나 125 mL 이상 되면 생존율이 18%로 급격히 감소한다고 보고하였다(그림 4-11-6).

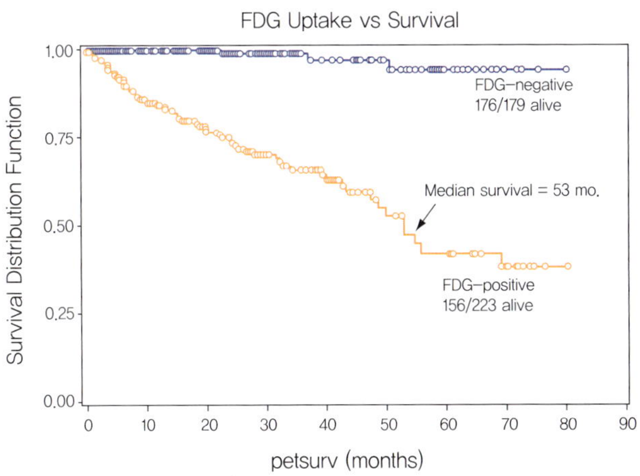

그림 4-11-6. Memorial Sloan-Kettering Cancer Center에서 환자 402명의 환자를 FDG PET 소견에 따른 Kaplan-Meier 생존률. PET의 양성률에 따라 갑상선암의 생존률이 결정됨.

2) 미분화 역형성갑상선암

미분화 역형성갑상선암은 갑상선암종 중에서 가장 악성이다. 전체 갑상선암 가운데 2% 정도를 차지하며, 노인에서 더 많이 발생한다. 대부분 방사성요오드 섭취를 하지 않고 FDG PET에서 강한 섭취를 보인다. 따라서 FDG PET으로 전이병소를 영상화하여 진단한다.

3) 갑상선수질암

갑상선수질암은 수술 후 재발하면 혈중 칼시토닌과 암태아성항원(carcinoembryonic antigen; CEA)이 상승하나 영상적인 진단법으로 재발암을 찾기가 쉽지 않다. 기존의 초음파, CT, MRI와 ^{111}In-옥트레오티드, ^{123}I-MIBG, ^{99m}Tc-MIBI 등 여러 핵의학적인 검사방법이 사용되고 있으나 만족할 만한 결과를 얻지 못하고 있다. 아직 갑상선수질암에서 재발을 찾기 위해 FDG PET을 이용한 연구는 많지 않으나 CT, MRI 등과 비교하여 FDG PET이 예민도와 특이도가 70~85%로 가장 높아서 다른 영상검사법보다 우수하다는 보고가 있다. 수술 후 재발한 수질암에서는 FDG PET이 가장 예민하며 특이도가 높은 영상방법이다.

3. ^{124}I PET

여러 방사성요오드 중 ^{124}I는 양전자를 방출하는 핵종으로 사이클로트론에서 만들어지며 반감기가 4.2일이다. ^{124}I는 기존의 ^{123}I이나 ^{131}I보다 영상의 질이 더 좋고, 주사 후 24시간 뒤에 영상을 얻는다. PET은 감마카메라나 SPECT보다 해상력이 탁월하여 ^{123}I, ^{131}I을 사용한 방사성요오드스캔에서 음성으로 나오는 재발/전이병소도 ^{124}I-PET 영상으로 찾을 수 있다.

^{124}I는 다른 방사성요오드와 생물학적, 화학적으로 같은 성상을 가지고 생체 내에서 반응하기 때문에 ^{124}I의 분포를 약력학적으로 측정하면 병소별 선량계산(dosimetry)을 할 수 있다. 즉, ^{124}I을 이용하여 치료용 방사성요오드인 ^{131}I의 섭취 분포와 치료 효과를 예측할 수가 있다. 특히 방사선량을 측정하여 골수에서 방사선피폭량이 200 cGy가 되는 ^{131}I의 투여량을 계산하면, 최대한 안전한 투여량(maximal safety dose)을 산출할 수 있다.

4. 기타 PET

FDG 이외에도 아미노산 대사를 보는 [^{11}C]메티오닌, [^{18}F]FET이나 핵산대사를 보는 [^{18}F]FLT이 갑상선암 영상용 PET으로 쓰일 가능성이 있다.

[^{11}C]메티오닌 PET은 뇌종양을 비롯한 암에서 사용하고 있다. 갑상선암에서 [^{11}C]메티오닌 PET을 사용한 연구보고가 몇 개 있었으나 재발암을 찾는데 있어서 FDG PET보다는 우수하지 않다.

5. 참고문헌

1. Chung J-K, Youn HW, Kang Jh, Lee HY, Kang KW. Sodium iodide symporter and the radioiodine treatment of thyroid carcinoma. *Nucl Med Mol*

Imaging 2010;49:3-10.

2. Chung JK, So Y, Lee JS, Choi CW, Lim SM, Lee DS, et al. Value of FDG PET in papillary thyroid carcinoma with negative 131I whole-body scan. *J Nucl Med* 1999;40:986-92.
3. Diehl M, Risse JH, Brandt-Mainz K, Dietlein M, Bohuslavizki KH, Matheja P, et al. Fluorine-18 fluorodeoxyglucose positron emission tomography in medullary thyroid cancer: results of a multicentre study. *Eur J Nucl Med* 2001;28:1671-6.
4. Erdi YE, Macapinlac H, Larson SM, Erid AK, Yeung H, Humm JL. Radiation dose assessment for I-131 therapy of thyriod cancer using I-124 PET imaging. *Clin Positron Imaging* 1999;2:41-6.
5. Eschmann SM, Reischl G, Bilger K, Kupferschläger J, Marcel H. Evaluation of dosimetry of radioiodine therapy in benign and malignant thyroid disorders by means of iodine-124 and PET. *Eur J Nucl Med Mol Imaging* 2002;29:760-7.
6. Feine U, Leitzenmayer R, Hanke JP, Held J, Wohrle H, Muller-Schuenburg W. Fluorine-18-FDG and Iodine-131-iodide uptake in thyroid cancer. *J Nucl Med* 1996;37:1468-72.
7. Grunwald F, Kalicke T, Feine U, Lietzenmayer R, Scheidhauer K, Dietlein M, et al. Fluorine-18 fluorodeoxyglucose positron emission tomography in thyroid cancer: results of a multicentre study. *Eur J Nucl Med* 1999;26:1547-52.
8. Kang KW, Kim SK, Kang HS, Lee ES, Sim JS, Lee IG, et al. Prevalence and risk of cancer of focal thyroid incidentaloma identified by ^{18}F-fluorodeoxyglucose positron emission tomography for metastasis evaluation and cancer screening in healthy subjects. *J Clin Endocrinol Metab* 2003;88:4100-4.
9. Kurata S, Ishibashi M, Hiromatsu Y, Kaida H, Miyake I, Uchida M, et al. Diffuse and diffuse-plus-focal uptake in the thyroid gland identified by using FDG-PET: prevalence of thyroid cancer and Hashimoto's thyroiditis. *Ann Nucl Med* 2007;21:325-30.
10. Moog F, Linke R, Manthey N, Tiling R, Knesewitsch P, Tatsch K, et al. Influence of thyroid-stimulating hormone levels on uptake of FDG in recurrent and metastatic differentiated thyroid carcinoma. *J Nucl Med* 2001;41:1889-95.
11. Phan HT, Jager PL, Plukker JT, Wolffenbuttel BH, Dierckx RA, Links TP. Comparison of C-11 methionine PET and F-18 Fluorodeoxyglucose PET in differentiated thyroid cancer. *Nucl Med Comm* 2008;29:711-6.
12. Shammas A, Degirmenci B, Mountz JM, McCook1 BM, Branstetter B, Bencherif BB et al. ^{18}F-FDG PET/CT in patients with suspected recurrent or metastatic well-differentiated thyroid cancer. *J Nucl Med* 2007;48:221-6.
13. Wang W, Larson SM, Fazzari M, Tickoo SK, Kolbert K, Sgouros G, et al. Prognostic value of [18F] fluorodeoxyglucose positron emission tomographic scanning in patients with thyroid cancer. *J Clin Endocrinol Metab* 2000;85:1107-13.
14. Yeo JS, Chung JK, So Y, Kim S, Lee E, Lee DS, et al. F-18-fluorodeoxyglucose positron emission tomography as a presurgical evaluation modality for I-131 scan-negative thyroid carcinoma patients with local recurrence in cervical lymph nodes. *Head Neck.* 2001;23:94-103.

Chapter 12

두경부암 PET

윤 준 기

초 록

이 장에서는 두경부암의 대부분을 차지하는 두경부 편평상피암의 여러 임상적 상황에서 FDG PET의 유용성을 문헌 검토를 통해 알아보았다. 두경부암 원발병소의 진단에 있어서 PET은 CT, MRI보다 예민도가 높으며, PET/CT는 PET의 부족한 해부학적 정보를 보완할 수 있을 것으로 기대한다. 다른 많은 종양과 마찬가지로 치료 전 원발병소의 FDG 표준섭취계수(standardized uptake value; SUV)는 두경부암의 독립적인 예후인자다. FDG PET은 두경부암의 림프절전이 진단에 대한 정확도가 CT, MRI보다 높다. 특히 임상적으로 림프절전이가 없는 환자에서도 FDG PET은 전이를 진단하는 데 도움이 되며 전초림프절생검과 함께 시행하여 불필요한 경부림프절절제술을 피할 수 있다. FDG PET은 기존 검사법으로 원발병소를 찾지 못한 경부림프절전이 환자의 약 28%에서 원발병소를 추가로 발견할 수 있다. 특히 FDG PET은 범내시경(panendoscopy) 및 맹목생검을 하기 전 선별검사로서 유용성이 높다. FDG PET의 장점 중 하나인 전신영상의 획득은 원격전이와 이차암을 진단하는 데 특히 유용하다. FDG PET은 방사선치료 후 조기에 치료반응을 평가하는 데 유용하며, 치료 후 SUV의 변화는 유의한 예후인자다. 또한 FDG PET은 음성예측도가 높아 방사선치료 후 경부림프절절제술이 필요한 환자를 선별하는 데도 유용하다. FDG PET은 두경부암의 치료 후 재발/잔류암 진단 시 해부학적 영상법보다 정확도가 높다. 한편 최근에 FDG PET을 이용한 방사선치료계획 수립에 관한 연구가 진행 중인데 아직 많은 추가 연구가 필요하다. 또한 최근에는 두경부암에서 FDG 이외의 방사성의약품을 이용한 PET 연구도 진행되고 있다.

1. 배경

두경부암은 입술(lip), 구강(oral cavity), 하인두(hypopharynx), 비인두(nasopharynx), 성문 및 성문상후두(glottic and supraglottic larynx), 부비동(paranasal sinus), 타액선(salivary gland)에 발생한 암을 말한다. 전세계적으로 3번째로 많이 발생하는 암이며 매년 500,000 건의 새로운 두경부암이 발생한다. 미국 암통계에 의하면 2009년도에 새롭게 발생한 구강, 인두, 후두암은 48,010 례로 전체 암의 약 3.2%

에 해당되고, 이로 인한 사망은 11,260 례로 전체 사망 건수의 2.0%에 해당한다. 국내에서도 입술, 구강, 인두, 후두암의 발생빈도는 전체 암의 약 2.0% 정도를 차지한다.

두경부암의 90% 이상은 편평상피암(squamous cell carcinoma)이다. 두경부암은 남자에서 더 많이 발생하며 중년 이후에 발생한다. 알콜과 흡연이 두경부암 발생의 주 원인이며, 이러한 발암인자에 동시에 노출되는 두경부, 폐, 식도에 2차적인 원발암이 발생할 가능성이 높다. 사람유두종바이러스(human papilloma virus) 감염은 편도에 발생하는 편평상피암의 위험인자이다.

두경부암은 병력, 신체검진, 내시경 및 조직검사, 두경부 방사선단층촬영(computed tomography; CT) 등의 검사를 통해 진단되며, 경우에 따라 자기공명영상(magnetic resonance imaging; MRI)과 양전자단층촬영(positron emission tomography; PET)을 시행한다. 두경부암의 병기는 미국공동암위원회(American Joint Committee on Cancer; AJCC)에서 제정한 TNM 체계를 따른다.

두경부암의 치료는 발생 부위, 진행 정도, 조직학적 소견에 따라 다르다. 일반적으로 약 40%에 해당하는 초기(I, II기) 두경부암은 단일치료로서 수술 또는 방사선치료를 권장하고, 약 60%에 해당하는 국소진행성 두경부암(III, IV기)은 병용 요법(combined modality therapy)을 권장한다. 전체 두경부암의 5년 생존율은 약 50%이며, 국소진행성 두경부암의 생존율은 초기 두경부암의 50% 미만이다.

2. 진단 및 병기결정

두경부암에서 원발병소, 림프절전이, 원격전이에 대한 정확한 평가는 치료계획 수립 및 예후 예측을 위해 중요하다. 두경부암의 예후는 주로 전이 여부에 따라 결정된다. 원발성 두경부암은 병력, 신체검진, 내시경 및 조직검사를 통해 진단 및 병기결정이 가능하지만, 임상적 검진만으로는 정확한 병기결정이 어려우므로 영상검사를 통한 평가를 필요로 한다. CT는 원발병소의 크기 뿐 아니라 침습도(depth of invasion) 및 주변 조직 침범 여부 등을 평가하여 병기의 정확도를 상당히 개선했으며, MRI는 CT에서 평가가 어려운 신경 주위 침범 또는 골수 침범을 평가하는 데 도움이 된다. 하지만 해부학적 영상법은 크기를 기준으로 하므로, 작은 크기의 림프절전이와 두경부 이외의 전이 및 이차암을 놓칠 수 있어 예민도와 특이도가 충분하지 않다. FDG PET은 병변의 크기와 무관하게 증가된 포도당 대사를 평가하여 암을 진단하며, 한 번의 검사로 전신을 촬영할 수 있는 장점이 있어, 여러 암의 원발병소, 림프절전이, 원격전이 및 이차암의 발견에 유용하다.

1) 원발병소 진단 및 예후 예측

여러 연구에서 두경부암 원발병소 진단 시 FDG PET의 예민도는 88~98%로 같은 연구에서 CT, MRI의 예민도인 51~88%보다 높은데, 이는 CT, MRI 등과 같은 해부학적 영상법이 크기가 작은 종양이나 점막하종양을 주변 조직으로부터 구분하기 어렵기 때문이다. 하지만 FDG PET은 해부학적 경계 구분이 불분명하고, 4 mm 이하의 작은 종양이나 표재성 암에서 위음성일 수 있어 원발병소를 진단하는 역할이 제한적이므로 CT, MRI를 대신할 수는 없다. 하지만 최근에는 PET과 CT를 융합한 PET/CT가 도입되어 좀 더 정확한 해부학적 정보를 제공하고, 관찰자간변이(interobserver variation)가 줄어들어 정확한 병기결정이 가능해졌다. Ishikita 등의 연구에서 두경부암 원발병소 진단 시 PET/CT의 예민도와 특이도는 PET보다 유의하게 높았다(91/91% vs. 87/62%). 따라서 PET/CT는 PET의 단점을 보완하며 두경부암 원발병소 진단에 도움이 될 것으로 기대한다.

많은 종양에서 원발병소의 FDG 표준섭취계수는 종양의 예후와 연관성이 있음이 밝혀졌다. 두경부암에서도 FDG PET은 여러 연구를 통해 독립적인 예후인자임이 밝혀졌다. Machtay 등은 수술 전 두경부암 환자를 원발암의 SUV 9를 기준으로 분류했을 경우 2년무병생존율(72% vs. 37%)에 유의한 차이가 있음을 보고했고, Torizuka 등도 수술 전 원발암의 SUV (=7)가 2년무병생존율(91% vs. 55%) 및 국소제어율(local control rate)(91% vs. 55%)과 유의한 연관성이 있음을 보고했다. 이들 연구에서 SUV 값은 두경부암의 독립적인 예후인자였다.

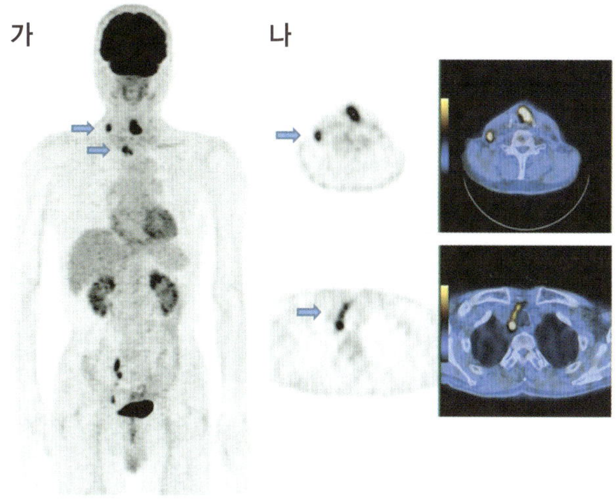

그림 4-12-1. 68세 남자 환자로 조직검사를 통해 성대암으로 진단 받은 후 병기결정을 위해 다음날 시행한 경부 CT에서 유의하게 커진 림프절이 발견되지 않았으나, 4일 뒤 시행한 FDG PET에서 우측 경부림프절(VI)과 기관주위림프절에 섭취 증가가 관찰됨(화살표, SUVmax = 5.3~8.9). 20일 뒤 환자는 후두전절제술 및 경부림프절절제술을 받았으며, FDG 섭취가 증가된 림프절이 모두 전이로 확인되었다.

2) 림프절전이 진단

림프절전이의 범위를 정확히 진단하는 것은 두경부암 환자의 치료 결정과 예후평가를 위해 중요하다. 림프절전이의 빈도는 원발암의 위치와 크기에 따라 달라서 성대암에서는 약 1%에서 림프절전이가 발견되지만, 구강암과 비인두암에서는 각각 약 50%, 80%로 빈도가 증가한다. 림프절전이 여부는 생존율과도 연관성이 높은데, 림프절전이가 없을 경우 5년생존율은 약 50%이지만, 림프절전이가 있을 경우에는 30%로 감소한다.

두경부암에서 FDG PET의 수술 전 림프절전이에 대한 예민도/특이도는 74~100%/와 87~100%로 매우 높다. 동일한 환자군에서 CT, MRI의 예민도/특이도는 53~88%/41~95%로 FDG PET에 비해 낮았다. Adams 등이 60명의 두경부암 환자를 대상으로 한 전향적 비교 연구에서도 FDG PET의 예민도/특이도는 91%/94%로 CT, MRI, 초음파의 82%/85%, 80%/79%, 72%/70% 보다 유의하게 높았다. 또한 구강 및 입인두암(oropharygeal cancer)을 대상으로 한 비교연구에서도 FDG PET의 정확도(96%)와 음성예측도(98%)는 CT (92%/97%) 및 MRI (94%/99%)와 비슷했지만 양성예측도는 CT, MRI보다 높았다(85% vs. 65%, 73%). FDG PET은 크기가 10 mm 이상이거나 암세포 침착이 9 mm 또는 75% 이상인 림프절전이를 모두 진단할 수 있으며, 위음성은 대부분 5 mm 미만에서 발견된다. FDG PET으로 진단 가능한 림프절전이의 최소 크기는 4 mm 였다. FDG PET은 포도당 대사의 증가 정도를 기준으로 전이 여부를 진단하므로, 크기를 기준으로 판정하는 해부학적 영상법에 비해 10 mm 미만으로 크기가 작은 림프절전이를 진단하는 데 우수하다. 반면, 림프절의 위치, 림프절전이의 수, 림프절외 확산을 진단하는 성능은 CT보다 나쁘다. 따라서 FDG PET은 두경부암의 수술 전 림프절전이를 진단하는 기본 검사로 활용할 수 있지만, FDG PET과 CT를 같이 시행하는 것이 더 정확하다(그림 4-12-1).

임상적으로 림프절전이가 없는(cN0) 두경부암 환자 중 약 25~30%에서 수술 시 림프절전이가 발견된다. CT와 MRI는 이 환자들에서 각각 60-75%와 85-94%의 림프절전이를 추가로 발견할 수 있다고 보고되었다. Myers 등은 이러한 환자군에서 FDG PET의 림프절전이 진단 예민도(78%)와 정확도(92%)가 CT (57/76%)보다 높으며, 특히 구강암에서 유용하다고 보고하였다. 한편 FDG PET은 신체검진 및 조직생검을 통해 cN0로 진단 받은 구강암 환자에서 33%의 림프절전이를 추가로 발견하였으며, 신체검진과 CT, MRI를 통해 cN0로 진단 받은 구강암 환자에서도 25%에서 추가적인 림프절전이를 발견하였다. 하지만 FDG PET은 원발암 근처 또는 3 mm 이하의 현미경적 림프절전이에서 위음성으로 나타날 수 있어 경부림프절절제술을 피할 만큼 음성예측도가 충분히 높지는 못하다(FDG PET으로 진단 가능한 최소 암세포의 수는 약 10^6~10^7 정도이다). 또한 미세전이가 있을 때 전초림프절생검의 정확도는 FDG PET보다 더 높다. 따라서 Kovacs 등은 FDG PET 결과가 음성인 환자들에서는 경부림프절절제술 전에 전초림프절생검을 시행할 것을 제안했으며, 이 방법은 두경부암 환자 62명 중 12명에서 CT의 위양성으로 인한 불필요한 경부림프절 절제를 피할 수 있었다고 보고했다.

3) 원발부위 불명암(Carcinoma of unknown primary)

두경부암의 약 1~2%는 원발부위를 발견하지 못한 채 경부림프절전이로 진단된다. 이는 원발병소의 크기가 매우 작거나(5 mm 이하), 편도와(tonsilar crypt), 피부 또는 두경부 외에 있어서 내시경이나 영상법으로 발견이 어렵기 때문이다. 이 경우 전체 인두점막, 후두, 양측 경부를 포함하여 방사선치료를 시행하는데, 광범위한 방사선치료는 재발을 낮추는 효과가 있는 반면 구강건조증과 같은 심각한 합병증을 초래한다. 따라서 원발병소를 찾는 것은 치료 범위를 국소화하여 치료 효과를 높이고, 정상조직의 방사능 피폭을 줄여 합병증을 감소시키며, 예후를 개선하는 데 중요하다. 원발암의 진단에는 두경부 신체검진, 범내시경, CT, MRI 등의 해부학적 영상과 맹목생검(blind biopsy)이 사용되는데, CT, MRI는 주변조직과 구분이

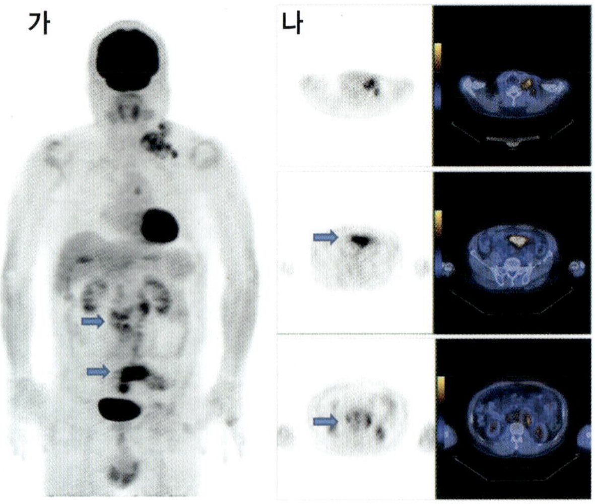

그림 4-12-2. 65세 남자 환자로 경부림프절 조직검사를 통해 전이선암종(metastatic adenocarcinoma)로 진단 받은 후 원발병소를 찾기 위해 시행한 FDG PET에서 대장에 과대사성 종괴가 관찰되며(화살표), 대장주위림프절 및 대동맥주위림프절에 전이가 관찰되고 있다(화살표).

어렵거나, 작은 병소, 표재성 병소 또는 인공물이 있을 경우 제한적이고, 범내시경과 맹목생검도 점막하종양을 간과할 수 있다.

FDG PET은 경부림프절전이로 발견된 원발부위 불명암의 원발병소를 찾는 데 도움이 된다(그림 4-12-2). 특히 구조적 변화가 뚜렷하지 않아 내시경 및 해부학적 영상법으로는 진단이 어려운 원발병소를 FDG PET에서 비대칭적으로 포도당 대사가 증가되어 발견할 수 있다. 이러한 임상 상황에서 FDG PET이 원발병소를 발견한 성적은 환자군에 따라 9~73%로 다양한데, 1994~2003년까지의 보고를 메타분석한 자료에 따르면 FDG PET은 범내시경 및 CT, MRI로 발견하지 못한 원발병소를 약 24.5%에서 찾을 수 있었다. 또한 FDG PET은 27.1%의 환자에서 국소 또는 원격전이를 추가로 발견할 수 있었다. 2000~2009년까지의 보고를 메타분석한 연구에서도 FDG PET은 고식적 진단법으로 발견하지 못한 원발병소를 28%에서 찾을 수 있었다. 또한 원발부위 불명암을 대상으로 한 최근의 전향적 연구에서 FDG PET은 약 25%에서 환자의 치료 방

침을 변화시켰다. 따라서 비록 FDG PET은 편도, 혓바닥(base of tongue) 및 하인두 등 정상조직의 다양한 생리적 섭취로 인해 위양성율이 높지만(0~46%), 원발부위 불명암에서 적절한 치료 방침을 결정하고, 내시경적 조직생검의 위치를 결정하는데 도움이 되는 유용한 검사이다. 임상적으로 FDG PET은 고식적 진단법으로 원발병소이 진단되지 않을 경우, 범내시경과 맹목생검 전 선별 검사로서 활용하는 것이 효과적이다. 원발부위 불명암에서 PET/CT의 진단적 성능은 아직 많이 연구되지 않았으나, Gutzeit 등의 연구에 따르면 PET/CT (15/45)는 PET + CT (13/45), PET (11/45), CT (8/45) 보다도 원발병소를 많이 찾아낼 수 있었다(그림 4-12-3).

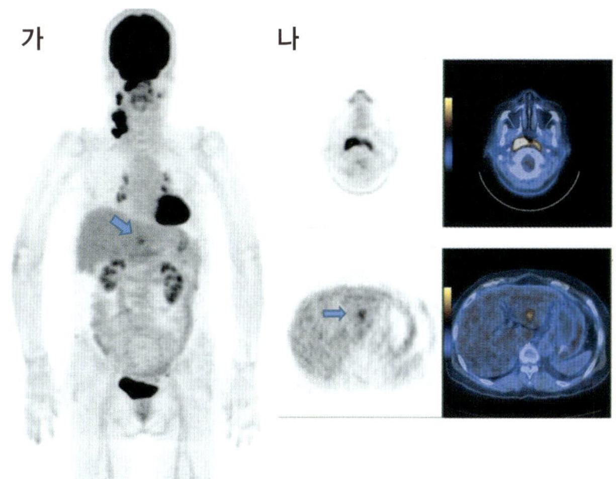

그림 4-12-3. 64세 여자 환자로 조직검사를 통해 비인두암으로 진단 받은 후 병기결정을 위해 시행한 FDG PET에서 간에 과대사성 결절이 관찰되며(화살표), 이후 조직생검을 통해 비인두암의 전이로 확인되었다.

4) 원격전이 및 이차암의 진단

두경부 편평상피암의 약 10~15%에서 원격전이가 발견되며, 주요 발생 부위는 폐, 간, 뼈이다. 두경부암의 병기결정시, 원격전이 여부는 추가적인 치료를 결정하고 불필요한 치료를 피하기 위해 중요하다. 일반적으로 4개 이상, 양측, 6 cm 이상 또는 제 IV 경부림프절전이가 있거나, 재발성 두경부암 또는 이차암이 있을 경우 원격전이에 대한 평가가 필요하다.

고식적 진단법인 단순흉부X선, 혈청 알칼리성인산분해효소, 간기능 검사, 뼈스캔은 원격전이에 대한 예민도가 낮으며, 흉부 CT는 단순흉부X선보다는 진단적 성능이 좋으나 여전히 흉부 전이의 일부를 발견할 수 없다. 또한 두경부암 중 하인두암과 과다한 음주, 흡연력이 있는 경우, 호흡소화관(aerodigestive tract)에 이차암이 발생할 가능성이 높다. FDG PET은 한 번의 검사로 전신 영상을 얻을 수 있어서 두경부암의 원격전이와 이차암 진단에 매우 유용하다(그림 4-12-4).

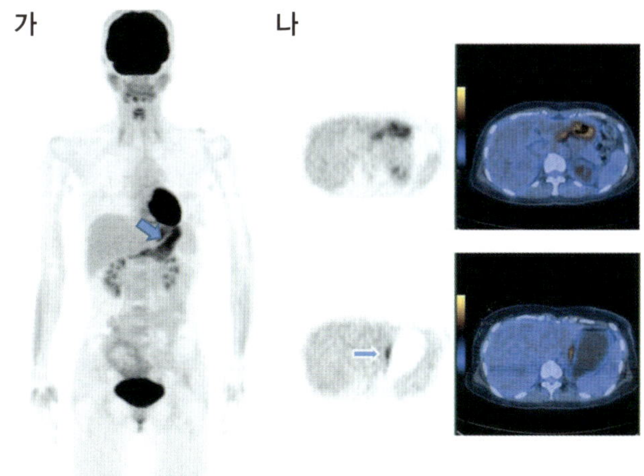

그림 4-12-4. 37세 여자 환자로 비인두암으로 수술 받은 후 2년째에 시행한 추적 FDG PET에서 위의 소만부에 FDG 섭취 증가가 관찰됨(가, 나). 이 섭취 증가는 위확장영상(다, 화살표)에서도 그대로 남아 있어 이차암이 의심되었으며, 내시경 및 조직검사를 통해 위의 반지세포암(signet ring cell carcinoma)로 확진되었다.

Fleming 등은 PET/CT로 123명의 두경부암 환자 중 각각 15.4%와 8%에서 폐, 뼈, 간, 비장 등에서 원격전이와 이차암을 발견했다고 보고하였다. Martin 등의 연구에서도 FDG PET은 78명의 두경부암 환자 중 14례의 원격전이와 4례의 이차암(폐, 대장)을 발견했다. 이 연구에서 FDG PET은 11%의 환자에서 신체검진, 조직검사 및 CT, MRI로 얻지 못한 추가정보를 제공했다. 구강암 환자를 대상으로 한 연구에서도 FDG PET은 신체검진, 두경부 CT, 단순흉부X선으로 발견하지 못한 원격전이(6%)와 이차암(12%)를 추가로 발견할 수 있었다. 비인두암 환자를 대상으로 한 Chang 등의 연구에서도 FDG PET은 총 14례의 폐, 종격동, 간, 뼈, 쇄골하 림프절전이를 모두 진단하였으나(예민도 100%, 음성예측도 100%), 고식적인 평가법으로는 4례의 전이만 발견할 수 있었다. 이 연구에서 11명의 환자가 FDG PET에 의해 병기가 변경되었다. 따라서 전신 FDG PET은 두경부암에서 원격전이 및 이차암을 진단하는 데 매우 유용하여 기본적 평가법으로 사용할 수 있다.

5) 치료 방침 결정

수술 전 시행한 FDG PET은 환자의 병기 및 치료 방침 결정에 영향을 주는데, FDG PET은 고식적 영상법으로 결정한 림프절 병기를 19~21%에서 변경시키며, 12~31%에서 치료 방침을 변경시킨다.

Ha 등의 연구에 따르면 PET/CT는 CT, MRI로 결정한 병기를 17%(6/36)에서 상승시켰고, 치료 방침은 31%(11/36)에서 변경시켰다. 또한 PET/CT는 진행성 두경부암(7/28, 25%) 뿐 아니라, 조기 두경부암(4/8, 50%)의 치료 방침도 변화시켰다. Koshy 등도 PET/CT가 해부학적 영상법으로 결정한 두경부암 환자의 TNM병기를 약 36%(13/36)에서 변경시켰고, 방사선치료의 범위와 용량을 각각 14%, 11%에서 변경시켰다고 보고하였다. Fleming 등의 연구에서도 PET/CT로 인해 15.4%의 환자에서 병기상승, 원격전이, 원발암의 범위 증가 등을 이유로 예정되어 있던 수술이 취소되었으며, 10건에서 침습적 치료가 추가되었고 10명에서 조직검사가 시행되었다(진양성 - 91%). Gordin 등이 두경부암 환자를 대상으로 한 전향적 연구에서는 56%(51/90)의 환자에서 진단 및 치료 방침이 변경되었고, 이 중 24명과 21명에서 예정된 검사 및 치료가 취소됐고, 6명에서 조직검사를 시행됐다. 따라서 수술 전 두경부암 환자에서 FDG PET을 시행할 경우 적절한 치료 방침을 결정하여 치료 효과를 높이고 합병증을 줄이는 데 도움이 된다.

3. 치료 효과 판정 및 예측

지난 수십 년간 진행된 두경부 편평상피암 치료의 방침은 수술에서 방사선치료로 이동되어 왔다. 방사선치료는 때로는 항암화학요법과 병행한다. 방사선치료나 동시화학방사선조사법의 치료효과를 평가하기 위해서는 종양의 생물학적 변화를 평가할 수 있어야 하는데, 조직검사는 침습적인 방법이며 표본오류(sampling error)가 있을 수 있어 제한적이다. 분자영상법은 이러한 방사선치료 후 종양의 생물학적 변화를 평가하는 데 적절한 방법이며, 이 중 FDG PET은 비침습적이어서 치료 전후의 반복검사를 통해 원발병소와 림프절의 치료반응을 평가할 수 있다는 장점이 있다.

1) 치료 효과 판정

여러 종양에서 FDG PET은 치료반응을 평가하는 데 가장 유용한 검사임이 증명되었다. 두경부암에서도 방사선치료 또는 화학치료 후 조기에 치료반응을 평가하는 데 유용함이 보고되었다(그림 4-12-5). Yao 등은 두경부암 환자에서 방사선치료 후 12개월 이내에 시행한 FDG PET의 원발병소와 림프절전이에 대한 예민도/특이도가 각각 86/86%와 86/97%로 높음을 보고했다. 한편 FDG PET의 음성예측도는 각각 99%, 99%로 매우 높은 반면, 양성예측도는 32%, 71%로 낮았다. Yen 등은 비인두암 환자에서 동시화학방사선조사 후 3개월에 FDG PET을 시행했을 때 SUV가 치료반응군에서 무반응군에 비해 유의하게 낮고(2.1 ± 0.8 vs. 5.5 ± 3.2, p=0.001), SUV 4를 기준으로 했을 때 치료반응에 대한 양성예측도와 음성예측도가 각각 100%라고 보고하였다. Lowe 등은 3~4기 두경부암 환자에서 화학요법 전과 치료 후 1~2주 만에 시행한

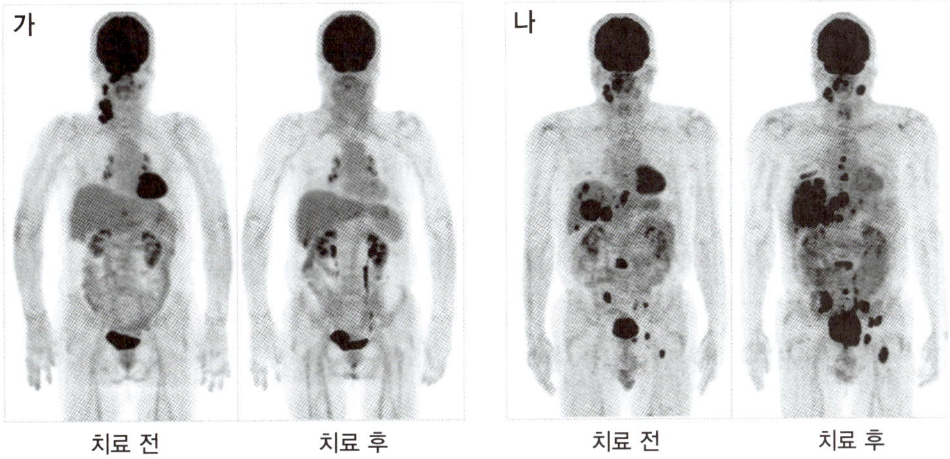

그림 4-12-5. (가) 64세 여자 환자로 비인두암으로 동시화학방사선조사를 받은 후 원발암, 림프절전이 및 간전이 병변의 FDG 섭취가 소실되어 대사적 관해로 판정함. (나) 57세 남자 환자로 편도암으로 동시화학방사선조사를 받은 후 시행한 FDG PET에서 기존 병변의 범위 및 FDG 섭취가 증가하고, 새로운 병변이 여럿 발견되어 치료에 대한 반응이 좋지 않은 환자로 판정함.

FDG PET으로 조직학적 관해와 잔류암을 감별해 낼 수 있었다고 보고하였다(예민도= 90%, 특이도 = 83%, 양성예측도 = 95%). 조직학적 관해를 보인 환자군은 평균적으로 82 ± 5%로 SUV가 감소된 반면, 잔류암이 있는 환자군은 34 ± 29%의 감소를 보였다. Kim 등도 두경부암 환자에서 방사선치료 전과 치료 후 1개월째의 FDG PET을 비교했을 때, 원발병소의 SUV가 6.5(2.3~23.0)에서 1.8(0~9.7)로 감소했으며, 림프절전이의 SUV도 5.6(1.2~16.8)에서 1.8(0~8.6)으로 감소하여, 방사선치료 후 1개월째 치료반응 평가를 위해 FDG PET을 시행하는 것이 시기적으로 이르지 않음을 제시하였다. 이 연구에서 SUV 3.0을 기준으로 치료반응을 평가했을 때 88/95%로 예민도/특이도가 높았으며, 음성예측도도 99%로 매우 높았다. 따라서 FDG PET은 두경부암에서 1개월 이내에도 치료에 대한 반응을 조기 평가할 수 있으며, 치료반응 평가 시 음성예측도가 매우 높은 검사이다.

2) 치료 후 예후 예측

두경부암에서 방사선 또는 동시화학방사선조사법 후 시행한 FDG PET에서 원발병소 및 전이 림프절의 SUV는 독립적인 예후인자이다.

Kunkel 등은 진행성 구강암 환자에서 방사선치료 후 원발병소의 SUV 4를 기준으로 치료에 대한 반응군과 무반응군으로 구분했을 때 3년생존율이 80%와 43%로 유의하게 차이가 있었으며, 국소제어율(local control rate)도 반응군에서 유의하게 높았다. 다른 연구들도 유사한 결과를 보고하였는데, Brun 등이 진행성 두경부암 환자를 방사선치료 또는 동시화학방사선조사법 후 중앙값 SUV(median SUV)을 기준으로 구분했을 때, 5년생존율이 72%와 35%로 유의하게 차이가 있었고, 국소제어율도 96%와 55%로 유의하게 차이가 있었다. 한편 Allal 등은 두경부암 환자에서 방사선치료 또는 동시화학방사선조사법 시행 전 측정한 원발병소의 SUV가 중앙값보다 높으면 3년생존율(55% vs. 86%)과 무병생존율(42% vs. 79%)이 유의하게 낮아진다고 보고하여, 치료 전 SUV도 유의한 예후인자임을 밝혔다. 이러한 대부분의 연구에서 FDG PET은 림프절전이 유무에 상관없이 음성예측도(92~100%)가 매우 높았다. 방사선치료 후 두경부암의 수술은 경부 섬유화가 일어나기 전인 6~8주 이내에 시행하는 것이 좋으나, 이 시기에 임상적 평가나 해부학적 영상의 정확도는 낮다. 두경부암 환자에서 방사선치료 후 4주 이후에 치료반응을 평가했을 때, PET/CT의 정확도는 87.5%로 CT의 67.9%에 비해 높았다. 또한 치료 후 4-8주 즈음에도 PET/CT의 정확도는 85.7%(위음성 3, 위양성 1)로 높았으며, 8주 이후에는 특이도가 100%로 높아서(CT = 28%), PET/CT는 방사선치료 후 치료반응의 조기 평가에 유용했다. 한편 일부 비교 연구에서는 저위험군 또는 화학요법 후에 PET/CT의 예측도가 CT 또는 MR과 차이가 없다고 보고하여 대규모의 전향적 연구가 필요하다.

3) 방사선치료 후 경부림프절절제술(planned neck dissection)

림프절 병기 N2A 이상 환자에서 일차 방사선치료를 받은 후 흔히 경부림프절절제술을 시행한다. 하지만 최근에는 방사선치료법의 발전과 화학요법의 추가로 인해 많은 환자가 치료 후 완전관해 판정을 받으므로 경부림프절절제술이 필요하지 않다는 주장이 제기되고 있다. 따라서 일차 방사선치료 후 경부림프절절제술이 필요한 환자들을 선별해 내는 것이 임상적으로 중요하다.

Yao 등은 N2 이상 두경부암 환자 70명을 대상으로 한 전향적 연구에서 일차 방사선치료 후 FDG PET의 잔류 경부림프절전이에 대한 예민도와 특이도가 각각 100%와 94%로 높으며, 양성예측도는 낮았으나(43%), 음성예측도가 매우 높아(100%), FDG PET 결과가 음성이라면 CT에서 림프절의 크기가 크더라도 경부림프절절제술을 하지 않을 수 있다고 주장했다. 또한 림프절의 SUV가 3 이하면 잔류암이 있을 가능성이 거의 없었다(음성예측도 100%). 한편 Nayak 등도 N2 이상 두경부암 환자 43명을 대상으로 한 전향적 연구에서 동시화학방사선조사법 후 6개월 이내에 시행한 PET/CT의 음성예측도가 97%로 매우 높았고, 86%의 환자가 PET/CT 검사 후 불필요한 경부림프절절제술을 피할 수 있었다. PET/CT의 음성예측도는 1 cm 이상의 림프절에서 98%, 1 cm 미만의 림프절에서 94%로 림프절의 크기에 영향을 받지 않았다. 한편 치료 후 8~12주에 검사한 PET/CT의 정확도는 77%로 3~6개월의 정확도인 95%에 비해 낮지만, 음성예측도는 각각 94%와 100%로 높아, PET/CT는 방사선치료 후 8~12주에도 불필요한 림프절절제를 피하는 데 도움이 될 것으로 기대됐다. 1 cm 이상의 림프절을 평가할 경우 PET/CT는 CT의 위양성을 감소시키는 효과가 있다. 따라서 PET/CT는 방사선치료 후 경부림프절절제술이 필요한 지를 평가할 때 기본 검사로 활용할 수 있으며, PET/CT의 결과가 음성일 경우에는 불필요한 경부림프절절제술을 피할 수 있다.

4. 재발 평가

FDG PET은 여러 암에서 재발 진단에 유용함이 증명되었다. 두경부암의 치료 후 재발 또는 잔류암을 진단 시 FDG PET의 진단적 성능에 관한 여러 연구를 종합해 보면 FDG PET은 예민도 82~100%, 특이도 72~96%, 양성예측도 60~92%, 음성예측도 91~100%로 특히 예민도와 음성예측도가 높다. 같은 환자군에서 CT, MRI의 진단적 성능은 각각 62~96%, 30~88%, 33~88%, 67~90%로 FDG PET에 비해 낮다. Klabber 등이 2003년도에 발표한 메타분석에 따르면 FDG PET의 예민도/특이도는 86/73%로 CT, MRI의 56/59%에 비해 우수했다. FDG PET은 MR에서 재발 또는 잔류암의 판단이 불명확한 비인두암 환자의 약 50%에서 추가적인 정확한 정보를 제공할 수 있었다. Kubota 등은 FDG PET은 음성예측도가 높아 PET 결과가 음성일 경우 다른 검사가 필요 없다고 주장했다. 또한 FDG PET은 재발 위치에 상관없이 원발병소, 림프절 및 원격 재발을 진단하는 성능이 모두 우수했다.

FDG PET은 두경부암의 재발 진단 시 특이도가 예민도에 비해 상대적으로 낮은 편이었으나, 반복적으

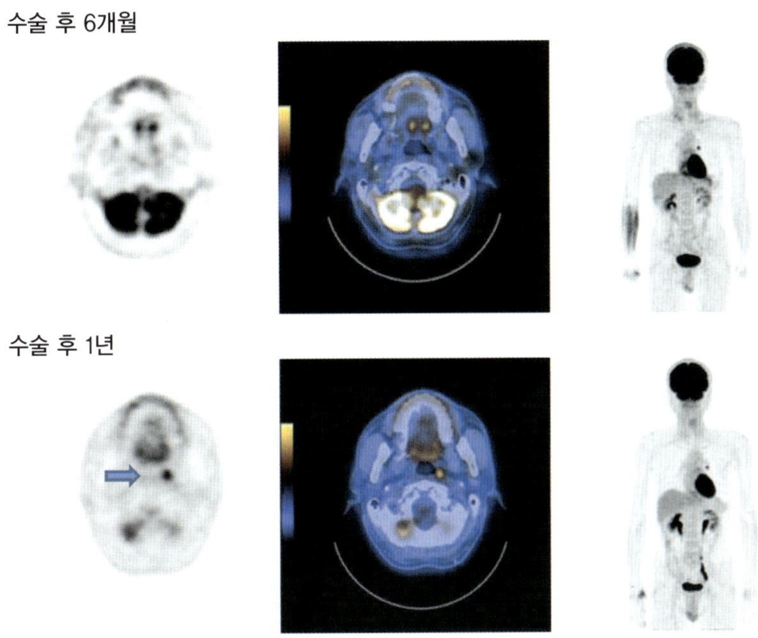

그림 4-12-6. 59세 남자 환자로 편도암으로 수술 받은 후 6개월째 FDG PET(위)에서 이상 소견이 없었으나, 수술 후 1년째 FDG PET(아래)에서 좌측 편도에 비정상적인 FDG 섭취 증가가 관찰되어 재발이 의심됨. 당시 후두경 상에서 이상 소견 발견 못 함. 이후 조직검사를 통해 재발을 확인함.

로 검사하면 이를 보완할 수 있다. Terhaard 등은 두경부암 환자의 재발 진단 시 첫 번째 FDG PET의 특이도가 63%로 낮은 편이었으나, 반복 검사한 후(평균 23개월 후) 특이도가 82%로 높아졌다고 보고했다(예민도, 92% → 97%). 재발 진단은 치료 방침을 변화시키는데, Pantvaidya 등은 FDG PET에서 발견한 두경부암의 재발로 인하여 16.3%에서 치료 방침을 변경하였고, 22.4%에서 내시경, 조직생검, 마취하 검사 등을 생략할 수 있었다고 보고하였다.

결론적으로 FDG PET은 두경부암의 재발 진단시 임상적 관찰이나 기존영상법보다 우수하여 추가적인 정보를 제공하고 치료방침에 영향을 주므로 재발이 의심되는 환자에서 기본 검사로 활용할 수 있다(그림 4-12-6).

5. 방사선치료계획 (RT planning)

최근 강도변조방사선치료(intensity modulated radiation therapy; IMRT)와 같은 고정밀방사선치료(high-precision radiotherapy)로 인해 정상조직이 받는 손상을 줄여 종양에 대한 치료 효과를 높이고, 방사선치료와 관련한 독성을 줄일 수 있게 되었다. 고정밀방사선치료를 시행하기 위해서는 종양의 부피를 정확히 측정하고 치료반응을 평가할 수 있는 영상법이 필요하다.

FDG PET을 이용한 방사선치료계획은 치료효과를 높이면서 치료 합병증을 낮출 수 있는 좋은 방법으로 기대되어 최근에 많은 연구가 수행되고 있지만, 아직까지는 몇 가지 해결해야 할 점이 있다. 그 중 FDG PET에서 육안적종양체적(gross tumor volume; GTV)을 구하는 방법을 표준화하는 것이 가장 논란이 되고 있다. 최근에 FDG PET에서 종양의 경계를 구하는 여러 방법들을 비교하여 보고한 연구에 따르면, 육안적 판독만이 기존의 CT를 이용한 GTV와 차이가 없었고, 최대신호강도의 40~50%를 이용한 방법과 SUV 2.5를 이용한 방법, 신호배경비를 이용한 방법은 모두 CT를 이용한 GTV와 유의한 차이가 있었다. 이러한 방법들 중 표준을 정하기 위해서는 조직학적 결과 및 치료 결과와 비교 연구가 필요한데, Rothschild 등은 IMRT를 받은 인두암 환자들에서 PET/CT를 이용하여 치료범위를 정했을 때가 PET/CT를 이용하지 않았을 때 보다 무사고생존율(event-free survival)이 유의하게 높다고 보고했다(1년/2년 무사고생존율, 90/80% vs. 72/56%). 또한 Wang 등도 FDG PET을 이용하여 GTV를 구할 경우 약 50%에서 병기가 변경되고, PET 결과에 근거하여 방사선치료 범위를 결정했을 때, 17개월간의 추적관찰에서 단 한 건의 국소재발도 없었다고 보고했다.

FDG PET을 이용한 방사선치료의 효과를 높이기 위해서, FDG 섭취도가 종양세포의 밀도에 비례한다는 가정을 바탕으로 FDG 섭취도에 따라 방사선치료의 양을 결정하는 방법이 있다. 이 방법은 FDG 섭취가 되어 있는 종양부분만을 일률적으로 방사선량을 늘리는 경우와 FDG 섭취도에 비례하여 방사선량을 늘리는 방법으로 나눌 수 있다. 아직까지는 이 방법들의 효율성에 관한 연구가 미미하지만 향후 치료로 인한 독성 및 치료율 등을 고려한 연구가 진행되어야 할 것이다.

최근 FDG 섭취도를 고려해서 방사선치료 중 치료량을 조절하는 방법도 시도된 적이 있다. 이 방법은 정상조직의 손상을 최소화하려는 목적으로 시도되었으며, 침샘과 같이 방사선에 노출되는 정도가 심할수록 구강건조증의 정도가 심해지는 정상조직 보호에 유용할 수 있다. 하지만 이 방법도 현재까지는 많은 연구가 이루어지지 않아 향후 추가 연구가 필요하다. 또한 현재까지는 원발병소에만 FDG PET을 이용한 방사선치료가 시도되었지만, 향후에는 괴사부위를 포함하는 크기가 큰 전이림프절 치료에도 적용할 수 있을 것이다.

6. FDG 이외의 방사성의약품

다른 여러 암에서와 마찬가지로 두경부암에서도 최근 몇 년간 FDG 이외의 방사성의약품을 이용한 PET 연구가 진행되어왔다. 여기에는 종양의 증식과 관련 있는 [^{18}F]FLT, 저산소증(hypoxia)을 반영하는 [^{18}F]FMISO, [^{18}F]EF3, [^{18}F]EF5, 아미노산대사를 반영하는 [^{11}C]메티오닌 등이 있다. FDG 이외의 새로운 방사성의약품의 PET 적용에 관해서는 뒤에서 자세히 다룰 것이다.

7. 참고문헌

1. Adams S, Baum RP, Stuckensen T, Bitter K, Hor G. Prospective comparison of ^{18}F-FDG PET with conventional imaging modalities (CT, MRI, US) in lymph node staging of head and neck cancer. *Eur J Nucl Med* 1998;25:1255-60.
2. Allal AS, Dulguerov P, Allaoua M, Haenggeli CA, El-Ghazi el A, Lehmann W, et al. Standardized uptake value of 2-[(18)F] fluoro-2-deoxy-D-glucose in predicting outcome in head and neck carcinomas treated by radiotherapy with or without chemotherapy. *J Clin Oncol* 2002;20:1398-404.
3. Andrade RS, Heron DE, Degirmenci B, Filho PA, Branstetter BF, Seethala RR, et al. Posttreatment assessment of response using FDG-PET-CT for patients treated with definitive radiation therapy for head and neck cancers. *Int J Radiat Oncol Biol Phys* 2006;65:131-22.
4. Brun E, Kjellen E, Tennvall J, Ohlsson T, Sandell A, Perfekt R, et al. FDG PET studies during treatment: prediction of therapy outcome in head and neck squamous cell carcinoma. *Head Neck* 2002;24:127-35.
5. Dammann F, Horger M, Mueller-Berg M, Schlemmer H, Claussen CD, Hoffman J, et al. Rational diagnosis of squamous cell carcinoma of the head and neck region: comparative evaluation of CT, MRI, and ^{18}FDG PET. *Am J Roentgenol* 2005;184:1326-31.
6. Fleming AJ, Jr., Smith SP, Jr., Paul CM, Hall NC, Daly BT,

Agrawal A, et al. Impact of [18F]-2-fluorodeoxyglucose-positron emission tomography/computed tomography on previously untreated head and neck cancer patients. *Laryngoscope* 2007;117:1173-9.

7. Gordin A, Golz A, Keidar Z, Daitzchman M, Bar-Shalom R, Israel O. The role of FDG-PET-CT imaging in head and neck malignant conditions: impact on diagnostic accuracy and patient care. *Otolaryngol Head Neck Surg* 2007;137:130-7.
8. Gutzeit A, Antoch G, Kuhl H, Egelhof T, Fischer M, Hauth E, et al. Unknown primary tumors: detection with dual-modality PET-CT--initial experience. *Radiology* 2005;234:227-34.
9. Ha PK, Hdeib A, Goldenberg D, Jacene H, Patel P, Koch W, et al. The role of positron emission tomography and computed tomography fusion in the management of early-stage and advanced-stage primary head and neck squamous cell carcinoma. *Arch Otolaryngol Head Neck Surg* 2006;132:12-6.
10. Ishikita T, Oriuchi N, Higuchi T, Miyashita G, Arisaka Y, Paudyal B, et al. Additional value of integrated PET-CT over PET alone in the initial staging and follow up of head and neck malignancy. *Ann Nucl Med* 2010 [Equb ahead of qnnt].
11. Kim SY, Lee SW, Nam SY, Im KC, Kim JS, Oh SJ, et al. The Feasibility of 18F-FDG PET scans 1 month after completing radiotherapy of squamous cell carcinoma of the head and neck. *J Nucl Med* 2007;48:373-8.
12. Klabbers BM, Lammertsma AA, Slotman BJ. The value of positron emission tomography for monitoring response to radiotherapy in head and neck cancer. *Mol Imaging Biol* 2003;5:257-70.
13. Koshy M, Paulino AC, Howell R, Schuster D, Halkar R, Davis LW. F-18 FDG PET-CT fusion in radiotherapy treatment planning for head and neck cancer. *Head Neck* 2005;27:494-502.
14. Kovacs AF, Dobert N, Gaa J, Menzel C, Bitter K. Positron emission tomography in combination with sentinel node biopsy reduces the rate of elective neck dissections in the treatment of oral and oropharyngeal cancer. *J Clin Oncol* 2004;22:3973-80.
15. Kubota K, Yokoyama J, Yamaguchi K, Ono S, Qureshy A, Itoh M, et al. FDG-PET delayed imaging for the detection of head and neck cancer recurrence after radio-chemotherapy: comparison with MRI/CT. *Eur J Nucl Med Mol Imaging* 2004;31:590-5.
16. Kunkel M, Forster GJ, Reichert TE, Kutzner J, Benz P, Bartenstein P, et al. Radiation response non-invasively imaged by [18F]FDG-PET predicts local tumor control and survival in advanced oral squamous cell carcinoma. *Oral Oncol* 2003;39:170-7.
17. Lowe VJ, Dunphy FR, Varvares M, Kim H, Wittry M, Dunphy CH, et al. Evaluation of chemotherapy response in patients with advanced head and neck cancer using [F-18]fluorodeoxyglucose positron emission tomography. *Head Neck* 1997;19:666-74.
18. Machtay M, Natwa M, Andrel J, Hyslop T, Anne PR, Lavarino J, et al. Pretreatment FDG-PET standardized uptake value as a prognostic factor for outcome in head and neck cancer. *Head Neck* 2009;31:195-201.
19. Martin RC, Fulham M, Shannon KF, Hughes C, Gao K, Milross C, et al. Accuracy of positron emission tomography in the evaluation of patients treated with chemoradiotherapy for mucosal head and neck cancer. *Head Neck* 2009;31:244-50.
20. Myers LL, Wax MK, Nabi H, Simpson GT, Lamonica D. Positron emission tomography in the evaluation of the N0 neck. *Laryngoscope* 1998;108:232-6.
21. Nayak JV, Walvekar RR, Andrade RS, Daamen N, Lai SY, Argiris A, et al. Deferring planned neck dissection following chemoradiation for stage IV head and neck cancer: the utility of PET-CT. *Laryngoscope* 2007;117:2129-34.
22. Ng SH, Joseph CT, Chan SC, Ko SF, Wang HM, Liao CT, et al. Clinical usefulness of 18F-FDG PET in nasopharyngeal carcinoma patients with questionable MRI findings for recurrence. *J Nucl Med* 2004;45:1669-76.
23. Ng SH, Yen TC, Liao CT, Chang JT, Chan SC, Ko SF, et al. 18F-FDG PET and CT/MRI in oral cavity squamous cell carcinoma: a prospective study of 124 patients with histologic correlation. *J Nucl Med* 2005;46:1136-43.
24. Roh JL, Yeo NK, Kim JS, Lee JH, Cho KJ, Choi SH, et al. Utility of 2-[18F] fluoro-2-deoxy-D-glucose positron emission tomography and positron emission tomography/computed tomography imaging in the preoperative staging of head and neck squamous cell

carcinoma. *Oral Oncol* 2007;43:887-93.
25. Rothschild S, Studer G, Seifert B, Huguenin P, Glanzmann C, Davis JB, et al. PET-CT staging followed by Intensity-Modulated Radiotherapy (IMRT) improves treatment outcome of locally advanced pharyngeal carcinoma: a matched-pair comparison. *Radiat Oncol* 2007;2:22.
26. Rusthoven KE, Koshy M, Paulino AC. The role of fluorodeoxyglucose positron emission tomography in cervical lymph node metastases from an unknown primary tumor. *Cancer* 2004;101:2641-9.
27. Schoder H, Carlson DL, Kraus DH, Stambuk HE, Gonen M, Erdi YE, et al. ^{18}F-FDG PET-CT for detecting nodal metastases in patients with oral cancer staged N0 by clinical examination and CT/MRI. *J Nucl Med* 2006;47:755-62.
28. Terhaard CH, Bongers V, van Rijk PP, Hordijk GJ. F-18-fluoro-deoxy-glucose positron-emission tomography scanning in detection of local recurrence after radiotherapy for laryngeal/ pharyngeal cancer. *Head Neck* 2001;23:933-41.
29. Torizuka T, Tanizaki Y, Kanno T, Futatsubashi M, Naitou K, Ueda Y, et al. Prognostic value of ^{18}F-FDG PET in patients with head and neck squamous cell cancer. *Am J Roentgenol* 2009;192:W156-60.
30. Troost EG, Schinagl DA, Bussink J, Boerman OC, van der Kogel AJ, Oyen WJ, et al. Innovations in radiotherapy planning of head and neck cancers: role of PET. *J Nucl Med* 2010;51:66-76.
31. Wensing BM, Vogel WV, Marres HA, Merkx MA, Postema EJ, Oyen WJ, et al. FDG-PET in the clinically negative neck in oral squamous cell carcinoma. *Laryngoscope* 2006;116:809-13.
32. Yamazaki Y, Saitoh M, Notani K, Tei K, Totsuka Y, Takinami S, et al. Assessment of cervical lymph node metastases using FDG-PET in patients with head and neck cancer. *Ann Nucl Med* 2008;22:177-84.
33. Yao M, Smith RB, Graham MM, Hoffman HT, Tan H, Funk GF, et al. The role of FDG PET in management of neck metastasis from head-and-neck cancer after definitive radiation treatment. *Int J Radiat Oncol Biol Phys* 2005;63:991-9.
34. Yao M, Smith RB, Hoffman HT, Funk GF, Lu M, Menda Y, et al. Clinical significance of postradiotherapy [^{18}F]-fluorodeoxyglucose positron emission tomography imaging in management of head-and-neck cancer-a long-term outcome report. *Int J Radiat Oncol Biol Phys* 2009;74:9-14.
35. Yen TC, Lin CY, Wang HM, Huang SF, Liao CT, Kang CJ, et al. ^{18}F-FDG-PET for evaluation of the response to concurrent chemoradiation therapy with intensity-modulated radiation technique for Stage T4 nasopharyngeal carcinoma. *Int J Radiat Oncol Biol Phys* 2006;65:1307-14.

Chapter 13

뇌종양 PET

팽 진 철

초 록

뇌종양에서 PET은 진단, 예후 평가, 치료방침 결정, 치료 후 재발 판정 등에서 널리 쓰인다. 특히 뇌는 주변 피질의 포도당 대사가 매우 높아 FDG PET 이외에 아미노산 PET 등을 이용하려는 시도가 일찍부터 있었다. 뇌종양과 비종양성 질환을 감별하는 데는 FDG에 비해 아미노산 PET이 진단성적이 높았고, 뇌종양의 조직 등급이나 예후 예측에 있어서는 FDG PET이 비교적 결과가 좋았다. 뇌종양은 대개 조직 특성이 균질적이지 않기 때문에 PET을 이용하여 조직검사 부위를 정하거나 방사선치료 또는 수술범위를 정하려는 시도가 활발하다. 뇌종양에서 PET이 가장 유용한 경우는 재발을 판정하는 것인데, 특히 방사선치료 뒤 방사선괴사와 재발을 감별하고자 할 때 유용하다. FDG와 아미노산 PET이 이러한 목적에 유용한 것으로 알려져 있다.

1. 서론

뇌종양은 원발성으로 중추신경계에 발생하는 종양과 다른 종양에서 전이하여 발생하는 종양으로 나눌 수 있다. 원발뇌종양은 조직병리학적 특성과 형태, 위치, 발생연령과 생물학적 특성 등을 고려하여 다시 세부 유형으로 나눈다(표 4-13-1). 또한 각 종양은 세포핵의 분열(mitosis), 이형성(atypia), 미세혈관 분열, 괴사 등과 같은 병리학적 소견에 따라 조직학적 등급(grade)을 나누는데, 세계보건기구(WHO) 분류에서는 I에서 IV까지 등급을 분류하고 이 가운데 I-II를 저등급, III-IV를 고등급으로 정하였다.

원발뇌종양은 우리나라에서 한 해에 신환이 1,600례 정도 발생하는데, 특히 소아에서 발생률이 상대적으로 높다. 15세 미만의 소아에서는 백혈병에 이어 발생률이 2위인 악성질환이며 소아 고형암 가운데서는 발생률이 가장 높다. 사망률도 상대적으로 높아서 우리나라에서는 10만 명 당 2.4명이 뇌종양으로 사망하여 사망률에서 10위를 차지하는 암이기도 하다. 타 장기로 전이는 드물지만 저등급뇌종양일지라도 종양이 진행하면 50~70%에서 고등급으로 전환된다.

원발뇌종양은 수술적 제거가 기본적인 치료로, I 등급인 털모양별아교세포종(pilocytic astrocytoma)은 수술적 제거만으로도 20년 생존율이 80%에 이른

표 4-13-1. 중추신경계 종양에 대한 WHO 분류 및 각 분류에서 대표적인 병리조직형

Classification	Pathology	Grade
Astrocytic tumors	Pilocytic astrocytoma	I
	Diffuse astrocytoma	II
	Anaplastic astrocytoma	III
	Glioblastoma	IV
Oligodendroglial tumors	Oligodendroglioma	II
	Anaplastic oligodendroglioma	III
Oligoastrocytic tumors	Oligoastrocytoma	II
Ependymal tumors	Ependymoma	II
Choroid plexus tumors	Choroid plexus papilloma	I
Other neuroepithelial tumors	Angiocentric glioma	I
Neuronal and mixed neuronal-glial tumors	Ganglioglioma	I
	Dysembryoplastic neuroepithelial tumor	I
Pineal tumors	Pineoblastoma	IV
Embryonal tumors	Medulloblastoma	IV
Cranial and paraspinal nerve tumors	Schwannoma	I
Meningeal tumors	Meningioma	I
	Hemangiopericytoma	II
Tumors of sellar region	Craniopharyngioma	I

다. 저등급뇌종양에서는 수술로 가능한 한 종양을 전부 제거하는데, 이러한 근치적 절제는 환자의 증상, 특히 발작을 호전시키는 데 도움을 준다. 그러나 조기에 시행한 근치적절제술이 역행성 전환(anaplastic transformation)을 지연시킬 수 있는지, 전체적인 생존율을 향상시킬 수 있는지에 관해서는 논란이 있다. 현재 일반적으로 증상이나 있거나 종양이 진행할 경우 조기에 종양을 최대한 절제하며 이후 재발여부를 주의 깊게 추적한다. 시신경교차, 시상하부나 뇌간에 생겨 근치적 절제가 어려운 저등급뇌종양은 방사선치료나 항암화학요법을 시행한다.

고등급뇌종양에서도 가능한 범위까지 절제하는 것이 증상 호전과 생존율 향상에 도움이 된다. 수술 후 방사선치료를 추가하면 생존율이 향상되나 일반적으로 장기생존율이 나빠서 5%에 미치지 못한다. 최근 동시화학방사선조사(concurrent chemo-radiotherapy)로 항암화학요법에 대한 반응률이 향상되었는데 방사선치료 단독보다 치료성적이 좋은 것으로 알려져 있다. 고등급뇌종양은 치료하더라도 거의 대부분 재발하며, 이때 수술, 방사선치료, 항암화학요법 등을 모두 이용한다. 재발을 진단하기 위해 환자의 신경학적 증상과 MRI를 이용하여 환자를 추적관찰하는데, 이때 방사선괴사처럼 선행 치료와 연관된 형태적 변화가 재발 진단에 장애가 되며 치료효과 판정에 있어서

도 역시 난점이 된다.

전이뇌종양은 폐암, 유방암 등 다양한 암에서 발생하며, 이 경우 뇌전이병소보다는 원발병소나 다른 전이병소와 관련된 문제로 인하여 평균 생존기간은 1년 미만이다. 대개는 뇌전이병소가 다발성이어서 전체 뇌에 대한 방사선치료를 시행하지만, 환자의 상태가 좋고 전이병소가 하나인 경우 수술로 제거하기도 한다. 최근에는 수술 대신 감마나이프(gamma knife)나 정위방사선수술(stereotactic radiosurgery)을 시행하기도 한다.

뇌종양 진단에서 MRI는 가장 중요한 기본적 검사이다. MRI는 종양의 크기와 위치, 그리고 2차적으로 생기는 압박 효과, 부종, 출혈, 괴사 등을 관찰할 수 있다. 또한 조영제를 사용하면 고등급뇌종양에서는 대개 혈뇌장벽(blood-brain barrier; BBB)이 파괴되어 이로 인한 조영증강을 보이기 때문에 비종양성질환과 감별하거나 종양 유형을 판별할 때 기본검사이다. 아울러 최종적인 병리조직형을 결정하는 것이 필수적이어서 정위조직생검이나 절제를 통한 조직검사가 필요하다.

이러한 기본적인 뇌종양 진단과정에서 종양의 비균질성(heterogeneity)과 비정형성이 가장 큰 제한점이다. 아교모세포종과 같은 고등급뇌종양도 MRI 영상에서 조영증강이 보이지 않는 경우가 적지 않으며 전체적으로 저등급뇌종양의 특징을 갖는 뇌종양이 내부에 역형성 부위를 포함하기도 한다. 비균질적인 뇌종양은 조직생검을 하더라도 그 의미가 제한적이어서, 조직생검으로 진단한 병리조직형과 수술적 절제 후 수술병리조직으로 진단한 병리조직형이 다른 경우가 38%에 이른다. 따라서 수술 전 조직생검에서 적절한 표적 부위를 선정하는 것이 중요하다.

PET은 이러한 뇌종양의 진단, 치료계획수립, 치료효과 판정, 재발 판정 등 전 과정에서 중요한 진단적 수단이다. 특히 뇌종양에서는 아미노산 PET이 FDG PET보다 진단에 대한 예민도와 특이도가 높아서 매우 활발히 연구되어 현재까지 많은 결과가 알려져 있다. 여기서는 FDG PET을 중심으로 아미노산 PET 등을 함께 다루고자 한다.

2. 진단 및 예후 평가

1) 뇌종양과 비종양성 질환의 감별

중추신경계 증상을 보이는 환자를 평가할 때 뇌 MRI 영상에서 병소가 발견될 경우 뇌종양과 비종양성질환을 감별하여야 한다(그림 4-13-1). 뇌종양은 일반적으

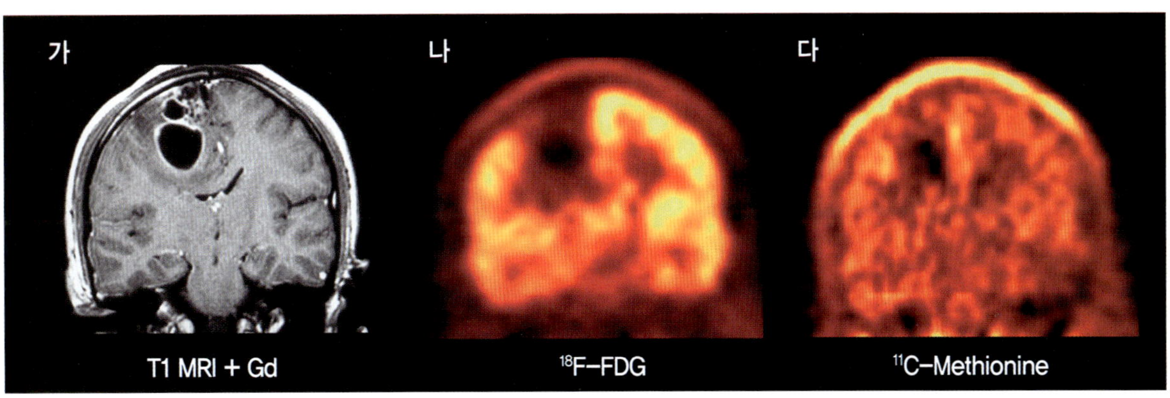

그림 4-13-1. MRI 및 PET 영상에서 보이는 낭미충증(cysticercosis) 소견. MRI에서 경계 부위에 조영증강이 되는 양상이며(가), FDG PET에서는 병소 및 주변 부종 부위의 대사 감소 소견이 관찰된다(나). MET PET에서는 미미한 섭취증가 소견이 보인다(다).

로 MRI에서 조영증강을 보이지만 조영증강이 뚜렷하지 않은 경우도 있고, 종양이 아닌 양성질환 가운데 농양(abscess), 낭미충증(cysticercosis), 회복 단계의 혈종이나 경색, 염증성 탈수초성질환(demyelinating disorder) 등은 MRI에서 조영증강을 보일 수 있다. 이러한 경우 감별을 위해 PET을 이용하는데, 감별해야 하는 양성질환 대부분이 염증반응을 동반하기 때문에 FDG PET이 비록 임상에서 가장 많이 쓰이기는 하나 유효성이 높지 않다. FDG는 염증성 병소에서 다양한 섭취를 보이고 염증성 뇌질환에서도 대부분 섭취가 증가하는 것으로 알려져 있다. 일부에서는 염증 정도를 평가하기 위해 FDG PET을 시행하기도 한다.

아미노산 PET은 FDG보다는 종양에 대한 특이도가 높지만, 그 중에서 [^{11}C]메티오닌을 많이 사용하지만 경색이나 염증 부위에서도 일정 정도 섭취가 증가하기 때문에 감별 목적으로 이용하기 어렵다. 최근 연구에서 [^{18}F]FET이 비종양성 염증성 질환에 비해 뇌종양에 대한 특이도가 높다고 보고되어 이러한 감별 목적에 좀 더 부합할 것으로 기대한다(그림 4-13-2, 3, 4).

2) 조직 등급 평가

뇌종양이 처음 발견된 환자를 진단할 때 종양의 종류를 결정하고 예후를 예측하는 것이 가장 중요하다. 원발뇌종양에서 FDG PET이 종양의 악성도를 반

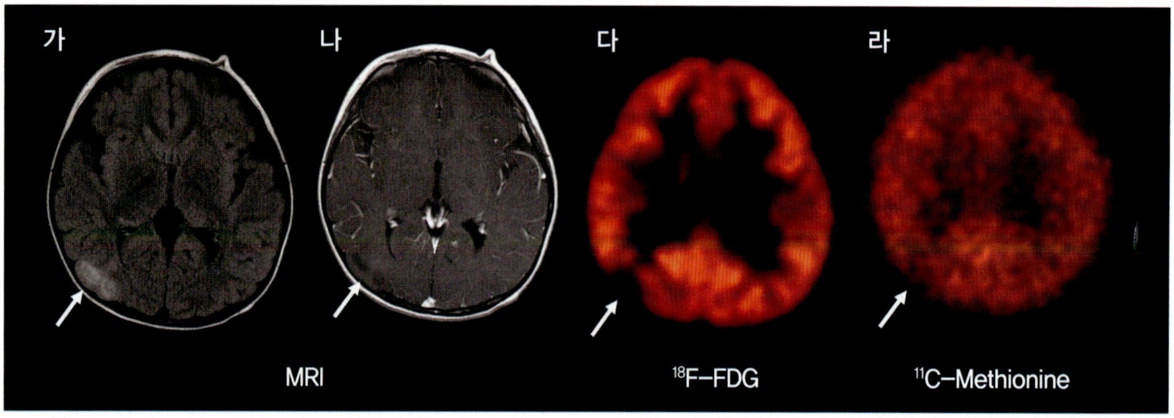

그림 4-13-2. 국소피질이형성증(focal cortical dysplasia)의 MRI 및 PET 영상 소견. MRI에서는 조영증강이 되지 않는 종양성 병변으로 관찰되며(가, 나), PET에서는 FDG(다)와 [^{11}C]메티오닌(라) 모두에서 섭취감소 소견으로 보인다.

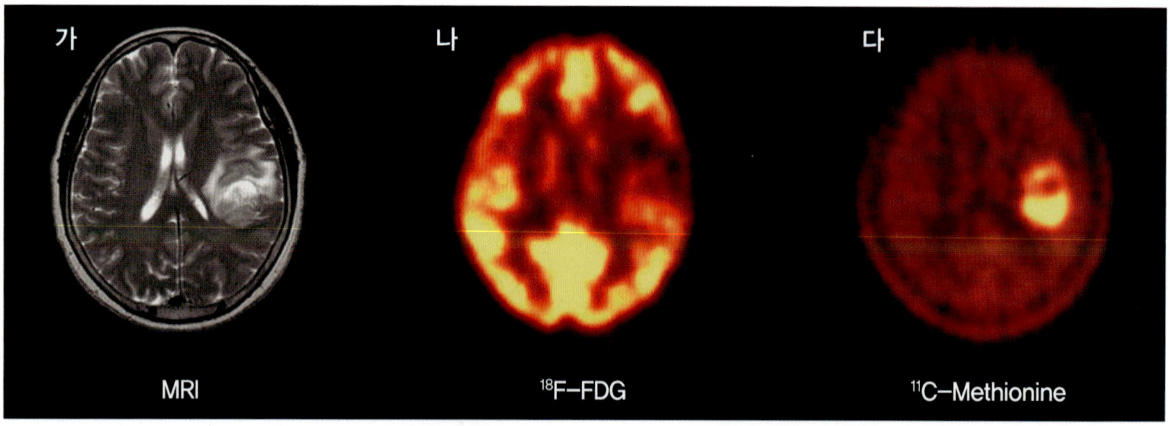

그림 4-13-3. 아교모세포종(glioblastoma)의 MRI 및 PET 영상 소견. 고등급뇌종양임에도 FDG PET에서는 미약한 섭취증가만 보여 주변 뇌피질에 비해서는 상대적으로 섭취가 감소되어 보인다(나). [^{11}C]메티오닌 PET에서는 더욱 예민하게 뚜렷한 섭취 증가가 관찰된다.

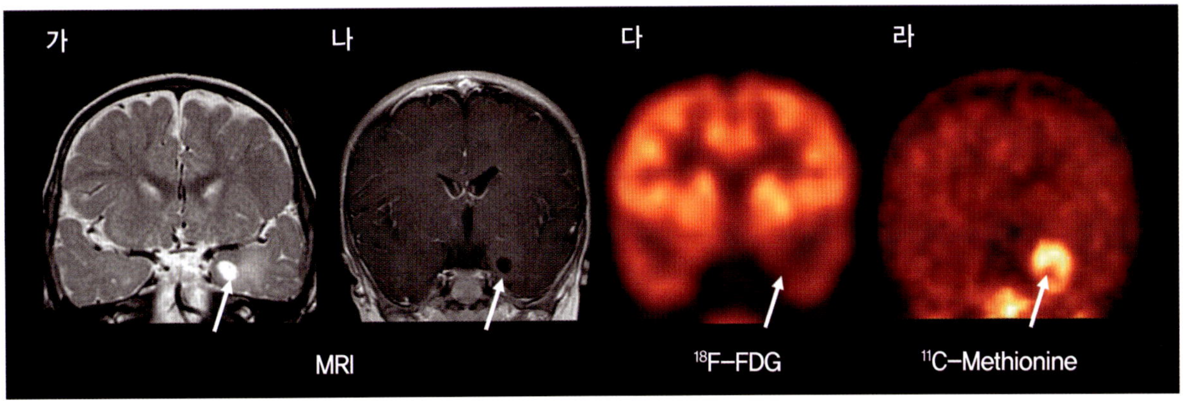

그림 4-13-4. 신경절신경종(ganglioglioma)의 MRI 및 PET 영상 소견. 저등급뇌종양으로 FDG PET에서는 섭취감소 소견이 보인다(다). [11C]메티오닌 PET에서는 높은 예민도로 강한 섭취증가가 관찰된다(라).

영하며 고등급일수록 섭취가 증가하는 것은 잘 알려져 있다. 신경아교종(glioma)의 포도당대사율을 평가한 한 초기 연구에서는 조직검체에서 역형성을 보이는 부분이 그렇지 않은 부분보다 포도당대사율이 높았고, FDG 섭취를 이용해 고등급뇌종양을 진단하였을 때 진단정확도가 91%, 양성예측도가 93%에 이르는 결과들을 보고하였다. 환자군을 좀 더 세분화하여 평가하여, 신경절신경종(ganglioglioma), 핍지교종(oligodendroglioma), 수막종(meningioma), 소아 중추신경계종양 등의 환자군에서 FDG 섭취와 조직 등급이 상관관계를 보이기도 하였다. 그러나 FDG 섭취가 등급에 따라 차이가 크게 나지 않는다는 상반된 연구결과도 있으며, 등급에 따라 통계적으로 유의한 차이가 나는 경우에도 대부분 겹치는 영역이 넓어서 FDG 섭취로 등급을 분명하게 나누기는 어렵다. 따라서 진단에 관해서는 보조적인 참고자료로 이용하는 것이 바람직하다.

아미노산 PET도 조직 등급에 따른 차이를 보인다. [11C]메티오닌 PET으로 신경아교종과 핍지교종 등의 환자군을 평가하였을 때 조직 등급에 따라 유의한 차이가 있다고 보고된 바 있으며, [18F]FET PET도 저등급과 고등급뇌종양 사이에 뚜렷한 차이를 보인 바 있다. 최근 연구에서는 [18F]FDOPA가 처음으로 진단된 신경아교종에서 등급과 상관관계가 좋다고 보고되기도 하였다. 그러나 아미노산 PET을 이용하여 뇌종양 조직 등급을 진단하는 데 대해서 부정적인 연구결과들도 적지 않은데, 뇌종양에서 [11C]메티오닌 섭취가 등급과 상관이 없다거나 진단의 예민도는 높지만 II, III 등급 간에 섭취 차이가 없다는 결과들도 있다. [18F]FET도 등급과 상관이 없다고 알려져 있으며, 이는 [11C]메티오닌과 [18F]FET를 동적 PET 스캔으로 찍어 추적자역학적 분석을 해도 마찬가지였다. 따라서 뇌종양의 등급 진단에 관해서는 아미노산 PET 역시 보조적인 참고자료로 이해하는 것이 바람직하다. 한편 등급 진단에 대해 아미노산 PET과 FDG PET을 비교한 연구들을 보면, 초기 연구에서는 [11C]메티오닌이 진단성적이 더 좋았고 특히 핍지교종에서 이러한 결과가 더욱 뚜렷했다. 그러나 최근 연구들은 FDG가 [11C]메티오닌 또는 FET보다 조직 등급 또는 예후 평가에 보다 나은 성적을 보인다는 결과들이 있어, 아직 어느 쪽이 낫다고 분명히 정리되지는 않았다.

FDG 또는 아미노산의 섭취에 있어 조직 등급도 중요한 요인이지만, 조직형에 따른 차이도 존재한다. 일반적으로 핍지교종이나 털모양별세포종은 등급에 비해 FDG 또는 아미노산 섭취가 높고, 역형성 핍지교종 또는 역형성 별세포종은 등급에 비해 상대적으로 섭취 정도가 낮은 경우가 많다. 아미노산은 BBB 파괴가 섭취에 영향을 끼치기 때문에, BBB가 파괴되는 수막종이 등급이 더 높은 아교모세포종(glioblastoma)보다 FDG 섭취는 낮아도 [11C]메티오닌 섭취는 더 높은 경우가 있다.

3) 예후 평가

PET을 이용하여 조직등급을 진단하려는 중요한 이유 중 하나는 뇌종양에서 조직등급이 주요 예후인자이며 따라서 치료방침을 정하는 데 필수적인 고려사항이기 때문이다. FDG는 여러 뇌종양에서 예후와 관련 있는 것으로 알려져 있다. FDG 섭취가 낮은 경우 1년생존율 94%, 5년생존율 19%를 보이나, 섭취가 높은 경우 1년생존율 29%, 5년생존율 0%라고 보고된 바 있다. 또한 FDG 섭취가 높으면 저등급뇌종양에서도 고등급으로 전환되거나 사망이 증가하며, 수막종에서도 FDG 섭취 정도에 따라 재발률에 차이가 있다. 섭취 정도만이 아니라 FDG PET에서 관찰하는 종양의 부피도 예후인자로 여겨진다. 그러나 FDG PET이 예후와 유의한 상관관계는 있으나 병리적 조직등급에 비해 더 낫거나 독립적인 예후적 가치는 없다는 보고도 있다.

한편 아미노산 PET의 예후적 가치에 대해서는 논란이 있는데 [11C]메티오닌 PET에서 구해지는 종양대배후조직비(tumor-to-background ratio; TBR)가 예후인자라는 보고가 있었으나, 최근 연구에서는 [11C]메티오닌 PET이 FDG PET보다 예후적 가치가 떨어지거나, 예후적 가치가 없다는 결과가 나와, 최소한 FDG보다는 예후인자로서의 유효성은 떨어지는 것으로 보인다.

3. 치료방침 결정

1) 조직검사

뇌종양에서 치료방침 설정을 위해 병리조직형을 진단하는 것은 매우 중요하지만, 종양 자체가 균질적이지 않아서 저등급과 고등급 부분이 섞여 있는 경우가 많아 MRI만을 이용하여 종양을 위치를 선정하여 조직검사를 시행하면 적절한 진단을 얻지 못하는 경우가 적지 않다. 이에 따라 FDG PET을 조직검사 위치 선정에 이용하는 시도가 오래 전부터 있어 왔다. 한 연구에서는 CT만을 이용하여 조직검사를 시행하는 것과 FDG PET 유도를 추가하여 시행하는 것을 비교하였을 때, 진단적 가치가 없는 조직검사는 모두 CT 유도만을 이용한 조직검사였다고 보고하였다. 특히 CT상 조영증강이 되는 병소인 경우, 이러한 결과의 차이가 더 두드러졌다.

또 다른 연구들에서는 뇌종양의 여러 부위에서 조직을 얻어 그 결과를 PET 결과와 비교하였을 때 역형성이 있는 부위가 FDG PET에서 포도당대사율이 유의하게 높거나, 반정량적으로 평가한 FDG 또는 [11C]메티오닌 섭취율이 유의하게 높다고 하였다. MRI 유도 조직검사와 FDG 또는 [11C]메티오닌 PET 유도를 추가한 조직검사를 비교하였을 때도 PET 유도 조직검사가 진단적 가치가 더 높았다. 따라서 PET으로 유도하여 조직검사를 시행하면 검체 채취 횟수를 줄이고 최적의 조직검사를 시행할 수 있다.

2) 치료 범위 설정

뇌종양에서 치료의 범위를 설정하는데 PET을 이용하면 정상 조직의 손상을 최소화하면서 종양 조직의 파괴를 최대화할 수 있을 것으로 기대된다. 이러한 전략은 감마나이프나 정위방사선수술 등 방사선치료 정밀 표적화 기법 이용이 활성화되면서 더욱 관심을 끌고 있는데, 이러한 치료에서는 MRI 영상을 기반으로 치료 범위를 정밀하게 설정하고 이때 PET 영상을 MRI 영상과 쉽게 융합할 수 있기 때문이다. 2000년대 초반의 초창기 시도에서 방사선치료를 위한 치료표적 설정에 MRI만 이용한 경우와 FDG PET을 추가한 경우를 비교하였을 때 치료표적 부피가 25% 이상 차이를 보였고, [11C]메티오닌 PET을 이용한 경우에도 부피의 유의한 차이가 있었다. 일반적으로 방사선치료계획 수

립시 PET을 추가하면 치료표적 부피 또는 선량이 증가하는데, FDG PET을 이용하여 치료선량이 10~20% 가량 증가하였거나, [^{11}C]메티오닌 PET을 치료 계획 시 추가하여 치료표적 부피가 10% 가량 증가한 연구결과가 알려져 있다.

그러나 PET에 기반한 치료표적 설정이 예후 향상에 기여하는 지에 대해서는 좀 더 연구가 필요하다. FDG PET 결과를 치료계획 시 포함하여 섭취 증가가 있을 때 추가로 방사선을 더 주는 치료 전략을 택하여도 뚜렷한 생존율 향상이 없었다는 보고가 있는 반면, [^{11}C]메티오닌 PET을 치료표적 설정 시 추가 고려함으로써 치료표적 내 재발을 66% 줄일 수 있었다는 보고도 있다. 그러나 PET을 이용할 경우 또 다른 장점이 있는데, [^{11}C]메티오닌 PET을 치료계획에 포함한 한 연구에서는, 치료표적 설정에 대한 치료자간 일치도가 향상됨을 보고하여 PET이 치료표적 설정 표준화에 유용함을 시사하였다. 특히, 두개강저, 안구, 해면정맥동 주변 등 일부 해부학적 위치에서는 종양에 대한 치료표적 설정에 MRI 단독보다 [^{11}C]메티오닌 PET을 추가하는 것이 더욱 유용하다고 알려져 있다. 그러나 PET을 치료표적 설정에 이용할 경우 표적 설정이 훨씬 어려워지기 때문에, 보다 편리한 소프트웨어의 개발이 요구된다.

한편 최근에는 수술에 영상을 이용한 네비게이션을 사용하는 방법이 확대되면서 PET으로 절제 범위를 설정하는 방법이 시도되고 있다. 최근 한 연구에서는 MRI만으로 절제 범위를 정하여 제거하는 것보다 FDG PET을 추가해 대사증가를 보이는 부분을 모두 절제한 경우 유의한 생존율 향상이 있었다고 보고하였다.

4. 재발 평가

1) 뇌종양 재발 진단에서 PET의 유용성

뇌종양에서 PET의 유용성이 가장 높은 적응증은 재발 진단이다. 뇌종양에서 기본이 되는 영상법인 MRI는 수술이나 방사선치료를 시행한 이후에는 형태의 변화와 수술에 따른 염증, 괴사 등으로 인하여 재발을 진단하는 데 제한점이 있으며, 조영증강 소견 역시 치료 이후에는 진단적 가치가 감소한다. 따라서 재발의 진단에서는 PET이 매우 유용한데, 이 경우 FDG보다는 아미노산 PET이 더 적합하다. FDG PET이 예후 평가 측면에서는 장점을 가진 것으로 보이지만, 많은 뇌종양에 대해 아미노산 PET보다 예민도가 낮기 때문이다. 한 연구에서는 FDG PET에서 섭취 증가가 보이지 않는 뇌종양에서도 [^{11}C]메티오닌 PET을 시행한 경우 종양에 대한 예민도가 89%에 이른다고 보고하였다. [^{18}F]FET을 이용한 또 다른 연구에서도 MRI에서 조영증강이 있는 경우 FDG의 예민도는 저등급 종양에서 22%, 고등급 종양에서 67%인 반면 [^{18}F]FET는 저등급 종양에서 89%, 고등급 종양에서 83%로 예민도가 매우 높았다. 한편 수술 후 염증조직도 FDG 섭취증가를 보일 수 있기 때문에 특이도 측면에서도 FDG에 비해 아미노산 PET이 더 유용하다. 다만, 최근 한 연구에서는 FDG PET에서도 지연 PET 영상을 추가하면 재발 진단 성적을 높일 수 있다고 보고한 바 있다.

2) 방사선괴사와 재발의 감별

뇌종양에서 방사선치료 후 방사선괴사와 재발을 감별하는 것은 중요한 문제이다. 방사선괴사는 방사선치료 후 나타나는 시기가 재발이 발생하는 시기와 비슷하며, MRI에서 일반적으로 조영증강이 되는 덩어리병소(mass lesion)로 관찰되기 때문에 감별 진단이 쉽지 않다. 따라서 PET을 이용한 감별을 일찍부터 연구하였는데 2000년 이전에 시행한 초기 연구에서는 FDG PET을 이용한 재발진단 예민도가 81~86%, 특이도가 40~94%로 보고하였다. 2000년 이후 방사선치료 후 재발 진단성적을 MRI와 비교한 연구들에서는 FDG PET은 예민도가 75~86%, 특이도가 81~96%로 나타났다. MRI는 예민도가 100% 가까이로 매우 높지만 특이

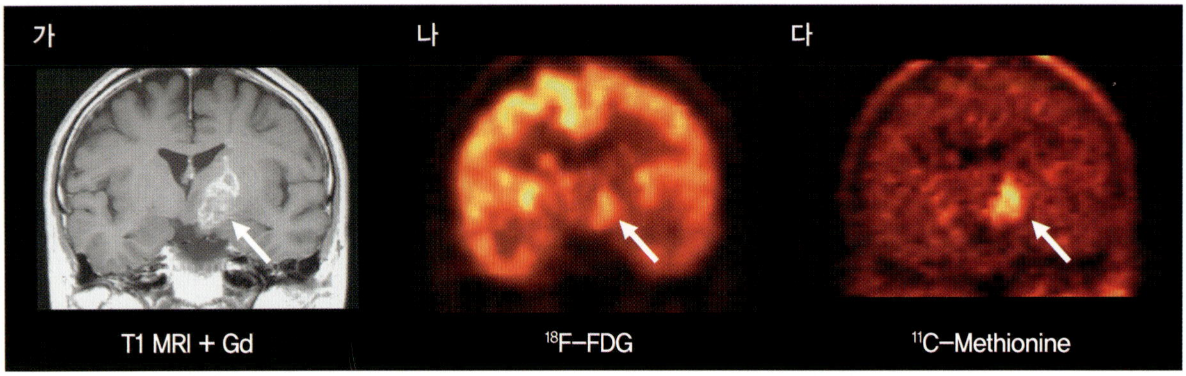

그림 4-13-5. 아교모세포종(glioblastoma)에서 치료 후 재발 진단 시 MRI 및 PET 영상 소견. MRI에서는 불규칙한 조영증강이 있으면서 재발과 치료 후 변화 소견의 감별이 어려우나(가), FDG PET(나). 및 [^{11}C]메티오닌 PET(다)에서는 섭취증가가 관찰되어 재발에 합당한 것으로 진단하였다.

도가 65% 정도로 낮은 점을 비교할 때 FDG PET은 주로 특이도 측면에서 장점을 가진다(그림 4-13-5).

아미노산 PET은 최근 많이 연구되었으며 FDG PET보다 나은 진단성적을 보이는 것으로 평가받고 있다. [^{11}C]메티오닌 PET으로 정위방사선치료 후 재발 진단성적을 평가한 연구에서는 종양대배후조직비 1.42를 기준으로 예민도 78%, 특이도 100%였고, 또 다른 연구에서는 종양대배후조직비 1.5를 기준으로 예민도가 75~79%였다. [^{18}F]FET PET도 비슷한 진단 성적을 보이는데, 방사선치료 후 재발 진단성적을 MRI와 비교평가하였을 때, MRI가 예민도 94%, 특이도 50%임에 비해 [^{18}F]FET PET은 예민도 100%, 특이도 93%로 훨씬 우월하였다. 또 다른 연구에서도 방사선치료 후 재발 진단에서 [^{18}F]FET PET은 양성예측도가 84%로 주로 특이도 측면에서 장점을 가졌다.

5. 뇌종양 PET에서 기타 고려 사항

1) 뇌종양에서 PET의 정량 평가

일반적으로 종양 분야 FDG PET에서 정성적 평가는 주변 조직 대비 섭취를 평가하고, 정량적 평가는 표준화섭취계수(standardized uptake value; SUV)를 이용한다. 그러나 뇌종양은 주변 배후조직인 뇌피질에 FDG 섭취가 매우 높아서 이러한 방법을 그대로 적용하기 어렵다. 즉, 뇌피질에 위치한 종양은 주변 배후 조직으로 뇌피질 또는 백질 중 어떤 것을 택할 지에 따라 정성적 평가가 달라지고, SUV 측정도 종양부위에 정확히 관심영역을 설정하는 것은 MRI와 영상을 융합하지 않으면 쉽지 않기 때문이다. 현재까지 뇌종양에서 FDG PET 분석에는 대개 SUV를 직접 이용하는 것보다는 종양대배후조직비를 이용한 경우가 많으며, 또한 이때 배후조직으로는 환자의 상태에 따라 변이가 큰 피질보다는 백질을 이용한 경우가 많다. FDG PET에서 여러 정량적 지표들을 비교한 한 연구에서는 예후 평가에 대해 종양의 최대 SUV를 백질의 평균 SUV로 나눈 TBR이 가장 유효하다고 보고하기도 하였다.

아미노산 PET도 일반적으로 TBR을 정량적 지표로서 이용하고 있는데, 다만 아미노산 PET에서는 피질과 백질의 섭취 차이가 크지 않기 때문에 배후조직 설정을 여러 방식으로 할 수 있다. 최근에는 아미노산 PET에서 추적자역학적 분석을 통해 진단적 가치를 높이려는 시도도 있다.

2) 기타 PET

뇌종양에서 FDG PET을 기본으로 [^{11}C]메티오닌, [^{18}F]FET, [^{18}F]FDOPA 등의 아미노산 PET이 가장 널리 이용되고 있지만 다른 PET 역시 지속적으로 연구되어 왔다. 핵산 방사성의약품인 [^{18}F]FLT을 이용한 PET은 종양 세포의 분열에 대해 더욱 특이적이다. 따라서 FDG PET보다 조직등급 진단이나 예후평가에 더 좋고, 따라서 항암화학요법의 치료효과 평가에도 유용하리라는 보고가 여럿 있다. 그러나 한편으로는 BBB가 파괴된 병소에 섭취가 증가하는 특성이 있어 뇌종양과 양성 질환을 감별하거나 재발을 진단하는 데는 유효성이 떨어지는 것으로 평가된다.

그 외에 [^{11}C]아세트산은 뇌종양의 조직등급 진단에 있어 FDG PET보다 낫다는 초기 연구 결과가 알려져 있다. 저산소증을 영상화하는 [^{18}F]FMISO는 고등급뇌종양에 좀더 특이적인 영상법으로서, 종양의 성장 특성을 반영하는 PET 영상법으로 보고된 바 있다. ^{68}Ga-DOTA-TOC은 소마토스타틴수용체에 결합하는 방사성의약품으로 수막종에서 주로 섭취가 증가하는 것으로 알려져 있다. 이 외에도 향후 분자영상으로서 PET 영상법이 더욱 발전하면 개별 뇌종양에서 특이적인 생체 대사나 물질을 표적으로 하는 영상법이 개발될 것으로 기대된다.

한편 최근 임상에 소개되기 시작한 융합영상장비인 PET/MRI는 뇌종양 분야에서 가장 활발한 이용이 기대된다. 최근 MRI spectroscopy 또는 기타 다른 시퀀스를 이용한 MRI 영상을 뇌종양의 감별, 예후, 재발 평가 등에 이용하는 시도가 늘어나고 있어 PET과 MRI를 동시에 평가할 수 있는 PET/MRI가 임상에 도입되면 더욱 간편하게 유용한 정보를 얻을 수 있을 것이다.

6. 참고문헌

1. Barwick T, Bencherif B, Mountz JM, Avril N. Molecular PET and PET/CT imaging of tumour cell proliferation using F-18 fluoro-L-thymidine: a comprehensive evaluation. *Nucl Med Commun* 2009;30:908-17.
2. Basu S, Alavi A. Molecular imaging (PET) of brain tumors. *Neuroimaging Clin N Am* 2009;19:625-46.
3. Borbely K, Nyary I, Toth M, Ericson K, Gulyas B. Optimization of semi-quantification in metabolic PET studies with ^{18}F-fluorodeoxyglucose and ^{11}C-methionine in the determination of malignancy of gliomas. *J Neurol Sci* 2006;246:85-94.
4. Borgwardt L, Hojgaard L, Carstensen H, Laursen H, Nowak M, Thomsen C, et al. Increased fluorine-18 2-fluoro-2-deoxy-D-glucose (FDG) uptake in childhood CNS tumors is correlated with malignancy grade: a study with FDG positron emission tomography/magnetic resonance imaging coregistration and image fusion. *J Clin Onco.* 2005;23:3030-7.
5. Boss A, Bisdas S, Kolb A, Hofmann M, Ernemann U, Claussen CD, et al. Hybrid PET/MRI of intracranial masses: initial experiences and comparison to PET/CT. *J Nucl Med.* 2010;51:1198-205.
6. Chen W. Clinical applications of PET in brain tumors. *J Nucl Med* 2007;48:1468-81.
7. Chung JK, Kim YK, Kim SK, Lee YJ, Paek S, Yeo JS, et al. Usefulness of ^{11}C-methionine PET in the evaluation of brain lesions that are hypo- or isoMetabolic on ^{18}F-FDG PET. *Eur J Nucl Med Mol Imaging* 2002;29:176-82.
8. Floeth FW, Sabel M, Stoffels G, Pauleit D, Hamacher K, Steiger HJ, et al. Prognostic value of ^{18}F-fluoroethyl-L-tyrosine PET and MRI in small nonspecific incidental brain lesions. *J Nucl Med* 2008;49:730-7.
9. Hustinx R, Pourdehnad M, Kaschten B, Alavi A. PET imaging for differentiating recurrent brain tumor from radiation necrosis. *Radiol Clin North Am* 2005;43:35-47.
10. Kincaid PK, El-Saden SM, Park SH, Goy BW. Cerebral gangliogliomas: preoperative grading using FDG-PET and ^{201}Tl-SPECT. *AJNR Am J Neuroradiol* 1998;19:801-6.
11. Langleben DD, Segall GM. PET in differentiation of recurrent brain tumor from radiation injury. *J Nucl Med* 2000;41:1861-7.
12. Lee JW, Kang KW, Park SH, Lee SM, Paeng JC, Chung JK, et al. ^{18}F-FDG PET in the assessment of tumor grade and prediction of tumor recurrence in

intracranial meningioma. *Eur J Nucl Med Mol Imaging* 2009;36:1574-82.

13. Nestle U, Weber W, Hentschel M, Grosu AL. Biological imaging in radiation therapy: role of positron emission tomography. *Phys Med Biol* 2009;54:R1-25.
14. Padma MV, Said S, Jacobs M, Hwang DR, Dunigan K, Satter M, et al. Prediction of pathology and survival by FDG PET in gliomas. *J Neurooncol* 2003;64:227-37.
15. Pirotte B, Goldman S, Massager N, David P, Wikler D, Vandesteene A, et al. Comparison of ^{18}F-FDG and ^{11}C-methionine for PET-guided stereotactic brain biopsy of gliomas. *J Nucl Med* 2004;45:1293-8.
16. Pirotte BJ, Levivier M, Goldman S, Massager N, Wikler D, Dewitte O, et al. Positron emission tomography-guided volumetric resection of supratentorial high-grade gliomas: a survival analysis in 66 consecutive patients. *Neurosurgery* 2009;64:471-81.
17. Plotkin M, Blechschmidt C, Auf G, Nyuyki F, Geworski L, Denecke T, et al. Comparison of F-18 FET-PET with F-18 FDG-PET for biopsy planning of non-contrast-enhancing gliomas. *Eur Radiol* 2010;20:2496-502.
18. Price SJ. Advances in imaging low-grade gliomas. *Adv Tech Stand Neurosurg* 2010;35:1-34.
19. Singhal T, Narayanan TK, Jain V, Mukherjee J, Mantil J. ^{11}C-L-methionine positron emission tomography in the clinical management of cerebral gliomas. *Mol Imaging Biol* 2008;10:1-18.
20. Spence AM, Muzi M, Krohn KA. Molecular imaging of regional brain tumor biology. *J Cell Biochem Suppl* 2002;39:25-35.
21. Terakawa Y, Tsuyuguchi N, Iwai Y, Yamanaka K, Higashiyama S, Takami T, et al. Diagnostic accuracy of ^{11}C-methionine PET for differentiation of recurrent brain tumors from radiation necrosis after radiotherapy. *J Nucl Med* 2008;49:694-9.
22. Tripathi M, Sharma R, D'Souza M, Jaimini A, Panwar P, Varshney R, et al. Comparative evaluation of F-18 FDOPA, F-18 FDG, and F-18 FLT-PET/CT for metabolic imaging of low grade gliomas. *Clin Nucl Med* 2009;34:878-83.
23. Waldman AD, Jackson A, Price SJ, Clark CA, Booth TC, Auer DP, et al. Quantitative imaging biomarkers in neuro-oncology. *Nat Rev Clin Oncol* 2009;6:445-54.
24. Weber DC, Casanova N, Zilli T, Buchegger F, Rouzaud M, Nouet P, et al. Recurrence pattern after [(18)F] fluoroethyl tyrosine-positron emission tomography-guided radiotherapy for high-grade glioma: a prospective study. *Radiother Oncol* 2009;93:586-92.

Chapter 14

식도암 PET

최 준 영

초 록

식도암의 진단 및 선별 검사로서 FDG PET의 역할이 알려진 것이 없으므로 이 목적으로 PET을 시행하는 것은 권고하지 않는다. 그러나 PET은 식도암의 초기 병기결정에 매우 유용하여 CT보다 우수하며, 내시경초음파촬영술과 서로 장단점이 있다. 특히 PET은 원격전이 진단성적이 우수하여 불필요한 수술을 줄인다. PET에서 측정한 원발암의 SUV와 대사종양용적, 전이림프절의 수는 환자의 예후와도 관계가 있다.

PET은 식도암에서 화학요법 또는 방사선치료에 대한 효과를 판정하는 데 유용하다. 수술 전에 시행하는 선행치료(neoadjuvant therapy) 효과판정에서 병리결과와 비교하면 PET은 치료반응을 판정하는 능력이 CT보다 우수하고, 내시경초음파촬영술과 비슷하거나 더 우수하다. PET은 선행 치료 시행 후 수술 전 병리반응을 예측할 때 원발암에서는 비교적 우수하나, 잔여 전이림프절을 발견하는 예민도가 매우 낮다. 또한 PET으로 측정한 대사반응은 유의한 예후 인자 중 하나이다.

PET은 식도암에서 근치적 치료 후 재발 여부를 판단하거나 재병기를 결정할 때 기존 방법보다 예민도 및 정확도가 높다. 한편 PET은 식도암에서 방사선치료계획 수립에 영향을 미치나, 이에 대해서는 추가적인 연구가 필요하다. 우수한 진단 성적 등 여러 가지 장점으로 인하여 PET 보다는 PET/CT를 시행하는 것이 좋다.

1. 배경

식도암은 발병률이 높지는 않지만 우리나라 암사망률 8위, 남성 암사망률 6위를 차지한다. 세계적으로 우리나라는 식도암 호발지역 중 하나이며, 선암종이 흔한 서양과는 달리 편평세포암종이 대부분을 차지하지만 최근에는 선암종 발생률이 점차 증가하고 있다. 진행식도암은 5년생존율이 10~15%밖에 되지 않아 예후가 매우 나쁜 종양 중 하나이다.

여기에서는 식도암에서 FDG PET의 이용에 관하여 진단 및 병기결정, 치료 효과판정 및 예측, 재발 평가 및 재병기 결정으로 나누어 다루고자 한다.

2. 진단 및 병기 결정

식도암은 병기에 따라 환자의 예후 및 치료방침이 결정되므로 치료 전에 정확한 병기를 결정하는 것이 매우 중요하다. 식도암의 진단 및 병기결정은 문진, 신체 검진, 흉부 X선 촬영, 위식도내시경 검사, 흉부 CT, 내시경초음파촬영술 등을 사용하며, 필요에 따라 뼈스캔, 두경부 CT, 복부 초음파촬영술 등을 시행한다.

1) 원발병소 진단

식도암은 대부분 증상이 있거나 또는 우연히 시행한 내시경 검사를 통해 발견된다. PET은 식도암의 진단 및 선별 검사로서 역할이 확실하지 않다. 다만, 병기결정 목적으로 시행한 PET 연구에서 원발병소에 대한 예민도가 95% 이상으로 CT보다 유의하게 우수하였다. T병기결정에서 PET은 제한적이다. PET/CT만이 T4와 T1-3를 어느 정도 감별할 수 있지만, T1, T2, T3를 감별하기는 어렵다. 또한 크기가 작은 T0, T1 종양에서는 PET이 위음성일 가능성이 높다. 현재 식도암 확진 방법으로는 내시경을 통한 조직검사만 인정되고 있다.

2) 림프절전이 및 원격전이 진단

PET은 여러 연구를 통하여 식도암의 초기 병기결정에 CT보다 정확함이 알려졌다. 특히 림프절전이 및 원격전이를 찾는 성적이 우수하다. PET이 환자별 림프절전이를 발견하는 예민도는 45~80%, 특이도는 70~99% 정도로 예민도는 CT(30~50%)보다 훨씬 우수하고, 특이도는 유사하다. CT가 림프절전이를 찾는 성적이 나쁜 이유는 식도암에서는 크기가 정상인 림프절에서도 전이가 발견되는 경우가 많기 때문이다. 그러나 PET도 개별 림프절전이를 발견하는 성적은 예민도가 32~82%로 아주 높지는 않으며 종격림프절보다 복부림프절 전이를 발견하는 성적이 떨어진다. 이는 식도암이 미세(microscopic) 림프절전이를 잘 하며, 원발병소 주위림프절은 원발병소와 구분이 잘 안되기 때문으로 생각된다. 최근 식도암의 병기결정에 많이 사용하는 내시경초음파촬영술은 T 병기결정을 가장 정확하게 하는 비침습적 검사이고, 식도 및 위주위 림프절 평가에 좋다. 내시경초음파촬영술과 PET을 비교한 연구는 많지 않으나, 내시경초음파촬영술은 림프절전이 진단에 PET과 유사하거나 약간 높은 예민도를 보이며, 원격전이 진단에는 PET보다 정확하지 않다. 그러나 내시경초음파촬영술도 크기가 정상인 림프절에서 전이 여부를 평가하기에는 제한이 있고, 악성림프절에 대한 명확한 판정기준이 없으며, 환자 가운데 약 20~40%에서는 식도협착이 심하여 완전한 검사를 할 수 없다는 단점이 있다. 또한 식도, 위 주변 이외에 위치한 림프절은 평가할 수 없기 때문에 원격전이 진단성적이 낮다. 현재 비침습적 영상법은 개별 림프절전이를 발견하는 성적이 아주 우수하지 않기 때문에 일각에서는 최소침습외과적병기결정(minimal invasive surgical staging)이 필요하다고 주장한다. 국내 연구진에 따르면 우리나라는 결핵 등 염증성질환이 흔하여 식도암의 림프절전이 진단에서 PET의 위양성률이 다른 나라보다 높은 편이다.

원격전이 진단에서 PET은 90% 이상으로 특이도가 높으며, CT보다 우수하다. 약 5~20% 환자에서 다른 병기결정방법으로 찾지 못한 원격전이를 발견하여 불필요한 수술을 방지할 수 있었다. 최근 한 연구는 PET을 포함하여 병기결정을 한 환자군에서 임상적으로 의심하지 않았던 원격전이를 발견할 수 있어 불필요 수술률이 가장 낮았다고 보고하였다(그림 4-14-1). 이처럼 PET은 병기결정 능력이 우수하여 전체 환자 가운데 약 40%에서 치료방침을 변경하였다. 식도암환자에서 초기 병기결정 목적으로 시행한 PET과 PET/CT로 환자 5.5~12%에서 이차원발암을 발견하였다. 즉, 식도암 환자에서 이차원발암이 생길 수 있는 부위에 비정상적인 섭취증가가 보일 경우 추가 진단 검사가 필요하다. 식도암에서도 PET/CT는 PET보다 병기결

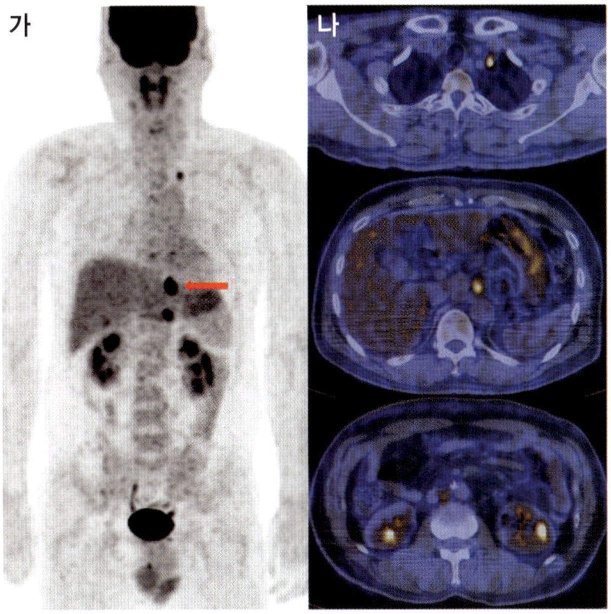

그림 4-14-1. (가) 하부 식도의 편평세포암종(화살표)으로 진단 받은 68세 남자 환자의 FDG PET/CT 영상이다. (나) 융합영상에서 전이로 생각되는 3개의 구역 림프절(left mediastinal lymph node, 2 left gastric lymph nodes)과 1개의 원격 림프절(aortocaval lymph node)에서 대사증가가 관찰된다. 따라서 PET/CT 병기는 N2M1으로 불필요한 근치적 수술을 방지할 수 있었다.

정에 관한 추가적인 정보를 주어 더욱 유용한데, 특히 림프절전이 진단성적이 향상되고, 임상적으로 의심하지 않았던 원격전이 및 이차원발암 진단에 유용하다.

최근 식도암에 관한 AJCC/UICC 병기체계가 개정되었다. 가장 큰 특징들로는 림프절병기가 전이림프절의 수에 따라 결정되고, 원발암의 위치 및 분화도가 병기체계에 포함되며, 편평세포암종과 선암종의 병기체계가 다르다는 것이다(표 4-14-1). 아직 새로운 병기체계를 적용하여, 식도암에서 PET의 병기결정 능력을 평가한 연구는 없다.

표 4-14-1. 식도암의 병기 체계

	Primary Tumor (T)
TX	Primary tumor cannot be assessed
T0	No evidence of primary tumor
Tis	High-grade dysplasia
T1	Tumor invades lamina propria, muscularis mucosae, or submucosa
T1a	Tumor invades lamina propria or muscularis mucosae
T1b	Tumor invades submucosa
T2	Tumor invades muscularis propria
T3	Tumor invades adventitia
T4	Tumor invades adjacent structures
T4a	Resectable tumor invading pleura, pericardium, or diaphragm
T4b	Unresectable tumor invading other adjacent structures, such as aorta, vertebral body, trachea, etc.
	Regional Lymph Nodes (N)
NX	Regional lymph nodes cannot be assessed
N0	No regional lymph node metastasis
N1	Regional lymph node metastases involving 1 to 2 nodes
N2	Regional lymph node metastases involving 3 to 6 nodes
N3	Regional lymph node metastases involving 7 or more nodes
	Distant Metastasis (M)
M0	No distant metastasis (no pathologic M0; use clinical M to complete stage group)
M1	Distant metastasis

3) 예후 예측

PET의 초기 병기결정 능력이 환자의 예후와 관계가 있다는 연구들이 많이 나오고 있다. PET을 포함하여 결정한 임상병기가 높거나, PET에서 전이소견이 있거나, 원발암의 SUV가 높은 환자들이 병리적 병기가 높고, 예후가 유의하게 불량하다. 예후 추정에 사용한 최대 SUV의 기준은 4.5, 6.3, 6.6, 6.7 등이었다. 최근 메타분석에서 원발암의 SUV가 갖는 총생존율 예측에 대한 log hazard ratio는 1.86, 무병생존율 예측에 대한 log hazard ratio는 2.52였다. 최근 연구에서는 SUV보다 원발암의 대사종양용적(metabolic tumor volume)이 더 유용한 예후인자라고 보고하고 있다. PET에서

편평세포암종 또는 다른 세포형과 혼합된 편평세포암종					
Group	T	N	M	Grade	Tumor Location
0	Tis	N0	M0	1	Any
IA	T1	N0	M0	1, X	Any
IB	T1	N0	M0	2-3	Any
	T2-3	N0	M0	1, X	Lower, X
IIA	T2-3	N0	M0	1, X	Upper, middle
	T2-3	N0	M0	2-3	Lower, X
IIB	T2-3	N0	M0	2-3	Upper, middle
	T1-2	N1	M0	Any	Any
	T1-2	N2	M0	Any	Any
IIIA	T3	N1	M0	Any	Any
	T4a	N0	M0	Any	Any
IIIB	T3	N2	M0	Any	Any
	T4a	N1-2	M0	Any	Any
IIIC	T4b	Any	M0	Any	Any
	Any	N3	M0	Any	Any
IV	Any	Any	M1	Any	Any

선암종				
Group	T	N	M	Grade
0	Tis	N0	M0	1, X
IA	T1	N0	M0	1-2, X
IB	T1	N0	M0	3
	T2-3	N0	M0	1-2, X
IIA	T2-3	N0	M0	3
	T2-3	N0	M0	Any
IIB	T2-3	N0	M0	Any
	T1-2	N1	M0	Any
	T1-2	N2	M0	Any
IIIA	T3	N1	M0	Any
	T4a	N0	M0	Any
IIIB	T3	N2	M0	Any
	T4a	N1-2	M0	Any
IIIC	T4b	Any	M0	Any
	Any	N3	M0	Any
IV	Any	Any	M1	Any

보이는 원발암의 크기 및 전이림프절의 수가 병리적 병기와 함께 유의한 독립적인 예후인자라는 보고도 있다. 특히 병리적으로 림프절전이가 있는 3기 환자 중 PET에서 전이림프절이 없는, 즉 위음성을 보인 환자들이 진양성을 보인 환자보다 예후가 유의하게 좋았다. 이러한 연구 결과는 개정된 식도암 병기체계에 반영되었다.

3. 치료 효과판정 및 예측

식도암에서 화학요법 또는 방사선치료 후 치료반응을 조기에 정확히 평가하는 것은 개별 환자의 치료방침 결정에 중요하다. 화학요법 또는 방사선치료 후 치료반응은 전통적으로 CT에서 병변의 크기 변화를 측정하여 평가하여 왔다. 그러나 해부학적 영상에서 보이는 변화가 치료반응과 병리반응(pathological response)을 반영하는 가장 좋은 비침습적인 방법인지는 논란의 여지가 있다.

최근 식도암 치료에 많이 사용하는 선행화학요법/방사선치료-근치적 수술은 선행치료에 반응을 보이는 경우에만 수술에 따른 생존율 향상을 기대할 수 있다. 따라서 선행치료 후 수술을 하기 전에 병리반응을 예측할 수 있다면, 불필요한 근치적 수술을 피할 수 있다.

선행화학요법/방사선치료 전후로 시행한 PET은 치료에 따른 병리반응을 예측하는 데 좋은 결과를 보였다. 2003년까지의 연구를 종합한 메타분석에서 PET은 수술 전 치료에 의한 병리반응을 예측하는 데 CT보다 정확하고, 내시경초음파촬영술과는 비슷한 결과를 보였다. 이 연구에서 PET과 내시경초음파를 직접 비교한 연구는 없었다. 이 후 발표된 전향적 연구에서 선행치료 후 시행한 PET으로 측정한 원발암의 SUV는 내시경초음파 및 CT보다 병리반응을 정확히 예측할 수 있었으며, 특히 다인자분석에서 SUV는 환자의 생존을 예측하는 가장 정확한 독립적 예후인자였다. 또 다른 연구에서도 선행항암화학요법/방사선치료 후 시행한 PET에서 완전관해 여부가 독립적인 예후인자였으며, PET 결과에 따라 전체 환자 중 36%에서 치료방침을 변경하였다. PET은 선행치료 예측이 치료 종료 후 14일에도 가능하여, 더욱 조기에 치료반응을 예측하고, 치료방침을 결정할 수 있는 가능성을 보였다. 그렇지만 폐암과 마찬가지로 PET은 선행치료 후 수술 전 병리반응 예측에 있어, 원발암에서는 비교적 우수하나, 잔여 림프절전이를 발견하는 예민도가 매우 낮다. 특히 복부림프절전이를 발견하는 성적이 낮다. 치료반응 평가에 대한 기준은 치료 전후로 최대 SUV가 50~60% 감소하는 것과 치료 후 최대 SUV가 3~4 이하인 것을 많이 사용하고 있다. 그러나 아직 PET의 치료반응 판정에 대해 합의된 기준은 없으며, 실제로 PET 결과에 의거하여 전향적으로 환자 치료방침을 결정하고, 이에 따라 치료하고 환자의 예후를 살펴본 연구는 없다.

전신영상이라는 장점으로 인해 선행항암화학요법/방사선치료 후에 시행한 PET은 8~17% 환자에서 임상적으로 의심하지 않았던 원격전이를 발견하여 불필요한 수술을 방지할 수 있었다.

4. 재발 평가 및 재병기결정

식도암의 근치적 치료 후 재발을 조기에 발견하는 것은 임상적으로 중요하다. CT 등 기존 영상진단법에서 새로운 소견이 나타나면 재발을 의심하나 정확한 감별은 어렵다. 또한 치료 후에 나타나는 섬유화나 괴사는 유의하게 커지기 전에는 기존 영상진단법으로 재발암과 감별하기 어렵다. 세침검사 등과 같은 조직검사는 원발부위에 대해서는 검사가 가능하나 림프절에 대해서는 부위에 따라 검사가 쉽지 않다. 재발한 경우에도 재발 부위 외에 다른 부위에도 전이가 있는 지 아는 것이 임상적으로 필요하다.

식도암의 근치적 치료 후 PET을 이용하여 재발 여부 및 재병기를 다룬 연구는 많지 않으나, PET이 CT 또는 기존 진단 방법과 비교하여 예민도는 더 우수하고, 특이도는 더 낮고, 전체 정확도는 더 높다. 최근 한 연구는 식도암 추적관찰 중 뼈전이 진단에 FDG PET의 예민도와 특이도가 모두 90% 이상으로 뼈스캔보다 우수하다고 보고하였다.

5. 방사선치료계획 수립

FDG PET을 이용하여 식도암에서 방사선치료계획 수립을 다룬 연구는 많지 않다. 모두 PET/CT를 사용하였으며, 전체 환자 가운데 20~63%에서 PET/CT로 인하여 방사선치료계획이 변경되었다. 그렇지만 더 많은 환자에 대한 연구와 환자의 예후에 어떤 영향을 주었는지에 대한 추가적인 연구가 필요하다.

6. 결론

FDG PET은 식도암의 진단 및 선별 검사로서의 역할이 알려진 것이 없으므로 이 목적으로 PET을 시행하는 것은 권고하지 않는다. PET은 식도암의 초기 병기결정에 매우 유용하여 CT보다 우수하며, 내시경초음파촬영술과는 서로 장단점이 있다. 특히 PET은 원격전이 진단성적이 우수하여 불필요한 수술을 줄이며, PET 소견은 환자의 예후와도 관계가 있다. PET은 식도암의 화학요법 또는 방사선치료에 대한 효과를 판정하는 데 유용하다. PET은 식도암의 근치적 치료 후 재발 및 재발시 병기 진단에 기존 방법보다 예민도 및 정확도가 높다. PET은 식도암의 방사선치료계획수립에 영향을 미치나, 추가적인 연구가 필요하다. 여러 가지 장점으로 인하여 PET보다는 PET/CT를 시행하는 것이 좋다.

7. 참고문헌

1. Bar-Shalom R, Guralnik L, Tsalic M, Leiderman M, Frenkel A, Gaitini D, et al. The additional value of PET/CT over PET in FDG imaging of oesophageal cancer. *Eur J Nucl Med Mol Imaging* 2005;32:918-24.
2. Block MI, Patterson GA, Sundaresan RS, Bailey MS, Flanagan FL, Dehdashti F, et al. Improvement in staging of esophageal cancer with the addition of positron emission tomography. *Ann Thoracic Surg* 1997;64:770-6.
3. Bruzzi JF, Swisher SG, Truong MT, Munden RF, Hofstetter WL, Macapinlac HA, et al. Detection of interval distant metastases: clinical utility of integrated CT-PET imaging in patients with esophageal carcinoma after neoadjuvant therapy. *Cancer* 2007;109:125-34.
4. Choi JY, Jang HJ, Shim YM, Kim K, Lee KS, Lee KH, et al. ^{18}F-FDG PET in patients with esophageal squamous cell carcinoma undergoing curative surgery: prognostic implications. J Nucl Med 2004;45:1843-50.
5. Choi JY, Lee KH, Shim YM, Lee KS, Kim JJ, Kim SE, et al. Improved detection of individual nodal involvement in squamous cell carcinoma of the esophagus by FDG PET. *J Nucl Med* 2000;41:808-15.
6. Choi JY, Lee KS, Kwon OJ, Shim YM, Baek CH, Park K, et al. Improved detection of second primary cancer using integrated [^{18}F] Fluorodeoxyglucose positron emission tomography and computed tomography for initial tumor staging. *J Clin Oncol* 2005:23;7654-59.
7. Duong CP, Demitriou H, Weih LA, Thompson A, Williams D, Thomas RJ, et al. Significant clinical impact and prognostic stratification provided by FDG-PET in the staging of oesophageal cancer. *Eur J Nucl Med Mol Imaging* 2006;33:759-69.
8. Duong CP, Hicks RJ, Weih L, Drummond E, Leong T, Michael M, et al. FDG-PET status following chemoradiotherapy provides high management impact and powerful prognostic stratification in oesophageal cancer. *Eur J Nucl Med Mol Imaging* 2006;33:770-8.
9. Edge SB, Byrd DR, Compton CC, Fritz AG, Greene FL, Trotti A III. AJCC cancer staging manual. 7th ed. New York: Springer-Verlag; 2010. p. 103-15.
10. Flamen P, Lerut A, Van Cutsem E, Cambier JP, Maes A, De Wever W, et al. The utility of positron emission tomography for the diagnosis and staging of recurrent esophageal cancer. *J Thorac Cardiov Surg* 2000;120:1085-92.
11. Flamen P, Lerut A, van Cutsem E, De Wever W, Peeters M, Stroobants S, et al. Utility of positron emission tomography for the staging of patients with potentially operable esophageal carcinoma. *J Clin Oncol* 2000;18:3202-10.
12. Flamen P, Van Cutsem E, Lerut A, Cambier JP, Haustermans K, Bormans G, et al. Positron emission tomography for assessment of the response to induction radiochemotherapy in locally advanced oesophageal cancer. *Ann Oncol* 2002;13:361-8.
13. Flanagan FL, Dehdashti F, Siegel BA, Trask DD, Sundaresan SR, Patterson GA, et al. Staging of esophageal cancer with ^{18}F-fluorodeoxyglucose positron emission tomography. *AJR* 1997;168:417-24.
14. Gondi V, Bradley K, Mehta M, Howard A, Khuntia D, Ritter M, et al. Impact of hybrid fluorodeoxyglucose positron-emission tomography/computed tomography on radiotherapy planning in esophageal and non-small-cell lung cancer. *Int J Rad Oncol Biol Phys* 2007;67:187-95.
15. Heeren PA, Jager PL, Bongaerts F, van Dullemen H, Sluiter W, Plukker JT. Detection of distant metastases in esophageal cancer with (18)F-FDG PET. *J Nucl Med* 2004;45:980-7.
16. Hyun SH, Choi JY, Shim YM, Kim K, Lee SJ, Cho YS, et al. Prognostic value of metabolic tumor volume measured by ^{18}F-fluorodeoxyglucose positron emission tomography in patients with esophageal carcinoma. *Ann Surg Oncol* 2010;17:115-22.
17. Kato H, Kuwano H, Nakajima M, Miyazaki T, Yoshikawa M, Ojima H, et al. Comparison between positron emission tomography and computed tomography in the use of the assessment of esophageal carcinoma. *Cancer* 2002;94:921-8.
18. Kato H, Miyazaki T, Nakajima M, Fukuchi M, Manda R, Kuwano H. Value of positron emission tomography in the diagnosis of recurrent oesophageal carcinoma. *Brit J Surg* 2004;91:1004-9.
19. Kato H, Miyazaki T, Nakajima M, Takita J, Kimura H, Faried A, et al. Comparison between whole-body positron emission tomography and bone scintigraphy

in evaluating bony metastases of esophageal carcinomas. *Anticancer Res* 2005;25:4439-44.
20. Kato H, Miyazaki T, Nakajima M, Takita J, Kimura H, Faried A, et al. The incremental effect of positron emission tomography on diagnostic accuracy in the initial staging of esophageal carcinoma. *Cancer* 2005; 103:148-56.
21. Konski A, Doss M, Milestone B, Haluszka O, Hanlon A, Freedman G, et al. The integration of 18-fluoro-deoxy-glucose positron emission tomography and endoscopic ultrasound in the treatment-planning process for esophageal carcinoma. *Int J Rad Oncol Biol Phys* 2006;61:1123-8.
22. Levine EA, Farmer MR, Clark P, Mishra G, Ho C, Geisinger KR, et al. Predictive value of 18-fluoro-deoxy-glucose-positron emission tomography (^{18}F-FDG-PET) in the identification of responders to chemoradiation therapy for the treatment of locally advanced esophageal cancer. *Ann Surg* 2006;243:472-8.
23. Luketich JD, Friedman DM, Weigel TL, Meehan MA, Keenan RJ, Townsend DW, et al. Evaluation of distant metastases in esophageal cancer: 100 consecutive positron emission tomography scans. *Ann Thorac Surg* 1999;68:1133-6.
24. Meyers BF, Downey RJ, Decker PA, Keenan RJ, Siegel BA, Cerfolio RJ, et al. The utility of positron emission tomography in staging of potentially operable carcinoma of the thoracic esophagus: results of the American College of Surgeons Oncology Group Z0060 trial. *J Thorac Cardiovasc Surg* 2007;133:738-45.
25. Pan L, Gu P, Huang G, Xue H, Wu S. Prognostic significance of SUV on PET/CT in patients with esophageal cancer: a systematic review and meta-analysis. *Eur J Gastroenterol Hepatol* 2009;21:1008-15.
26. Swisher SG, Maish M, Erasmus JJ, Correa AM, Ajani JA, Bresalier R, et al. Utility of PET, CT, and EUS to identify pathologic responders in esophageal cancer. Ann. *Thorac Surg* 2004; 78:1152-60.
27. Teyton P, Metges JP, Atmani A, Jestin-Le Tallec V, Volant A, Visvikis D, et al. Use of positron emission tomography in surgery follow-up of esophageal cancer. *J Gastrointest Surg* 2009;13:451-8.
28. van Westreenen HL, Heeren PA, van Dullemen HM, van der Jagt EJ, Jager PL, Groen H, et al. Positron emission tomography with F-18-fluorodeoxyglucose in a combined staging strategy of esophageal cancer prevents unnecessary surgical explorations. *J Gastrointest Surg* 2005;9:54-61.
29. van Westreenen HL, Heeren PA, van Dullemen HM, van der Jagt EJ, Jager PL, Groen H, et al. Positron emission tomography with F-18-fluorodeoxyglucose in a combined staging strategy of esophageal cancer prevents unnecessary surgical explorations. *J Gastrointest Surg* 2005;9:54-61.
30. van Westreenen HL, Westerterp M, Jager PL, van Dullemen HM, Sloof GW, Comans EF, et al. Synchronous primary neoplasms detected on ^{18}F-FDG PET in staging of patients with esophageal cancer. *J Nucl Med* 2005;46:1321-5.
31. Westerterp M, van Westreenen HL, Reitsma JB, Hoekstra OS, Stoker J, Fockens P, et al. Esophageal cancer: CT, endoscopic US, and FDG PET for assessment of response to neoadjuvant therapy-systematic review. *Radiology* 2005;236:841-51.
32. Wieder HA, Brucher BL, Zimmermann F, Becker K, Lordick F, Beer A, et al. Time course of tumor metabolic activity during chemoradiotherapy of esophageal squamous cell carcinoma and response to treatment. *J Clin Oncol* 2004;22:900-8.
33. Yoon YC, Lee KS, Shim YM, Kim BT, Kim K, Kim TS. Metastasis to regional lymph nodes in patients with esophageal squamous cell carcinoma: CT versus FDG PET for presurgical detection prospective study. *Radiology* 2003;227:764-70.
34. Yuan S, Yu Y, Chao KS, Fu Z, Yin Y, Liu T, et al. Additional value of PET/CT over PET in assessment of locoregional lymph nodes in thoracic esophageal squamous cell cancer. *J Nucl Med* 2006;47:1255-9.

Chapter 15

위암 PET

최창운

초 록

위암의 FDG 섭취 양상은 매우 다양하여 적지 않은 위암에서 FDG 섭취가 높지 않다. 국소진행위암은 60%에서만 FDG PET에서 확인된다. 또한 위장은 생리적인 FDG 섭취가 기본적으로 매우 다양하다. 따라서 위암의 진단에서 FDG PET은 다른 악성 종양에 비해 제한적으로 이용하고 있다. 현재까지 연구결과에 따르면 위암의 재발을 임상적으로 의심하는 경우에 FDG PET을 유용하게 이용할 수 있으며, 원발 위암이 FDG 섭취를 잘 하는 경우 화학요법 치료 후 반응을 평가하는 데 유용하다. 또한 위암환자의 병기결정에서 FDG PET은 예민도는 낮으나 특이도가 높아서 이상소견을 발견한 경우에는 불필요한 침습적 진단을 줄일 수 있다.

1. 배경

위암은 전 세계적으로 신환이 매년 930,000명 발생하며, 700,000명이 사망하는 암으로 사망률 4위를 차지하는 호발암이다. 우리나라는 위암이 가장 흔하게 발생하며, 2003년부터 2005년까지 위암이 72,872건 발생하여 전체 암 중 1위를 차지하였다. 매년 10,800명이 위암으로 사망하여 사망률은 폐암, 간암에 이어 세 번째이다.

조기위암은 근치절제술로 완치가 가능하나, 진행위암은 적절한 림프절절제술을 포함한 근치절제술을 하더라도 40~60%에서 재발하며, 따라서 예후는 좋지 않다.

위암을 진단하기 위해 위내시경, 내시경초음파, CT를 주로 사용한다. 위암을 의심하는 환자에서 위내시경 및 병리학적 조직검사로 비교적 쉽고 정확하게 원발 위암을 진단할 수 있다. 림프절전이 여부가 병기와 예후, 치료 방침 결정에 중요하나 CT로 진단한 경우보다 개복시 50%에서 진행병소를 더 찾는 등 영상검사로는 아직 정확한 림프절전이를 진단하는 데 미흡하다. 최근 PET/CT가 도입되어 이러한 문제점을 보완할 수 있을 것으로 기대한다.

2. 진단 및 병기 결정

위암도 다른 암과 마찬가지로 미국암위원회(American Joint Committee On Cancer; AJCC) 와 국제암연맹(International Union Against Cancer; UICC)에서 정하는 진단기준에 따른다. 병기는 TNM병기를 사용하여 원발종양(T), 림프절전이(N), 원격전이(M)를 평가하여, 이 세 가지 요소를 병합하여 최종 병기를 결정한다.

일반적으로 1기는 조기위암으로 점막이나 점막하층에 국한되며 수술로 완치가 가능한 단계이고 추가적인 화학요법이 필요하지 않다. 2~3기는 근육층이나 장막층까지 침범하고 림프절에도 전이가 있지만 먼 곳 까지는 암이 퍼지지 않은 단계로 수술을 한 후에도 재발 확률이 높아서 화학요법 등이 필요하며, 4기는 흔히 말하는 말기로 수술로 암을 제거하기가 불가능한 경우가 많아 주로 화학요법으로 치료한다.

1) 원발병소 진단

일반적으로 종양진단에서 FDG PET 검사는 매우 유용하게 쓰이나, 위암에서는 널리 이용하지 못하고 있다. 가장 중요한 이유는 위에서는 생리적인 FDG 섭취가 다양한 양상으로 관찰되며, 위암의 FDG 섭취와 구분하기 어렵기 때문이다. 또한 위암의 FDG 섭취 양상도 매우 다양하여 국소진행위암은 60%에서만 FDG PET으로 확인할 수 있다. 특히 반지세포암종과 점액선암종은 FDG 섭취가 낮다. 위에서 보이는 생리적인 FDG 섭취는 위벽 근육에서 FDG가 섭취되는 것과 관계있으며 정확한 기전은 아직 불분명하다.

FDG PET에서 위의 섭취 양상과 분포는 매우 다양하다. 위에서 FDG가 축적되는 가장 흔한 위치는 위식도접합부와 기저부(fundus), 날문방(antrum)이다. 또한 위에서 FDG 섭취는 표준섭취계수(standardized uptake value; SUV)값이 2.1(0.8~4.4)로 다양하다. 높은 FDG 섭취를 나타내는 경우는 종양인지 염증병소인지 결론짓기가 매우 어렵고, 이러한 부위에 대해서는 확진을 위한 검사가 필요하다고 알려져 있다. FDG PET으로 위암에서 원발병소를 진단하는 성능을 평가한 연구에서 채 등은 위에서 FDG 섭취가 높거나 국소섭취 양상을 보일 때 의미가 있는 것으로 판단하고, 악성병변과 염증병변을 감별하기 위해 확진 검사를 추가하여야 할 것으로 보고하였다. 그러나 미만섭취나 비대칭적 섭취는 악성과 양성병변 또는 정상 가운데 어느 그룹도 대변하지 않았다. FDG PET에서 양성병변들과 정상 위를 감별할 특징은 없었지만 염증병변일 경우에는 간보다 섭취가 높을 때가 많았고 정상 위는 간과 비슷한 정도였다.

공복 상태에서 PET을 촬영하므로 위장이 수축하여 위벽이 두꺼워지면 FDG 섭취가 균일하지 않거나 높을 수 있다. 따라서 PET 검사 시 촬영 전에 물을 마셔 위를 팽창시키면 생리적 섭취에 따른 위양성을 줄일 수 있다는 보고도 있다.

2) 림프절전이 진단

위암의 원발병소는 내시경과 병리학적 검사로 정확하게 진단한다. 그러나 정확한 치료 방침을 정하고 예후를 판정하기 위해서 림프절전이 여부를 정확하게 평가하여야 한다. 림프절전이를 평가하기 위하여 CT, FDG PET을 사용할 수 있으나 이 두 가지 검사 방법은 예민도가 50% 정도로 낮아서 림프절 절제범위를 정확하게 결정하기에 미흡하다.

위암에 관해 FDG PET을 이용한 연구는 많지 않으나, 지금까지 보고된 바에 따르면 위암에서 FDG PET이 림프절전이를 진단하는 예민도는 22~40%, 특이도는 95% 이상이었다. 특히 예민도가 낮은 것은 정상적인 위장관에서 FDG 섭취가 보이고 PET의 해상도가 높지 않아서 위주변림프절(perigastric lymph node) 전이를 진단하기 어렵기 때문이다. 그러나 특이도가 높은 점을 고려하면 PET에서 병소를 발견하면 침습적 검사를 배제할 수 있을 것으로 생각한다(그림 4-15-1).

3) 원격전이 진단

위암이 주로 전이되는 장기는 간(38~54%), 복막

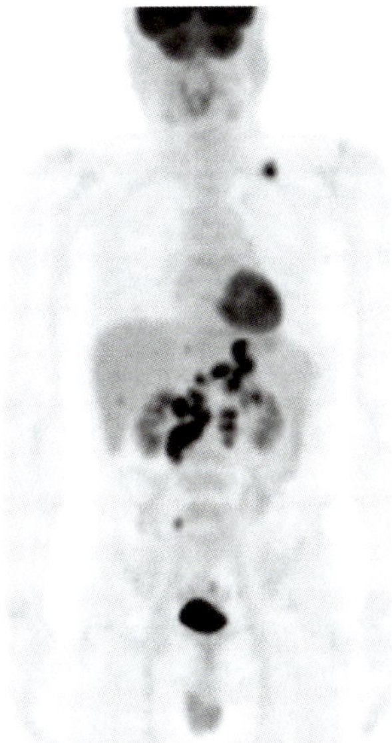

그림 4-15-1. 위암이 위주변림프절 및 왼쪽 쇄골위림프절에 전이된 환자의 사진으로 원발 부위와 림프절 전이 부위가 잘 보인다.

(17~24%), 망(13~21%), 폐(12~22%), 장간막(9%), 췌장(7~29%), 부신(5~15%) 등이다. FDG PET은 원발병소와 림프절전이를 평가하기에 미흡하나 간, 폐, 부신, 난소 및 뼈에 생기는 원격전이를 진단하는 데 유용하다. 반면에 복막전이 진단에는 CT가 FDG PET보다 예민도가 높았다. 위암환자에서 원격전이를 진단할 때는 원발병소의 FDG 섭취가 낮은 경우에 전이병소의 FDG 섭취도 낮아서 잘 발견하기 어려울 수 있다는 점을 주의해야 한다.

3. 치료 효과 판정 및 예측

위암에 대한 화학요법 치료 후 효과 판정에 관한 연구는 아직까지 드물다. 이는 원발병소의 약 60%에서 FDG 섭취가 낮아 치료 전후 변화를 평가하기 어렵기 때문이다. Ott 등은 진행 위암 환자를 대상으로 화학요법 치료 전과 치료 후 14일 째 FDG PET을 촬영하여 치료 전후의 FDG 섭취를 비교하였다. FDG 섭취가 SUV 기준으로 35% 이상 감소한 경우를 병리학적 치료반응과 비교한 결과 FDG 섭취 감소군의 69%에서 병리학적 치료반응을 보였으나 반면에 FDG 섭취가 감소하지 않았던 군에서도 17%에서는 병리학적 치료반응을 보였다.

4. 재발 평가

위암의 재발을 조기에 진단하기 위하여 내시경검사, 종양표지자(CEA, CA19-9), 조영제 CT 등 여러 가지 검사 방법을 시행한다. 내시경검사는 국소재발을 확진할 수 있으나 국소부위를 벗어난 재발암은 진단할 수 없다. 종양표지자는 혈액 검사로 간편하게 확인할 수 있으나 재발 위치를 알 수 없다. 현재 가장 보편적으로 쓰이는 조영 CT는 병소의 크기를 기준으로 진단하므로 크기가 작은 재발암은 찾기 어렵고, 또한 전이병소의 활성도를 평가할 수 없으므로 수술 후 발생하는 흉터조직과 구별하지 못한다.

FDG PET은 위암의 재발 평가에서 특히 임상적으로 재발을 의심하는 경우에 전이병소의 위치를 진단하는데 유용하다. 즉 다른 영상검사로 재발을 의심하는 경우(67%)와 종양표지자에서 이상을 발견한 경우(58%)에 임상적으로 재발을 의심하지 않는 경우(7%)에 비하여 재발병소 발견율이 월등히 높았다.

FDG PET은 세포의 포도당대사를 반영하므로 병소의 활성도를 평가할 수 있어서 CT가 갖는 단점을 보완할 수 있다. 한편 최근에 도입된 융합형 영상장비인 PET/CT검사는 재발위암을 조기진단하는 데 도움을 줄 것으로 기대한다.

위암세포는 FDG 섭취 정도가 매우 다양하여 약 60%에서 FDG PET으로 진단하기 어려운 특성을 갖는다. 따라서 위암의 재발 진단에 FDG PET을 널리 이용하지 못하였으나, 최근 PET/CT가 보편화하면서 이를 이용하여 재발위암 진단에 대한 유용성 연구가 늘고 있다. PET/CT는 재발위암 진단에서 정확도, 양성예측도, 음성예측도가 각각 83%, 78%, 86%으로 보고되었다. 특히 Park 등에 따르면 다른 검사로 위암재발을 의심하는 경우에 예민도, 특이도, 정확도가 각각 75%, 77% 및 75%였다. 따라서 PET/CT는 위암재발을 의심하는 경우에 유용할 것으로 생각한다.

5. 결론

위는 생리적인 FDG 섭취가 다양한 양상으로 관찰되며, 위암 역시 FDG 섭취 양상이 매우 다양하여 FDG PET은 위암 진단에 제한적으로 쓰인다. 현재까지 위암의 재발을 임상적으로 의심하는 경우에 FDG PET이 유용하며 원발병소가 FDG 섭취를 잘 하는 경우 화학요법 치료 후 반응평가에 유용하게 쓸 수 있다. 또한 위암환자에서 병기결정시에 예민도는 낮으나 특이도가 높아 FDG PET에서 이상소견을 발견한 경우 불필요한 침습적진단을 줄일 수 있다.

6. 참고문헌

1. Ott K, Herrmann K, Lordick F, Wieder H, Weber WA, Becker K, et al. Early metabolic response evaluation by fluorine-18 fluorodeoxyglucose positron emission tomography allows in vivo testing of chemosensitivity in gastric cancer: long-term results of a prospective study. *Clin Cancer Res* 2008:14:2012-8
2. Sim SH, Kim YJ, Oh DY, Lee SH, Kim DW, Kang WJ, et al. The role of PET/CT in detection of gastric cancer recurrence. *BMC Cancer* 2009;9:73.
3. Stahl A, Ott K, Weber WA, Becker K, Link T, Siewert JR, et al. FDG PET imaging of locally advanced gastric carcinomas: correlation with endoscopic and histopathological findings. *Eur J Nucl Med Mol Imaging* 2003;30:288-95.
4. Sun L, Su XH, Guan YS, Pan WM, Luo ZM, Wei JH, et al. Clinical role of ^{18}F-fluorodeoxyglucose positron emission tomography/computed tomography in post-operative follow up of gastric cancer: initial results. *World J Gastroenterol* 2008;14:4627-32.
5. Yoshioka T, Yamaguchi K, Kubota K, Saginoya T, Yamazaki T, Ido T, et al. Evaluation of ^{18}F-FDG PET in patients with advanced, metastatic or recurrent gastric cancer. *J Nucl Med* 2003;44:690-9.

Chapter 16

간담췌암 PET

강 건 욱

초 록

간담도암 및 췌장암은 우리나라 암종별 발생빈도 8, 9위이나 예후가 나빠서 사망률은 각각 6, 5위를 차지한다. 진단을 위해 CT, MRI, 초음파 및 초음파내시경을 사용하며 이 모두 해부학적 영상진단으로 한계가 있다. FDG PET은 CT에서 악성과 양성을 감별하기 어려운 경우 추가적으로 시행할 수 있으며 원격전이 진단 및 예후판정에 도움을 준다. PET/CT는 병소의 위치를 파악할 수 있어 특히 작은 병소를 감별하는 데 PET보다 유용하다. 췌장 신경내분비종양은 크기가 작은 경우가 많아 기존 CT, MRI 영상으로 병소를 찾기 어려운 경우가 많다. 소마토스타틴 PET은 소마토스타틴수용체를 영상화함으로써 신경내분비종양에 특이도가 높고 소마토스타틴스캔에 비해 예민도가 높아 신경내분비종양의 진단 및 원격전이를 찾는 데 유용하다.

1. 췌장암과 PET

2007년 우리나라 췌장암(췌장선암)은 연 3,937건 발생하여 전체 암 발생 가운데 2.4%로 9위를 차지하였다. 췌장은 후복강 깊숙이 위치하고 있으며 여러 장기에 둘러싸여 있어 내시경 등으로 질환을 발견하기 어렵다. 따라서 조기에 진단하는 것이 어렵고 종종 진행된 상태에서 증상이 나타난다. 췌장암은 대부분 발견 당시 이미 진행된 경우가 많아 효과적인 치료가 어렵다. 따라서 수술이 불가능한 병기일 때 췌장암이 주로 발견되고 췌장암의 5년생존율은 8%로 10대암 중 가장 낮다. 췌장암에서는 현재까지 수술만이 유일하게 인정받는 치료법이다. 최근 수 년간 수술과 관련된 위험도는 유의하게 감소하였으나 합병증 발생이 여전히 많아 수술이 도움이 될 환자를 선정하기 위한 정확한 검사법이 필요하다.

췌장암의 영상진단에는 초음파, 초음파내시경, CT, MRI, PET/CT 등을 사용한다. 그 중 진단 및 병기결정을 위한 가장 기본적인 영상검사는 췌장프로토콜을 이용한 CT검사이다. 췌장프로토콜은 다중검출나선형 CT에서 조영제를 주사한 후 역동적으로 삼중시기(동맥기, 후기동맥기, 정맥기)에 고해상도로 얇은 절편 영상을 얻는다. 이렇게 함으로써 후기동맥기에 췌장과 췌장암 사이에 조영증강 대비를 뚜렷하게 할 수 있다.

그러나 조영증강 CT에서도 1 cm 미만으로 작은 병소는 발견하기가 어렵다. 췌장암 진단이 어려운 이유는 양성질환이나 양성종양이 있고, 만성췌장염도 종괴를 형성할 수 있어 췌장암과 구별이 어렵기 때문이다. 또한 췌장염에서도 섬유성종괴가 생길 수 있고 췌장암도 일부분에 섬유화를 동반할 수 있다. 해부학적 정보를 기반으로 하는 CT로는 만성췌장염과 췌장암이 모두 종괴를 형성하기 때문에 감별하기 어렵다. 더욱이 만성췌장염 환자에서 췌장암이 발생할 확률도 높은 것으로 알려져 있어 현재로서는 췌장암을 확진하기 위하여 조직학적 검사가 필요하다. 조직학적 진단은 침습적인 방법이며 검사가 용이하지 않아 위음성률이 높고, 검사 후 주변으로 암이 전파되는 경우가 있어 진단방법으로 한계가 있다.

핵의학적 종양영상은 CT도 없던 60~70년대에 이미 서구와 일본에서 방사성의약품 [^{75}Se]selenomethionine을 이용한 스캔영상으로 췌장암을 진단하면서 시작되었다. 아미노산인 메티오닌은 정상적으로 췌장에 섭취가 되는데 췌장암은 메티오닌을 섭취하지 않아 결손부위로 나타난다. 70년대 초 서울대학교의과대학 부속병원 동위원소진료실에서도 [^{75}Se]selenomethionine을 이용하여 췌장암을 진단하였다. 최근 PET 및 PET/CT가 도입된 후 췌장암이 높은 FDG 섭취를 보이는 점을 이용하여 임상에 사용하고 있다(그림 4-16-1). 췌장종괴를 감별하기 위하여 FDG PET을 이용한 보고에서 예민도는 81~100%, 특이도는 65~100%였으며, 일반적으로 예민도는 높으나 특이도는 낮았다. 이는 만성췌장염에서도 일부 FDG 섭취가 관찰되기 때문이다. 그러나 만성췌장염 환자만을 대상으로 한 연구에 따르면 만성췌장염 환자 대부분에서 FDG PET 소견이 음성이었고, 만성췌장염과 췌장암을 진단하는 성적은 예민도 91%, 특이도 87%였다. 위양성이 보고되고는 있지만 만성췌장염 환자 대다수는 FDG 섭취를 보이지 않아서 FDG PET은 만성췌장염 환자에서 췌장암을 진단하는 효과적인 도구이다.

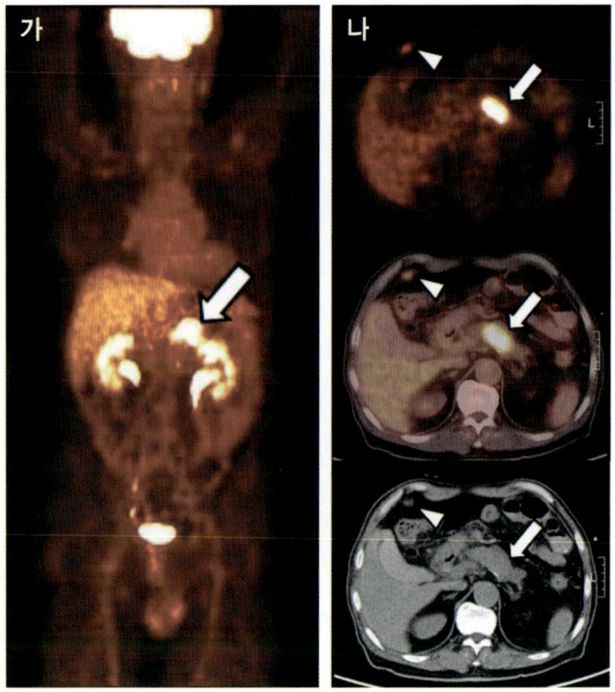

그림 4-16-1. 복부 통증으로 시행한 CT에서 발견된 췌장 종괴를 감별진단하고 병기를 결정하기 위해 전신 FDG PET/CT를 시행하였다. 전신영상(A)에서 췌장 체부에 항진된 당대사가 관찰된다(화살표). 단면영상(B)에서는 췌장 체부(화살표) 뿐만아니라 장막의 전이(화살표머리)도 관찰된다(B).

FDG PET와 CT를 비교한 연구를 종합하여 환자 611명에서 확인하였을 때 PET은 예민도가 87%였고 CT는 77%였다. PET은 CT에 비해 특이도가 높은 것이 주요한 장점이다(PET 82% 대 CT 63%). MRI와 비교하여도 FDG PET은 표준섭취계수(standardized uptake value; SUV) 2.1을 기준으로 예민도 89%, 특이도 76%였으나 MRI는 예민도 78%, 특이도 70%였다. FDG 섭취가 높을수록 예후가 나빠 췌장암 환자 60명을 대상으로 한 다변량분석 결과 SUV가 독립적 예후인자로서 4 이상인 경우 1년생존율이 7%(2/29)인 반면 4 이하인 경우 32%(10/31)였다. PET이 복부초음파(89%)와 내시경초음파(80%)보다 더 높은 예민도(94%)를 보인 연구도 있으나 다른 연구에서는 내시경초음파의 예민도가 PET보다(87%) 약간 높은 93%였다. 내시경초음파는 침습적이나 바로 조직을 얻어 확진이 가능하며

표 4-16-1. FDG PET의 췌장암 진단성능

PET		CT		Patients (N)	Author	Year
Sensitivity (%)	Specificity (%)	Sensitivity (%)	Specificity (%)			
95	90	80	26	73	Stollfuss	1995
94	82	89	73	46	Inokuma	1995
94	88			80	Friess	1995
85	84			106	Zimny	1997
92	85	65	62	65	Delbeke	1999
92	85	65	62	65	Rose	1999
96	100			48	Imadahl	1999
88	87	88	73	159	Diederichs	2000
87	50	52	25	35	Mertz	2000
96	75			47	Nakamoto	2000
89	76	91	62	86	Koyama	2001
94	87	65	87	56	Spertie	2001
71	64	74	45	42	Sendler	2000
100	88	100	50	22	Papos	2002
89	69	56	93	21	Heinrich	2005
91	87			103	Kouwen	2005

국소적인 혈관 침범을 기술하는 데 더 우수하다. 한편 PET은 전이병소를 찾는 데 우수하였다.

췌장암은 다수가 고형이지만 일부에서는 낭성이다. 낭성병소 중에는 양성위낭(benign pseudocyst), 낭성선종 등 양성종양도 있어 감별이 필요하다. 낭성췌장병소에 대해 PET은 예민도와 특이도는 94%, 97%였고 CT는 65%, 87%였다.

췌장암의 병기결정 중에서 림프절 병기에 대한 보고는 극히 제한적이다. 기존 연구가 대부분 FDG PET을 이용한 연구이고 PET만으로는 주변조직과 림프절을 공간적으로 구별하기가 힘들기 때문인 것으로 판단된다. 림프절병기 결정과 달리 원격전이에서는 FDG PET이 CT보다 우월하였다. FDG PET은 간전이 진단에서 우수한 성능을 보인다. Diederichs 등이 연구한 바에 따르면 PET이 간전이를 찾는 성적이 예민도 70%, 특이도 95%였다. 특히 크기가 1 cm 이상인 병소에서는 예민도 97%로 진단성적이 높았다. 췌장암의 간전이에 대하여 MRI와 비교한 보고에서는 PET이 96%의 예민도를 보여 MRI와 큰 차이를 보이지 않았다.

췌장암의 예후는 SUV로 나타낸 FDG 섭취와 직접 관련이 있다. SUV가 6.1 이상이면 중앙생존기간이 5개월이었고 6.1 이하이면 9개월이었다. 다변량분석에서 SUV와 예후는 통계적으로 관련이 있었고 관련정도가 병기보다도 더 높았다. 절제가 불가능한 췌장암 환자를 대상으로 한 다른 연구에서 SUV가 3.0보다 높은 경우 통계적으로 유의하게 생존기간이 짧았으나 절제가 가능한 췌장암환자에서는 이러한 차이를 볼 수 없었다.

종양표지자인 CA(cancer antigen) 19-9이 재발에 예민하지만 재발암의 범위와 위치를 알기 위하여 영상검사가 필수적이다. CT나 MRI를 이용한 해부학적 영상법은 췌장암 재발을 조기에 발견하지 못하는 것으로 알려져 있다. 특히 수술 후 섬유화와 염증성변화는 재발을 진단하기 어렵게 만든다. 최근 한 보고에서 췌장암 재발을 PET을 이용하여 찾는 경우 예민도가 96%로, 앞으로 PET의 역할이 기대된다.

현재 PET의 공간분해능으로는 크기가 1 cm 이하인 작은 병소를 발견하지 못하는 경우가 있다. 따라서 종종 미만성으로 침범하는 복강내 병소를 발견하는 용도로는 PET을 사용하는 것이 제한적이었다(예민도 25%). 하지만 PET/CT가 도입되어 이러한 제한점 가운데 일부분은 극복할 수 있다.

혈중포도당농도가 상승한 환자에서는 PET의 진단율이 떨어질 수 있다. 이는 비단 췌장암에서만 일어나는 일은 아니지만 췌장암이 인슐린분비에 이상을 일으킬 수 있으므로 이러한 예가 많을 수 있다. 공복시 혈중포도당이 130 mg/dL 이상인 환자에서 PET은 예민도가 낮았다.

FDG PET은 기존의 영상법에 보조적인 역할을 하며 기존의 영상법으로 감별이 어려운 경우에 적용하는 것을 권장한다. 특히 복부초음파나 복부CT에서 발견한 감별이 어려운 췌장의 종괴성 질환을 감별하는 데 도움이 된다. 간전이 등 원격전이를 발견함으로써 추가적인 진단적 정보를 제공할 수 있으나 아직 보고는 많지 않으며 재발판정에도 사용한다.

도세포(islet cell)에 발생하는 신경내분비종양은 췌장에서 발생하는 종양 중 1%가 채 되지 않을 정도로 드물다. 이 중 절반은 호르몬 분비가 없어 증상이 없으며 나머지 절반은 호르몬 분비로 인한 증상을 보인다. CT 또는 MRI를 이용하여 종양의 위치를 찾고자 하나 종종 크기가 작아 찾기 어려운 경우가 많다. 신경내분비종양은 대부분 소마토스타틴수용체를 가지고 있어 옥트레오스캔(OctreoScan; ^{111}In-Octreotide)에서 잘 나타나며, 소마토스타틴수용체 발현 여부가 옥트레오티드치료를 결정하는 데 도움을 준다. 소마토스타틴수용체를 영상화하는 PET(^{68}Ga-DOTA-DOC 또는 ^{68}Ga-DOTA-TATE)이 임상연구 중이며 옥트레오스캔에 비해 해상도가 좋아 작은 병소를 찾을 수 있고 옥트레오티드치료의 예후를 평가하는 데에도 도움을 준다. 한편 FDG PET은 분화가 나쁜 신경내분비종양의 원격전이 진단에 도움을 주기도 한다.

2. 담도계 종양과 PET

2007년 우리나라에서는 담낭·담도암은 연 평균 4,149건 발생하여 전체 암 발생 가운데 2.6%로 8위를 차지하였다. 남녀의 성비는 1.4:1로 남자에게서 더 많이 발생하였다. 담도계암은 전체 간담도계암 가운데 10~15%를 차지하나 점차 그 빈도가 증가하는 추세이며 특히 서구보다 동양에서 더 많다. 담도계 종양은 발생하는 위치에 따라 간내담관암, 간외담도암, 담낭암으로 분류할 수 있다. 부위에 따른 발생 빈도를 살펴보면 40~60% 정도가 간문부에, 20~30%가 담도하부에 발생하며 간내담관암이 10%를 차지한다. 담도에 발생하는 종양은 외과적으로 완전히 절제하면 치료효과를 기대할 수 있는데 수술적 절제율이 그다지 높지 않고, 절제가 불가능할 경우에는 담도폐색에 따른 간부전이나 감염으로 인한 합병증 때문에 5년생존율은 25%로 낮다.

담도계 종양의 FDG 섭취는 말초형(peripheral type)인지 중심형(hilar type)인지에 따라 아주 다르다. 말초형은 높은 FDG 섭취를 원발 부위와 전이 부위에서 보이므로 병기결정에 유용한 반면, 중심형은 FDG 섭취가 낮은 것부터 아주 높은 것까지 다양하다(그림

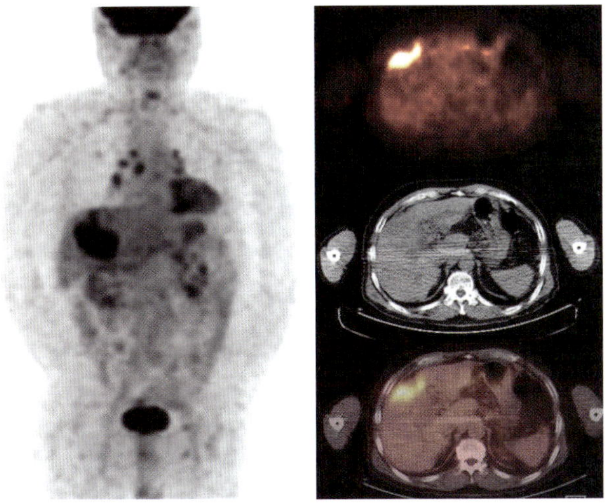

그림 4-16-2. 간내담관암 환자의 FDG PET/CT 영상. 간과 종격림프절에 항진된 당대사가 관찰된다. 종격림프절은 비활동성결핵에서 흔히 나타나는 소견이다.

4-16-2). 중심형 종양은 FDG 섭취 양상이 간외 담도에 생기는 악성 종양과 유사하여 종양 내 점액 성분의 양이 FDG 섭취에 영향을 미치는 중요한 요소이다. 점액 성분이 많은 경우, 종양세포가 결합조직형성기질(desmoplastic stroma)에 흩어져 있어서 결과적으로 종양세포 밀도가 낮아져 FDG 섭취가 낮으며, 반면 FDG 섭취가 높은 경우에는 종양세포 밀도가 높은 관형(tubular type)이다. 종양의 성장 형태 또한 FDG 섭취에 영향을 미친다. 결절형태인 경우 침윤형태에 비해 FDG 섭취가 높지만, 일부는 종괴를 형성하더라도 FDG 섭취를 보이지 않는 경우가 있고 이들에 대해서는 정확한 기전이 알려져 있지 않다. 말초형은 특징적으로 높은 FDG 섭취를 보이므로 PET은 병기결정에서 기존의 영상방법에 비해 유용하고, 재발을 조기발견하거나 치료효과를 평가하는 데도 유용할 것으로 판단된다. 복막전이와 아주 작은 폐전이는 기존의 PET보다 PET/CT가 도움을 줄 수 있다. 간문과 간외담도에 종양이 있을 경우 악성 병소도 FDG 섭취가 낮은 경우가 많고, 양성 염증성질환도 높은 FDG 섭취를 보이는 경우가 많아 주의가 필요하다. 그러나 이 역시 FDG 섭취가 높은 종양인 경우 전신적인 병기결정에 유용하며 약 30%에서 예측하지 못한 전이를 발견함으로써 치료 방침에 변화를 주어 PET이 매우 유용한 것으로 보고되었다.

담도에 협착이 있는 경우 악성과 양성을 감별하는 것이 매우 중요하며 흔히 이용되는 CT, 담도 세포검사만으로 충분하지 못한 경우가 많다. Keiding 등은 1998년 동적 FDG PET을 이용하여 양성과 악성 담도협착을 감별하는 데 도움이 됨을 처음 보고하였다. 이후 몇몇 보고에서도 양성과 악성협착을 감별하는 데 FDG PET이 높은 정확도를 보였으나 급성 염증반응이 있을 때는 감별이 어려울 수 있다.

담도암에서 FDG PET이나 PET/CT는 양성과 악성 협착감별, 병기결정, 간이식 대상자 선택에 도움을 주는 것으로 판단된다. 하지만 유용성에 대해 결론을 내리기에는 아직 연구가 부족하다. 담도암에서는 FDG 섭취가 다양하고 FDG PET의 임상적 유용성도 섭취에 영향을 받는다. FDG 섭취가 높은 경우에는 전신적 병기결정에 유용하며 치료방침 변화에도 미치는 영향이 크다. 따라서 간내담도암과 담낭암에서 FDG PET이 간문 또는 간외담도암보다 유용하리라 판단된다. 또한 양성과 악성 담도협착을 감별하는 데 좋은 성적을 보인 보고들이 있고 재발 및 재발 시 병기평가, 치료효과 판정에도 도움을 줄 것으로 생각하지만 더 많은 연구가 필요하다.

3. 분자영상의 새로운 시도

포도당대사는 종양 및 염증성 병소에서 증가하여 특이적인 바이오마커가 아니나 아직까지는 항체 등과 같이 췌장암이나 담도암에 특이적인 바이오마커가 없다. 최근 핵산으로 3차원구조를 형성하는 앱타머(aptamer)는 항체처럼 특정 바이오마커에 선택적으로 결합하며 크기가 매우 작아 단시간 내에 신장으로 배설되어 바이오마커를 선택적으로 추적하는 분자영상으로 기대가 된다. 췌장암에서는 세포주를 이용하여 암세포에만 선택적으로 결합하는 앱타머를 SELEX기법으로 선별할 수 있어서, 이를 이용하여 선별한 앱타머가 개발되어 현재 연구 중에 있다.

4. 참고문헌

1. 정준기, 김병태, 김석기. 제6장 종양학. 정준기, 이명철 편저. 고창순 핵의학. 제3판. 고려의학, 2008. pp247-347.
2. Anderson CD, Rice MH, Pinson CW, Chapman WC, Chari RS, Delbeke D. Fluorodeoxyglucose PET imaging in the evaluation of gallbladder carcinoma and cholangiocarcinoma. *J Gastrointest Surg* 2004;8:90-7.
3. Diederichs CG, Staib L, Vogel J, Glasbrenner B, Glatting G, Brambs HJ, et al. Values and limitations of ^{18}F-fluorodeoxyglucose-positron-emission tomography with preoperative evaluation of patients with pancreatic masses. *Pancreas* 2000;20:109-16.
4. Dua P, Kim S, Lee DK. Patents on SELEX and therapeutic aptamers. *Recent Pat DNA Gene Seq* 2008;2:172-86.
5. Fritscher-Ravens A, Bohuslavizki KH, Broering DC, Jenicke L, Schäfer H, Buchert R, et al. FDG PET in the diagnosis of hilar cholangiocarcinoma. *Nucl Med Commun* 2001;22:1277-85.
6. Haug AR, Auernhammer CJ, Wängler B, Schmidt GP, Uebleis C, Göke B, et al. ^{68}Ga-DOTATATE PET/CT for the early prediction of response to somatostatin receptor-mediated radionuclide therapy in patients with well-differentiated neuroendocrine tumors. *J Nucl Med* 2010;51:1349-56.
7. Hicke BJ, Stephens AW, Gould T, Chang YF, Lynott CK, Heil J, et al. Tumor targeting by an aptamer. *J Nucl Med* 2006;47:668-78.
8. Koyama K, Okamura T, Kawabe J, Nakata B, Chung KH, Ochi H, et al. Diagnostic usefulness of FDG PET for pancreatic mass lesions. *Ann Nucl Med* 2001;15:217-24.
9. McCarthy DM, Brown P, Melmed RN, Agnew JE, Bouchier IA. 75Se-selenomethionine scanning in the diagnosis of tumours of the pancreas and adjacent viscera: the use of the test and its impact on survival. *Gut* 1972;13:75-87.
10. NCCN Clinical Practice Guidelines in OncologyTM. Pancreatic Adenocarcinoma. V.1.2009
11. Sperti C, Pasquali C, Chierichetti F, Ferronato A, Decet G, Pedrazzoli S. ^{18}-Fluorodeoxyglucose positron emission tomography in predicting survival of patients with pancreatic carcinoma. *J Gastrointest Surg* 2003;7:953-9.
12. Srirajaskanthan R, Kayani I, Quigley AM, Soh J, Caplin ME, Bomanji J. The role of ^{68}Ga-DOTATATE PET in patients with neuroendocrine tumors and negative or equivocal findings on ^{111}In-DTPA-octreotide scintigraphy. *J Nucl Med* 2010;51:875-82.

Chapter 17

흑색종 PET

김 병 일

초 록

흑색종은 피부암 중에서 가장 위험한 형태이며, 우리나라에서 빈도는 드물지만 증가하는 추세이다. 피부 및 안구 흑색종에서 FDG PET의 역할은 제한적이나, 피부흑색종은 치료 전 병기를 결정할 때 FDG PET이 전체적인 예민도가 83%, 특이도는 85%로 유용하며 특히 진행 피부흑색종에서 도움이 된다. FDG PET은 심부연부조직, 림프절, 내장전이를 잘 진단할 수 있다. 그러나 폐, 간, 뇌 전이처럼 크기가 작은 전이병소의 진단과 전초림프절전이 진단은 미세전이가 있을 수 있어서 FDG PET의 역할이 제한적이다. 한편 FDG PET은 안구내흑색종의 원격전이 진단에 유용하다. 피부흑색종에서 FDG 섭취가 많이 증가하는 소견은 무병생존기간, 생존율과 관련 있으며 예후가 나쁘다. 피부흑색종의 재발 진단과 재병기 결정에서 FDG PET은 초기 병기결정과 비슷한 역할을 담당하며, 예민도가 74~100%, 특이도는 82~100%였다. 또한 치료효과 판정에서도 그 유용성이 기대된다. FDG PET/CT는 초기 및 재발 병기결정에서 FDG PET보다 우수하였다.

1. 배 경

악성흑색종은 멜라닌세포에서 기원하는 악성종양으로 일차적으로 피부를 침범하며 피부암 중에서는 가장 위험하다. 양성흑색종이 없는 까닭에 악성흑색종과 흑색종이라는 용어를 흔히 혼용하고, 피부 이외에도 안구, 다양한 점막 및 중추신경계에도 발생한다.

일반적으로 원발성흑색종은 모양, 발생양상, 분포와 같은 특성에 따라 악성흑자흑색종(lentigo maligna melanoma), 표재확장성흑색종(superficial spreading melanoma), 말단흑자성흑색종(acral-lentiginous melanoma), 결절성흑색종(nodular melanoma) 등 네 가지로 분류하고, 흑색종의 아형에 따라 예후가 달라지는 지는 아직 확실히 밝혀지지 않았다. 말단흑자성(52.5~56.9%), 결절성(19~24.6%), 표재확장성(12.1~18%), 악성흑자(1.6~6.9%) 순으로 호발하는 것으로 알려져 있다.

흑색종은 유병률이 세계적으로 계속 증가하고 있다. 미국에서는 남성 10만 명 당 6.4명, 여성 10만 명 당 11.7명이고 호주와 뉴질랜드에서는 남성 10만 명 당

37.7명, 여성 10만 명 당 29.4명으로 세계에서 유병률이 가장 높다. 이에 비해 우리나라는 유병률이 훨씬 낮으며 발생 양상에도 차이가 있다. 2007년 보건복지부 통계에 따르면 흑색종은 전체 암 중 0.2% (남 0.2%, 여 0.3%)로 빈도가 매우 낮다. 하지만 자외선 노출과 노령인구 증가로 우리나라에서도 흑색종이 증가하고 있는 추세다.

흑색종의 위험인자로는 모반의 악성 변화, 이형성 모반증후군(atypical nevus syndrome), 직경 15 cm 이상되는 선천성모반(congenital nevus), 이형성모반, 모반이 다수 있는 경우, 백인종(특히 피부색이 희고 푸른 눈과 금발 또는 붉은 모발을 가진 사람), 가족력, 태양 광선에 노출이 잦은 경우 (비정상적인 일광 화상을 보이는 경우), 면역이 억제된 경우 등을 들 수 있다.

2. 진단

피부흑색종은 특징적인 형태를 보이거나, 모반의 크기 또는 색깔이 변할 때, 가려움증, 출혈 등이 나타날 때 의심할 수 있다. 흑색종 진단은 수직, 수평 경계로 병소를 완전히 절제하여 생검을 시행한다. 흑색종은 임상적으로 쉽게 발견하고, 펀치생검이나 외과적 절제로 쉽게 확진할 수 있다. 그러나 FDG PET은 해상도에 한계가 있어서 초기 병소 진단에는 예민도가 낮아 효과적이지 않다.

안구흑색종을 진단할 때도 FDG PET은 예민도가 제한적이다. Kato 등이 시행한 연구에서 안구내흑색종 진단시 FDG PET의 예민도/특이도=11%/100%로 예민도가 매우 낮았다.

3. 병기결정

전이 흑색종은 치료가 어려우므로 불필요한 치료에 따르는 합병증을 줄이고, 생존율을 높이며, 실험적인 치료군을 선정하기 위해 병기를 정확하고 신속하게 결정하는 것이 중요하다.

기존의 검사법들(초음파, CT, MRI)은 형태적인 변화를 예민하게 진단하지만, 크기 변화가 없거나 복강내 장기에 발생하는 작은 전이병소는 발견하기 어려우며 원격전이를 진단하기 어렵다. CT는 폐전이와 용해성 뼈전이병소를 진단하는 것 이외에는 제한적이다. 또한 CT는 I-II기 환자에서 위양성률이 높고, 전이를 발견하는 빈도가 낮아 도움이 되지 않으며, III기에서도 일률적으로 검사를 시행해야 하는 근거는 없다. MRI는 중추신경계 전이 평가에 도움이 된다. 생화학적 검사로는 혈청 LDH와 S100B가 사용되는데, LDH는 간전이의 가능성을 제시하는 지표가 될 수 있으나 비특이적이고, S100B는 일상적 사용에 있어 이견이 많다. 뼈스캔은 뼈전이를 예민하게 진단하며, ^{67}Ga 스캔과 면역스캔도 유용하지만 위음성이 많다. 림포신티그라피를 이용한 전초림프절생검은 불필요한 림프절절제를 피할 수 있다는 장점이 있으나 침습적이고 시술자의 숙련도에 따라 달라질 수 있으며, 두경부 부위에서는 진단율이 낮다는 제한점들이 있다. 따라서 이러한 기존 평가법이 가진 문제를 해결하기 위해 비침습적이고 정확한 검사법이 필요하다.

1) 피부흑색종

Krug 등은 피부흑색종에서 병기결정을 위해 시행한 FDG PET의 진단성능을 평가한 메타분석에서 전체적인 예민도는 83%(95% CI:81~84%), 특이도는 85%(95% CI:83~87%)로 치료 전 병기결정에 유용하다고 보고하였다. 특히 AJCC에 따르면 III, IV 병기 등 진행 흑색종에서 FDG PET이 도움이 된다. FDG PET은 심부연부조직, 림프절, 내장전이(visceral metastases)를 잘 진단할 수 있는데, 크기가 작은 폐, 간, 뇌 전이 등에서는 진단력이 제한적이었다. 따라서 FDG PET은 폐전이에서 CT보다, 뇌전이에서 MRI보다 진단력이 제한적이다.

전초림프절전이 진단에서 FDG PET은 예민도가 0~15%로 성능이 제한적이었으며, 이는 미세전이를 진단하기에는 현재 FDG PET의 해상도가 제한적이므로 불가피한 부분이다. 그러나 초기 흑색종에서도 전초림프절이 도약전이(skip metastasis)하여 발견되는 경우들이 알려져 있기 때문에 전초림프절생검과 FDG PET을 조합하여 병기를 결정하는 것에 관하여 연구가 앞으로 필요하다.

최근에는 FDG PET/CT를 도입하여 흑색종에서 병기결정에 대한 FDG PET의 성능이 향상되었다. 수술 전 및 재병기 결정 환자를 대상으로 한 연구에서 FDG PET/CT는 FDG PET 단독 또는 FDG PET + CT 개별 분석에 비해 음성예측도가 높았으며(87% vs. 80%, 83%), 수술 전 환자만을 대상으로 한 다른 연구에서는 FDG PET/CT는 FDG PET에 비해 예민도와 양성예측도가 높았다(98%, 99% vs. 85%, 89%). 특히 진행 흑색종 환자들의 병기결정에서 CT, MRI와 같은 해부학적인 영상과 비교해 FDG PET/CT는 특이도는 대등하면서 예민도는 높은 것으로 보고하였다. 전이병소 크기가 1 cm 이상일 경우 예민도가 높게는 90% 이상이었으며, 주변조직의 당대사가 낮은 경우는 0.6 cm 까지도 잘 진단할 수 있었다. 또한 뼈전이 진단에는 유용하리라 기대되나 간 또는 뇌전이 진단에서는 제한적인 성과를 보였다. 전초림프절전이 진단에서는 FDG PET/CT 역시 FDG PET처럼 성능이 제한적이었다.

2) 안구내흑색종

Francken 등의 연구에서는 포도막흑색종(uvea melanoma) 환자에서 FDG PET의 전이에 대한 예민도, 특이도, 정확도, 양성예측도, 음성예측도가 각각 100, 67, 90, 88, 100%로 예민도와 음성예측도가 높았다. 그러나 간전이에 대해 MRI와 비교한 연구에서 FDG PET은 예민도 41%, 특이도100%로, MRI (예민도 67%, 특이도 95%)에 비해 예민도가 제한적이었다. 한편 안구내흑색종 병기를 진단하기 위해 시행한 FDG PET에서 폐, 뇌, 자궁, 대장, 갑상선 등에서 이차암이 발견되었다는 보고도 있다.

4. 예후 예측

FDG PET은 흑색종에서 예후인자로서 가치도 알려져 있다. Pleiss 등이 시행한 후향적 연구에 따르면 악성으로 쉽게 진단할 수 있을 정도로 높은 FDG 섭취를 보일 경우 5년생존율이 38%이었고, 악성을 의심할 정도로 섭취가 있었던 경우(71%)와 섭취가 없었던 경우(80%)에 비해서 낮았다. 또한 FDG PET과 CT로 동시에 진단하는 경우에서 예후가 나빠서 5년생존율이 60%로 두 영상법 모두로 진단할 수 없을 때(5년생존율 83%)와 비교하여 낮았다. Bastiaannet 등에 따르면 림프절이 만져지는 환자들을 대상으로 림프절에서 표준섭취계수 평균값(standardized uptake value mean; SUV_{mean})을 측정하여 분석했을 때 SUV_{mean} 5.2를 기준으로 무병생존기간이 달랐다.

5. 재발 평가 및 재발 시 병기결정

1) 피부흑색종

피부흑색종의 재발과 재병기 결정에서 FDG PET은 초기병기를 결정할 때와 비슷한 역할을 담당한다. 임상적으로 재발을 의심하거나 재발성 병소가 발견된 환자에서 FDG PET은 예민도가 74~100%(전초림프절생검과 비교한 연구 제외), 특이도가 82~100% (예민도/특이도=97%/56%인 연구 제외)로 재발성 병소를 진단했으며, 위음성은 크기가 작은 림프절전이나 폐전이, 뇌전이처럼 크기가 작을 때 발생한다. 특히 5 mm 이하로 작은 림프절에서는 예민도가 23%로, 5~10 mm일 때 83%, 10 mm 이상일 때 100%에 비해 매우 낮았다. 한편 임상적으로 재발을 의심하지 않을 때, FDG PET이 수술 후 정기 추적관찰에서 흑색종 재발(또는 전이)을 발견하는 예민도는 95~100%로 높은 반면, 기존 검사법은 진단적 예민도가 58~62%로 낮아서 흑색종을 정기 추적관찰하기 위해 기존검사법을 조합한 경우보다 더 유용하였다.

FDG PET은 재발을 의심하는 환자들 가운데 약 26~40%에서 치료방침을 변경하였으며, 일부에서는 FDG PET이 치료방침 결정에 부정적 영향(3~20%)을 주기도 했다.

Wagner 등이 전향적이고 무작위로 진행한 임상연구에서는 흑색종 환자에서 FDG PET은 잠재성 림프절전이(전초림프절생검으로 진단)에 대한 예민도가 21%, 특이도 97%로, 예민도가 낮았다.

최근에는 PET/CT를 도입하여 FDG PET의 진단 정확도가 증가하였는데, 재발을 의심하는 흑색종 환자에서 FDG PET/CT는 예민도, 특이도가 99%, 97%로, FDG PET(89%, 93%)에 비해 높았으며, 재병기 결정을 위해 시행한 환자에서도 FDG PET/CT는 특이도가 88%로 FDG PET(82%)에 비해 높았다.

2) 안구내흑색종

안구내흑색종에서 FDG PET을 이용하여 재발을 진단한 연구는 Kurli 등이 시행한 연구가 거의 유일하다. 이 연구에서는 맥락막흑색종(choroid melanoma) 환자 20명을 대상으로 추적관찰 중 시행한 FDG PET은 전이병소에 대해 진단적 예민도, 특이도가 각각 100%, 100%였다.

6. 치료효과 판정 및 조기예측

Strobel 등이 진행 흑색종 환자들을 대상으로 화학요법 후 치료효과 판정을 FDG PET/CT, CT, S100B와 비교한 연구에 따르면, FDG PET/CT와 CT는 판정이 일치하였고 치료효과 판정성능이 S100B보다 우수하였다. FDG PET/CT에서 치료효과가 있었던 환자들은 1년생존율이 80%로 그렇지 않았던 환자들(40%)에 비해 좋았다. 비록 이 연구에서는 FDG PET/CT와 CT 단독이 성능이 같았으나, 다른 종류의 암들에서는 치료효과 판정이나 조기예측에서 기능적 영상이 해부학적 영상보다 성능이 우수하고 2~3회 화학요법 후에도 조기반응평가가 가능했다는 보고도 있다 따라서 FDG PET/CT가 치료효과 판정 및 조기예측에서 기존 해부학적 영상들보다 우수하리라 기대된다. 한편 Finger 등이 방사선치료를 받은 맥락막흑색종 환자를 대상으로 한 연구에서 FDG PET은 방사선치료에 따른 당대사의 변화측정에 유용하였다.

7. 참고문헌

1. Aydin A, Yu JQ, Zhuang H, Alavi A. Detection of bone marrow metastases by FDG-PET and missed by bone scintigraphy in widespread melanoma. *Clin Nucl Med* 2005;30:606-7.
2. Balch CM, Buzaid AC, Soong SJ, Atkins MB, Cascinelli N, Coit DG, et al. Final version of the American Joint Committee on Cancer staging system for cutaneous melanoma. *J Clin Oncol* 2001;19:3635-48.
3. Bastiaannet E, Hoekstra OS, Oyen WJ, Jager PL, Wobbes T, Hoekstra HJ. Level of Fluorodeoxyglucose Uptake Predicts Risk for Recurrence in Melanoma Patients Presenting With Lymph Node Metastases. *Ann Surg Oncol* 2006;13:919-26.
4. Chin K, Finger PT, Kurli M, Tena LB, Reddy S. Second cancers discovered by ^{18}FDG PET/CT imaging for choroidal melanoma. Optometry - Journal of the American Optometric Association 2007;78:396-401.
5. Daldrup-Link HE, Franzius C, Link TM, Laukamp D, Sciuk J, Jurgens H, et al. Whole-Body MR Imaging for Detection of Bone Metastases in Children and Young Adults: Comparison with Skeletal Scintigraphy and FDG PET. *Am J Roentgenol* 2001;177:229-36.
6. Eigtved A, Andersson AP, Dahlstrom K, Rabol

A, Jensen M, Holm S, et al. Use of fluorine-18 fluorodeoxyglucose positron emission tomography in the detection of silent metastases from malignant melanoma. *Eur J Nucl Med* 2000;27:70-5.

7. Finger PT, Chin KJ. [(18)F]Fluorodeoxyglucose Positron Emission Tomography/Computed Tomography (PET/CT) Physiologic Imaging of Choroidal Melanoma: Before and After Ophthalmic Plaque Radiation Therapy. *Int J Radiat Oncol Biol Phys* 2010 [Epub ahead of print].
8. Francken AB, Fulham MJ, Millward MJ, Thompson JF. Detection of metastatic disease in patients with uveal melanoma using positron emission tomography. *European Journal of Surgical Oncology* 2006;32:780-4.
9. Hofman MS, Constantinidou A, Acland K, Healy C, Harries M, O'Doherty M. Assessing response to chemotherapy in metastatic melanoma with FDG PET: Early experience. *Nucl Med Commun* 2007;28:902-6.
10. Holder WD, Jr., White RL, Jr., Zuger JH, Easton EJ, Jr., Greene FL. Effectiveness of positron emission tomography for the detection of melanoma metastases. *Ann Surg* 1998;227:764-9; discussion 9-71.
11. Iagaru A, Quon A, Johnson D, Gambhir SS, McDougall IR. 2-Deoxy-2-[F-18]fluoro-D-glucose positron emission tomography/computed tomography in the management of melanoma. *Mol Imaging Biol* 2007;9:50-7.
12. Kato K, Kubota T, Ikeda M, Tadokoro M, Abe S, Nakano S, et al. Low Efficacy of ^{18}F-FDG PET for Detection of Uveal Malignant Melanoma Compared with ^{123}I-IMP SPECT. *J Nucl Med* 2006;47:404-9.
13. Klode J, Dissemond J, Grabbe S, Hillen U, Poeppel T, Boeing C. Sentinel lymph node excision and PET/CT in the initial stage of malignant melanoma: a retrospective analysis of 61 patients with malignant melanoma in American Joint Committee on Cancer stages I and II. *Dermatol Surg* 2010;36:439-45.
14. Koskivuo IO, Seppanen MP, Suominen EA, Minn HR. Whole body positron emission tomography in follow-up of high risk melanoma. *Acta Oncol* 2007;46:685-90.
15. Krug B, Crott R, Lonneux M, Baurain JF, Pirson AS, Vander Borght T. Role of PET in the initial staging of cutaneous malignant melanoma: systematic review. *Radiology* 2008;249:836-44.
16. Kurli M, Chin K, Finger PT. Whole-body 18 FDG PET/CT imaging for lymph node and metastatic staging of conjunctival melanoma. *Br J Ophthalmol* 2008;92:479-82.
17. Mijnhout GS, Comans EF, Raijmakers P, Hoekstra OS, Teule GJ, Boers M, et al. Reproducibility and clinical value of ^{18}F-fluorodeoxyglucose positron emission tomography in recurrent melanoma. *Nucl Med Commun* 2002;23:475-81.
18. Mottaghy FM, Sunderkotter C, Schubert R, Wohlfart P, Blumstein NM, Neumaier B, et al. Direct comparison of [^{18}F]FDG PET/CT with PET alone and with side-by-side PET and CT in patients with malignant melanoma. *Eur J Nucl Med Mol Imaging* 2007;34:1355-64.
19. Nguyen NC, Chaar BT, Osman MM. Prevalence and patterns of soft tissue metastasis: detection with true whole-body F-18 FDG PET/CT. *BMC Med Imaging* 2007;7:8.
20. Pleiss C, Risse JH, Biersack HJ, Bender H. Role of FDG-PET in the assessment of survival prognosis in melanoma. *Cancer Biother Radiopharm* 2007;22:740-7.
21. Reinhardt MJ, Joe AY, Jaeger U, Huber A, Matthies A, Bucerius J, et al. Diagnostic performance of whole body dual modality ^{18}F-FDG PET/CT imaging for N- and M-staging of malignant melanoma: experience with 250 consecutive patients. *J Clin Oncol* 2006; 24:1178-87.
22. Servois V, Mariani P, Malhaire C, Petras S, Piperno-Neumann S, Plancher C, et al. Preoperative staging of liver metastases fromuveal melanoma by magnetic resonance imaging (MRI) and fluorodeoxyglucose-positron emission tomography (FDG-PET). *Eur J Surg Oncol* 2010;36:189-94.
23. Stas M, Stroobants S, Dupont P, Gysen M, Hoe LV, Garmyn M, et al. 18-FDG PET scan in the staging of recurrent melanoma: additional value and therapeutic impact. *Melanoma Res* 2002;12:479-90.
24. Strobel K, Dummer R, Steinert HC, Conzett KB, Schad K, Lago MP, et al. Chemotherapy response assessment in stage IV melanoma patients-comparison of ^{18}F-FDG-PET/CT, CT, brain MRI, and tumormarker S-100B. *Eur J Nucl Med Mol Imaging* 2008;35:1786-95.
25. Swetter SM, Carroll LA, Johnson DL, Segall GM. Positron emission tomography is superior to

computed tomography for metastatic detection in melanoma patients. *Ann Surg Oncol* 2002;9:646-53.

26. Wagner JD, Schauwecker D, Davidson D, Logan T, Coleman JJ, 3rd, Hutchins G, et al. Inefficacy of F-18 fluorodeoxy-D-glucose-positron emission tomography scans for initial evaluation in early-stage cutaneous melanoma. *Cancer* 2005;104:570-9.

27. Yoon J-K. Clinical Application of ^{18}F-FDG PET in Malignant Melanoma. *Nucl Med Mol Imaging* 2008;42:140-8.

Chapter 18

비뇨기암 PET

이 호 영

1. 배경

비뇨기암은 신장에서부터 요관, 방광으로 이어지는 비뇨기계에 발생하는 암이다. 비뇨기암으로는 전립선암, 신장암, 방광암 등이 있다. 남자에서 전립선암의 발생률은 서구화된 식습관과 평균수명의 연장으로 지속적으로 증가추세에 있으며, 2002년 남성 전체 암 발생 가운데 3.0%로 6위를 차지하고 있다. 1998년 인구 10만 명당 6.84명에서 2002년 11.62명으로 가파른 상승세를 보이며 증가율에서는 전립선암이 우리나라 남성암 1위를 차지하고 있다.

방광암은 2009년에 발표된 한국중앙암등록본부 자료에 의하면 2007년 조발생률이 인구 10만 명당 6.3건으로, 남성암 중에서 7위, 여성암에서는 16위를 차지하였다. 신장암은 조발생률이 인구 10만 명당 5.8건을 보이고 있는 암으로 발생건수로는 남성에서 10위, 여성에서는 14위를 차지하였다. 건강검진의 증가로 신장암의 빈도는 증가추세이다. 이외에도 신우요관암 등이 비뇨기암에 속한다. 전체적으로 비뇨기암은 인구의 노령화와 건강검진의 증가로 증가추세에 있는 암이다. 이러한 증가추세에 있는 암에 있어서 양전자단층촬영술(positron emission tomography; PET)의 역할에 대하여 정리해 보았다.

2. 전립선암 PET

전립선암은 연령에 비례하여 발생 빈도가 증가하는 암으로 대표적으로 FDG PET의 진단 성능에 한계가 있는 암이다. 전립선암에서 FDG PET이 갖는 한계는 비뇨기암에 공통적인 점으로 FDG가 비뇨기계로 배설됨으로 인해 배경의 강한 섭취가 있다는 점이다. 해부학적으로 전립선은 방광과 인접하고 요로를 둘러싸고 있어서 방광에 축적되거나 요로에 정체된 소변 내 FDG로 인하여 원발암을 평가하기 어렵다. 이러한 한계점을 극복하기 위하여 이뇨제를 투여하여 정확도를 높이려는 시도가 있었으나 유효하지 않은 것으로 보고되었다. 뿐만 아니라 전립선암은 원발암의 FDG 섭취가 다른 암종에 비하여 낮은 특징이 있다.

1) 진단 및 병기결정

원발암의 진단, 감별진단, 병기결정에 있어서 선별검사로는 직장손가락검사, 혈중 PSA(prostate specific antigen)가 널리 이용되고 있으며 영상 검사로는 직장경유초음파촬영이 많이 이용되고 있다. 자기공명영상(magnetic resonance imaging, MRI)은 직장코일을 이용하여 다양한 펄스 시퀀스로 영상을 얻으면 조직 대조도가 높은 전립선 영상을 획득할 수 있다. 전산화단층촬영(computed tomography; CT)은 전립선 내 원발암을 평가하는 데 한계가 있으나, 주변부나 원위부로 전이를 평가하는 데는 유용하다. FDG PET은 소변으로 배설되는 FDG, 전립선암 자체의 낮은 FDG 섭취, 그리고 상대적으로 낮은 해상도 등 때문에 원발암 진단에는 상대적으로 유용성이 낮다.

FDG PET은 주로 전립선암의 원발암 평가보다는 림프절전이나 원격전이 여부를 평가하는 데 더욱 효율적일 수 있다. 뼈전이는 주로 전신뼈스캔이나 X-ray를 시행하고 이상이 있는 경우 다른 부위의 전이 여부를 평가하기 위하여 CT나 MRI를 추가로 시행한다. 이러한 CT나 MRI는 신체 일부만 영상화하여 검사한다. 그러나 FDG PET은 전신을 평가함으로써 전립선암의 전이 여부를 평가하는 데 좀 더 효율적일 수 있다. 또한 혈중 PSA 수치와 FDG PET에서 소견이 높은 상관관계를 보이는 것으로 알려져 있다.

2) 추적 관찰 및 재발 평가

전립선암의 국소재발을 평가하는 데 있어서도 FDG PET은 유의하지 않은 것으로 보고되었으나 원격전이의 진단 및 병기재결정에 있어서는 FDG PET이 유용하다는 보고도 있다. 특히 PSA가 증가하였으나, 기존의 CT 또는 뼈스캔에서 이상부위를 발견하지 못한 경우 FDG PET이 유용하다. 뼈전이 진단에 있어서도 뼈스캔으로 충분하다고 생각되었으나, 골수에 국한된 전이병소는 FDG PET이 더 예민하게 평가할 수 있다.

또한 FDG PET으로 전립선암을 평가하는 데 있어서 제한점을 극복하기 위해 다른 방사성의약품이 시도되고 있다. 그 중에서 [^{11}C]choline, [^{18}F]choline, [^{11}C]아세트산 등이 유용하다는 보고가 있다(그림 4-18-1). 이러한 새로운 방사성의약품은 상대적으로 전립선암의 원발암 부위에 FDG보다 높은 섭취도를 보이는 것이 특징이다. 특히 [^{11}C]choline을 이용한 연구에서 MRI보다 원발암을 평가하는 데 있어서 정확도가 더 높다는 보고가 있으나, 전체적으로는 이러한 새로운 방사성의약품의 성능에 대해서는 보다 깊은 연구가 필요한 상황이다.

3) 치료 효과 평가

전립선암의 치료에 있어서 약물 치료는 호르몬요법이 중요하다. 이러한 호르몬요법의 치료 효과를 평가하는데 있어서 FDG PET은 원발암에 섭취가 낮기 때문에 적절하지 않다. 그러나 [^{11}C]choline PET의 경우 원발암에 섭취가 높기 때문에 호르몬요법의 치료효과 평가에 더 적절하다. 호르몬요법 치료 전후에 [^{11}C]choline 섭취를 비교한 연구에 따르면 치료에 효과가 있는 경우 [^{11}C]choline 섭취가 유의하게 감소하는 것으로 보고하고 있다.

3. 방광암 PET

방광암은 전립선암과 달리 원발암에 강한 FDG 섭취를 보인다. 다만, 여타 비뇨기암과 동일하게 소변으로 배출된 FDG가 저류되어 소변과 병소를 구별하는데 제한점이 있으며, 이는 특히 작은 병소를 평가하는데 더 크게 작용한다. 이러한 제한점을 극복하는 데 있어서 이뇨제를 사용하거나 소변을 인위적으로 배출시키면 도움이 된다는 보고가 있다.

1) 진단 및 병기결정

FDG PET은 방광암의 선별검사나, 원발암 평가에는 제한적이다. 그러나 이러한 제한점도 조영증강 CT와 함께 주의 깊게 평가할 경우 어느 정도 제한점이 해결된다(그림 4-18-2). 방광암에 있어서 FDG PET은 조기 진단이나 원발암 평가보다는 림프절전이 발견 및 수술전 병기결정과 원격전이 진단에서 우수한 결과들을 보였다. 더불어 FDG가 소변으로 배출되는 제한점을 극복하고자 소변으로 배출이 되지 않는 [^{11}C]메티오닌, [^{11}C]choline 등과 같은 다른 방사성의약품

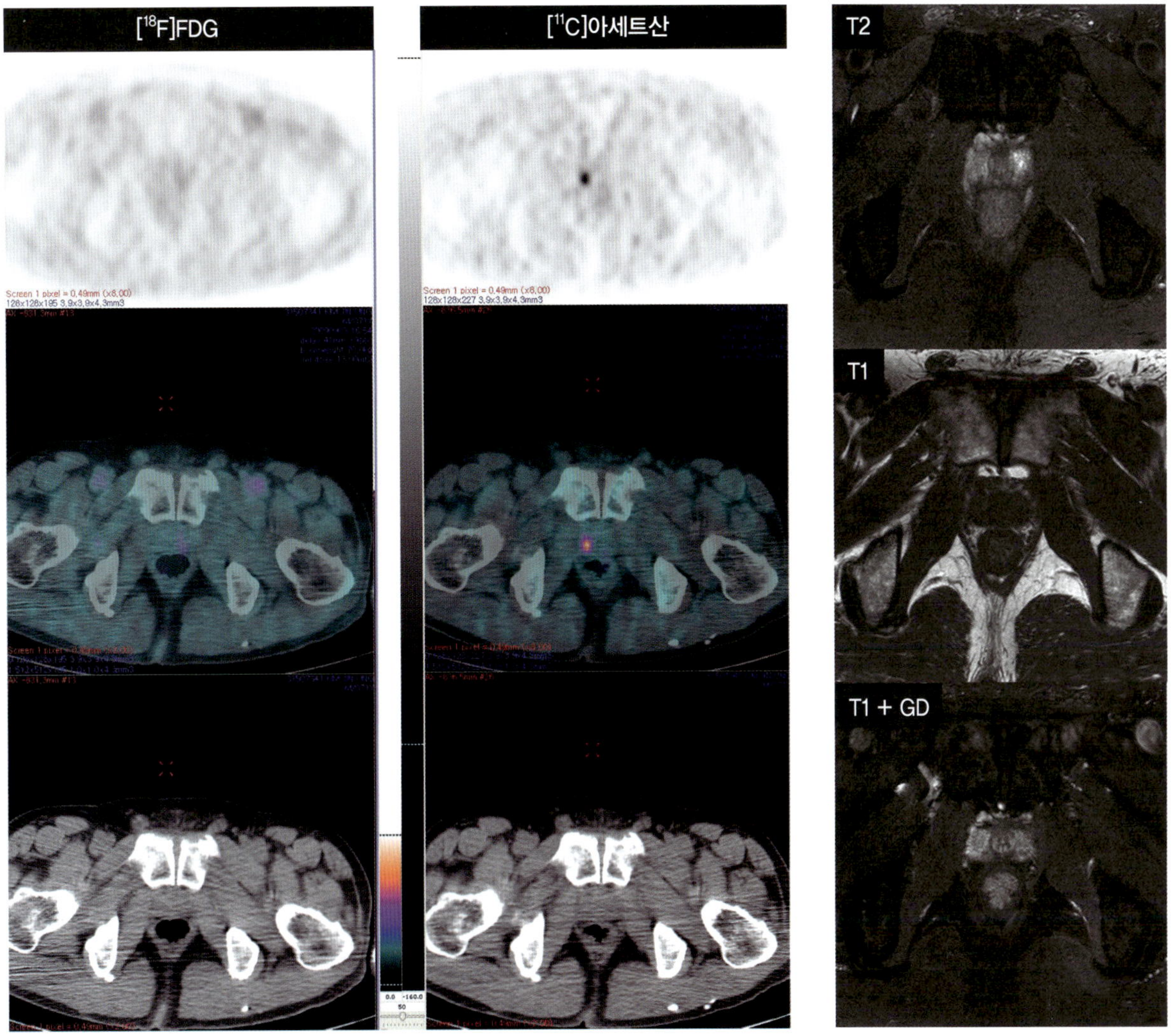

그림 4-18-1. FDG PET 및 [11C]아세트산 PET에서 전립선암 소견

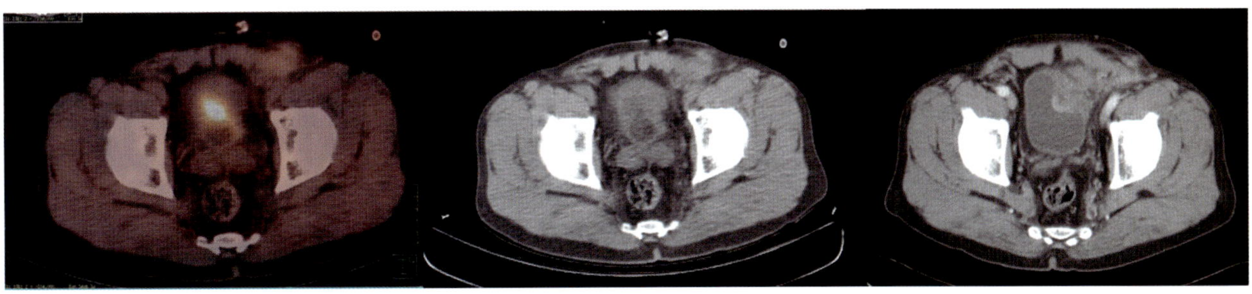

그림 4-18-2. FDG PET에서 방광암 소견

들을 이용하는 시도들이 있다. 이러한 새로운 방사성 의약품을 이용한 PET 검사로 원발암에서 진단 성능도 향상되고, 병기결정에서도 유의한 결과들이 보고되고 있다.

2) 추적 관찰 및 재발평가

FDG PET은 방광암의 추적관찰 및 재발평가에 있어서도 우수한 것으로 보고되고 있다. 특히 기존의 CT나 MRI에서 명확하지 않은 경우에 FDG PET을 추가로 시행한 경우에도, 예민도 88%, 특이도 87%로 우수하다는 보고가 있다. 방광암의 치료에서는 수술이 중요한 역할을 한다. 그러나 수술 후 정상적인 해부학적 구조가 유지되지 않기 때문에 해부학적 영상인 CT, MRI는 수술 후 변화와 재발을 구별하기 어렵다. 이러한 경우 FDG PET이 상대적으로 더 유용하다.

4. 신장암 PET

신장암은 특징적으로 건강검진이 증가하면서 유병률이 증가하고 있는 암이다. 그러나 FDG PET은 신장암 선별검사로서는 다른 암에 비교하여 유용성이 낮은 것으로 알려져 있다. 그러한 이유로는 소변으로 배출된 FDG로 인한 제한점이 크다. 또한 선별검사에 있어서는 크기가 작은 암을 발견하는 것이 중요한데 신우에 저류된 소변과 작은 병소를 구별하기 어려운 점 역시 선별검사로서 FDG PET의 역할을 제한한다.

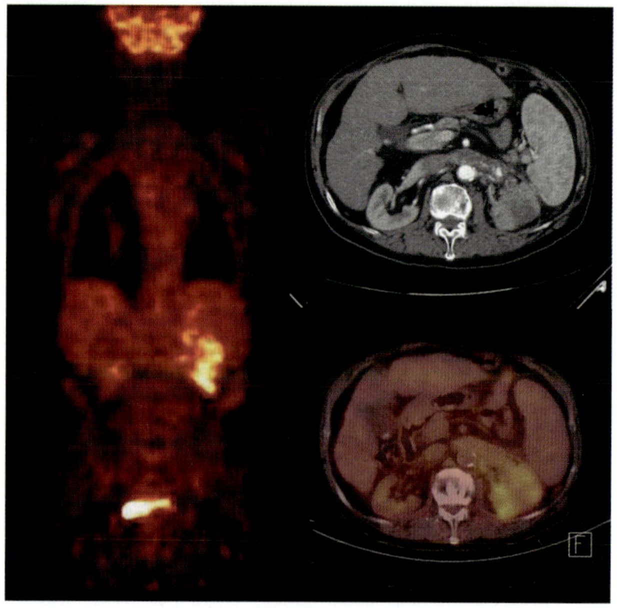

그림 4-18-3. FDG PET에서 신장암 소견

1) 진단 및 병기결정

신장암은 역시 전립선암과 달리 높은 FDG 섭취를 보이는 것으로 알려져 있다. 그럼에도 불구하고 신장암의 진단 및 병기결정에 있어서 FDG PET은 원발암에 대한 특이도는 높으나 예민도가 47~60% 정도로 낮은 것이 단점으로 지적되었고, 다른 검사와 비교하여 우수한 결과를 보이지 못했다(그림 4-18-3). 그러나 전이병소의 진단, 치료효과 판정, 추적 검사 또는 병기재결정 등에서는 기존의 영상의학적 검사에 비하여 우수한 결과를 보였다.

2) 추적 관찰 및 재발평가

FDG PET은 신장암의 추적 관찰 및 재발평가에서 우수한 것으로 보고되고 있다. 예민도 89.5%, 특이도 83.3%로 우수한 결과를 보였다(그림 4-18-4). 특히 한 번의 검사로 전신을 평가할 수 있는 FDG PET의 장점

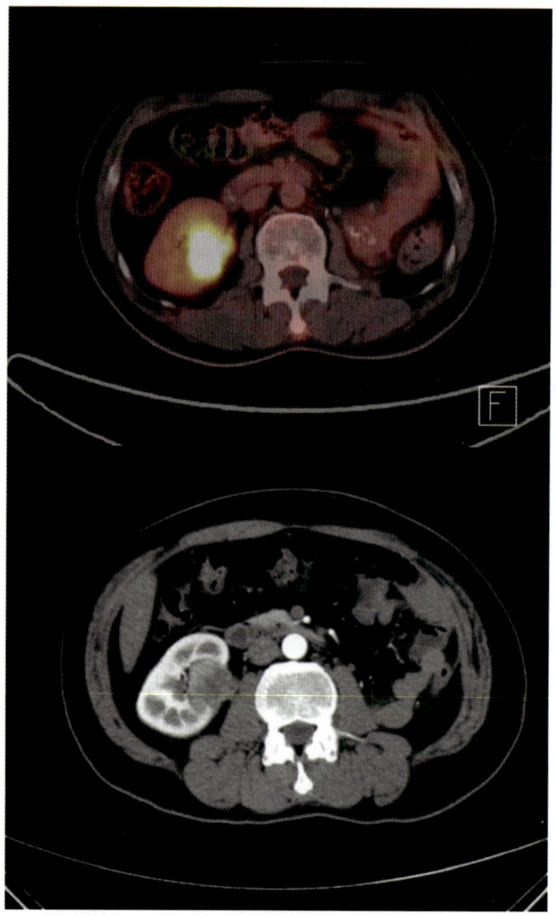

그림 4-18-4. 왼쪽 전체신장절제술 후 오른쪽 신장에서 재발한 신장암의 FDG PET 소견

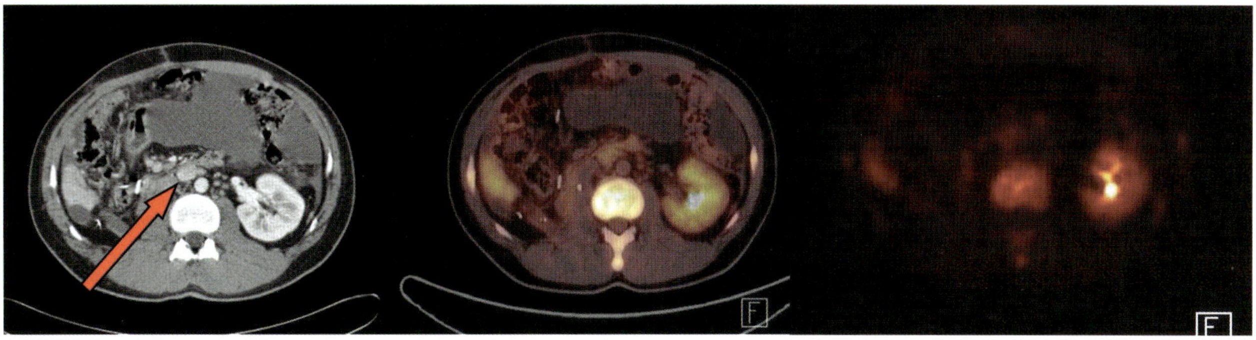

그림 4-18-5. FLT PET에서 재발한 신장암의 소견

은 추적 관찰 및 재발평가에 있어서 환자의 편의성 측면이나, 임상적인 측면에서도 매우 중요하다.

3) 치료 효과 평가

신장암의 약물 치료에 있어서 최근 표적치료제 개발 및 임상 적용이 활발하다. 이러한 표적치료제의 효과(그림 4-18-5) 평가에 대해 일부 보고에서 FDG PET을 활용한 보고들이 나오고 있다.

5. 결론

비뇨기암에서 FDG PET은 생리적인 한계를 가지고 있다. 소변으로 배출된 FDG로 인하여 비뇨기암 대부분에서는 소변과 원발암을 구별하는 것이 가장 어려운 문제이다. 이러한 한계로 인하여 대부분 원발암을 평가하는 데 한계를 가지고 있다. 그러나 림프절전이나 원격전이를 평가하는 데 있어서는 다른 영상 검사보다 우수한 성능을 보인다. 특히 신체의 일부분이 아닌 전체를 한 번에 평가할 수 있다는 큰 장점이 있다. 따라서 암선별검사로 시행한 FDG PET을 판독할 때 이러한 제한점을 깊이 인식하고 주의 깊게 판독해야 한다. 앞으로도 FDG PET 자체가 가진 한계를 극복할 수 있는 새로운 방사성의약품 개발 및 임상 적용을 기대하면서, FDG PET도 그 나름의 임상적 의미를 잘 이용하여 환자의 진단 및 치료에 이용하면 큰 도움이 된다.

6. 참고문헌

1. 안승현, 최승진, 장인호, 한준현, 곽경원, 박상욱, 이용택 등. 비뇨기계 종양 조기검진에서 ^{18}F-FDG PET/CT의 임상적 역할. 대한비뇨기암학회지 2009;7:12-15.
2. Jeon TJ. ^{18}F-FDG-PET/CT in prostate cancer. *Nucl Med Mol Imaging* 2008;42 suppl:116-120.
3. Kim GH, Jo MK, Cheon GJ, Lee HM. Clinical role of F-18 fluorodeoxyglucose positron emission tomography for follow-up patients with renal cell carcinoma. *Korean J Urology* 2007;48:765-770.
4. Ryu KH, Chung HS, Jung SI, Kang TW, Kwon DD, Park K, Ryu SB. The clinical roles of ^{18}F-Fluorodeoxyglucose positron emission tomography/computerized tomography for urological disease. *Korean J Urology* 2008;49:75-780.

Chapter 19

원인미상암 PET

천 기 정

초 록

원인미상암에서 원발암을 찾는 것은 치료할 수 있는 암종을 구분하고 적절한 치료방침을 조기에 결정할 수 있게 해 주어 예후를 개선하고 생존능을 향상할 수 있다는 점에서 매우 중요하다. FDG PET은 다양한 암종에 대해 단일 검사법으로 전신을 대상으로 영상진단을 할 수 있어서 원인미상암의 원발암을 약 37%에서 찾을 수 있다. 특히 두경부에서 발견된 원인미상암에 대해서는 예민도와 특이도가 약 84%로 다른 검사법에 비하여 높았다. FDG PET을 조기에 시행하면 원인미상암의 방대한 진단과정을 간소화하고 조기에 치료방침을 결정할 수 있어 예후에 도움이 된다는 보고도 있었다. 따라서 앞으로 원인미상암에서 FDG PET의 유용성에 대한 체계적인 비용-효과 분석 등을 통해 FDG PET의 임상적 역할을 규명하여야 할 것이다.

1. 서론

원인미상암은 진단 당시에 전이암으로 나타나는 다양한 암종을 말하며 포괄적인 진단과정에도 불구하고 원발암을 찾을 수 없는 경우를 뜻한다. 원인미상암은 초기 진단 당시 0.5~7% 정도로 드물지 않으며, 유병률이 보고자에 따라 3%에서 15%까지 다양하다. 주요 전이 장소는 림프절(37%)이며, 이중 31%가 두경부에서 발견되어 원인미상암의 주요 호발부위이다. 원발암을 확인한 전이암종과 달리 원인미상암은 원발암을 찾기 어려운 경우가 많으며, 이는 전이병소에서 주로 증상을 유발하고, 증상발현 이후 원인미상암을 진단하기까지 기간이 짧고, 전이병소 위치가 일반적이지 않거나 연관이 없기 때문이다.

원인미상암을 효과적으로 치료하기 위해서는 원발병소를 파악하는 것이 중요하며, 이는 원발암종의 특징에 따라 적절한 치료 방침을 결정할 수 있어 예후에 영향을 미치기 때문이다. 5년생존율은 원인미상암의 조직학적 특성과 전이병소의 위치에 따라 6%에서 70%까지 다양하며, 일반적으로 편평세포암보다 미분화암이나 선암이, 폐나 간전이가 두경부림프절전이보다 예후가 나쁘다. Raber 등에 따르면 원인미상암은 생존기간 중간값이 1년 정도인데 비해, 원발병소를 확인하여 원발암에 따라 적절한 치료를 한 경우 중간생존기간이 23개월 정도로 길었다. 원발암종을 찾아서 적절한 치료를 조기에 시작할 수 있기 때문에 환자의 예후를 향상시킬 수 있게 된다. 하지만 일반적 진단과정에서 원발암종을 찾을 수 있는 경우는 40% 미만에 불과하다.

FDG PET은 많은 암종에서 유용한 영상진단법으로 임상에서 이용하고 있다. 이는 종양세포들이 정상세포에 비해 대부분 포도당대사능이 증가하여 FDG 섭취가 증가하기 때문인데, 이점이 원인미상암 진단에 유용한 역할을 한다. 최근에는 PET/CT 융합영상을 주로 이용하는데 원발암 및 전이병소 모두에서 진단에 유용하다. 두경부암에서 FDG PET/CT의 악성병변 진단능이 예민도 91~98%, 특이도 92~93%, 정확도 72~94%로 기존 검사법보다 우수하다. 두경부 원인미상암이 비교적 예후가 양호하고 비용-효과적인 측면이 우수하여 FDG PET을 적용한 연구가 가장 많이 보고되었으며, PET/CT 이용이 증가함에 따라 향후 원인미상암에서 FDG PET의 유용성에 대한 연구가 점차 확대될 것으로 기대한다.

2. 일반적 진단 과정

경부림프절전이로 발현한 원인미상암을 진단하는 기본적 과정은 두경부 종양의 진단에 준하는 이학적 검사 및 내시경검사, 갑상선과 흉부, 복부 등을 포함한 영상검사 및 종양표지자검사 등을 광범위하게 포함한다. 이때 생검조직에 대한 평가가 중요하다(표 4-19-1). 만약 조직검사에서 편평세포암으로 진단한 경우에는 원발암이 두경부에서 기인되었을 가능성이 크다. 하지만 세포흡인검사가 충분하지 않을 때는 적출 생검을 시도하여 조직학적 진단을 정확히 해야 한다. 그리고 분화도가 나쁜 종양은 면역염색, 세포유전자검사 등을 통해서 악성육종, 림프종, 생식세포종 등과 같은 특정 암종을 구분해야 한다.

표 4-19-1. 두경부 원인미상암의 원발암을 찾기 위한 일반적 검사들

- Sonography of neck and abdomen
- Panendoscopy (oropharynx, larynx, nasopharynx, hypopharynx)
- Fine needle biopsy of suspicious lymph node
- Chest X-ray, mammography, CT and/or MRI of head, neck and thorax
- Bone scintigraphy
- Stool for occult blood, uinalysis, blood count, ESR
- Serum analysis (electrolyte, liver function test, amylase, phosphatase, etc)
- Tumor markers (PSA, hCG, AFP, CEA, CA125, etc)

선암은 흉부 및 복부에 대한 CT, MRI 등 영상검사가 필요하며 위장관에 대한 내시경검사 및 조직검사를 시행한다. 종양표지자로서 PSA, thyroglobulin, β-hCG, AFP, CEA 등이 도움이 되며, 그 외 증상이 없는 다른 장기에 대한 검사들을 병행할 수 있으나 원발암 국소화에는 특이적이지 않은 경우가 대부분이다.

3. 양전자단층촬영술

FDG PET은 임상에 이용되기 시작한 초기부터 원인미상암의 원발병소를 찾는데 유용할 것으로 생각하였다. FDG가 비록 종양세포에서 특이적이지 않더라도 종양세포는 대부분 포도당대사가 증가하므로 정상조직과 비교하여 높은 대조도로 종양에 섭취된다. 그리고 PET은 전신을 한 번에 검사할 수 있으므로 FDG PET이 전이병소 및 원발병소를 비침습적으로 영상화하여 다양한 원인미상암의 원발암을 찾는 데 유리하기 때문이다. 문헌보고에 따르면 기존 진단법으로 원발병소를 찾을 수 없었던 원인미상암 가운데 약 40%에서 FDG PET으로 원발병소를 찾을 수 있었다(그림 4-19-1, 2). 또한 FDG PET으로 원발병소를 찾을 수 없었던 경우, 대다수에서 추적관찰 기간에도 원발병소를 찾을 수 없었다. 이로 미루어보아 FDG PET이 원

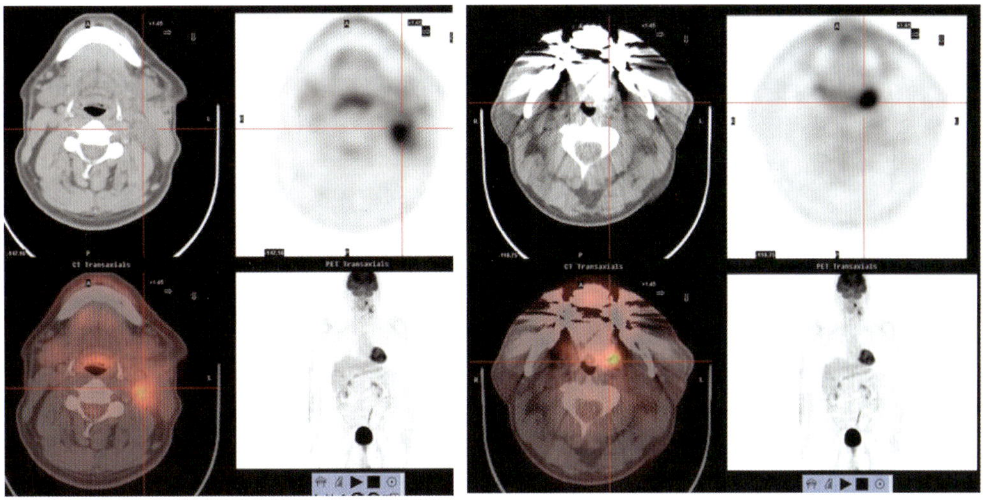

그림 4-19-1. 좌측 경부림프절 종괴에서 편평세포암을 진단한 환자이다. FDG PET/CT에서 경부림프절과 동측 편도에서 대사가 항진된 병소가 관찰되고 편도적출술 후 편도암을 확인하였다.

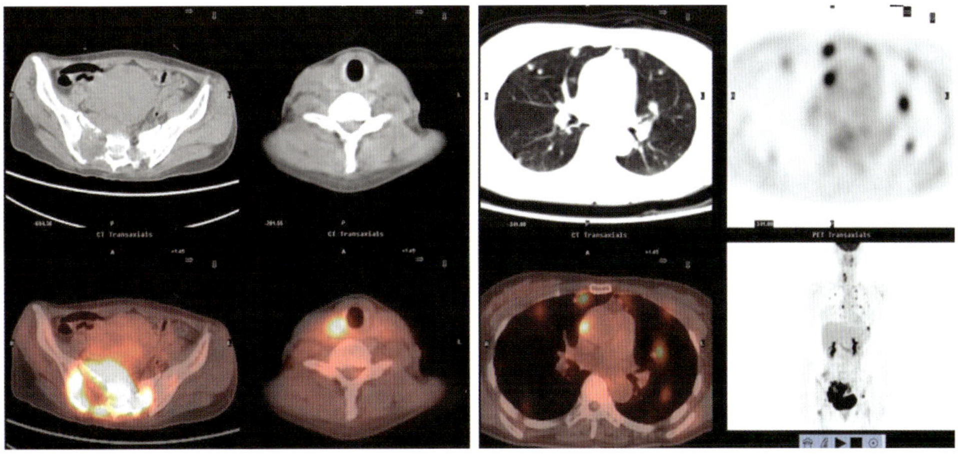

그림 4-19-2. 골반통을 원인으로 검사를 시행하여 뼈전이를 발견한 환자이다. FDG PET/CT에서 다발성 폐전이병소가 관찰되며 우측 갑상선에서 대사가 항진된 병소를 관찰하였다. 뼈와 갑상선에서 시행한 조직검사에서 역형성갑상선암을 확진하였다.

발병소를 찾는 데 단일 검사로서 진단능이 높다는 점을 짐작할 수 있다.

Kwee 등이 원인미상암에서 원발병소를 찾기 위해 시행한 FDG PET/CT의 진단능을 메타분석을 통해 체계적으로 분석하였다. 이 연구에서 FDG PET/CT는 전체적으로 37%에서 원발암을 찾을 수 있었고, 예민도와 특이도는 각각 84% 정도였다(표 4-19-2). 여기서 FDG PET/CT가 가장 많이 찾은 원발암은 폐암(33%), 인후암(16%), 췌장암(5%) 등이었다. FDG PET/CT에서 위양성으로 나타난 부위는 폐와 인후였으며(각각 15%) 주로 생리적 섭취가 높거나 감쇠보정으로 인한 오류가 원인이었다. 그리고 위음성은 유방암이 27%로 가장 흔하였는데, 이는 종양이 작거나 (1 cm 미만), 악성도가 낮거나 천천히 자라는 종양으로 FDG 섭취가 낮아서 간과되었기 때문이었다.

Seve 등도 다른 메타분석 연구에서 비슷한 결과를 보고하였는데, FDG PET이 약 41%에서 원발병소를 찾았고, CT에서 발견되지 않은 원발암을 약 17%에서

표 4-19-2. 원인미상암에서 원발암을 찾는 FDG PET/CT 진단능 비교

Study and year	Primary tumor detection rate(%)	Sensitivity (%)		Specificity (%)	
		Value	95% CI	Value	95% CI
Fencl et al., 2007	22	55	38~70	75	62~85
Nassenstein et al., 2007	28	100	74~100	85	69~94
Fleming et al., 2007	73	94	73~99	100	61~100
Bruna et al., 2007	38	93	70~99	77	57~90
Wartski et al., 2007	34	93	69~99	73	48~89
Ambrosini et al., 2006	53	100	84~100	95	76~99
Fakhry et al., 2006	32	70	40~89	75	47~91
Pelosi et al., 2006	35	83	66~93	87	73~94
Nanni et al., 2005	57	100	76~100	89	57~98
Freudenberg et al., 2005	57	86	60~96	100	65~100
Gutzeit et al., 2005	33	88	66~97	89	73~96
Pooled estimate*	37	84	78~88	84	78~89

* Adopted by Kwee et al. in Eur Radiol 2009

더 많이 찾을 수 있었다. 따라서 원발병소를 찾아서 원발암에 특이적인 치료를 하거나 전이병소를 더 많이 찾게 되어 약 34%에서 FDG PET 시행 후 치료방침이 변하였다. 그러나 원발병소를 찾았다 하더라도 원인미상암 환자의 예후에는 큰 차이가 없었다는 보고도 있다.

FDG PET이 원인미상암의 원발병소를 찾는 데 다른 검사법에 비하여 예민도, 특이도가 높기는 하지만 전체적으로 원발병소를 발견하는 비율은 약 40%정도로 비교적 낮은 편이다. 원발암에 대한 발견율이 낮은 것에 대해서 몇 가지 원인을 고려할 수 있다. 첫째, 생물학적 양상이 원발병소와 전이병소에서 다를 수 있다. 이 경우 전이병소는 대사능이 원발병소에 비해 더 높아서 전이병소만 발견될 수 있다. 둘째, 원발병소가 작거나 주변 정상조직과 구분하기 어려운 경우이거나 셋째, 전이병소가 발생한 후 원발병소가 여러 종양환경 요인으로 인해 사라져 버린 경우에는 원발병소를 찾을 수 없을 것이다.

4. 결론

FDG PET은 단회 검사로도 원발병소 발견율이 비교적 높은 비침습적 검사법으로 원인미상암을 진단하는 데 매우 중요하다. FDG PET은 원인미상암 중 약 37%에서 원발병소를 찾을 수 있으며, 그 외에도 예상하지 못했던 전이병소를 더 찾을 수 있어 적절한 치료 방침을 조기에 결정하는 데 유용하다. 따라서 Fleming과 Johansen 등은 원인미상암을 진단할 때 FDG PET을 해부학적 영상법보다 조기에 시행하여 진단 효율을 높이는 것을 제안하기도 하였다(그림 4-19-3). 하지만 아직까지 FDG PET은 비용이 많이 드는 검사법으로 이용이 제한적일 수밖에 없으며, 원인미상암에 있어서 치료방침의 조기 결정이 환자의 생존능을 향상

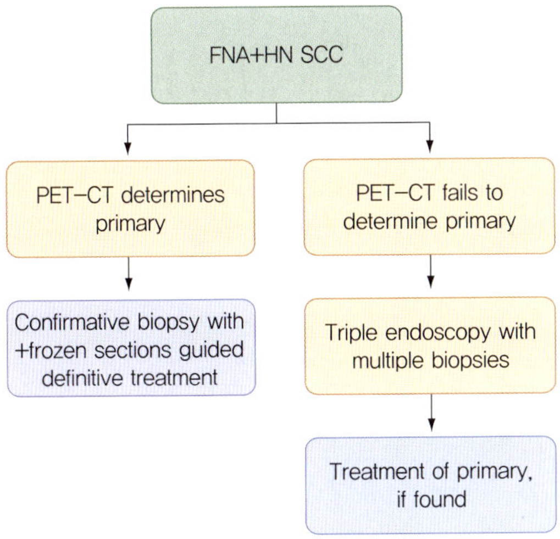

그림 4–19–3. 두경부 림프절에서 발견된 원인미상암에 대한 FDG PET의 진단적 역할. Courtesy by Fleming and Johansen (Curr Opin Otolaryngol Head Neck Surg 2008)

시킨다는 증거가 부족하다. 따라서 향후 비용-효과 분석 등을 통하여 원인미상암에 대한 FDG PET의 역할을 정립하여야 할 것이다.

5. 참고문헌

1. Abbruzzese JL, Abbruzzese MC, Hess KR, Raber MN, Lenzi R, Frost P. Unknown primary carcinoma: natural history and prognostic factors in 657 consecutive patients. *J Clin Oncol* 1994;12:1272-80.
2. Abbruzzese JL, Abbruzzese MC, Lenzi R, Hess KR, Raber MN. Analysis of a diagnostic strategy for patients with suspected tumors of unknown origin. *J Clin Oncol* 1995;13:2094-103.
3. Altman E, Cadmann E. An analysis of 1539 patients with cancer of unknown primary site. *Cancer* 1986; 57:120-4.
4. Ambrosini V, Nanni C, Rubello D, Moretti A, Battista G, Castellucci P, et al. ^{18}F-FDG PET/CT in the assessment of carcinoma of unknown primary origin. *Radiol Med* 2006;111:1146-55.
5. Bohuslavizki KH, Klutmann S, Kroger S, Sonnemann U, Buchert R, Werner JA, et al. FDG PET detection of unknown primary tumors. *J Nucl Med* 2000;41:816-22.
6. Branstetter BF, Blodgett TM, Zimmer LA, Snyderman CH, Johnson JT, Raman S, et al. Head and neck malignancy: Is PET/CT more accurate than PET or CT alone? *Radiology* 2005;235:580-6.
7. Bruna C, Journo A, Netter F, Kaminskyb MC, Dolivetc G, Oliviera P, et al. On the interest of PET with 18FFDG in the management of cancer of unknown primary (CUP). *Med Nucl* 2007;31:242-9.
8. Daugaard G. Unknown primary tumours. *Cancer Treatment Rev* 1994;20:119-47.
9. Delgado-Bolton RC, Fernandez-Perez C, Gonzalez-Mate A, Carreras JL. Meta-analysis of the performance of ^{18}F-FDG PET in primary tumor detection in unknown primary tumors. *J Nucl Med* 2003;44:1301-14.
10. Dong M, Zhao K, Lin X, Zhao J, Ruan LX, Liu ZF. Role of fluorodeoxyglucose-PET versus fluorodeoyglucose PET/computed tomography in detection of unknown primary tumor: a meta-analysis of the literature. *Nucl Med Commun* 2008;29:791-802.
11. Endo K, Oriuchi N, Higuchi T, Iida Y, Hanaoka H, Miyakubo M, et al. PET and PET/CT using ^{18}F-FDG in the diagnosis and management of cancer patients. *Int J Clin Oncol* 2006;11:286-96.
12. Fakhry N, Barberet M, Lussato D, Cammilleri S, Mundler O, Giovanni A, et al. Role of [^{18}F]-FDG PET/CT in the management of the head and neck cancers. *Bull Cancer* 2006;93:1017-25.
13. Fencl P, Belohlavek O, Skopalova M, Jaruskova M, Kantorova I, Simonova K. Prognostic and diagnostic accuracy of [^{18}F]FDG-PET/CT in 190 patients with carcinoma of unknown primary. *Eur J Nucl Med Mol Imaging* 2007:34:1783-92.
14. Fleming AJ, Johansen ME. The clinician's expectations from the use of positron emission tomography/computed tomography scanning in untreated and treated head and neck cancer patients. *Curr Opin Otolaryngol Head Neck Surg* 2008;16:127-34.
15. Fleming AJ, Smith SP, Paul CM, all NC, Daly BT, Agrawal A, et al. Impact of [^{18}F]-2-fluorodeoxyglucose-positron emission tomography/computed tomography on previously untreated head and neck cancer patients. *Laryngoscope* 2007;117:1173-9.

16. Freudenberg LS, Fischer M, Antoch G, Jentzen W, Gutzeit A, Rosenbaum SJ, et al. Dual modality of ^{18}F-fluorodeoxyglucose positron emission tomography/computed tomography in patients with cervical carcinoma of unknown primary. *Med Princ Pract* 2005;14:155-60.
17. Gutzeit A, Antoch G, Kühl H, egelhof T, Fisher M, Hauth E, et al. Unknown primary tumors: detection with dual-modality PET/CT-initial experience. *Radiology* 2005;234:227-34.
18. Hainsworth JD, Wright EP, Johnson DH, Davis BW, greco FA. Poorly differentiated carcinoma of unknown primary site: clinical usefulness of immunoperoxidase staining. *J Clin Oncol* 1991;9:1931-8.
19. Kole AC, Nieweg OE, Pruim J, Hoekstra HJ, Koops HS, Roodenburg JL, et al. Detection of known occult primary tumors using position emission tomography. *Cancer* 1998;82:1160-6.
20. Kwee TC, Kwee RM. Combined FDG-PET/CT for the detection of unknown primary tumors: systemic review and meta-analysis. *Eur Radiol* 2009;19:731-44.
21. Lefebvre JL, Coche-Dequent B, Ton Van J, Buisset E, Adenis A. Cervical lymph nodes from unknown primary tumors in 190 patients. *Am J Surg* 1990; 160:443-6.
22. Leinard RJ, Nystrom JS. Diagnostic evaluation of patients with carcinoma of unknown primary tumor site. *Semin Oncol* 1993; 20:244-50.
23. Leonard RJ, Nystrom JS. Diagnostic evaluation of patients with carcinoma of unknown primary site. *Semin Oncol* 1993;20:244-50.
24. Nanni C, Rubello D, Castellucci P, Farsad M, Franchi R, Toso S, et al. Role of ^{18}F-FDG PET/CT imaging for the detection of an unknown primary tumor: preliminary results in 21 patients. *Eur J Nucl Med Mol Imaging* 2005;32:589-92.
25. Nassenstein K, Veit-Haibach P, Stergar H, Gutzeit A, Freudengerg L, Kuehl H, et al. Cervical lymph node metastases of unknown origin: primary tumor detection with whole-body positron emission tomography/computed tomography. *Acta Radiol* 2007;23:1-8.
26. Pavlidis N. Forty years experience of treating cancer of unknown primary. *Acta Oncol* 2007;46:592-601.
27. Pelosi E, Pennone M, Deandreis D, Douroukas A, Mancini M, Bisi G. Role of whole body positron emission tomography/computed tomography scan with 18F-fluorodeoxyglucose in patients with biopsy proven tumor metastases from unknown primary site. *Q J Nucl Med Mol Imaging* 2006;50:15-22.
28. Raber MN, Faintuch J, Abbruzzese JL, Sumrall C, Frost P. Continuous infusion of 5-fluorouracil, etoposide,and cisplatin in patients with metastatic carcinoma of unknown primary origin. *Ann Oncol* 1991;2:519-20.
29. Rege S, Maass A, Chaiken L, Hoh CK, Choi Y, Lufkin R, et al. Use of positron emission tomography with fluorodeoxyglucose in patients with extracranial head and neck cancers. *Cancer* 1994; 73:3047-58.
30. Scheidhauer K, Avril N, Bonkowsky VM. Carcinoma of unknown primary. In: Wieler HJ, Coleman RE, eds. PET in clinical oncology. Springer. Heidelberg; 2000. p. 169-76.
31. Seve P, Billotey C, Broussolle C, Dumontet C, Mackey JR. The role of 2-deoxy-2-[F-18]fluoro-D-glucose positron emission tomography in disseminated carcinoma of unknown primary site. *Cancer* 2007; 106:292-9.
32. Smith PE, Krements ET, Chapman W. Metastatic cancer without a detectable primary site. *Am J Surg* 1967;113:633-7.
33. Syed R, Bomanji JB, Nagabhushan N, Hughes S, Kayani I, Groves A, et al. Impact of combined ^{18}F-FDG PET/CT in head and neck tumors. *Br J Cancer* 2005; 92:1046-50.
34. Wartski M, Le Stanc E, Gontier E, Vilain D, Banal A, Tainturier C, et al. In search of an unknown primary tumor presenting with cervical metastases: performance of hybrid FDG-PET/CT. *Nucl Med Commun* 2007;28:365-71.

Chapter 20

감염 PET

김범산

초록

현재 FDG PET은 점차 감염성 및 염증성 질환의 진단 및 치료 평가에서 사용이 증가하고 있다. 기존의 핵의학 및 영상의학 검사와 달리 FDG PET은 항생제 사용 등과 같은 전 처치 또는 형태학적 변화와 관계없이 감염 및 염증상태를 직접 평가할 수 있으며, 인공 삽입물로 인한 인공물 현상이 없어서 더욱 정확하게 진단할 수 있다. FDG PET을 유용하게 사용하는 대표적인 감염성 및 염증성 질환으로는 만성골수염, 합병증을 동반한 당뇨병성 족부병변, 동통을 동반한 하지 인공관절, 불명열, 후천성면역결핍질환과 혈관 또는 혈관이식편의 감염 등이 있다. 최근에는 해부학적 정보를 제공하는 FDG PET/CT를 이용한 다양한 감염성 및 염증성 질환의 연구가 시행되고 있으며, 이를 통하여 더욱 정확한 진단 및 치료평가가 이루어질 것으로 기대된다.

1. 서론

현재 FDG PET은 악성 종양을 진단하고 치료 및 재발을 평가할 뿐만 아니라, 여러 양성질환에서 진단 및 치료 평가 목적으로 사용하며 그 적용범위가 다양화되고 있다. 대표적인 양성질환으로는 감염성 및 염증성 질환이 있으며 종양과 감별 진단할 때 문제가 될 수 있다. 이는 감염 부위에 모여든 백혈구와 대식세포의 표면에 1형 포도당전달체(glucose transporter; GLUT-1)가 많이 발현되어 FDG 섭취가 증가하기 때문이다. 본 장에서는 FDG PET의 유용성이 알려진 대표적 감염성 및 염증성 질환인 골수염, 합병증을 동반한 당뇨병성 족부병변, 동통을 동반한 하지 인공관절, 불명열, 후천성면역결핍질환과 혈관 및 혈관이식편의 감염에 관하여 논의하겠다.

2. 골수염

골수염은 박테리아, 곰팡이 또는 마이코박테리아가 뼈를 감염시키는 질환으로, 진단 당시 경과에 따라 급성, 아급성, 만성형 등 3가지 단계로 분류한다. 일반적으로 급성골수염 환자는 감염된 뼈 주변에 국소적인 운동제약, 동통 및 압통을 나타내고, 이와 더불어 전신적으로 고열, 피곤, 권태감을 호소하여 임상적 진단이 용이하다. 그러나 아급성 및 만성골수염 환자는 명확한 신체증상이 없으며, 더구나 외상 및 시술로 인하여 구조물이 변형된 경우에는 기존의 핵의학 검사 또는 영상의학 검사를 사용하여 정확하게 진단하기 어렵다. 또한 골수염 진단에서 정확도가 높다고 알려진 백혈구스캔과 골수스캔은 방사성물질을 표지하여야 하고 촬영시간이 길어서 실제로 임상에서 사용하는데 어려움이 많다.

대표적인 영상의학 검사로는 단순방사선촬영, CT, MRI가 있으며 주로 해부학적 변화를 확인한다. 단순방사선촬영으로 연부조직 종창, 관절강 협착이나 확장, 뼈 파괴, 뼈막반응과 같은 골수염의 전형적인 해부학적 소견을 관찰할 수 있다. 그러나 이러한 소견은 뼈 무기질이 30~50% 이상 소실된 후에 나타나므로 감염 후 2~3주 정도 시간이 필요하다. 그러므로 지연 진단에 따른 문제가 발생하며, 특히 어린이는 성장판 파괴로 인한 뼈성장 장애가 발생할 수 있다. CT는 피질골에 생긴 병변을 명확하게 관찰할 수 있는 장점이 있다. 그러나 해부학적인 형태에 변화가 생긴 후에야 진단이 가능하여 급성골수염의 조기 진단에는 유용성이 떨어진다. 또한 만성골수염은 일반적인 골수염의 해부학적 소견으로 진단하기 어렵다. MRI는 급성골수염 및 주변 연부조직에 생긴 감염을 감별진단할 때 정확도가 높기는 하나, 뼈 및 연부조직을 수술하여 구조적 변화가 생긴 후에는 감염과 반응성 변화인 골수 부종 또는 조영 증강현상과 감별이 어렵다. 그리고 심박동기 또는 폐쇄공포증 환자는 실제로 MRI를 시행할 수 없다. 또한 CT와 MRI는 금속물을 삽입한 부위에서는 인공물 현상이 발생하여 진단적 정확도가 떨어진다.

기존 핵의학 영상검사에는 대표적으로 삼상뼈스캔과 백혈구스캔이 있으며 예민도가 높다. 삼상뼈스캔은 증상이 나타난 후 24시간 내에 골수염을 효과적으로 진단할 수 있어서 임상에서 기존에 선호하던 검사법이다. 그러나 뼈스캔에 사용하는 ^{99m}Tc-MDP가 염증부위에 특이적이지 않고, 외상이나 수술 후 뼈에서도 집적되어 진단 특이도가 떨어지는 문제점이 있다. 백혈구스캔은 뼈스캔과 달리 높은 특이도를 가지고 염증을 진단할 수 있는 장점이 있지만, 만성염증에서는 예민도가 감소하고 항생제 전 처치 후 에는 예민도가 감소하는 문제점이 있다. 실제로 Palestro 등이 시행한 백혈구스캔 연구에서 축성골에서 섭취대조도는 높지 않았으며, 급성골수염에서 예민도는 60%이었으나 만성골수염에서는 21%이었다. 그리고 체내 백혈구 수치가 높지 않은 환자는 백혈구스캔의 시행자체가 불가능하다. 그러므로 인공치환술 또는 수술을 많이 시행한 환자에서 만성골수염을 진단하기 매우 어려우며, 실질적으로는 여러 검사를 동시에 시행하고 있다.

최근 각광받는 FDG PET은 만성골수염에서, 특히 재발하였거나 6주 이상 골수염 증상을 동반하였을 때 활용도가 높으며, 기존 핵의학 검사 및 MRI와 비교하여 예민도 및 특이도가 우수하다. 또한 FDG PET은 백혈구스캔과 달리 축성골에 생긴 병변이나 검사 전 항생제 사용여부와 관계없이 예민도와 정확도가 높다. de Winter 등이 시행한 연구에 따르면 만성골수염에서 FDG PET의 예민도, 특이도, 정확도는 각각 100%, 86%, 93%였다. Chacko 등의 연구에서 FDG PET은 ^{67}Ga 스캔이나 백혈구스캔과 달리 공간해상력이 좋고 대조도가 높아서 연부조직 감염과 골수염을 감별하는데 유용하였다.

그리고 뼈스캔은 뼈 외상부위에서 섭취가 장기간 관찰되지만, FDG PET은 2~3개월 이내에 정상화되므로 골수염 진단에서 거위양성을 줄일 수 있다. 실제로 Koort가 시행한 연구에서 단순골절은 섭취증가가 3주간 나타난 후 6주 이내에 섭취가 정상화되었으나 골수염은 지속적으로 대사가 증가되어 보였다.

Termaat 등이 시행한 골수염 진단법에 대한 메타 분석에 따르면 FDG PET은 백혈구스캔, 뼈스캔, MRI와 비교하여 예민도가 가장 좋고 특이도가 매우 높았다. 실제로 FDG PET의 예민도는 96%로 가장 높았고, 뼈스캔은 82%, 백혈구스캔은 61%, 뼈스캔과 백혈구스캔을 동시에 시행하면 78%, 그리고 MRI는 84%를 보였다. 뼈스캔의 특이도는 25%로 가장 낮았으며, MRI는 60%, 백혈구스캔은 77%, 뼈스캔과 백혈구스캔을 동시에 시행하면 84% 그리고 FDG PET은 91%를 보였다. 최근 FDG PET은 해부학적 영상인 CT 또는 MRI와 영상융합을 하게 되었고, 이를 통하여 더욱 정확하게 병변의 위치를 확인할 수 있다.

3. 합병증을 동반한 당뇨병성 족부병변

당뇨병 환자는 일반인과 다르게 면역력이 떨어져서 감염이 자주 발생하며, 실제 감염 중 5~10%는 족부궤양을 동반한다. 또한 족부궤양 환자 중에서 33%는 장기간 항생제를 투여하거나 수술 치료에도 불구하고 골수염으로 진행한다. 그러므로 당뇨병 환자에서 감염을 조기진단하고 적절히 조기에 치료하는 것은 전체적인 치료기간을 줄이고 족부 절단 등과 같은 후유증을 최소화하여 더욱 나은 삶을 영위해 나가는데 중요하다. 그러나 당뇨병 환자에서 발생한 족부골수염은 감염으로 인한 증상과 소견이 뚜렷하지 않으며, 심부감염은 백혈구 증가도 명확히 관찰되지 않아서 진단이 더욱 어렵다. FDG PET은 MRI와 달리 금속 보형물의 유무에 관계없이 촬영이 가능할 뿐만 아니라, 샤르코신경관절병증과 골수염을 감별할 수 있다. Basu 등의 PET 연구에서 샤르코신경관절병증 병변은 건강한 사람과 달리 전반적으로 미약하게 섭취가 증가되었다. 실제로 샤르코신경관절병증에서 표준화섭취계수 최대값(maximum standardized uptake value; maxSUV)은 0.7-2.4 (mean, 1.3 ± 0.4), 건강한 사람은 0.2~0.7 (mean, 0.42 ± 0.12), 합병증이 없는 당뇨병성 족부병변은 0.2-0.8 (mean, 0.5 ± 0.16), 골수염 환자는 2.9~6.2 (mean, 4.38 ± 0.39)로 분산검사(variance test)를 이용한 단일요인분석 (unifactorial analysis)에서 유의한 차이를 보였다($p < 0.01$). 그러나 건강한 사람과 합병증이 없는 당뇨병 환자의 족부 병변에서는 차이가 없었다($p > 0.05$). 샤르코신경관절병증 환자에서 FDG PET의 예민도와 정확도는 100%와 93.8%이었고, MRI는 각각 76.9%와 75%이었다. 그리고 Hopfner 등의 연구에서 FDG PET의 예민도는 95%였다.

FDG PET 검사 중에 감염성 환자는 대부분 적정한 혈당을 유지하기 어렵다. 그리고 악성 질환 환자를 연구한 결과 고혈당증은 FDG PET의 예민도를 감소시킨다고 보고하고 있다. 하지만 족부골수염 환자에서 고혈당증은 FDG PET의 정확도에 영향을 크게 미치지 않으며, 이는 동물실험에서 뒷받침하고 있다. 그러므로 혈당이 250 mg/dl 이하인 족부골수염 의심 환자에서 FDG PET 촬영은 크게 문제가 되지 않을 것이다.

4. 통증을 동반한 하지 인공관절

현재 인공관절치환수술이 증가함에 따라 이와 동반된 감염이 점차 증가하고 있으며, 최초로 인공관절 수술을 시행한 고관절과 슬관절에서는 각각 약 1%와 2%, 재치환술을 시행한 경우에는 약 3%와 5%에서 감염을 보고하였다. 수술을 시행한 환자 중에서 10%는 수술주변부에서 통증을 호소하였으며, 이중에서 1%는 감염이 원인이나 나머지는 단순히 치환물의 헐거움이 원인으로 알려져 있다. 치환물이 헐거워진 인공관절은 항생제 전처치 없이 재치환술을 시행하지만 감염이 동반된 경우 수술 전에 적극적인 항생제 치료가 추가적으로 필요하므로, 두 질환을 감별하는 것은 임상적으로 매우 중요하다.

그러나 기존 핵의학 검사는 인공관절 감별에서 정확도가 충분히 높지 않으며, 실제로 Scher 등이 시행한 연구에서 백혈구스캔의 예민도, 특이도, 양성 및 음성 예측도, 정확도는 77%, 86%, 54%, 95%, 84%였다. 한

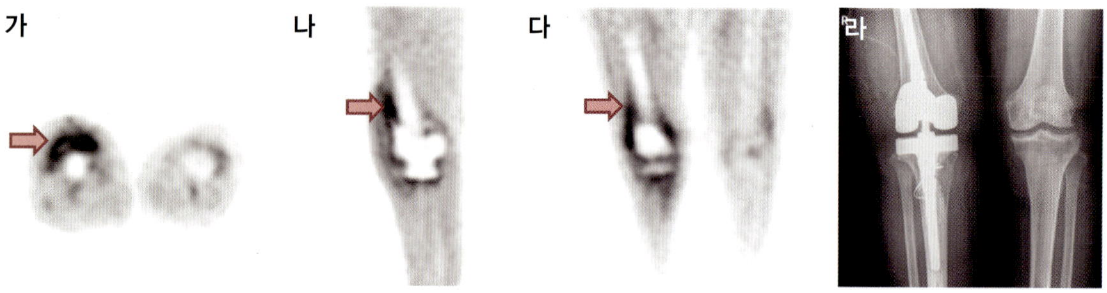

그림 4-20-1. 우측 인공슬관절부위에 지속적으로 통증을 호소하던 64세 여성 환자로 MRSA(Methicillin-resistant *Staphylococcus aureus*)가 감염된 슬관절 몸통 샤프트에서 간극 및 연부조직을 따라 FDG 섭취가 관찰된다.

편 영상의학 검사는 금속 삽입물로 인한 인공물 현상이 발생하여 정확하게 병변을 촬영하기 어렵다. 그러므로 FDG PET은 해상도가 우수하며 인공물 현상이 없어서 통증을 동반한 인공관절 질환의 원인을 감별진단하는 데 각광을 받고 있다(그림 4-20-1).

FDG PET을 이용한 인공관절질환 진단에서는 섭취 정도보다 섭취 부위가 감별기준으로 더 중요하다. Chacko 등의 연구에서 헐거운 인공고관절은 대퇴골골두 및 경부에 높은 FDG 섭취를 보이며, 감염된 인공고관절은 뼈몸통과 인공관절 치환물 간극을 따라 중등도로 섭취가 증가한다. Zhuang 등의 연구에서도 합병증이 없는 정상적 인공고관절은 대퇴골골두 및 경부 주변부위에서 FDG 섭취가 수년간 관찰되었다. 인공고관절 감염에서 FDG PET의 예민도, 특이도, 정확도는 각각 90%, 89.3%, 89.5%였으나, 인공슬관절 주변부 감염 진단에서는 90.9%, 72.0%, 77.8%로 보고하였다. 그러므로 FDG PET은 인공고관절에서 감별능력이 우수하나 인공슬관절에서는 정확도가 떨어지며, 이는 아마도 인공관절로 인한 비특이적인 섭취에 관하여 아직까지 정보가 불충분하기 때문이다. 또한 Stumpe 등의 연구에서 FDG PET은 인공고관절에서 예민도와 정확도가 낮았다. 이는 인공관절의 감염을 진단할 수 있는 명확한 기준이 아직까지 확립되지 않았기 때문이다. 그러므로 인공관절의 몸통부위에서 인공관절과 뼈 사이를 따라 FDG 섭취가 전반적으로 증가하였을 때는 감염을 의심해야 하며, 향후에 더 많은 연구를 통하여 인공 관절의 감염을 명확히 감별할 수 있는 통일된 진단 기준을 재정립하여야겠다.

5. 연부조직 감염

1) 불명열

고전적으로 불명열은 발열이 38.3도 이상으로 매일 혹은 간헐적으로 3주 이상 지속되며, 1주일간 입원하여 검사하여도 그 원인을 찾지 못하는 경우를 뜻한다. 최근에는 면역결핍질환을 배제하여야 하고, 3일 이상 입원하여 검사하거나 또는 3회 이상 외래를 방문하여 진료하여도 그 원인을 찾지 못할 때로 병원 입원에 관한 규정이 일부 변경되었다. 대표적으로 감염, 악성종양, 교원성혈관질환, 자가면역질환 등이 불명열을 일으키는 대표적인 원인이다.

불명열을 진단하기 위해 시행하는 기존 핵의학 검사로는 백혈구스캔, ^{67}Ga 스캔이 있다. 일반적으로 ^{67}Ga 스캔은 불명열 중에서도 악성종양, 염증성질환, 육아종성 질환을 감별할 수 있으며, 백혈구스캔은 감염성 질환에서 유용하다. 비록 핵의학 영상검사는 CT 또는 초음파 등 영상의학 검사보다 불명열을 더 우수하게 감별한다고 알려져 있으나, 진단성능이 매우 뛰어나지는 않는 문제점이 있었다. 이에 비해 최근에 각광받는 FDG PET은 기존 핵의학 영상검사보다 우수하여, 불명열의 3대 주원인인 감염, 악성종양, 염증성 질환에서 비특이적으로 섭취된다. 실제 Blockmans 등의 연구에 따르면 ^{67}Ga 스캔은 25%에서 추가적인 도움을 주었으나, FDG PET은 35%에서 추가적으로 유용하였다. 그리고 Meller 등의 연구에서 FDG PET의 예민도와 특이도는 81%와 86%로 ^{67}Ga 스캔(예민도 67%/특이도 78%)보다 우수하였다. Bleeker-Rovers 등의 연구에서 FDG PET은 37%에서 추가적인 도움을 주었고, 예민도 93%, 특이도 90%, 양성예측도 87%, 음성예측도 95%였다. 또한 Stumpe 등은 FDG PET이 예민도 98%, 특이도 75%, 정확도가 91%라고 보고하였다. FDG PET은 불명열의 원인인 감염성 또는 염증성 질환을 영상의학 검사보다 쉽게 찾을 수 있으며, 이미 발견한 병변의 활성화 여부를 추가적으로 확인할 수 있다(그림 4-20-2).

최근에는 해부학적 정보를 추가로 이용하는 FDG PET/CT를 사용한 불명열 진단 연구들이 보고되고 있다. Federici 등이 시행한 불명열 연구에서 FDG PET/CT는 50%에서 추가적인 도움을 주었으며, 심지어 흉부와 복부 CT에서도 원인을 찾을 수 없던 환자 중 23%에서 최종 진단을 추가할 수 있었다.

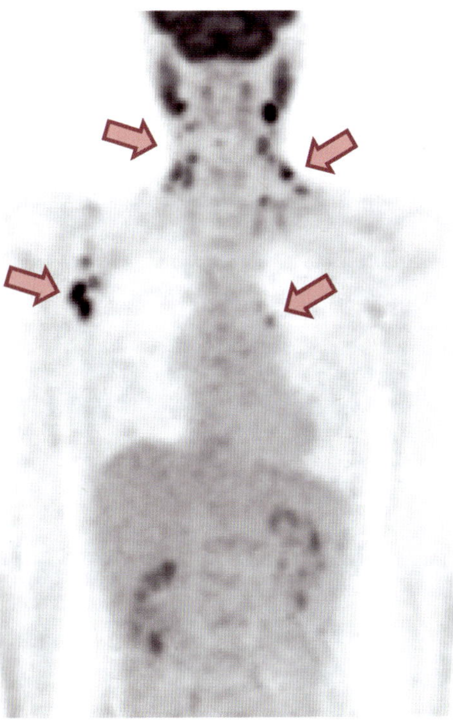

그림 4-20-2. 지속적인 발열 증세 및 경부림프절 종대로 내원하여 기쿠치병을 진단받은 42세의 남성환자로 양측 경부와 종격동 그리고 액와부에서 섭취가 증가된 림프절이 관찰된다.

2) 후천성면역결핍질환

후천성면역결핍바이러스에 감염되면 면역기능이 점차 떨어져 기회감염성질환에 쉽게 걸리며, FDG PET은 기회감염성질환을 감별진단하는 데 유용하다. 후천성면역결핍질환 환자에서 발생하는 대표적인 기회감염으로는 톡소플라스마증이 있으며 주요 호발부위는 중추신경계이다. 또한 중추신경계는 후천성면역결핍질환 환자에서 악성림프종이 흔히 발병하는 호발장소이므로, 올바른 치료를 위하여 두 질환을 감별하는 것은 매우 중요하다. Heald 등의 논문에서 중추신경계 악성림프종은 감염성질환보다 유의하게 FDG 섭취정도가 높았으며, O'Doherty 등의 연구에서 FDG PET는 예민도가 92%였고 특이도는 94%였다.

3)혈관 및 혈관 이식편 감염

FDG PET은 혈관 및 혈관이식편에 발생한 감염을 매우 유용하게 진단하며, 심지어 CT에서 위음성으로 진단된 경우에도 정확하게 진단하는 것으로 알려져 있다(그림 4-20-3, 4). Fukuchi 등은 대동맥 혈관이식편에 전반적으로 섭취가 증가하는 소견을 기준으로 감염을 진단하였고, 이에 따른 FDG PET의 예민도는 91%로 CT(예민도 64%)보다 우수하였다. 비록 FDG PET의 특이도는 64%로 CT(특이도 86%)보다 좋지 않았으나, 국소적인 섭취증가를 기준으로 진단하면 특이도는 95%이상으로 높아졌다. 최근에 Keidar 등은 FDG PET/CT를 사용한 연구에 따르면 예민도, 특이도, 양성예측도, 음성예측도가 각각 93%, 91%, 88%, 96%로 FDG PET보다 결과가 좋았다.

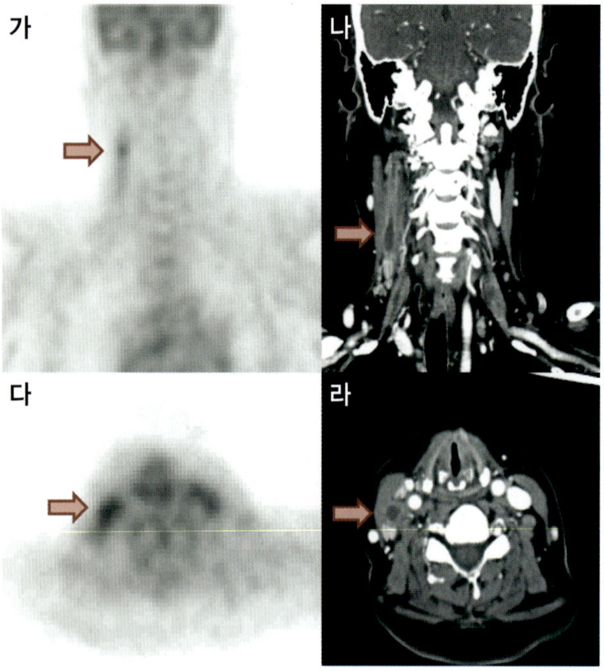

그림 4-20-3. 혈전성정맥염을 진단받은 63세 여성환자의 PET 및 CT 영상이다. 가,다) PET에서 우측 내경정맥을 따라 FDG 대사가 증가되어 있으며, 나, 라) CT에서는 저음영으로 관찰되는 혈전이 있으며 근위부 및 원위부의 혈관벽을 따라 조영증가가 보인다.

6. 감염 치료평가에서 PET의 유용성

감염환자에서 치료상태를 평가하는 것은 항생제를 지속적으로 사용할 지 여부를 정하고 완치를 확인하기 위하여 중요하다. 이를 위해 FDG PET의 활용이 증가하고 있다(그림 4-20-5). 뼈스캔은 골수염 주변의 정상 골수 및 조직에서 일어나는 반응성 골형성반응을 평가하여 간접적으로 치료상태를 확인할 수 있었다. 그러나 뼈스캔에서는 성공적으로 치료가 완결된 후에도 일정 기간 섭취증가가 지속적으로 관찰되어 진단율이 떨어지는 단점이 있었다. 이에 비해 FDG PET은 치료상태를 직접 판정할 수 있으며, 또한 감염부위에서 50% 이상 섭취가 감소되는 지 여부를 기준으로 항생제의 치료효과를 평가할 수 있다. 실제로 Hakim 등의 연구에 따르면, 뼈스캔은 특이도가 6.6%였으나 FDG PET은 특이도가 80%이상이었다. 한편

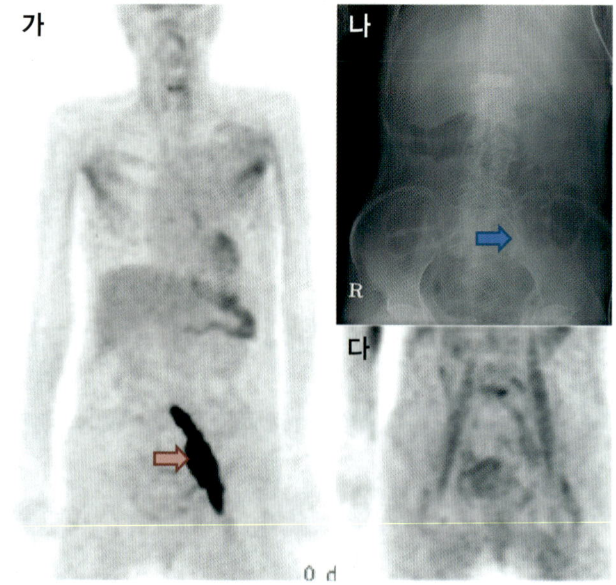

그림 4-20-4. 칸디다혈증을 가진 66세의 여성 환자로 가, 나) 좌측 대퇴정맥 카테터 주변으로 FDG 대사 증가가 관찰되고 있다. 다) 카테터 제거 및 항진균제 치료 후에 촬영한 PET영상이며, 좌측 대퇴정맥부위에서 FDG 섭취가 더 이상 보이지 않는다.

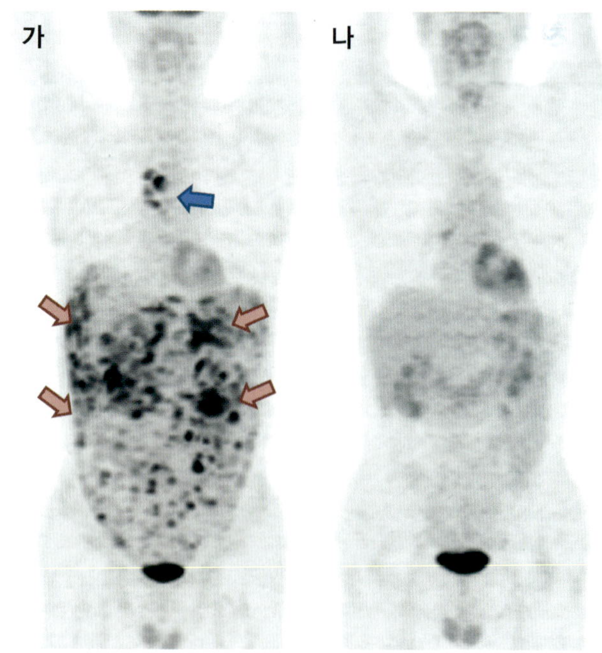

그림 4-20-5. 결핵복막염을 진단받은 63세 남성 환자로 가) 치료 전 PET 영상에서 간 주변 및 복강 내 결절성 혹은 선상의 다발성 대사 증가가 산재되어 있고 종격동 내에는 섭취가 증가된 림프절이 관찰된다. 나) 결핵치료 후의 PET 영상이며 복강내의 다발성 병변 및 종격동의 림프절 섭취 소견이 사라졌다.

감염성 간낭종이나 폐농양에서 완치 후에 FDG 섭취가 정상화되었다는 증례보고도 있다.

7. 결론

현재 FDG PET은 감염성질환의 진단과 치료 평가에서 유용하다고 알려져 있으며, 실제 적용이 가능한 질환의 종류가 지속적으로 증가하고 있다. 대표적으로 만성골수염, 당뇨병성 족부병변, 불명열, 통증을 동반한 인공관절치환술과 혈관 및 혈관이식편 감염 등이 있다. 최근에는 해부학적 정보를 추가로 제공하는 FDG PET/CT을 임상에서 활발히 사용하여 더욱 정확하게 병변을 확인할 수 있다. 향후 감염성질환의 진단 및 치료효과 판정을 위해 임상에서 FDG PET을 더욱 유용하게 사용할 수 있기를 기대한다.

8. 참고문헌

1. Alnafisi N, Yun M, Alavi A. F-18 FDG positron emission tomography to differentiate diabetic osteoarthropathy from septic arthritis. *Clin Nucl Med* 2001;26:638-9.
2. Basu S, Chryssikos T, Houseni M, Scot Malay D, Shah J, Zhuang H, et al. Potential role of FDG PET in the setting of diabetic neuro-osteoarthropathy: can it differentiate uncomplicated Charcot's neuroarthropathy from osteomyelitis and soft-tissue infection? *Nucl Med Commun* 2007;28:465-72.
3. Basu S, Chryssikos T, Moghadam-Kia S, Zhuang H, Torigian DA, Alavi A. Positron emission tomography as a diagnostic tool in infection: present role and future possibilities. *Semin Nucl Med* 2009;39:36-51.
4. Biggar RJ, Chaturvedi AK, Goedert JJ, Engels EA. AIDS-related cancer and severity of immunosuppression in persons with AIDS. *J Natl Cancer Inst* 2007;99:962-72.
5. Bleeker-Rovers CP, de Kleijn EM, Corstens FH, van der Meer JW, Oyen WJ. Clinical value of FDG PET in patients with fever of unknown origin and patients suspected of focal infection or inflammation. *Eur J Nucl Med Mol. Imaging* 2004;31:29-37.
6. Blockmans D, Knockaert D, Maes A, De Caestecker J, Stroobants S, Bobbaers H, et al. Clinical value of [(18)F]fluoro-deoxyglucose positron emission tomography for patients with fever of unknown origin. *Clin Infect Dis* 2001;32:191-6.
7. Chacko TK, Zhuang H, Nakhoda KZ, Moussavian B, Alavi A. Applications of fluorodeoxyglucose positron emission tomography in the diagnosis of infection. *Nucl Med Commun* 2003;24:615-24.
8. Chacko TK, Zhuang H, Stevenson K, Moussavian B, Alavi A. The importance of the location of fluorodeoxyglucose uptake in periprosthetic infection in painful hip prostheses. *Nucl Med Commun* 2002;23:851-5.
9. de Winter F, van de Wiele C, Vogelaers D, de Smet K, Verdonk R, Dierckx RA. Fluorine-18 fluorodeoxyglucose-position emission tomography: a highly accurate imaging modality for the diagnosis of chronic musculoskeletal infections. *J Bone Joint Surg Am* 2001;83-A:651-60.
10. Federici L, Blondet C, Imperiale A, Sibilia J, Pasquali JL, Pflumio F, et al. Value of (18)F-FDG-PET/CT in patients with fever of unknown origin and unexplained prolonged inflammatory syndrome: a single centre analysis experience. *Int J Clin Pract* 2010;64:55-60.
11. Fukuchi K, Ishida Y, Higashi M, Tsunekawa T, Ogino H, Minatoya K, et al. Detection of aortic graft infection by fluorodeoxyglucose positron emission tomography: comparison with computed tomographic findings. *J Vasc Surg* 2005;42:919-25.
12. Gungor T, Engel-Bicik I, Eich G, Willi UV, Nadal D, Hossle JP, et al. Diagnostic and therapeutic impact of whole body positron emission tomography using fluorine-18-fluoro-2-deoxy-D-glucose in children with chronic granulomatous disease. *Arch Dis Child* 2001;85:341-5.
13. Heald AE, Hoffman JM, Bartlett JA, Waskin HA. Differentiation of central nervous system lesions in AIDS patients using positron emission tomography (PET). *Int J STD AIDS* 1996;7:337-46.
14. Hoffman JM, Coleman RE. Differentiating cerebral

lymphoma from nonmalignant central nervous system lesions in patients with AIDS. *AJNR Am J Neuroradiol.* 995;16:1562-3.

15. Hopfner S, Krolak C, Kessler S, Tiling R. [Preoperative imaging of Charcot neuroarthropathy: Does the additional application of (18)F-FDG-PET make sense?]. *Nuklearmedizin* 2006;45:15-20.
16. Hopfner S, Krolak C, Kessler S, Tiling R, Brinkbaumer K, Hahn K, et al. Preoperative imaging of Charcot neuroarthropathy in diabetic patients: comparison of ring PET, hybrid PET, and magnetic resonance imaging. *Foot Ankle Int* 2004;25:890-5.
17. Kaiser S, Jacobsson H, Hirsch G. Specific or superfluous? Doubtful clinical value of granulocyte scintigraphy in osteomyelitis in children. *J Pediatr Orthop B* 2001;10:109-12.
18. Keidar Z, Engel A, Hoffman A, Israel O, Nitecki S. Prosthetic vascular graft infection: the role of ^{18}F-FDG PET/CT. *J Nucl Med.* 2007;48:1230-6.
19. Keidar Z, Militianu D, Melamed E, Bar-Shalom R, Israel O. The diabetic foot: initial experience with ^{18}F-FDG PET/CT. *J Nucl Med* 2005;46:444-9.
20. Knockaert DC, Mortelmans LA, De Roo MC, Bobbaers HJ. Clinical value of gallium-67 scintigraphy in evaluation of fever of unknown origin. *Clin Infect Dis* 1994;18:601-5.
21. Koort JK, Makinen TJ, Knuuti J, Jalava J, Aro HT. Comparative ^{18}F-FDG PET of experimental Staphylococcus aureus osteomyelitis and normal bone healing. *J Nucl Med.* 2004;45:1406-11.
22. Meller J, Altenvoerde G, Munzel U, Jauho A, Behe M, Gratz S, et al. Fever of unknown origin: prospective comparison of [^{18}F]FDG imaging with a double-head coincidence camera and gallium-67 citrate SPET. *Eur J Nucl Med* 2000;27:1617-25.
23. O'Doherty MJ, Barrington SF, Campbell M, Lowe J, Bradbeer CS. PET scanning and the human immunodeficiency virus-positive patient. *J Nucl Med* 1997;38:1575-83.
24. Palestro CJ, Kim CK, Swyer AJ, Vallabhajosula S, Goldsmith SJ. Radionuclide diagnosis of vertebral osteomyelitis: indium-111-leukocyte and technetium-99m-methylene diphosphonate bone scintigraphy. *J Nucl Med* 1991;32:1861-5.
25. Peters AM. Nuclear medicine imaging in fever of unknown origin. *Q J Nucl Med* 1999;43:61-73.
26. Porter SB, Sande MA. Toxoplasmosis of the central nervous system in the acquired immunodeficiency syndrome. *N Engl J Med* 1992;327:1643-8.
27. Rohde H, Horstkotte MA, Loeper S, Aberle J, Jenicke L, Lampidis R, et al. Recurrent Listeria monocytogenes aortic graft infection: confirmation of relapse by molecular subtyping. *Diagn Microbiol Infect Dis* 2004; 48:63-7.
28. Scher DM, Pak K, Lonner JH, Finkel JE, Zuckerman JD, Di Cesare PE. The predictive value of indium-111 leukocyte scans in the diagnosis of infected total hip, knee, or resection arthroplasties. *J Arthroplasty* 2000;15:295-300.
29. Schinabeck MK, Johnson JL. Osteomyelitis in diabetic foot ulcers. Prompt diagnosis can avert amputation. *Postgrad Med* 2005;118:11-5.
30. Stumpe KD, Dazzi H, Schaffner A, von Schulthess GK. Infection imaging using whole-body FDG-PET. *Eur J Nucl Med* 2000;27:822-32.
31. Stumpe KD, Notzli HP, Zanetti M, Kamel EM, Hany TF, Gorres GW, et al. FDG PET for differentiation of infection and aseptic loosening in total hip replacements: comparison with conventional radiography and three-phase bone scintigraphy. *Radiology* 004;231:333-41.
32. Sugawara Y, Braun DK, Kison PV, Russo JE, Zasadny KR, Wahl RL. Rapid detection of human infections with fluorine-18 fluorodeoxyglucose and positron emission tomography: preliminary results. *Eur J Nucl Med* 1998;25:1238-43.
33. Termaat MF, Raijmakers PG, Scholten HJ, Bakker FC, Patka P, Haarman HJ. The accuracy of diagnostic imaging for the assessment of chronic osteomyelitis: a systematic review and meta-analysis. *J Bone Joint Surg Am* 2005;87:2464-71.
34. Williams DT, Hilton JR, Harding KG. Diagnosing foot infection in diabetes. *Clin Infect Dis* 2004;39 Suppl 2:S83-6.
35. Zhuang H, Chacko TK, Hickeson M, Stevenson K, Feng Q, Ponzo F, et al. Persistent non-specific FDG uptake on PET imaging following hip arthroplasty. *Eur J Nucl Med Mol Imaging* 2002;29:1328-33.

36. Zhuang H, Duarte PS, Pourdehnad M, Maes A, Van Acker F, Shnier D, et al. The promising role of ^{18}F-FDG PET in detecting infected lower limb prosthesis implants. *J Nucl Med* 2001;42:44-8.
37. Zhuang H, Sam JW, Chacko TK, Duarte PS, Hickeson M, Feng Q, et al. Rapid normalization of osseous FDG uptake following traumatic or surgical fractures. *Eur J Nucl Med Mol Imaging* 2003;30:1096-103.
38. Zhuang HM, Cortes-Blanco A, Pourdehnad M, Adam LE, Yamamoto AJ, Martinez-Lazaro R, et al. Do high glucose levels have differential effect on FDG uptake in inflammatory and malignant disorders? *Nucl Med Commun* 2001;22:1123-8.

Chapter 21

FDG 이외 종양 PET

이 원 우
이 종 진
오 소 원

초 록

악성종양에서 FDG PET이 가장 널리 사용되고는 있으나 FDG는 종양특이적인 영상을 제공하지는 않는다. FDG는 염증병소에도 비특이적으로 섭취될 수 있고, FDG를 섭취하지 않는 종양은 PET영상을 이용할 수 없는 문제가 있다. 이에 종양에서 일어나는 각종 생화학기전을 표적으로 하여 새로운 방사성의약품들이 개발되고 있다. 대표적으로 아미노산유도체 ([^{11}C]메티오닌, [^{18}F]FDOPA, [^{18}F]FET), 소마토스타틴수용체 리간드 (^{68}Ga-DOTA-TATE, ^{68}Ga-DOTA-TOC, ^{68}Ga-DOTA-NOC), 신생혈관표적 영상 (^{18}F-galacto-RGD, ^{68}Ga-NOTA-RGD), 핵산 유도체 ([^{18}F]FLT), 저산소증 영상 ([^{18}F]FMISO), 세포막 영상 ([^{11}C]choline, [^{18}F]choline), [^{11}C]아세트산, [^{18}F]NaF 등이다. 이외에도 각종 바이오마커를 표적으로 하는 새로운 PET영상용 방사성의약품들이 개발되었거나 개발 중에 있다. 이들은 기존에 사용되던 ^{11}C, ^{18}F 이외에 ^{68}Ga, ^{124}I, ^{62,64}Cu, ^{89}Zr 등 새로운 양전자방출 동위원소를 적극적으로 응용하고 있다는 특징이 있다. 이 장에서는 이러한 새로운 PET 영상용 방사성의약품들을 그 작용 기전에 따라 분류하고 그 특성과 임상 적용례를 살펴보고자 한다.

1. 아미노산 PET(Amino acid PET)

종양세포에서는 아미노산 전달과정이 정상세포에 비해 항진되어 있다. 방사성동위원소를 표지한 아미노산은 항진된 아미노산 전달과정을 통하여 암세포 내로 섭취가 증가하며 섭취정도는 암세포에서 항진된 단백질합성을 반영한다. 뇌는 정상조직에서 포도당대사가 항진되어 있어서 뇌종양 평가에 FDG PET 이용이 제한적인데, 아미노산은 혈뇌장벽을 잘 통과하므로 뇌종양 영상에 아미노산유도체 방사성의약품을 PET영상에 널리 사용한다.

1) [^{11}C]메티오닌

[^{11}C]메티오닌은 가장 널리 쓰이는 아미노산영상용 방사성의약품으로써 뇌교종의 첫 진단, 치료반응 평가, 재발암과 방사선손상과 감별진단 등에 그 유용성이 밝혀져 있다. [^{11}C]메티오닌은 뇌교종의 범위를 잘 구분하며 특히 저등급뇌교종의 진단과 재발암 발견에

유용하다. FDG섭취가 정상조직보다 떨어지거나 비슷한 정도를 보여서 FDG PET으로 평가가 곤란한 뇌교종 가운데 89%에서 높은 [^{11}C]메티오닌 섭취를 보였다. 뇌교종 이외에도 진행유방암, 두경부암, 폐암, 전립선암 등에서 [^{11}C]메티오닌 PET을 이용한 연구들이 보고되었다.

2) [^{18}F]FET

반감기가 짧은 ^{11}C의 단점을 극복하기 위해 ^{18}F을 표지한 아미노산영상용 방사성의약품들이 개발되었는데, [^{18}F]FET 등이 비교적 PET영상에 적합한 화학적 성질을 갖추고 있다. 이중에서도 [^{18}F]FET은 저등급뇌교종 환자에서 높은 섭취를 보이는 경우 향후 악성뇌교종으로 변형과 진행을 예측하는 예후예측인자로 보고되어서 앞으로 활발한 임상연구가 기대된다.

3) [^{18}F]FDOPA

도파민 전구체인 L-DOPA (L-Dihydroxyphenylalanine)에 ^{18}F를 표지한 [^{18}F]FDOPA는 도파탈탄산효소에 반응하므로 이 효소의 활성이 높은 신경내분비종양(neuroendocrine tumor; NET) 영상에 유용하다(그림 4-21-1). 이러한 신경내분비종양으로는 유암종, 크롬친화세포종, 신경모세포종, 갑상선수질암 등이 있다. NET를 진단하는 예민도는 NET종류에 따라 65~95%에 이르며 특이도는 장기 부위별로 81~100%에 이른다. [^{18}F]FDOPA가 탈탄산화된 형태인 [^{18}F]fluorodopamine ([^{18}F]FDA)도 직접 신경내분비종양 평가를 위하여 사용될 수 있다. 최근 ^{68}Ga을 표지한 소마토스타틴수용체영상용 PET의약품이 발전하여 [^{18}F]FDOPA는 NET 중에서 소마토스타틴수용체발현이 일정하지 않은 크롬친화세포종과 갑상선수질암에서 유용하게 사용될 것으로 보인다(그림 4-21-1). 신경내분비종양 외에도 [^{18}F]FDOPA는 뇌교종에서 섭취가 되는데, FDG와 비교할 때 주변조직 섭취가 낮아서 종양 대 비종양 비율 (tumor/non-tumor ratio)이 FDG보다 우수하며 특히 재발한 저등급뇌암의 진단에 뛰어난 성적을 보인다.

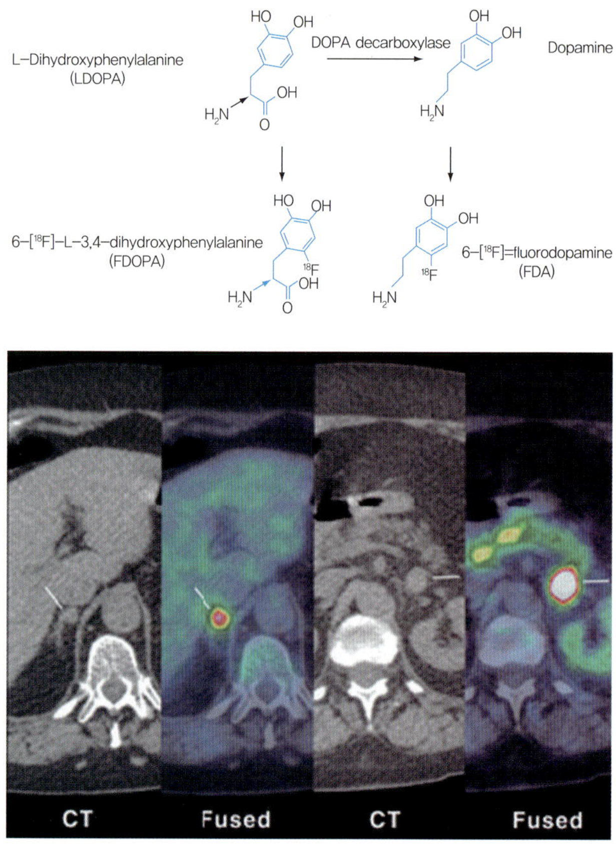

그림 4-21-1. [^{18}F]DOPA와 [^{18}F]FDA, L-DOPA와 [^{18}F]DOPA, 그리고 도파민과 [^{18}F]FDA의 관계(가). 양측성 크롬친화세포종의 [^{18}F]DOPA영상(나). Reprinted with permission of Journal of Nuclear Medicine

2. 펩티드수용체 PET(Peptide receptor PET)

특정 암에서 펩티드수용체가 과발현되는 것이 알려져, 이러한 성질을 이용하여 암 진단 및 치료에 응용하는 연구가 이루어지고 있다. 펩티드에 양전자방출핵종을 표지하기 위해서는 DOTA 등과 같은 킬레이터를 이용하거나 보결그룹이 추가로 필요한 단점이 있다. 그러나 방사화학이 발전하여 이러한 어려움을 극복하면서 FDG의 단점을 극복할 수 있는 유용한 진단용 제제로서, 또한 치료를 동시에 도모할 수 있는 치료제로서 그 이용이 기대된다. 대표적으로 신경내분비종양에 소마토스타틴수용체(somatostatin receptor; sstr)가 과발현되는데, 여기에 특이적으로 결합하는 방사성표지 펩티드를 이용하여 신경내분비종양을 영상화하고 치료할 수 있다. 이러한 치료를 펩티드수용체방사핵종치료(peptide receptor radionuclide therapy; PRRT)라고 한다.

1) 소마토스타틴수용체 PET(Somatostatin receptor PET)

^{111}In을 표지한 옥트레오티드(^{111}In-octreotide)가 감마카메라용 영상으로 대표적이나, 소마토스타틴수용체PET(somatostatin receptor PET)은 기존의 옥트레오티드스캔 영상에 비해 해상도가 뛰어나며 신경내분비종양을 훨씬 예민하게 진단할 수 있다.

소마토스타틴수용체 PET 방사성의약품의 기본 구조는 DOTA를 킬레이터로 이용하여 ^{68}Ga을 PET 영상용 제제로서, 그리고 ^{177}Lu, ^{90}Y 등을 치료용 제제로서 표지하고 이들을 옥트레오티드유도체에 결합하여 만든다. 옥트레오티드는 다양한 유도체가 알려져 있고 이중 대표적인 방사성의약품은 ^{68}Ga-DOTA-TATE, ^{68}Ga-DOTA-TOC, ^{68}Ga-DOTA-NOC 등이다

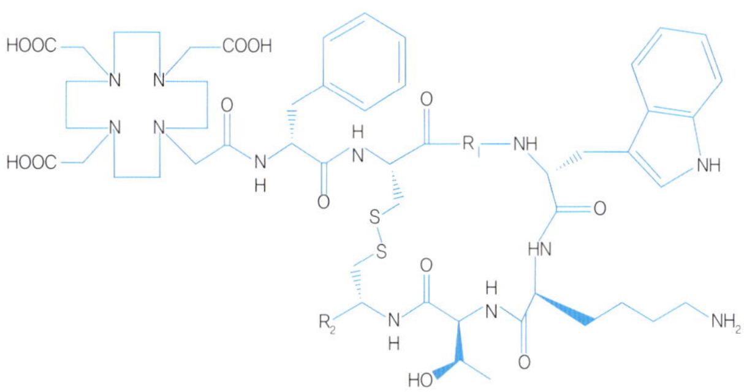

그림 4-21-2. 소마토스타틴수용체 리간드. ^{68}Ga은 DOTA 고리 안에 킬레이션되고 R1과 R2에 따라서 DOTA-TOC [R1=Tyrosine (Tyr), R2=Threonine-OH(Thr-(ol)], DOTA-NOC [R1=Nal-1, R2=Thr(ol)], DOTA-TATE [R1=Tyr, R2=Thr]으로 구분된다.

(그림 4-21-2). NET에 대한 진단성적은 위장간신경내분비종양(gastroenterohepatic neuroendorine tumor; GEP NET) 환자에서 예민도 92~100%, 특이도 83~92% 이다. 이외에 소마토스타틴수용체를 발현하는 수막종에서도 소마토스타틴수용체 PET은 유용하게 사용된다. 치료용 방사성동위원소인 ^{177}Lu, ^{90}Y 등을 DOTA-octreotide유도체에 표지하여 PRRT를 시행하여 NET를 치료하면 약 50%의 환자에서 유의한 반응을 보인다. 특히 PRRT를 다른 항암치료보다 먼저 시행한 환자에서 좀 더 치료성적이 더 높다.

2) 기타 펩티드수용체 PET(Other peptide receptor PET)

소마토스타틴수용체 이외에도 제1형 글루카곤유사펩티드수용체(인슐린종, 크롬친화세포종, 가스트린종), 가스트린분비펩티드수용체(전립선암, 유방암), 제2형 콜레시스토키닌수용체 (갑상선수질암, 소세포폐암, 난소간질종양, 별아교세포종), 표피성장인자수용체(유방암, 방광암, 위암, 비소세포폐암) 등에 특이적으로 결합하는 펩티드를 양전자방출핵종으로 표지하여 영상화하려는 연구들이 계속되고 있다.

3) 신생혈관형성 PET(Angiogenesis PET)

세포접합분자(cell adhesive molecule)인 integrin의 $\alpha_v\beta_3$부위는 신생혈관형성시에 혈관내피세포(endothelial cell)에 과발현되는 것으로 알려져 있으며 이 부위에는 당단백의 RGD(arginine-glycine-aspartic acid) 부분이 결합한다. 이를 이용하여 과발현된 integrin $\alpha_v\beta_3$를 영상화 하기 위해 여러 가지 방사성표지 RGD가 개발되었다. ^{18}F-galacto-RGD, ^{68}Ga-NOTA-RGD 등은 integrin $\alpha_v\beta_3$와 높은 친화도를 보이고 영상화에 적절한 특징을 지녀 실제 임상적용 가능성이 매우 높은 방사성의약품이다 (그림 4-21-3).

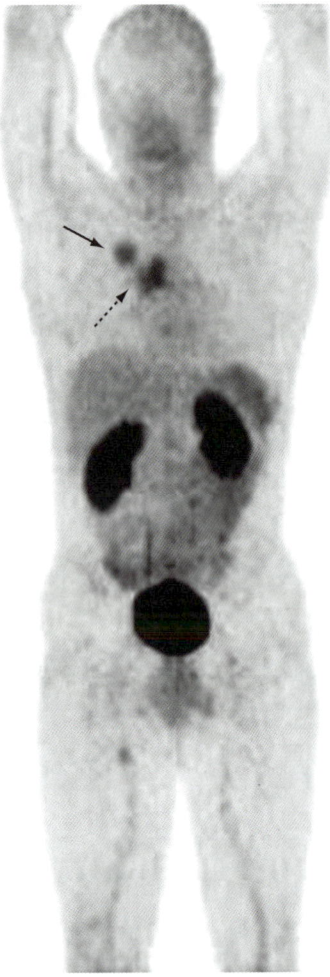

그림 4-21-3. ^{68}Ga-DOTA-RGD를 이용한 신생혈관형성 PET영상. 비소세포폐암 환자의 우상엽에 원발종양부위(실선화살표)와 종격동림프절(점선화살표)에 높은 섭취를 보이고 있음.

3. 항체 PET (Antibody PET)

바이오마커에 대한 항체 혹은 항체유사체(engineered antibody fragment)에 방사성핵종을 표지하여 영상화하는 항체기반 분자영상(antibody based molecular imaging) 또한 최근 각광을 받고 있는 분야이다. 최근 trastzumab (anti-Her2/neu), rituximab (anti-CD20), bevacizumab (anti-VEGF)과 같이 다양한 단클론항체(monoclonal antibody)들이 개발되어 실제 임상에서 환자 치료에 쓰이기 시작하면서 단클론항체를 영상화하여 환자의 진단 및 치료에 이용할 수 있는 면역PET(immunoPET)도 함께 주목 받고 있다.

면역 PET용 방사성핵종은 표지하고자 하는 단클론항체(또는 antibody fragment)의 체내 분포와 약동학적 특성 등을 고려하여 충분히 긴 반감기를 갖고 있어야 한다. 주로 ^{68}Ga(68분), ^{18}F(110분), ^{64}Cu(768분), ^{86}Y(884분), ^{89}Zr(4704분), ^{124}I(6048분) 등이 면역PET용 방사성핵종으로 사용되며 이 중 ^{68}Ga, ^{18}F을 제외하고는 대부분 반감기가 긴 핵종들이다. 항원-항체반응은 매우 특이적인 반응이어서 높은 예민도를 특징으로 하는 PET과 결합할 때, FDG PET의 낮은 특이도, 감마카메라영상용 (예; ^{99m}Tc) 단클론항체의 낮은 예민도를 극복할 수 있다. 최근 ^{89}Zr 표지 항CD44 항체가 두경부종양 환자에서 CT나 MRI 못지 않은 진단성능을 보여준 것으로 보고되었다.

4. 핵산 PET (Nucleic acid PET)

암세포는 증식이 항진되어 있고 암세포의 항진된 증식능은 DNA 합성 증가와 연관되어 있다. 따라서 deoxynucleoside에 PET용 방사성동위원소를 표지하여 영상을 얻으면 암의 증식능을 DNA 생합성 관점에서 비침습적으로 평가할 수 있다. 티미딘(thymidine) 유도체에 대한 연구가 많이 되어 있으며 초기에는 [^{11}C]메티오닌hyl thymidine이 사용되었다. 그러나 [^{11}C]메티오닌hyl thymidine은 체내에서 쉽게 이화되고 암세포의 증식능을 평가하기에는 ^{11}C의 반감기가 20분으로 너무 짧아서 ^{18}F을 표지한 티미딘유도체가 개발되어 널리 사용된다 (그림 4-21-4).

1) [^{18}F]FLT

[^{18}F]FLT는 세포질 내 제1형 티미딘인산화효소(thymidine kinase-1)을 통해서 인산화되어세포에 축적된다. [^{18}F]FLT는 세포 증식능과 비례하여 섭취가 증가

하며, 세포 분열 지표로 사용되는 바이오마커들과(예; Ki-67 score) 좋은 상관관계를 보인다. FDG는 포도당 대사 항진을 반영하여 암세포뿐만 아니라 염증반응 등에 의해서도 높은 섭취를 보이는 반면에, [^{18}F]FLT는 DNA 합성과정과 연관이 있으므로 암세포에 더 특이적인 섭취를 기대할 수 있고 표적치료의 효과를 일찍 평가하는 데 유용하다. [^{18}F]FLT는 주사 후 간과 골수에서 섭취가 상대적으로 높게 나타나는데, 이는 [^{18}F]FLT가 간에서 FLT-glucuronide로 대사되고 골수는 세포의 증식이 빠른 기관이기 때문이다.

폐암을 진단하는 데 있어서 [^{18}F]FLT는 FDG보다 높은 특이도를 보이나 예민도는 상대적으로 낮다. 그러나 [^{18}F]FLT는 FDG보다 Ki-67 score과 상관관계가 더 우수하며 림프절전이를 진단하는 능력이 FDG보다 우수하다. [^{18}F]FLT가 표적치료의 효과판정에 유용함을 보여 이 분야의 연구가 주목된다. 폐선암종 환자에서 표적치료를 실시한 1주 후에 [^{18}F]FLT PET으로 섭취가 감소한 소견은 낮은 재발률과 관계가 있었다. [^{18}F]FLT은 뇌종양 진단에도 유용한데 FDG로 구별되지 않던 병소를 [^{18}F]FLT로는 구별할 수 있기 때문이다. 또한 [^{18}F]FLT 섭취정도가 높을수록 신경교종의 등급(grade)이 높으며 종양의 예후가 나쁘다. 이외에 림프종, 대장암, 유방암 등에서 [^{18}F]FLT가 사용되고 있다.

2) [^{18}F]FMAU

[^{18}F]FLT가 제1형 티미딘인산화효소의 활성도를 반영하여 간접적으로 DNA합성정도를 반영하는데 비하여 deoxyribose의 2번 자리에 ^{18}F를 치환한 [^{18}F]FMAU는 DNA 합성에 직접 이용됨으로써 DNA합성정도를 반영한다(그림 4-21-4). 인체를 대상으로 한 연구에서 종양의 섭취는[^{18}F]FLT와 [^{18}F]FMAU가 비슷한 정도를 보였으나 [^{18}F]FMAU는 [^{18}F]FLT와 비교할 때 간, 신장, 심근에서 섭취가 더 높고, 골수섭취와 비뇨기계로의 배설은 더 적어서 뼈전이나 골반 쪽의 종양 평가에 유용하다.

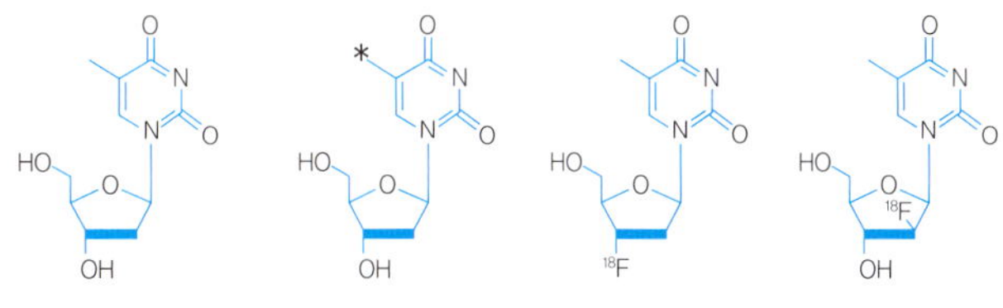

그림 4-21-4. 세포증식 영상용 PET 방사성의약품.

5. 저산소증 PET (Hypoxia PET)

악성 종괴는 급성 혹은 만성 저산소 상태에 처하는 경우가 많은데 이는 종양의 성장에 비례하여 혈관생성이 따라가지 못하기 때문이다. 특히 방사선치료를 할 때 악성종양은 암세포 내에서 전리방사선이 산소 라디칼을 만들어내야 암세포의 DNA에 손상을 줄 수 있으나 흔히 저산소 상태에 있는 암세포는 그러하지 못하여 방사선치료 혹은 항암화학요법에 저항성을 가지는 주요한 이유가 된다. 저산소증을 평가하기 위한 방사성의약품은 nitroimidazole 유도체가 대표적이며, FDG 또한 저산소증을 부분적으로 평가할 수 있다. 이외에 Cu-ATSM도 최근 등장한 유망한 PET용 방사성의약품이다.

1) [^{18}F]FMISO

[^{18}F]FMISO는 nitroimidazole 고리를 기본 구조로 하고 지질친화성이 강하며, 세포내에서 저산소 상태일 때 환원된 후에는 hydroxylamine 형태로 바뀌는데, 이 hydroxylamine 형태는 반응성이 좋아서 세포 내 DNA, RNA, 단백질과 결합하는 특성을 가지고 있다(그림 4-21-5). 또한 산소 분압이 10 mmHg 이하가 되면 세포 내의 거대 분자들과 결합하게 되는데 nitroreductase 활성도가 섭취를 결정하는 주된 인자가 된다. [^{18}F]FMISO는 살아 있는 세포에만 섭취가 되고 괴사조직에는 섭취되지 않는다. 두경부암, 폐암, 육종, 뇌종양에서 저산소증을 성공적으로 평가할 수 있

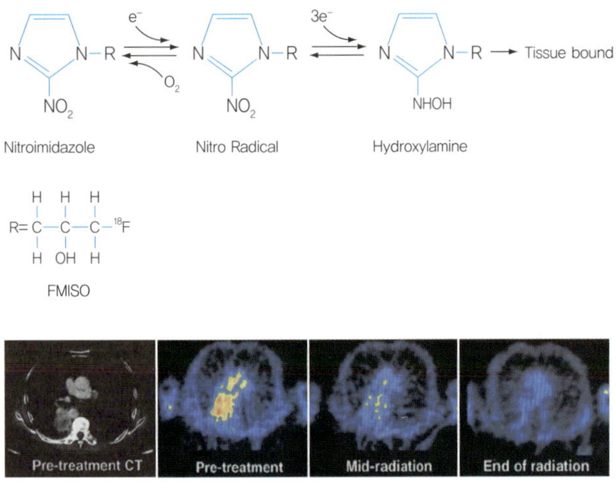

그림 4-21-5. 저세포증 영상용 nitroimidazole유도체의 영상원리(가). 비소세포폐암 환자의 [^{18}F]FMISO PET 영상. 4주간 방사선치료 후 종양내 저산소증 병소가 감소하는 것을 확인할 수 있다(나). Reprinted with permission of Int J Radiat Oncol Biol Phys and Publisher.

었다(그림 4-21-5). 뇌교종에서 [^{18}F]FMISO 섭취가 높은 경우 예후가 더 나쁘다. 육종과 두경부암에서 [^{18}F]FMISO의 섭취가 증가할 경우 방사선치료나 화학요법에 대한 치료반응이 나쁘므로 더 강도 높은 치료가 필요하다.

2) ^{60,62,64}Cu-ATSM

Cu-ATSM은 저산소상태에 처한 세포내에서 Cu(II)이 Cu(I) 상태로 환원이 되면서 전하가 바뀌고 세포 내에 저류되는 것이 주된 섭취 기전이다. Cu-ATSM 역시 지질 친화성이 강하며, 중성 전하를 띠고 세포막을 자유롭게 투과할 수 있다. 여러 종류의 Cu 동위원소를 표지하여 연구가 되었다. ^{60}Cu는 반감기가 0.4시간, ^{62}Cu는 0.16시간, ^{64}Cu는 반감기가 12.7시간이다. ^{60}Cu, ^{64}Cu는 사이클로트론에서 생산하나 ^{62}Cu는 발생기에서 생성된다. 최초의 Cu-ATSM의 임상응용은 ^{62}Cu-ATSM을 이용하여 심근의 저산소상태를 평가하려는 것이었다. 악성종양에서 저산소 상태를 평가하기 위해서는 반감기가 긴 ^{64}Cu가 주로 사용된다. [^{18}F]FMISO와 마찬가지로 괴사조직에는 섭취되지 않는다. ^{64}Cu-ATSM은 주변조직에서 제거가 빠르므로 주사 후 약 20분 정도 후에 영상을 얻을 수 있어서 주사 후 약 2시간에 촬영을 하는 [^{18}F]FMISO보다 장점이 있다. 자궁경부암과 폐암에서 Cu-ATSM의 섭취가 높은 군에서는 항암 치료에 대한 반응이 낮은 것으로 보고되었다.

3) FDG

암세포는 저산소 상태에서 HIF-1(hypoxia inducible factor 1)의 활성이 증가하여 포도당 전달체, 헥소키나아제 등을 증가시키고 이는 해당과정을 증가시킨다. FDG가 포도당대사를 평가하는 유용한 방사성의약품이므로 FDG의 섭취 증가가 곧 암세포의 저산소 상태를 반영할 것으로 생각되어 많은 연구가 이루어졌다. 체외연구(in vitro)에서는 저산소상태의 암세포에 FDG 섭취가 증가하는 것으로 나타나나, 체내(in vivo) 혹은 사람을 대상으로 한 연구에서는 저산소상태와 FDG 섭취 정도는 유의한 상관관계를 보이지 않는다는 보고가 많다. [^{18}F]FMISO와 비교한 연구에서도 [^{18}F]FMISO는 혈관생성감소(hypovascularization)와 이에 따른 저산소상태로 인해 섭취가 증가하나 FDG는 오히려 혈관생성이 좋은 경우(hypervascularization)에 섭취가 증가한다. 저산소상태에서 암세포내에서 HIF-1 활성이 증가하는 것은 분명하나, 저산소 상태와 연관이 없는 성장인자(growth factor), 유전자의 발현(gene expression)을 통해서도 HIF-1 발현이 증가하므로 FDG 섭취는 저산소 상태를 부분적으로 반영하는 것으로 이해할 수 있다.

6. 세포막 PET (Membrane PET)

암세포에서는 증식이 증가하므로 세포막 생합성 역시 항진되어 있다. 이러한 성질을 이용하여, 세포막인지질(phospholipid)의 일종인 포스파티딜콜린(phosphatidylcholine) 성분으로 콜린(choline)을 ^{11}C

이나 ^{18}F로 표지한 PET영상이 악성종양 진단에 사용된다. 세포자멸사 과정 중에 세포막의 포스파티딜세린(phosphatidylserine)이 외부로 노출되고 annexin V는 여기에 특이적인 섭취를 보여서 동위원소를 표지한 annexin V는 세포자멸사 과정 영상화에 유망한 방사성의약품이다. [^{11}C]아세트산은 세포막의 전구체로 사용됨으로써 악성종양 영상이 가능하다.

1) [^{11}C]Choline과 [^{18}F]choline

암세포가 빠르게 증식하기 위해서는 세포막 성분인 콜린이 필요하다. 콜린은 정상세포에서는 아세틸화, 인산화, 탈수소화 등을 거쳐 대사되나, 악성종양 세포에서는 인산화과정만을 거치는 것으로 보고되었다. 이때 콜린인산화효소(choline kinase)가 중요한 역할을 하며 콜린 PET은 콜린인산화효소의 상향조절(up-regulation)에 따른 영향을 받는다. FDG로 악성종양을 영상화하기 어려운 경우(뇌종양, 방광으로 배설된 FDG로 인하여 영향을 받는 전립선암, 포도당전달체 발현이 낮아서 FDG 섭취가 낮은 암)에 콜린 PET이 유용하다.

[^{11}C]Choline은 내인성 콜린과 동일한 구조를 가지고 있는 장점을 가지고 있으나, 체내에서 비교적 빨리 산화되는 단점이 있다. [^{18}F]fluoromethylcholine은 반감기가 110분으로 긴 장점이 있으나 [^{11}C]choline에 비해 인지질로 대사되는 속도가 느리고 소변으로 배출되는 양이 상대적으로 많다.

2) 세포자멸사 (Apoptosis)

세포자멸사는 유핵세포에서 엄격하게 조절되어 일어나는 세포사 과정(programmed cell death)으로서 세포자멸사영상은 질병의 조기 진단 및 추적, 치료법의 효과판정 등에 유용하게 쓰일 수 있을 것으로 기대된다. 세포자멸사는 비교적 신속히 일어나는 과정이며 일부 세포에서만 일어나므로, 이를 영상화하기 위해서는 세포자멸사만 선택적으로 예민하게 영상화할 수 있어야 한다. 세포막의 포스파티딜세린(phosphatidylserine)을 표적으로 하는 ^{99m}Tc-annexin V는 주변조직의 신호가 강한 반면 annexin V 신호가 약하여 SPECT을 이용하여도 충분한 예민도를 갖춘 영상을 얻기 어려웠다. 이를 PET영상으로 대체하기 위해 ^{124}I 혹은 ^{18}F-annexin-V이 개발되었고 최근에는 캐스페이즈 활성화(caspase activation), 미토콘드리아 세포막전위(membrane potential) 붕괴, 자멸사 세포막각인(apoptotic membrane imprint) 과정을 영상화하기 위한 방사성의약품이 개발되고 있다.

3) [^{11}C]아세트산

[^{11}C]아세트산은 당대사와 세포막대사를 동시에 볼 수 있는 방사성추적자이다. 아세트산은 Acetyl-CoA로 변환되어 TCA (tricarboxylic acid cycle)에 들어가거나, 세포막지질의 전구체로 사용된다. [^{11}C]아세트산은 처음에 심근의 지질대사 연구에 먼저 사용되었고, 종양에는 전립선암 연구에 처음 사용되었다. 재발이 의심되는 전립선암 환자를 대상으로 한 연구에서 [^{11}C]아세트산 PET은 FDG보다 예민도가 좋았다. 간암 환자를 대상으로 한 연구에 따르면 분화도가 좋은 간암 발견에서는 [^{11}C]아세트산이 FDG보다 우수하였고(그림 4-21-6) 분화도가 나쁜 간암은 FDG가 발견율이 더 높았다. 간암의 전이병소를 찾는 데는 FDG가 [^{11}C]아세트산보다 더 유용한 것으로 보인다.

7. 기타

1) [^{18}F]NaF

[^{18}F]NaF는 ^{99m}Tc 표지 인산염과 마찬가지로 화학흡착(chemisorption)되어 수산화인회석결정(hydroxyapatite crystal)의 수산화기 이온으로 치환되는데, ^{99m}Tc 표지 인산염보다 뼈섭취 정도가 높고 체내배설 속도도 빨라 주사 후 영상을 30분 이내에 얻을 수 있어

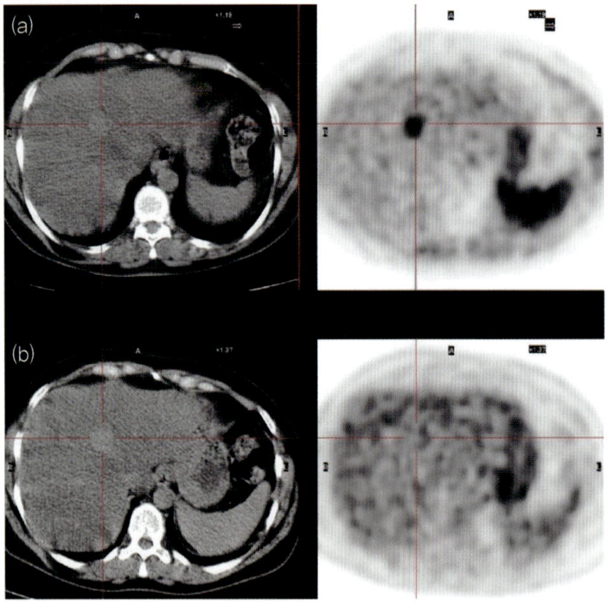

그림 4-21-6. 간세포암 환자의 [¹¹C]아세트산 PET (a)과 FDG PET (b)영상이다. [¹¹C]아세트산 PET에서는 종양과 일치하는 섭취가 보이나 FDG PET에서는 위음성으로 나타난다. Reprinted with permission of Clin Radiol and Publisher.

서 환자의 편의성이 매우 증대된 영상제제이다. ^{99m}Tc 표지 인산염을 사용하는 기존의 뼈스캔과 비교할 때 PET영상의 특성상 해상도가 더 우수하고 기본적으로 단층영상을 제공하므로 뼈전이병소를 진단하는 정확성이 더 높다. 뼈전이가 흔한 전립선암 등에서 진단 예민도가 100%로 보고되는 등 폐암, 유방암 등에서 ^{99m}Tc 표지 인산염 뼈스캔보다 진단 정확성이 더 우수한 것으로 보고되었다. 다만 [^{18}F]NaF 역시 정상뼈에 대하여 뼈전이병변의 활성증가를 평가하므로 낮은 특이도가 문제가 되었다. 그러나 최근 CT와 융합된 PET/CT가 등장하여 특이도 또한 개선되어 향후 악성종양에서 뼈전이 평가를 위하여 매우 널리 사용될 것으로 기대된다.

2) [^{18}F]FES

에스트로겐수용체의 발현 여부는 유방암에서 호르몬/아로마타제 억제제 치료에 대한 반응을 예측하는 데 중요한 인자이며 현재까지 ^{18}F표지 에스트로겐유도체가 20종 이상 개발되었다. 그 중 [^{18}F]FES이 가장 유망한 PET 방사성의약품이다(그림 4-21-7). [^{18}F]FES는 에스트로겐수용체나 성호르몬결합글로불린(sex hormone binding globulin, SHBG)에 대한 결합특성이 에스트라디올(estradiol)과 유사하다. 유방암 환자를 대상으로 한 연구에서 [^{18}F]FES PET은 에스트로겐수용체 발현과 약 88%에서 일치하였으며 예민도는 93%로 보고되었다. [^{18}F]FES PET을 이용하여 국소진행 또는 전이유방암에서 타목시펜(tamoxifen)에 대한 치료 반응을 예측할 수 있다(그림 4-21-7).

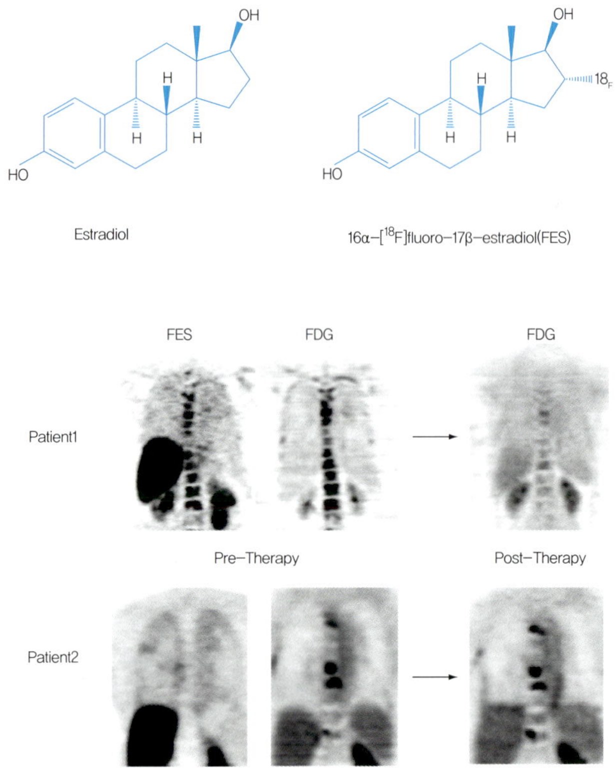

그림 4-21-7. [^{18}F]FES PET을 이용한 에스트로겐수용체 영상. Estradiol과 [^{18}F]FES의 구조식 (가). Estrogen 수용체 양성인 유방암 뼈전이 환자 2명의 치료 전후 PET영상 (나). 첫 번째 환자는 치료 전 [^{18}F]FES 영상에 섭취가 보였으며 호르몬 치료에 반응하였으나, 두 번째 환자는 치료 전 [^{18}F]FES 영상에 섭취가 없었고 호르몬 치료에도 반응하지 않았다. Reprinted with permission of Semin Nucl Med and Publisher.

8. 참고문헌

1. Bading JR and Shields AF. Imaging of cell proliferation: status and prospects. *J Nucl Med* 2008;49:64S-80S.
2. Borjesson PK, Jauw YW, Boellaard R, de Bree R, Comans EF, Roos JC, et al. Performance of immuno-positron emission tomography with zirconium-89-labeled chimeric monoclonal antibody U36 in the detection of lymph node metastases in head and neck cancer patients. *Clin Cancer Res* 2006;12:2133-40.
3. Buck AK, Halter G, Schirrmeister H, Kotzerke J, Wurziger I, Glatting G, et al. Imaging proliferation in lung tumors with PET: ^{18}F-FLT versus ^{18}F-FDG. *J Nucl Med* 2003;44:1426-31.
4. Chen W, Cloughesy T, Kamdar N, Satyamurthy N, Bergsneider M, Liau L, et al. Imaging proliferation in brain tumors with ^{18}F-FLT PET: comparison with ^{18}F-FDG. *J Nucl Med* 2005;46:945-52.
5. Floeth FW, Pauleit D, Sabel M, Stoffels G, Reifenberger G, Riemenschneider MJ, et al. Prognostic value of O-(2-^{18}F-fluoroethyl)-L-tyrosine PET and MRI in low-grade glioma. *J Nucl Med* 2007;48:519-27.
6. Groves AM, Win T, Haim SB and Ell PJ. Non-[^{18}F]FDG PET in clinical oncology. *Lancet Oncol* 2007;8:822-30.
7. Nanni C, Fantini L, Nicolini S and Fanti S. Non FDG PET. *Clin Radiol* 2010;65:536-48.
8. Park JW, Kim JH, Kim SK, Kang KW, Park KW, Choi JI, et al. A prospective evaluation of ^{18}F-FDG and 11C-acetate PET/CT for detection of primary and metastatic hepatocellular carcinoma. *J Nucl Med* 2008;49:1912-21.
9. Pool SE, Krenning EP, Koning GA, van Eijck CH, Teunissen JJ, Kam B, et al. Preclinical and clinical studies of peptide receptor radionuclide therapy. *Semin Nucl Med* 2010;40:209-18.
10. Salskov A, Tammisetti VS, Grierson J and Vesselle H. FLT: measuring tumor cell proliferation in vivo with positron emission tomography and 3'-deoxy-3'-[^{18}F] fluorothymidine. *Semin Nucl Med* 2007;37:429-39.
11. Timmers HJ, Chen CC, Carrasquillo JA, Whatley M, Ling A, Havekes B, et al. Comparison of ^{18}F-fluoro-L-DOPA, ^{18}F-fluoro-deoxyglucose, and ^{18}F-fluorodopamine PET and ^{123}I-MIBG scintigraphy in the localization of pheochromocytoma and paraganglioma. *J Clin Endocrinol Metab* 2009;94:4757-67.
12. Yamamoto Y, Nishiyama Y, Kimura N, Ishikawa S, Okuda M, Bandoh S, et al. Comparison of (18)F-FLT PET and (18)F-FDG PET for preoperative staging in non-small cell lung cancer. *Eur J Nucl Med Mol Imaging* 2008;35:236-45.
13. Yap CS, Czernin J, Fishbein MC, Cameron RB, Schiepers C, Phelps ME, et al. Evaluation of thoracic tumors with ^{18}F-fluorothymidine and ^{18}F-fluorodeoxyglucose-positron emission tomography. *Chest* 2006;129:393-401.

Chapter 22

림프종 PET

이 종 진
류 진 숙

초 록

FDG PET은 FDG 섭취가 많은 림프종의 치료반응 평가와 병기 재결정에 매우 중요한 역할을 하며, 예후 예측능도 뛰어나다. 초기 병기결정에 있어서 FDG PET은 미만성거대B세포림프종, 호지킨림프종 등에서는 유용하나 다른 조직 소견의 림프종에서는 유용성이 확립되지 않았다. PET/CT가 도입됨에 따라서 FDG PET의 림프종 진단 성능이 매우 향상되어 더 많은 연구 결과가 기대된다.

1. 배경

악성림프종은 미국에서 5~6번째로 많이 발생하는 암이다. 한국에서는 전체 암환자 중 호지킨림프종(Hodgkin's lymphoma; HL)이 0.1%, 비호지킨림프종(non-Hodgkin's lymphoma; NHL)이 2.0% 정도를 차지한다. 림프종 발생 빈도는 지역에 따라 편차가 심하며 한국은 미국에 비해 1/3 정도이다. 미국에서 NHL의 빈도는 60%정도이나 한국이나 일본은 90%이상으로 압도적으로 많다. 한국에는 MALT 림프종이나 비강내 림프종이 많은 것도 특징이다.

림프종은 크게 HL와 NHL로 나눈다. HL는 Reed-Sternberg 세포에서 기원하며 종양세포가 분비한 시토카인(cytokine)이 매개한 다수의 반응성 염증세포로 구성된 종양이다. 대개 림프절 외 기관 침범은 없고 치료에 대한 반응이 좋다. HL 분류에는 현재 Rye modification of the Lukes and Butler classification을 많이 사용하는데 nodular sclerosis, lymphocyte predominance subtype, mixed cellularity subtype, lymphocyte depletion subtype으로 크게 나눌 수 있다.

NHL은 HL을 제외한 모든 림프종을 말한다. 대개 악성도가 높고, 간, 비장, 골수 등을 잘 침범하고 치료에 대한 반응이 좋지 않다. 항암제에 대한 반응은 고등급 NHL이 저등급 NHL보다 좋다. NHL의 분류는 계속 변화 중인데 1994년에 Revised European-American Classification of Lymphoid Tumors (REAL classification)이 출간되었다. REAL classification을 바탕으로 2001년 WHO (World Health Organization) classification이 생겼고, 현재 2008년 판을 사용한다. NHL은 발생 빈도에 따라 diffuse large B-cell lymphoma (31%), follicular lymphoma (22%), small lymphocytic lymphoma (6%), mantle cell lymphoma (6%), peripheral T-cell lymphoma (6%), marginal zone B-cell lymphoma, mucosa-associated lymphoid tumor type (5%), primary mediastinal large B-cell lymphoma (2%), anaplastic large T-cell/null cell lymphoma (2%), lymphoblastic lymphoma (T-cell/B-cell) (2%), Burkitt-like lymphoma (2%), marginal zone nodal-type lymphoma (1%), lymphoplasmacytic lymphoma (1%), Burkitt's lymphoma (〈1%) 등으로 구분한다. NHL은 다시 성장 속도에 따라 slow-growing types (marginal zone, small cell/chronic lymphocytic lymphoma, lymphoplasmacytic, follicular), more aggressive type (diffuse large B-cell, mantle cell, peripheral T-cell), fast-growing type (Burkitt-type, lymphoblastic)으로 분류할 수 있다.

임상병기 결정에는 HL와 NHL을 구분하지 않고 Ann Arbor classification을 사용한다. Ann Arbor classification은 처음에는 방사선치료 환자 선별을 위한 목적으로 개발되었다. 임상 소견이 주된 기준이지만 CT 사용이 증가함에 따라 CT 소견이 포함되었고, 아직 PET 소견은 포함되지 않는다(표 4-22-1). 림프절 병변 진행으로 생긴 림프절외침범(extranodal involvement)은 stage IV 기준에 해당하지 않으며, 병기 뒤에 E를 붙여서 따로 표기한다(예, IE, IIE, IIIE). 전신 증상(설명할 수 없는 38도 이상의 고열, 야간발한, 6개월간 10% 이상의 체중 감소)이 없는 경우 병기 뒤에 A, 있는 경우 B를 붙인다. B가 보통 예후가 더 나쁘다. 림프절이 10cm 이상이거나 종격동 최대 수평 지름의 1/3 이상인 병변을 bulky하다고 하며, x를 붙인다(예, IxA, IxB, IIxA, IIxB, IIIxA, IIIxB).

공격적림프종의 예후는 International prognostic index에 의해 결정된다. 여기에는 나이(60세 이하 vs. 초과), 혈청저밀도지질단백질(serum low-density lipoprotein) (정상 범위 vs. 정상 범위 초과), performance status

표 4-22-1. Ann Arbor classification

Stage I	Limited to a single lymph node or lymph node group
Stage II	Disease in 2 or more noncontiguous lymph node groups or spleen on the same side of the diaphragm
Stage III	Disease in 2 or more lymph node groups or spleen on both sides of the diaphragm
Stage IV	Disease in extranodal sites, usually lung, liver, bone or bone marrow, and, more rarely, other sites

(0~1 vs. 2~4), stage (I or II vs. III or IV), 림프절외침범(1개 이하의 site vs. 2개 이상의 site)등이 포함 된다(괄호 안 후자가 나쁜 예후). 각각의 항목에 대하여 나쁜 예후에 해당하면 1점이고 합계가 0, 1이면 low, 2이면 low intermediate, 3이면 high intermediate, 4, 5는 high risk group이다.

림프종 치료법을 선택하기 위해서는 정확한 병기결정이 중요하다. 조기 HL 치료는 제한된 화학요법에 방사선치료를 추가한다. 진행된 HL은 집중 화학요법 후 잔여병변에 방사선치료를 추가한다. 공격적림프종은 화학요법, 방사선치료에 방사면역치료를 추가하기도 한다. 재발하거나 치료에 반응하지 않는 림프종은 autologous bone marrow 또는 peripheral stem cell rescue를 한 뒤 고용량 화학요법(+/- 방사선치료)을 하면 효과가 있다.

2. 진단 및 병기 결정

림프종의 진단에는 혈소판과 differential count를 포함하는 전혈구검사 (complete blood counts), 알칼리인산분해효소(alkaine phosphatase)를 포함하는 혈청 간기능검사(serum liver biochemistry), 적혈구침강속도(erythrocyte sedimentation rate), 골수흡인 검사가 중요하다. 영상 검사에는 CT가 표준검사(gold standard)이며 흉골후방(retrosternal) 부위와 종격동,

폐결절 등을 평가하는 데 특히 유용하다. CT는 병기결정에 충분한 민감도와 특이도를 보이며 가격도 상대적으로 저렴하여 많이 사용된다. 단, 크기를 기준으로 평가하기 때문에 작은 병변을 찾아내는 것이 어렵고, 병기 IV의 기준이 되는 골수 침범 평가는 한계가 있다. CT 촬영 시 조영제를 사용하는 경우가 있는데 악성병변과 정상림프절 감별에 도움이 된다는 증거는 없다. 뇌와 척수, 골수 평가에는 MRI가 유용하다. 전신 MRI가 악성림프종 병기결정에 시도되고 있는데, 아직 연구 결과가 많지 않아 유용성은 확립되어 있지 않다.

FDG PET은 림프종 진단에서 CT를 보조하기 위하여 사용한다. 조직 소견에 따라 FDG 섭취가 천차만별이다. 일반적으로 HL, diffuse large B-cell lymphoma, follicular lymphoma, mantle cell lymphoma 등과 같은 악성림프종은 FDG 섭취가 많다. Nodal/extranodal marginal zone lymphoma, small lymphocytic lymphoma, primary duodenal follicular lymphoma, cutaneous T-cell lymphoma, peripheral T-cell lymphoma 등은 FDG 섭취가 적다고 알려져 있다. Mucosal-associated lymphoid tissue에서 유래한 MALT 림프종과 같은 암은 PET과 CT에서 모두 위음성을 보이는 것으로 유명하므로 판독에 주의를 요한다. 참고로 이제까지 연구 결과에 따르면 최소한 1개 이상의 병변을 FDG PET이 찾는 진단성능은 large cell lymphoma, mantle cell lymphoma가 100%, HL, follicular lymphoma가 98%, marginal zone lymphoma가 67%, peripheral T-cell lymphoma가 40% 정도이다.

FDG 섭취가 잘 된다고 알려진 diffuse large B-cell NHL, follicular NHL, mantle cell NHL, HL 등을 대상으로 한 병기결정 연구에서 FDG PET은 80%가 넘는 민감도와 90%의 특이도를 보였다. Diffuse large B-cell lymphoma, follicular lymphoma, mantle cell lymphoma 등에서는 PET과 CT가 80~90%에서 일치도를 보이고 HL에서는 PET과 CT가 60~80%에서 일치도를 보인다. PET은 CT에 비해서 병기를 상승(upstaging)시키는 경향이 있으며 이는 1 cm 미만으로 작은 림프절이나 비장, 간 침윤 등과 같은 추가소견 발견에 기인한다.

FDG PET이 림프종 병기결정에 유용하다는 보고들이 있다. 메타분석 결과에 따르면 병변을 기준으로 할 때 FDG PET의 민감도, 특이도는 90%가 넘는다. 그러나 PET이 CT를 완전히 대치하여 병기 진단에 사용되지 않고 있다. 그 이유는 PET이 CT에 비해 추가 병변을 찾는 환자가 15~20%로 많지가 않고, 치료방침이 변하는 경우는 전체에서 10~15%정도에 불과하여 비용 대비 효과가 없기 때문이다.

골수침범을 PET으로 평가할 수 있는 가에 대한 문제도 있다. 장골능선(iliac crest) 생검은 전체 골수 상태를 반영하기 어렵고, CT에서도 골수 침범은 보이지 않는 경우가 많아 FDG PET이 유용할 가능성이 있다. FDG PET이 민감도 약 81%와 특이도 100%로 골수침범을 평가할 수 있었다는 연구 결과도 있으나 메타분석에서 PET이 골수침범을 진단하는 정확도는 NHL에서 43%, HL에서 76%이었다. 따라서 PET 하나 가지고는 골수 평가는 어렵다. PET에서 골수에 FDG 섭취가 보일 경우에는 위양성을 배제하기 위하여 골수 검사나 MRI를 시행하여야 한다. 참고로 과립구집락자극인자(granulocyte colony-stimulating factor)나 재조합 에리스로포이에틴(recombinant erythropoietin) 등을 투여한 경우 골수 전반에 FDG 섭취가 증가할 수 있는데, 이는 1개월 정도 지속되므로 1개월 후에 FDG PET을 촬영하면 골수 평가에 정확성을 기할 수 있다.

3. 치료 효과 판정

화학요법에 저항성이 있는 경우 구제(salvage) 화학요법이나 자가골수이식을 하게 되는데, 화학치료에 대한 조기평가가 가능할 경우 이런 환자들에서 불필요한 항암제의 누적 용량을 줄일 수 있는 효과가 있다. 따라서 치료 후 가능하면 조기에 신뢰성 있는 방법으로 치료효과 판정을 하는 것이 중요하다.

림프종의 치료효과 판정에는 International Working Group (IWG) response criteria (1999)를 널리 사용하였는데, PET, 면역조직화학(immunohistochemistry), 유세포분석(flow cytometry) 등과 같은 방법이 널리 사용됨에 따라 변화가 있었다. 2007년 International Harmonization Project에서 효과 판정의 기준을 개정 권고하였다(표 4-22-2). 새 기준에 의하면 PET, 면역조직화학, 유세포분석을 치료효과 판정에 포함한다. Diffuse large B cell lymphoma 환자에서 이전 IWG 기준에 PET을 추가로 적용하였더니 관해되는 환자가 늘었고, 불확정관해 환자가 줄어들었다. 뿐만 아니라 완전관해와 부분관해 환자의 무진행생존(progression-free survival)을 PET에서 구분할 수 있었다. 이러한 이유 등으로 PET을 새로운 권고기준에 포함하게 되었다. 이 기준에 의하면 CT상 잔여병변이 남아 있더라도 FDG PET상에서 양성 소견이 음전한 경우 완전관해로 간주한다. 이 기준에서 PET상 양성 소견이라 함은 크기(최대직경)가 2 cm 이상 병변인 경우 종격동의 혈액풀을 초과하는 섭취증가이고, 크기 1.1~1.9 cm에 해당하는 병변인 경우 배후섭취를 초과하는 섭취증가이다. 크기가 1 cm 미만인 병변은 연구별 PET 스캐너마다 영상 품질이 달라 일관성 있는 연구 결과는 없다. 양성소견의 판정에는 최대표준화 섭취계수(standardized uptake value, SUV) 등과 같은 정량적 지표는 필요하지 않다. Diffuse large B cell

표 4-22-2. 치료반응 평가에 대한 기준 (Revised International Working Group response criteria, 2007)

Response	Definition	Nodal Masses	Spleen, Liver	Bone Marrow
Complete remission	Disappearance of all evidence of disease	(a) FDG-avid or PET+ prior to therapy: mass of any size permitted if PET-. (b) Variably FDG-avid or PET-: regression to normal size on CT	Not palpable, nodules disappeared	Infiltrate cleared on repeat biopsy; if indeterminate by morphology, immunohistochemistry should be negative
Partial remission	Regression of measurable disease and no new sites	〉=50% decrease in SPD of up to 6 largest dominant masses. No increase in size of other nodes. (a) FDG avid or PET+ prior to therapy: one or more PET+ at previously involved site. (b) Variably FDG avid or PET-: Regression on CT	〉=50% decrease in SPD of nodules (for single nodule in greatest transverse diameter); no increase in size of liver or spleen	Irrelevant if positive prior to therapy; cell type should be specified
Stable disease	Failure to attain CR/PR or PD	(a) FDG avid or PET+ prior to therapy: PET+ at prior sites of disease and no new sites on CT or PET. (b) Variably FDG avid or PET-: no change in size of previous lesions on CT		
Relapsed disease or progressive disease	Any new lesion or increase from nadir by 〉=50% of previously involved sites	Appearance of a new lesion 〉1.5 cm in any axis, 〉=50% increase in the longest diameter of a previously identified node, 〉1 cm in short axis or in the SPD of more than one node. Lesions PET+ if FDG avid lymphoma or PET+ prior to therapy	〉=50% increase from nadir in the SPD of any previous lesions	New or recurrent involvement

SPD, sum of the product of the diameters. Sean et al. Blood 2007에서 발췌, 편집

lymphoma이나 HL은 완전관해 결정에 PET이 필수적이다. 다른 림프종에서는 치료 전 PET에서 양성이었을 경우 정도에서만 추천된다.

4. 병기 재결정과 예후 예측

림프종의 1차 치료 후 잔여병변은 다음 치료 방침 결정에 중요하다. HL에서 85%, NHL에서 40% 환자가 이런 잔여병변을 보인다. CT나 MRI 등에서는 크기 변화를 바탕으로 치료평가를 하게 되는데, 크기가 줄어드는 데까지 시간이 걸리고, 잔여병변이 괴사나 섬유화와 완전히 구별이 안 된다는 단점이 있다. CT는 초기 병기결정에는 유용하나 재결정에는 한계가 많다. 그 이유는 크기를 기준으로 평가하기 때문에 1 cm 미만인 병변은 정상으로 오인될 소지가 있고 추적 검사에서 섬유화 등과 구별이 어렵다는 단점이 있기 때문이다. 따라서 임상적으로 완치임에도 불구하고 CT상에서 잔여병변을 보일 수 있다. 따라서 림프종 병기재결정에 CT만 단독으로 사용하여 평가하는 것은 한계가 있다.

림프종에서 PET이 가진 가장 확실한 역할 중 하나가 치료 후 효과 판정과 병기 재결정이다. PET은 괴사나 섬유화 조직 구분과 잔여병변 확인에 특히 유용하다. 화학치료 개시 1~3일 후부터 FDG 섭취에 변화가 있는 것으로 알려져 있다. 화학치료 후에는 치료와 관련된 염증 반응이 2주 정도 지속되는데 길게는 2~3개월까지도 갈 수 있다. 따라서 치료 효과 판정을 위해서는 PET을 최소한 3주 후에 촬영하여야 하고 가능하다면 6~8주후에 촬영하는 것이 좋다.

이제까지 연구 결과를 보면, NHL과 HL 모두에서 화학요법 2~3회 후 PET을 시행하였을 때(early interim PET), PET 소견이 치료 종료 후 최종 평가나 생존율과 매우 밀접한 결과가 있다(그림 4-22-1). Olsen 등이 HL 환자 26명과 NHL환자 24명을 대상으로 하

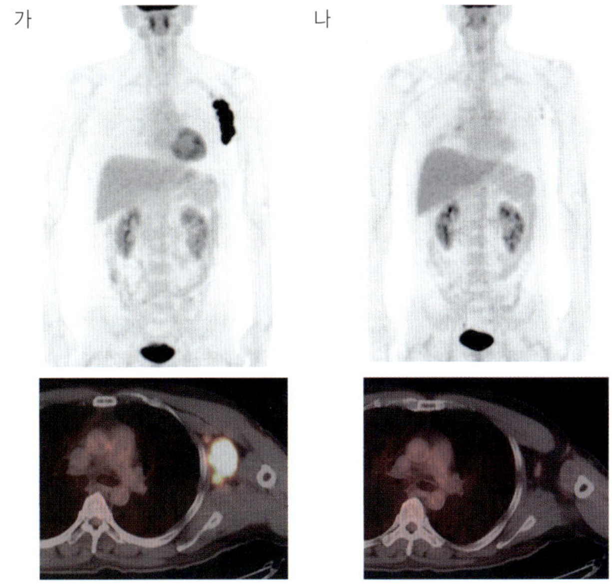

그림 4-22-1. Diffuse large B cell lymphoma 환자의 화학치료 전(가)과 후(나)의 PET 사진. R-CHOP 3 주기 치료 후에 좌측 액와부의 림프절 병변이 거의 사라졌다.

여 치료 후 추적 관찰 연구를 하였다. 이 연구에서는 IWG response criteria를 적용하여 PET을 판독하였다. 2년무사고생존(event free survival)은 PET 양성인 경우에 0%, PET이 음성인 경우 95%로 나와, 치료 후 FDG PET 소견이 재발 예측에 중요함을 알 수 있다. Mikhaeel 등이 NHL 환자 121명을 대상으로 한 연구에 따르면 치료 후 5년무진행생존이 치료 후 early interim FDG PET에서 음성인 경우 88.8%, 최소잔존섭취(minimal residual uptake, 치료 전 PET에 보이던 병변내 작은 정도의 섭취)인 경우 59.3%, 양성인 경우 16.2%이었다. 다른 연구에서도 화학 치료 2~3회 후 촬영한 FDG PET 소견이 무진행생존과 전체생존(overall survival)의 예측 인자였다. PET에서 양성소견을 보인 경우 5년무진행생존은 88%, 음성소견을 보인 경우 16.2%이었다. 화학치료 1회 후 FDG PET을 촬영한 경우에도 PET에서 양성소견을 보인 경우 87%에서 재발하였으나, PET에서 음성인 경우 완전관해의 강력한 예측인자가 되었다.

일반적으로 병기재결정 목적으로 촬영한 PET 소

견과 임상적 재발은 좋은 상관관계를 보였으며 이는 FDG PET으로 평가하기 어려운 장관의 림프종에도 해당되고 이 경우 화학치료 후 PET에서 여전히 양성일 경우 재발을 강력히 시사하는 예측인자가 된다.

방사선치료의 효과를 FDG PET으로 판정하는 것에 대해서는 아직 확립된 것이 없다. 다만 방사선치료 6개월 후에 PET에서 양성으로 보일 경우 재발 가능성이 매우 높다. 방사면역치료(radioimmunotherapy)가 림프종 치료에 많이 사용되고 있는데 PET상의 소견 변화는 화학요법과 비교할 때 약간 느린 것으로 알려져 있다.

림프종이 화학요법에 저항성이 있거나 재발하는 경우 자가골수이식 후 고용량 화학요법을 받는다. 이 경우에도 FDG PET이 예후를 예측할 수 있다. Schot 등이 시행한 연구에 따르면 자가골수이식 전 FDG PET에서 음성인 경우 2년무진행생존은 58~71%이었으나, 양성인 경우 모두 곧 재발하였다.

5. 재발 발견

재발 발견에서 FDG PET의 유용성은 아직 확립되어 있지 않다. HL환자 36명을 치료 후 2년간 PET으로 추적 관찰하였는데 5명에서 재발을 발견하였고 그 중 2명은 증상이 이미 선행하였다. 또한 다른 환자 6명에서는 PET이 위양성으로 재발을 진단하였다. 다만 이 연구는 PET/CT가 아닌 PET으로 하였기 때문에 추후 다른 연구 결과를 기대해 볼 수는 있겠다. CT를 정기적으로 촬영하는 경우에도 림프종 재발은 80%이상에서 환자 또는 의사가 의심하여 발견한다. 조기 영상으로 림프종 재발을 찾는 것은 아직 확립된 효과는 없으며, 병력청취나 이학검사를 통한 추적관찰이 정석이다.

6. 기타

PET/CT가 도입되어 널리 사용되고 있는데 PET/CT는 PET alone이나 enhanced full-dose diagnostic CT보다 림프종의 병기결정과 재결정에 장점이 많다. 고등급 NHL이나 HL에서 PET/CT는 림프절 평가에서 민감도 94%, 특이도 100%를 보여 CT의 민감도 88%, 특이도 86% 보다 우월하였다. 기관 침범 평가에서도 PET/CT는 민감도 88%, 특이도 100%를 보여 CT의 민감도 50%, 특이도 90% 보다 우월하였다. HL에서 재병기결정 환자를 대상으로 한 연구에서 민감도는 100%, 특이도는 90.7%이었다. PET/CT에 사용되는 CT의 조영제 사용 효과에 대한 연구도 있었는데, 전체적으로 진단성능에는 차이가 없으나 애매한 병변이 줄어드는 효과가 있었다. PET/CT 역시 림프종 초기 병기결정에 반드시 필요한 것은 아니나, HL과 diffuse large B-cell lymphoma와 같이 FDG 섭취가 많은 경우에서는 강력히 추천된다.

7.결론

FDG PET은 치료 전 FDG 섭취가 증가한 림프종의 치료반응 평가와 병기재결정에 매우 중요한 역할을 하며, 예후 예측능도 뛰어나다. 또한 FDG PET은 diffuse large B cell lymphoma, HL의 병기결정에 유용하다. 림프종을 대상으로 한 임상 시험에서 FDG PET은 치료반응의 대리마커로서 널리 사용되고 있다. 다만 림프종의 조직 소견에 따라 FDG 섭취가 다양하다는 점과 따라서 이제까지의 연구들 대부분이 HL과 공격성 NHL 등 FDG 섭취가 많은 림프종을 대상으로 하였다는 점에서 다른 조직 소견의 림프종에 대한 연구가 이루어져야 할 것으로 보인다. PET/CT가 많이 보급되었으므로 FDG 섭취가 그리 많이 증가하지 않는 림프종에서도 FDG PET의 역할이 더 있을 것으로 기대한다.

또한 FDG PET이 치료효과 판정과 예후예측에 중요한 역할을 하나, FDG PET 촬영이 환자의 궁극적인 치료 성적에 영향을 끼치는 지 여부는 아직 알려지지 않아 이에 대한 연구도 필요할 것이다.

8.참고문헌

1. Brepoels L, Stroobants S. Is [(18)F]fluorodeoxyglucose positron emission tomography the ultimate tool for response and prognosis assessment? *Hematol Oncol Clin North Am* 2007;21:855-69.
2. Brepoels L, Stroobants S, Verhoef G. PET and PET/CT for response evaluation in lymphoma: current practice and developments. *Leuk Lymphoma* 2007;48:270-82.
3. Cheson BD, Pfistner B, Juweid ME, Gascoyne RD, Specht L, Horning SJ et al. Revised response criteria for malignant lymphoma. *J Clin Oncol* 2007;25:579-86.
4. Dunleavy K, Mikhaeel G, Sehn LH, Hicks RJ, Wilson WH. The value of positron emission tomography in prognosis and response assessment in non-Hodgkin lymphoma. *Leuk Lymphoma* 2010;51 Suppl 1:28-33.
5. Hutchings M, Barrington SF. PET/CT for therapy response assessment in lymphoma. *J Nucl Med* 2009;50 Suppl 1:21S-30S.
6. Jhanwar YS, Straus DJ. The role of PET in lymphoma. *J Nucl Med* 2006;47:1326-34.
7. Juweid ME, Stroobants S, Hoekstra OS, Mottaghy FM, Dietlein M, Guermazi A et al. Use of positron emission tomography for response assessment of lymphoma: consensus of the Imaging Subcommittee of International Harmonization Project in Lymphoma. *J Clin Oncol* 2007;25:571-8.
8. Kazama T, Faria SC, Varavithya V, Phongkitkarun S, Ito H, Macapinlac HA. FDG PET in the evaluation of treatment for lymphoma: clinical usefulness and pitfalls. *Radiographics* 2005;25:191-207.
9. Kwee TC, Kwee RM, Nievelstein RA. Imaging in staging of malignant lymphoma: a systematic review. *Blood* 2008;111:504-16.
10. MacManus MP, Seymour JF, Hicks RJ. Overview of early response assessment in lymphoma with FDG-PET. *Cancer Imaging* 2007;7:10-8.
11. Meignan M, Gallamini A, Haioun C. Report on the First International Workshop on Interim-PET-Scan in Lymphoma. *Leuk Lymphoma* 2009;50:1257-60.
12. Seam P, Juweid ME, Cheson BD. The role of FDG-PET scans in patients with lymphoma. *Blood* 2007;110:3507-16.
13. Terasawa T, Dahabreh IJ, Nihashi T. Fluorine-18-fluorodeoxyglucose positron emission tomography in response assessment before high-dose chemotherapy for lymphoma: a systematic review and meta-analysis. *Oncologist* 2010;15:750-9.
14. Terasawa T, Nihashi T, Hotta T, Nagai H. ^{18}F-FDG PET for posttherapy assessment of Hodgkin's disease and aggressive Non-Hodgkin's lymphoma: a systematic review. *J Nucl Med* 2008;49:13-21.

Part 5
PET실용

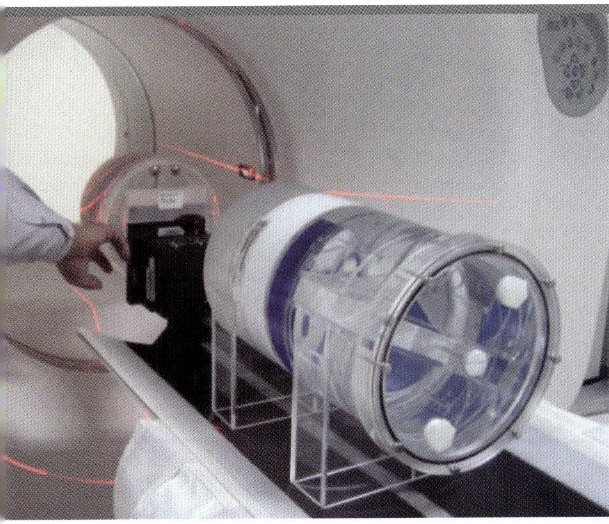

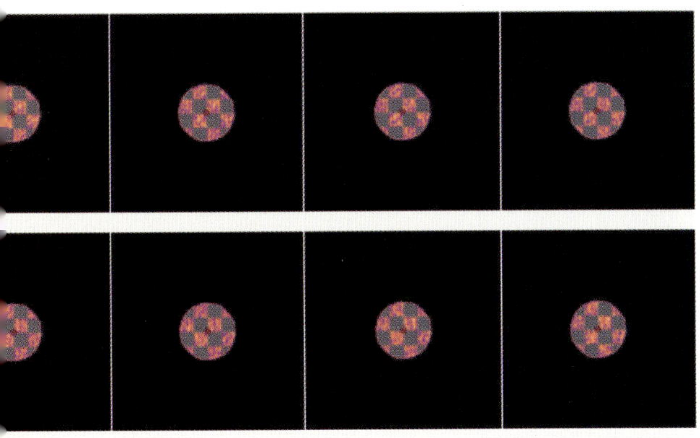

Contents

Chapter 01

PET 정도관리와 프로토콜

이 병 일
김 석 기

초 록

PET검사가 급격히 증가하면서 PET의 관리에 대한 요구가 증가하고 있다. 정도관리는 PET 기기의 상태를 점검하고 유지하는 일련의 체계로서, 국내에서는 아직 초기단계로 미국이나 유럽에 비해 진행이 다소 늦지만, 동남아시아를 비롯한 다른 나라에 비해서는 발 빠른 움직임을 보인다. 대한핵의학회에서는 PET 정도관리를 위해, 수년간 관련된 기구를 통해 그 전문성을 확보해가고 있으며, 보건복지부와 식품의약품안전청의 정책에 효과적으로 반영되도록 노력하고 있다. 하지만 정도관리를 위한 측정항목에 대한 검토는 계속 진행 중이다. 국가적으로도 국민의 보건복지와 안전을 위해, 암 검진에 널리 사용되고 있는 핵의학 영상기기를 전문화된 분야로 다루기 위한 정책이 추진중이다. 핵의학 영상검사의 전문성을 확보하고 정도관리체계를 발전시키기 위해, PET 정도관리에 대한 국내외 현황과 정도관리항목을 이해하는 것이 필요하다.

1. 정도관리

국가적으로 삶의 질에 대한 관심이 증가하면서, 보건복지에 대한 관심과 기대수준 또한 증가하고 있다. 암 검진에 유용하게 사용되고 있는 핵의학 영상기기인 PET의 정도관리에 대한 관심도 같이 높아지고 있다. 과거에는 핵의학 검사가 전체 의료비에서 차지하는 비율이 작았으나, 최근 PET의 건강보험도입 등을 통하여 꾸준히 비율이 증가하고 있다.

2001년에서 2002년에 걸쳐서 보건복지부에서 시행한 CT, 유방촬영술, MRI 등, 특수의료장비에 대한 일제검사에서 보여 준 부적합률이나 특수의료장비의 노후화 및 성능저하로 인한 장비의 부적합한 사용은, 국민건강을 위협하고 건강보험재정의 누수를 낳는 부정적인 요소로 지적되었다. 보건당국은 특수의료장비의 사후관리와 품질관리의 수립이 필요함을 인식하고, 적정한 설치와 사후 품질관리를 위한 법적인 근거를 마련하여, 국민건강보험 재정건전화 특별법을 제정하고 규제하기 시작하였다. 고가의료장비, 특수의료장비와 방사선발생장치 안전관리에 관한 규정에 근거하여 영상장비가 규제 및 관리가 되어왔으나, 최근 PET/CT의 CT에도 방사선발생장치인 CT와 동일한 규정이 보건복지부령을 통해 적용되었다. 또한 PET의 정도관리 항목 중 해상도와 민감도가 안전관리 항목으로 신설되어, PET의 정도관리 항목중 일부가 규제 대상이 되었다.

핵의학 영상검사가 효율성을 높이고 신뢰성을 얻기 위해서는 적절한 품질보장 체계가 필요하다. 품질보장에서 '품질(quality)'은 어떤 과정(procedure)의 결과가 실수나 인공물이 없이, 이상적인 기준에 얼마나 근접하는가를 나타낸다. '품질관리 또는 정도관리(quality control)'는 '그 과정의 어떤 특정한 면이 만족할 만한 것인가를 확인하기 위하여 채택된 특정한 수단'이다. 핵의학 영상검사에서 품질보장은 임상진료의 전체적인 면을 포함해야 하는 반면, 정도관리는 그 과정 각 부분의 품질을 보장하기 위한 수단을 의미한다. 핵의학 영상장비의 정도관리는 설치 후 품질을 관리하는 방편으로서, 진료의 질을 향상하고 환자의 안전을 도모하는 데 필수적이다.

정도관리를 통하여 궁극적으로 얻고자 하는 목표는 핵의학영상의 품질을 보장하는 것이다. 품질보장(quality assurance)은 과정(procedure)의 결과인 제품 혹은 서비스의 수준이 유지되도록 하는 절차를 포함한다. 일반적으로 정도관리가 측정에 대한 오차를 검출하고 보정하여 정밀도와 정확도를 향상시키는 것을 목적으로 하듯이, PET의 정도관리(quality control)는 핵의학 영상검사 각 부분 과정, 즉 검사의뢰, 방사성의약품의 준비 및 투여, 방사선 장해 방어, 검사일정의 조정, 기기의 설치, 사용 및 유지보수, 검사의 절차, 검사결과의 판독과 보고, 그리고 기록 유지 등, 각각의 과정에 대해서 측정오차를 점검하여 정밀도와 정확도에 미치는 영향을 찾아 품질을 보장하기 위한 수단으로 쓴다.

핵의학영상 품질관리: 배경
· 의료용 영상 장비의 사후 정도관리에 대한 규제 강화
· 핵의학영상장비 성능평가에 관한 관심증대
· 양질의 핵의학 영상검사 결과를 제공하기 위한 수단
· 핵의학 검사(실)의 질적 향상을 도모

따라서 핵의학 영상 품질확인을 위한 PET 기기정도관리의 목적은 아래와 같다.

· 장비 성능을 최상으로 유지하여 고장이 날 가능성을 사전에 감지하여 장비의 정지시간을 최소화
· 검사 서비스의 신뢰도를 높이고 검사 중 환자의 안전을 보장
· 불량한 검사 결과로 인한 오진이나 재촬영의 가능성을 줄이고 정확한 진단으로 적절한 치료가 가능하게 하여 진료의 질을 향상
· 부적절한 의료기기의 사용으로부터 공중의 건강을 보호
· 의료장비의 합리적인 품질관리를 통하여 불필요한 의료비의 지출을 억제하고 안전하고 질 높은 진료를 공중에 제공하여 국민의 건강권을 확보

PET를 도입하고 실제 사용하는 중에 시행하는 정도관리 작업을 구분하면 아래와 같다.

· 시판 전 검사
  - 기준 및 시험법을 따르는 검사(의료용구 등의 지정에 관한 규정, 식약청고시 1992)
· 인수 및 기준 검사(acceptance and reference testing)
  - 인수 검사: 일단 장비를 인수하여 설치할 때 그 장비의 최초 성능이 제조사의 성능사양과 실제로 맞는 지에 대한 확인 과정
  - 기준 검사: 그 장비의 장래의 성능을 매주, 매월, 매분기, 그리고 매년 등으로 평가할 때 평가의 기준이 되는 데이터를 얻기 위한 시험

· 통상적 검사(routine testing)
- 그 장비의 성능이 항상 제대로 발휘되도록 보장하기 위해서, 시간이 지남에 따라 성능의 와해(deterioration)의 비율과 범위를 결정하기 위해서 정기적으로 수행되는 정도관리 절차
- 매일 장비가 사용되는 날 시행해야하는 운용검사(operational test)
- 매주, 매월, 매분기, 매년 시행하는 검사(정도관리 검사)

· 예방 및 교정 정비
- 통상적 정도관리를 수행하여도 예방 정비 절차를 생략할 수는 없으므로 주기적, 규칙적으로 수행필요

· 정도관리의 기록
- 모든 검사 결과의 기록이 유지되어야 하고, 이들이 만족스럽지 못한 경우 적절한 교정 작업 수행.

핵의학 기기 품질 관리는 통상 업무의 일부분으로서 핵의학 검사실에서 수행하여야 한다. 그러나 몇 가지는 유지보수 요원과 협동하여 수행할 수 있다. 병원의 정비직원 또는 장비회사의 요원이 시행하는 정기적인 예방 정비절차와 핵의학 검사실 직원이 시행하는 통상적 정도관리는 서로 보완적인 관계이다. 따라서 정도관리 체계의 구축으로 진행되는 전 후 흐름을 잘 이해할 필요가 있다.

· 정도관리 체계의 구축 진행 방향
개별 기기정도관리 – 표준화항목 구축 – 정도관리 체계구축 – 국제수준의 전문화 단계 – 인증시스템의 구축 – 독립기관에서 시행하는 품질 보증체계 구축 – 국가보험체계와 연동 – 새로운 정도관리 항목의 개발 – 신규기기에 대한 프로그램 개발 및 적용

2. PET 정도관리 프로그램 – 외국의 사례

PET 정도관리는 선진국에서 이미 인증체계 구축 및 진행단계에까지 이르렀으며 요약하면 다음과 같다.

1) 미국

의료용 영상기기에 대한 미국 정부의 규제는 1992년 유방촬영술 화질 표준화법(Mammogaphy Quality Standard Act, MQSA)에서 시작되었다. 그러나 기본적으로 정부 주도보다는 권위 있는 민간기구가 주축이 되어서 병원, 검사실, 영상검사실에 대한 인증 사업을 꾸준히 진행하여, 장비의 정도관리에 국한하지 않고 인력과 운영 과정까지 평가항목으로 삼고 있다.

FDA는 의료기기가 처음 시판될 때, 환자의 진단 목적으로 적정한지 여부만을 판단하여 시판허가를 내주는 것으로 그 역할을 마감한다. 설치장소에서 적정성 여부는 장비를 사용하는 최종 사용자에게 맡겨놓고, 정부기관에서 규제나 관리는 하지 않는다. 그대신 장비 판매 후 성능불량 보고(failure report)를 사용자로부터 지속적으로 받아서 장비회사에게 리콜(recall)을 권고하거나, 장비에 대한 허가 취소 등으로 규제하고 있다(Safe Medical Device Act: SMDA 1990년).

민간기구로는 의료기관인증위원회(JCAHO)와 핵의학검사실 인증에 관한 협회간위원회(Intersocietal Commission for the Accreditation of Nuclear Medicine Laboratories, ICANL)가 정도관리 및 인증제도를 운영하고 있다. Medicare와 Medicaid는 의료기관인증위원회(JCAHO)에서 인증받은 의료기관에 한하여 진료비를 지급하고 있고, 다른 민간의료보험회사에서도 인증여부를 보험 지불의 기준으로 삼는 경우가 늘어나고 있는 추세이다. 구체적인 인증시스템은 ACR (American College of Radiology)과 ICANL 에서 진행하고 있다.

2) 유럽

유럽연합은 유럽의료기기지침 Medical Device Directory (MDD, 93/42/EEC L 169, 1993.6.14)을 통하여, MDD를 충족하는 제품을 유럽경제지역(EEA: EU+ EFTA)의 모든 국가에서 제약 없이 판매하고 사용할 수 있게, CE-표시(Comformite Europeene)를 부착하여준다.

시판 후 의료기기 관리를 위하여, 제조사는 소비자가 제기하는 사고나 사고에 준하는 것 또는 리콜을 책임 있는 기관에 보고하도록 강제하고 있고, 규제기관은 그 의료기기가 CE 규정을 준수하는 지 감독하며, 사용자는 의료기기의 CE-표시를 확인하고 그 설명서에 맞게 사용할 책임이 있다. 최종 사용자가 장비 인수과정에서 CE-표시를 확인하고, 사용자는 개별 국가의 부가적인 규제를 충족하는 지 확인한다.

3) 미국의 PET/CT 정도관리 인증 프로그램

PET/CT 정도관리로 성능평가를 잘하게 되면 이 정도관리에 대한 인증단계가 이루어지게 된다. 핵의학 PET영상장비의 품질 관리체계 중 가장 기준이 잘 세워져 있는 것이 바로, 미국의 ACR PET 인증 프로그램과 ICANL 인증 프로그램이다.

(1) ACR 인증 프로그램

미국 방사선학회 8가지 인증 프로그램들(유방촬영술, 방사선종양학, 유방초음파, CT, MRI, 핵의학 및 PET, 정위유방생검 및 초음파)중의 하나로, 1999년에 핵의학 인증 프로그램이 시작하여 2002년에 PET 모듈이 개발되어 핵의학 및 PET 인증 프로그램으로 운영되고 있다.

ACR 인증 검사패키지 내에는 환자 및 팬텀 영상에 대한 설명, 품질관리 질문서, 영상프로토콜 제출에 관한 설명 등이 포함되어 있으며, 각 카메라의 모듈별로 환자 및 ACR-팬텀 영상, 영상프로토콜, 그리고 품질관리질문서를 제출해야 한다. 핵의학 카메라에 대한 인증은 평면영상, 단층촬영 영상, 심장 영상 및 PET 영상 등 4가지 모듈에 대해 진행되고 있다.

(2) ICANL 인증 프로그램

ICANL 인증 프로그램은 1997년 미국 심장핵의학회 및 핵의학회, 그리고 PET분야의 전문가들이 개발하기 시작하여, 2000년부터 운영을 시작하였다. ICANL은 미국의학영상 인증위원회(IAC; Intersocietal Accreditation Commission)의 5가지 산하 인증위원회들(ICAVL, ICAEL, ICANL, ICAMRI 및 ICACTL) 중 하나로 현재 미국 방사선학회에서 운영하는 핵의학 및 PET 인증 프로그램을 운영하고 있다.

ICANL 인증의 기준이 되는 ICANL 표준은 영상검사기관의 장비와 인력 기준, 핵의학 검사 프로토콜, 그리고 품질검사 기준의 세 부분으로 구성되어 있다. 검토자료를 바탕으로 ICANL 인증위원회에서 인증에 대한 최종 결정을 하며, 인증을 통과한 기관은 3년간 유효한 인증서를 받는다. 부분적인 품질개선을 조건으로 1년간 유효한 임시인증서를 발부 받을 수도 있으며, 불합격된 기관은 재응시를 할 수 있고 인증결과에 대해서 이의를 제기할 수 있다.

3. PET 정도관리 프로그램과 대표적 기준

세계적으로도 최근 핵의학 영상기기인 PET/CT의 각종 기술들이 진보하고 있어서 성능평가 및 정도관리 방법도 계속 발전할 필요가 있고, 자체적인 기술의 보유 및 경험의 축적도 필요하다. 암 진단 장비로 널리 알려진 PET/CT에 대한 기본평가로 National Electrical Manufacturers Association (NEMA)에서 제안한 NU 2-1994와 NU 2-2001에 제시한 성능평가 방법이 쓰인다. NEMA에서 제시한 성능평가 방법 이외에도 미국방사선의학회, 미국핵의학회(Society of Nuclear Medicine, SNM) 등에서도 성능평가를 위한 검사항목을 제시하고 있으며, 국제 전자기술 위원회(International Electrotechnical Commission, IEC)에서 발표한 시행방법 기술서(IEC 61675-1)에도 시험검사법이 있다. 하지만 성능평가를 위한 표준권고안들은 실제로 최초 설치 시 혹은 장비개발 연구를 위한 방법들로서 실제 임상현장에서 사용되고 있는 장비들을 정기적으로 성능을 평가하기 위한 목적으로는 적절하지 않다. 미국방사선학회나 미국의학물리학자협회(American Association of Medical Physicist, AAPM)와 유럽핵의학회(European Association of Nuclear Medicine, EANM)와 같은 유관학회들에서 PET/CT의 성능평가 및 정도관리를 제안하고 발전시키고 있다.

성능평가와 정도관리는 비슷하지만 다른 개념이다. 지속적인 품질경영을 위한 정도관리는 매일관리에서 매달, 매년관리까지 기간과 방법을 정하며 진행하여야 하며, 성능평가는 기기의 성능을 확인하는 표준화된 방법을 개발하고 기기 특성을 정확하게 반영할 수 있는지가 중요하다. 기기의 품질경영을 위해 성능을 평가하는 것이 정도관리 항목에 얼마나 어떻게 포함되어야 하는가 하는 것은, 최소평가로 최대효과를 보기위해 계속적으로 논의해야 할 문제이다.

NEMA에서 제안한 방법은 시스템의 성능평가에 대한 표준안이다. 다양한 사양을 가진 PET/CT가 보급되고 해상도, 민감도, 기능차이 등을 모두 표준화하여 비교할 수는 없는 실정이므로, 대체적으로 표준화 측정 방법으로 NEMA를 사용하고 있다. 몇 가지 대표적 항목을 요약하면 다음과 같다.

1) NEMA NU 2-2001를 이용한 성능평가

PET장비의 성능평가를 위해 보편적으로 사용되는 방법으로 1994년에 처음 발표된 이후 2000년대에 3차원 영상획득모드 등 새로운 기능을 포함하여 2001년에 개정되었다.

(1) 공간분해능

점선원을 이용하여 재구성된 영상으로부터 점확산함수(point spread function, PSF)의 반치폭(full width at half maximum, FWHM)을 측정하는 방법이다. 점선원의 위치는 중심과 중심에서 1 cm 떨어진 곳, 10 cm 떨어진 곳이며, 횡단면의 방사(radial), 접선(tangential), 그리고 축(axial)방향 분해능을 평균적으로 평가하여 보고한다.

(2) 산란분획(scatter fraction; SF) 측정

전체계수 중 산란계수에 대한 비율을 측정하는 것으로, 총 계수가 충분히 작을 때에 총 계수에 대한 랜덤계수와 산란계수합의 비율로 나타낸다. 불응시간이 1%이하인 프레임만으로 측정할 수 있다.

(3) 민감도

PET의 민감도는 선원으로부터 초당 검출되는 참 계수 값의 비율로 나타낸다. 크기가 다른 알루미늄 5가지를 선원 외부에 하나씩 끼워가며, 감쇠의 영향이 없는 값을 외삽법을 통해 계산하여 count/sec/MBq 단위로 기록한다.

(4) 영상품질평가

여러 개의 각각 다른 반지름을 가지는 원형구에 냉소(cold)와 열소(hot) 부분을 나누어 배경잡음을 주고, 4배 혹은 8배 차이에 따른 영상 대조도를 평가한다.

2) NEMA NU 2-1994를 이용한 성능평가

(1) 공간분해능

선선원을 스캐너의 중앙에 위치시키고 축 방향으로 놓은 다음, y축 방향으로 위치를 옮겨가며 측정한다.

(2) 산란분획측정

산란분획은 물로 채운 팬텀에 위치를 3개 정한 후 선선원을 이용하여 영상을 얻는데, 산란폭을 잘 정하여 공식에 따라 계산한다.

(3) 민감도 측정

팬텀을 이용하여 균일한 방사능이 약하게 방출되는 상태에서 스캐너의 가운데에서 스캔을 시행하고 사이노그램을 얻어 전체계수에 대한 산란분획 보정계수를 계산한 참 계수 값을 계산한다.

(4) 균일도 측정

스캐너의 중앙에서 y축으로 2.5 cm 떨어진 지점에 원형팬텀을 위치시키고 영상을 얻는다. 횡단면상의 원에서 10 mm 간격의 격자 내 계수 값들을 분석한다. 최대 계수 값과 최소 계수 값 및 평균 계수 값을 이용하여 비균일도를 구한다.

GE, Philips, Siemens 등 대표적인 핵의학 영상기기 관련 회사에서도 NEMA방법을 이용하여 성능측정을 하였으며, 사용자 안내서에는 사용자가 볼 수 있는 항목 및 간단한 NEMA방법의 결과 확인에 대한 설명이 있으나, 회사별로 지원되는 소프트웨어 및 채택하고 있는 검사방법이 조금씩 다르다. 또한 이 방법은 개발 이후 성능에 대한 수준평가 및 비교평가에 주로 사용되며, 검사시간이 많이 소요되는 전문적인 검사 방법으로 정도관리의 항목개발을 위해 알아야 할 부분이지만, NEMA 방법이 정도관리 체계를 대체하기에는 적당하지 않다.

4. 국내 PET 정도관리 체계, 관련 기관 및 법률적 고려사항

1) 의료기기의 기준 및 시험방법을 통한 성능검사

의료용구 등의 지정에 관한 규칙, 식약청고시가 1992년 공포되면서 시행되었다. 식약청은 국내에 처음 들어오는 기종에 대해 최초 시판 또는 수입시에 제조사에서 주장하는 사양에 부합하는지 여부를 기준 및 시험방법에 따라 검사하고 판매를 허가하고 있다. 하지만 설치 후 사용중에는 품질관리에 대한 법적인 규정은 없으며, 현재 PET의 정도관리는 각 병원에서 자체 혹은 의료기기회사와의 계약을 통해 시행하여 영상의 품질을 유지하고 있다.

의료용 영상장비의 정도관리 관련 법적 근거는 약사법의 "의료 용구 등의 지정에 관한 규칙(1992): 최초 수입 또는 시판 시 기준 및 시험 방법에 따라 합격한 제품에 한하여 판매허가", 국민건강보험재정건전화 특별법(2002), 그리고 특수의료장비의 설치 및 운영에 관한 규칙(2003)이다.

2) 진단용 방사선발생장치의 안전관리에 관한 규칙

진단용 방사선발생장치의 안전관리에 관한 규칙은 의료장비의 안전성을 평가하는 성능시험을 3년마다 시행하도록 규정하고 있다. 최근 PET에 대한 규정이 추가되어 PET에 결합되어 있는 CT의 안전성을 확보하기 위한 검사결과를 같이 요구하고 있다. CT 검사항목으로 인공물시험, 슬라이스두께시험, 잡음시험, 고대조도공간분해능시험, 관전압시험, 관전류시험, 환자피폭선량측정시험, CT Number 직선성시험이 포함되어 있다.

2010년 초에 규칙이 개정되어 PET의 해상도와 예민도에 대한 검사항목이 추가 되었다.

3) PET 정도관리에 관련된 단체 및 위원회

대한핵의학회와 대한핵의학기술학회 회원으로 구성된 정도관리위원회가 있으며, 한국 PET협의회, 동위원소협회 산하 PET위원회가 있다.

5. PET 정도관리의 국내기준과 진행 현황

2009년 현재 PET/CT 보급이 130대를 넘어섰으며, PET/CT 보급이 최근 5년 동안 급격하게 증가하였다.

정도관리에 대한 최근 설문조사에서 각 병원의 상황을 살펴보면 정기검사는 각 병원에서 지속적으로 수행중이었는데 1~2개월 간격으로 정기적인 검사를 수행하고 있으며, 결과는 과반수가 서비스 담당자가 기록하고 있었다. 기기이상이 발생하면 자체적으로 진단하는 항목을 가지고 있었으나, 대부분 기기회사 서비스담당자와 전화를 통하여 점검을 실시하고 있다. 핵의학 영상기기 정도관리의 필요성은 대부분 인정하고 있으며, 정도관리를 통해 검사 질 향상을 기대하고 있었다.

국내에서는 기기회사의 서비스 협조로 정도관리가 잘 수행되고 있으므로, 안정적인 관리 체계를 구축할 기반이 이미 마련되어 있다. 미국은 이미 관리체계를 잘 운영하고 있으며, 인증 프로그램을 통해 효율적인 기준을 세워 놓았다. 우리나라에는 대한핵의학회 정도관리위원회가 PET 정도관리 체계를 운영중이며, 학회 및 국가 연구과제로 정도관리의 표준화가 추진 중이다. 하지만 선진국처럼 인증 프로그램까지 운영하기 위해서는 많은 노력이 필요하다.

1) 국내 정도관리 수행을 위한 평가표

국내에서는 정도관리를 위한 수행 항목을 네 가지로 나누었다.

평가항목

- 인력 및 설비 기준 점검
- 일일 점검 항목
- 월간 점검 항목
- 연간 점검 항목(팬텀 영상, 임상 영상)

일일점검 항목은 영상기기의 운영에 따른 전반적인 상태 점검에 초점을 맞추었다.

점검항목	점검이유 및 방법
A-1) 테이블 이동 점검	테이블 이동과 스캔 프로토콜이 동기화되어 있으므로 검사 진행 전에 이동상태 점검필요
A-2) 항온항습기 작동 점검	온도와 습도에 민감한 섬광결정을 사용하는 장비이므로 확인필요
A-3) 검사실 온도(20~25도) 및 습도(40~60%) 측정	온도와 습도의 점검 후 변동사항을 기록
A-4) 데이터 저장장치 작동 점검	데이터의 저장과 백업이 원활히 이루어지는지 동작여부 검사
A-5) PET-CT 콘솔 이상 유무	부팅 시 이상 유무 점검
A-6) 네트워크 상태 점검 (test image 전송확인 또는 echo 확인)	서버와의 데이터 전송 및 PACS 기능 연동 유무 확인
A-7) 데이터베이스 용량점검	데이터 저장 공간이 부족하면 검사에 오류를 발생 시키므로 남은 용량이 충분하도록 유지함
A-8) PET-일일점검(기기별 자체 프로그램)	워크스테이션에 포함된 자체 프로그램의 체크상태
A-9) CT-일일점검(기기별 자체 프로그램)	워크스테이션에 포함된 자체 프로그램의 체크상태
A-10) X선관 회전 소음 점검	X선관의 회전소음이 커지는지, 균일하지 않은지를 모니터링 함
A-11) 기기주변부 방사선오염상태점검	주변부의 오염상태를 점검

월간 점검항목은 매월 혹은 분기별 점검 항목으로 시스템 상태를 확인하기 위한 것으로, 좀 더 구체적인 세부성능에 대한 관리에 초점을 맞추었다.

점검항목	점검이유 및 방법
B-1) PET Normalization(자체프로그램평가)	PET 영상검사에 영향을 주는 중요한 항목 중 하나로 기본적인 인공물 확인에 필요하며 자체프로그램 평가로 시행할 수 있음
B-2) 영상 인공물 점검	결과 영상의 영상잡음에 대해 이상 유무를 점검
B-3) PET 검출기 교정	사이노그램을 통한 검출기 이상 유무 확인
B-4) 환자테이블 이동간격 정확도시험(beam thickness ± 2 mm 이하)(6개월)	환자테이블의 이동간격의 정확도는 영상의 품질과도 관계가 있으므로 6개월 간격의 점검이 최소 필요함
B-5) Sinogram 이상 유무 확인	
B-6) SUV Validation 사이노그램을 통한 검출기 이상 유무 확인	실린더형 플러드 팬텀(편차 20%이하의 측정치 기록)

연간 점검항목은 시스템의 성능에 대한 점검을 하는 항목이 포함하며, PET-CT는 CT 평가를 위한 부분에 기존 CT 점검 항목을 모두 포함한다.

점검항목		점검이유 및 방법	측정방법
CT점검용 표준팬텀을 이용한 측정 (1년)	C-1) 물의 CT 감쇠계수(중심부에서 4×4 cm cursor로 측정)(0±10 HU 이내)	CT 점검을 위한 전용 표준팬텀을 이용하여 전체 항목을 한꺼번에 평가하는 것으로, 간편하면서도 빠른 검사방법임. 각 항목별로 기준과 단위가 있으므로 결과를 기록하면 됨	사용팬텀: CT점검용표준팬텀 AAPM CT performance phantom 76-410 or ACR phantom사용
	C-2) 노이즈(중심부에서 4×4 cm cursor 측정)(8 HU 이내)		
	C-3) 균일도(중심부와 주변부의 HU 차이를 기록)(중심부와 주변부간 4 HU 이내)		
	C-4) 공간분해능(mm로 기록)(1.0 mm 이하 식별가능)		
	C-5) 대조도 분해능(mm로 기록)(10 mm 이하 식별가능)		
	C-6) 슬라이스 두께(5 mm와 10 mm 측정시 오차범위를 기록)(±1 mm 이내)		
	C-7) 인공물유무(유무로 표시)(인공물이 없어야함)		
	C-8) 중심선정렬(상하좌우 오차범위를 기록)(상하 및 좌우 ± 5.0 mm 이내)		
C-9)PET-CT Registration 측정		alignment 결과를 각 축방향으로 측정하여 PET와 CT간의 정합 오차를 확인함	PET협의회의 평가 방법에 준하여 평가를 진행함
C-10)영상품질 평가(균일도, 대조도 기록)		팬텀을 이용한 영상의 품질 관련 항목을 평가하여 영상품질 결과 값을 기록함	균일성, 대조도, SUV 등의 품질평가를 PET 협의회의 프로그램에 의해 평가를 시행함

6. 결론

방사선발생장치를 사용하는 CT와는 달리 PET은 인체내부로부터 방출되는 감마선을 외부에서 검출하는 것이므로, 다른 의료장비와 다른 전문적인 검사항목이 필요하다. PET/CT는 두 가지 영상기기가 결합된 새로운 하나의 핵의학 영상기기이므로, 두 가지 기기가 제공하는 영상 및 기능에 대한 성능을 평가하기 위한 항목이 개발되어야 한다. 기기회사별로 검사방법이나 검사항목이 조금씩 다르지만 기본적인 점검항목은 비슷하다. 따라서 공통적인 항목 및 기본점검항목을 정리하여 표준화한 정기검사를 수행하게 되면, 정도관리의 체계화가 신속히 이루어질 것이다. 정도관리를 체계화 하는데는 단순히 NEMA 방법을 활용하여 정도관리를 시행하는 것이 최선의 길은 아니다. 매일검사 및 매월검사, 그리고 매년 검사항목을 적절히 검토하는 것이 필요하다. PET/CT를 위한 정도관리 항목은 PET/CT의 융합적 특성을 반영하여, 실제 병원에서 환자 검사에 영향을 주지 않는, 상호 협력체계를 구축하여야 한다. 따라서 임상현장을 잘 반영하며 동시에 국제적인 수준의 정도관리가 국내현실 및 환경에 맞는 기준으로 운영되는 것이 좋다. PET 정도관리는 앞으로 국가표준이나 병원신임평가 등과 연계 발전방향을 모색하고, 수가체계와 관계를 정리하고, 대한핵의학회 내의 전문적 연구추진 등으로 더욱 발전시켜 나가야 할 것이다.

이 장에서는 핵의학 영상기기인 PET의 정도관리 중에 성능평가와 정도관리의 발전방향에 대한 동향을 살펴보았다. 정도관리의 체계성과 효율적 평가 방법의 개발을 통해, 핵의학 전문성을 국제수준으로 더욱 발전시켜 나가게 되기 바란다.

7. 참고문헌

1. AAPM publication. AAPM report no.39. Specification and acceptance testing of computed tomography scanners. 1993.
2 .American College of Radiology. ACR technical standard for medical nuclear physics performance monitoring of computed tompgraphy (CT) equipment. ACR technical standard(PET equiment):831-33, 2002.
3. American College of Radiology. ACR technical standard for medical nuclear physics performance monitoring of PET imaging equipment. ACR technical standard(PET equiment):847-9, 2001.
4. Buchert R, Bohuslavizki KH, Mester J, et al. Quality assurance in PET: Evaluation of the clinical relevance of detector defects, J Nucl Med 1999;10:1657-65.
5. Choi JG, Choi CW, Lee BI, Report of research service project (Research for actual conditions of quality assurance of imaging system in nuclear medicine). 식품의약청안정청. 2007.
6. Choi Y, Chung J-K, Report of research service project (Development of standard of evaluation of PET). 식품의약품안정청. 2003.
7. Daube-Witherspoon M.E., Karp J.S, Casey M.E., et al. PET performance measurements using the NEMA NU 2-2001 standard. J Nucl Med 2002;43:1398-409.
8. GE Medical Systems. DST PET/CT NEMA Test procedures. Applicable to Discovery ST. Milwaukee, GE Medical Systems, 2005.
9. GE Medical Systems. Technical publication: AdvanceTM PET imaging system description and specification. Milwaukee, GE Medical Systems, 1994.
10. GE Medical Systems. Technical publication: Discovery LS PET CT combined PET and CT scanner operator's guide. Milwaukee, GE Medical Systems, 1994.
11. International Electrotechnical Comission. International standard (IEC 1223-2-6). Evaluation and routine testing in medical imaging department - Part 2-6: Constancy test - X-ray equipment for computed tompgraphy International Electrotechnical Comission. 1994.
12. International Electrotechnical Comission. International standard (IEC 1223-3-5). Evaluation and routine testing in medical imaging department - Part 3-5: Acceptance tests - Imaging performance of Byeong-il Lee. Quality Assurance and Performance Evaluation of PET/CT 144 computed tompgraphy X-ray equipment International Electrotechnical Comission. 2004.
13. International Electrotechnical Comission. International standard (IEC 1223-3-5). Evaluation and routine testing in medical imaging department - Part 3-6: Acceptance tests - Imaging performance of computed tompgraphy X-ray equipment International Electrotechnical Comission. 2004.
14. International Electrotechnical Comission. International standard (IEC 61675-1). Radionuclide imaging devices characteristics and test conditions. Part 1: Positron emission tomographs. International Electrotechnical Comission. 1998.
15. Jeong HK, Kim HJ, Son HK, Bong JK, Jung HA, Jeon TJ, Kim JS, Lee JD, Yoo HS. Standard performance measurements of GE advance positron emission tomography. Korean J Nucl Med 2001;35:100-12.
16. Karp J.S., Daube-Witherspoon M.E., Hoffman E.J. et al, Performance standards in positron emission tomography. J Nucl Med 1991;32:2342-50.
17. Katanick SL. Fundamentals of ICANL Accreditation. J Nucl Med Technol 2005;33:19-23.
18. Kim JS, Lee JS, Lee BI, Lee DS, Chung J-K, Lee MC. Performance characteristics of 3D GSO PET/CT scanner(Philips GEMINI PET/CT). Korean J Nucl Med 2004;38:318-24.
19. Kim JS, Lee JS, Lee DS, Chung J-K, Lee MC. Performance evaluation of Siemens CTI ECAT EXACT 47 scanner using NEMA NU2-2001. Korean J Nucl Med 2004;38:259-67.
20. Lee JR, Choi Y, Choe YS, Lee KH, Kim SE, Shin SA, Kim BT. Performance measurements of positron emission tomography: An Investigation using general electric advanceTM. Korean J Nucl Med 1996;30:548-59.
21. MacFarlane CR. ACR Accreditation of Nuclear Medicine and PET Imaging Departments. J Nucl Med

Technol 2006;34:18-24.

22. Mawlawi O., Podoloff D.A., Kohlmyer S., et al. Performance characteristics of a newly developed PET/CT scanner using NEMA standards in 2D and 3D modes. J Nucl Med 2004;45:1734-42.
23. National Electrical Manufacturers Association. NEMA Standard Publication NU 2-1994. Performance measurements of positron emission tomographs. National Electrical Manufacturers Association, 1994.
24. National Electrical Manufacturers Association. NEMA Standard Publication NU 2-2001. Performance measurements of positron emission tomographs. National Electrical Manufacturers Association, 2001.
25. Philips Medical System. Gemini calibration technical manual for dual, 16 power, and GSL, Cleveland, Philips Medical Systems, 2006.
26. Philips Medical System. Gemini GXL performance test technical manual, Cleveland, Philips Medical Systems, 2005.
27. Siemens Medical Solutions. Installation manual biograph 6 Hi-Rez, Hofmann Estates. Siemens Medical Solutions., 2004.
28. Siemens Medical Solutions. Operator's guide biograph 6 Hi-Rez, Hofmann Estates. Siemens Medical Solutions., 2004.
29. Spinks T, Jones T, Heather J, et al. Quality control procedures in positron tomography. Eur J Nucl Med 1989;15:736-40.
30 .Wackers FJ 3rd. Intersocietal commission for the accreditation of nuclear medicine laboratories. Blueprint of the accreditation program of the intersocietal commission for the accreditation of nuclear medicine laboratories. J Nucl Cardiol 1999;6:372-4.

Chapter 02

PET 검사의 방사선 안전

황 경 훈

초 록

PET 또는 PET/CT는 각종 암의 병기 결정, 재발 판정 및 뇌신경계 질환에서 우수한 진단 성능을 보이며 치료 효과 판정에도 유용하여, 지속적으로 임상 및 연구 분야에 사용이 증가하고 있다. 따라서 이 장에는 PET 또는 PET/CT 이용시 유의해야 할 방사선안전에 대하여 기술하였다.

PET 또는 PET/CT는 각종 암의 병기 결정, 재발 판정 및 뇌신경계 질환에서 우수한 진단 성능을 보이며 치료 효과 판정에도 유용하여, 지속적으로 임상 및 연구 분야에서 사용이 증가 하고 있다. 우리나라도 PET 또는 PET/CT는 최근 들어 급속히 증가하여, 2010년 6월말 기준 144개에 달하게 되었고 검사건수도 30만건에 달하여 PET 또는 PET/CT로 인한 방사선피폭도 늘어났다. 따라서 이 장에서는 PET 또는 PET/CT 이용시 유의해야 할 방사선안전에 대하여 기술하는데, 먼저 PET 또는 PET/CT로 인한 환자 피폭의 선량학적 측면에 대하여 알아보고, 이러한 PET 및 PET/CT로 인한 방사선피폭의 특성, 의료진 및 일반인 피폭, 그리고 특수한 상황들 - 임신, 수유 및 소아환자의 피폭에 대한 방사선안전을 기술한다.

1. 방사선량학적인 고려

의학적으로 인체에 대한 방사선피폭을 평가하기 위해서는 인체내 조직간 선량분포에 따른 위험 정도를 단일한 양으로 나타낼 목적으로, 각 조직의 등가선량에 해당 조직의 조직가중치를 곱하여 이를 모든 조직에 대해 합산한 양인 유효선량(effective dose)을 사용한다. 방사선이 인체에 미치는 확률적인(stochastic) 영향에 대해서는 일본 원폭 피해자에서 수행한 고선량 방사선에 대한 역학적인 연구가 대부분이므로, 진단용 피폭선량에 해당되는 100 mSv 미만 저용량 방사선피폭 때문에 암발생률이 증가한다는 자료는 없다. 그러나 방사선방호 차원에서, 고선량 방사선피폭을 연구한 결과에서 얻은 선량-반응(dose-response) 곡선을 저선량 방사선 영역까지 외삽(extrapolation)하여 추론하는 Linear No Threshold 모델을, 저용량 방사선피폭에 대하여도 공식적으로 적용하고 있다. 저선량 방사선 영역에서 일어나는 의료용 피폭 - 특히 진단적 목적의 방사선피폭에 대해 국제방사선방호위원회(ICRP; International Commission on Radiological Protection)에서 ALARA(as low as reasonably achievable) 원칙을 권고한다.

아직 임상적인 PET 검사는 대부분 FDG를 이용하므로 FDG PET으로 인한 방사선피폭량이 중요하다. FDG PET이 유발하는 방사선피폭량은 보고에 따라 차이가 있지만, 통상적으로 85~740 MBq (5~20 mCi)를 환자에게 주사하였을 때 검사프로토콜에 따라 최대 22.2 mSv에 해당하는 방사선피폭을 받게 된다. FDG PET/CT의 방사선피폭량 중에 CT로 인한 피폭량이 PET보다 많아서(표 5-2-1), 전체 피폭량의 54~81%을 차지한다.

2. PET/CT 방사선피폭의 특성

1) PET으로 인한 방사선피폭의 특성

현재 임상적인 PET 검사는 대부분 ^{18}F을 표지한 방사성화합물을 이용하는데, 방사선 차폐면에서 ^{18}F은 ^{99m}Tc과 차이가 있다. ^{18}F은 ^{99m}Tc보다 높은 511 keV 소멸 방사선을 방출하므로 차폐를 위해 필요한 납의 반가층(half-value layer)도 ^{99m}Tc보다 20여 배 더 두껍다. 따라서 PET 시설공사를 할 때 차폐를 위하여 소요되는 납도 많아 경비와 구조에 대한 고려가 필요하다.

PET 및 PET/CT 시설의 차폐 기준에 대해서는 2006년에 미국 의학물리학회에서 제정한 AAPM TG108 보고서를 참조한다.

PET에 의한 환자피폭을 줄이기 위하여 가장 효과적인 방법은 방사성의약품의 투여량을 줄이는 것인데, 투여량을 줄이고 영상획득 시간을 늘리지 않으면 영상의 질이 떨어진다. 근래에는 3D-모드 영상획득, 검출기 성능의 향상, 영상재구성 알고리즘의 발달 및 TOF (time-of-flight) 기술 개발 등 PET 영상의 질을 유지하면서 방사성의약품의 투여량을 줄이려는 노력이 이루어지고 있다.

2) PET/CT에서 CT로 인한 방사선피폭의 특성

CT로 인한 방사선피폭량은 주로 빔 에너지, 관전류, 노출시간, 피치(단면두께) 및 대상 환자의 신체크기에 따라서 달라지는데, 피폭량을 줄이기 위하여 이러한 결정인자들을 조정하면 영상의 질이 영향을 받는다. 따라서 CT 영상의 질을 유지하면서 피폭량을 최소로 줄일 수 있도록 결정인자들을 조정할 필요가 있다. 특히 어른에 비하여 방사선감수성이 높은 소아는 방사선피폭량을 줄이기 위해 결정인자들을 세심하게 조정하여야 한다. CT로 인한 피폭량은 감쇠보정이나 융합영상만을 위한 CT를 촬영하는지 또는 조영증강 CT를 촬영하는지에 따라 다르다. 최근에 국제방사선방호위원회(International Commission on Radiological Protection, ICRP)에서 의료 방사선에 대한 방어를 최적화하기 위해서 환자선량 권고량(Diagnostic Reference Level)을 각 국가가 자국 실정

표 5-2-1. FDG PET-CT로 인한 피폭선량 측정 보고

	PET Dose (mSv)	CT Dose (mSv)	PET-CT Dose (mSv)
Wu et al.	10.73(quoted)	18.97 ± 0.46	29.70 ± 0.46
Brix et al.	6.68 ± 0.65	18.15 ± 1.17	24.83 ± 1.14
Huang et al.	6.23(estimated)	17.23 ± 8.34	23.46 ± 8.34

에 맞게 설정하여 운영하도록 요구한다. 이로 인하여 여러 나라에서 CT를 포함한 각종 방사선 검사들에 대한 환자선량 권고량을 설정한다.

3. PET/CT로 인한 피폭

1) PET 또는 PET/CT로 인한 의료진 및 일반인 피폭

양전자는 투과력이 높은 511 keV의 소멸방사선을 방출하므로, PET 또는 PET/CT를 운영하는 핵의학 시설에 근무하는 의료진이 받는 방사선피폭이 그렇지 않은 핵의학 시설보다 크다. 따라서 PET 또는 PET/CT 시설에 근무하는 의료진은 ALARA 개념에 입각하여 방사선방어를 고려한 작업원칙(차폐, 시간, 거리)을 지켜야 한다. 여기에는 주사기 차폐제 및 방사선 차폐 구조물 이용, 방사성의약품이 투여된 환자를 다루는 시간의 단축 및 적절한 거리의 유지 등이 포함된다. FDG 등 방사성화합물을 투여받은 환자는 환자 자신이 새로운 방사선원이 되므로 촬영할 때까지 별도로 차폐된 안정실에서 대기하여야 한다. ^{18}F처럼 반감기가 짧은 동위원소화합물을 사용한 경우에는 PET 또는 PET/CT를 촬영한 이후에 외부 일반인에 대한 선량이 1 mSv을 넘지는 않으므로 환자를 격리하거나 제약할 필요는 없다. 한편 PET 또는 PET/CT 시설을 건축할 때 방사선피폭을 저감할 수 있는 설계가 필요하다.

2) 임신하거나 수유중인 환자에 있어서 방사선 피폭

임산부 환자에서 PET 또는 PET/CT로 인한 방사선 피폭에 대한 드문 보고에 따르면, 태아에 고선량의 방사선피폭이 가해진다고 한다. 따라서 PET 또는 PET/CT가 의뢰되는 모든 여성 환자들에 대해서는 임신 여부에 대한 확인이 꼭 필요하며, 부득이하게 PET/CT가 필요한 임산부 환자에 대해서는 방사선피폭과 PET 또는 PET/CT로 인한 이득을 면밀하게 비교하여야 한다. 임신한 상태에서 우연히 PET 또는 PET/CT를 시행한 경우는 태아에 대한 방사선피폭량을 자세하게 평가하여야 하며, 이를 기준으로 방사선 영향에 대한 자료와 비교하여 추후 결정을 내려야 한다.

수유부 환자의 유방에는 그렇지 않은 환자보다 FDG가 더 많이 축적되게 된다. 수유 환자에서 FDG PET 또는 PET/CT를 하면 검사후에 모유 중으로 FDG가 배출되지만 모유를 먹어도 방사선피폭양은 1 mSv에 훨씬 미치지 못한다. 오히려 모유 수유를 하는 도중에 아기가 엄마의 유방이나 가슴 부위에 축적된 FDG로부터 받는 방사선피폭이 더 문제이다. 따라서 PET 또는 PET/CT 검사 후 6시간 내지 24시간 동안은 모유 수유를 중지하도록 권고하여야 하며, FDG 투여 전에 모유를 유축하여 미리 저장한 후 모유 수유를 할 수 없는 동안 아기에게 먹이는 것이 바람직하다.

3) 소아 환자에서 PET 또는 PET/CT로 인한 방사선피폭

소아에서는 일반적으로 성인에 비하여 방사선감수성이 크므로, PET 또는 PET/CT 검사시에 방사선피폭량 관리가 더욱 중요하다. 소아는 연령에 따라 신체의 크기가 달라지므로 영상을 얻기 위해 방사성화합물을 적절한 양을 투여하고 아울러 CT 영상의 질을 유지하면서 피폭량을 최소한으로 줄일 수 있도록 CT 촬영의 결정인자들을 조정하여야 한다.

4. 결론

PET 또는 PET/CT는 이제 현대 의학에서 빠질 수 없는 영상검사가 되었고, 그 이용량도 급격히 증가하고 있다. 따라서 영상의 질을 유지하면서 환자에 대한 피폭량을 줄이기 위해 PET 및 CT 영상 획득 시 결정인자들을 세심하게 조정하여야 한다. 의료진 및 일반인에 대한 피폭을 함께 감소시키기 위하여 시간, 거리, 차폐 원칙을 고려한 방사선방어 개념을 업무에 적극 반영하도록 한다. 임산부나 수유 중인 환자, 그리고 소아환자에 대해서는 방사선안전에 대하여 더욱 신중하게 고려한다.

5. 참고문헌

1. 교과부고시 제2002-01호 방사선방호 등에 관한 기준 제2조(용어의 정의).
2. Bombardieri E, Aktolun C, Baum RP, Bishof-Delaloye A, Buscombe J, Chatal JF, et al. FDG-PET: procedure guidelines for tumour imaging. *Eur J Nucl Med Mol Imaging* 2003;30:BP115-24.
3. Brix G, Lechel U, Glatting G, Ziegler SI, Munzing W, Muller SP, et al. Radiation exposure of patients undergoing whole-body dual-modality [^{18}F]FDG PET/CT examinations. *J Nucl Med* 2005;46:608-13.
4. Devine CE, Mawlawi O. Radiation safety with positron emission tomography and computed tomography. *Semin Ultrasound CT MR.* 2010;31:39-45.
5. Fahey FH. Dosimetry of Pediatric PET/CT. *J Nucl Med* 2009;50:1483-91.
6. Frush DP, Donnelly LF, Rosen NS. Computed tomography and radiation risks: what pediatric health care providers should know. *Pediatrics* 2003;112:951-7.
7. Hicks RJ, Binns D, Stabin MG. Pattern of uptake and excretion of [^{18}F]FDG in the lactating breast. *J Nucl Med* 2001;42:1238-42.
8. Huang B, Law MW, Khong PL. Whole-Body PET/CT Scanning: Estimation of Radiation Dose and Cancer Risk. *Radiology* 2009;251:166-74.
9. ICRP. 1990 Recommendations of the International Commission on Radiological Protection. ICRP Publication 60. Ann ICRP 21 (1-3) 1991.
10. International Commission on Radiological Protection, Low-dose extrapolation of radiation-related cancer risk. ICRP Publication 99. Ann ICRP 35(4). Oxford: Elsevier, 2004.
11. International Commission on Radiological Protection. ICRP Publication 103: 2007 Recommendations of the International Commission on Radiological Protection. Annals of the ICRP. 2007;137:2-4.
12. Lin EC, Alavi A. Chapter 4. Patient Preparation. In: Lin EC, Alavi A, editors. PET and PET/CT: A Clinical Guide. 2nd ed. New York: Thieme; 2009. p. 33-37.
13. Madsen MT, Anderson JA, Halama JR, Kleck J, Simpkin DJ, Votaw JR. AAPM Task Group 108: PET and PET/CT Shielding Requirements. *Med Phys* 2006;33:4-15.
14. Martin CJ. Effective dose: how should it be applied to medical exposures? *Br J Radiol* 2007;80:639-647.
15. McCollough CH, Schueler BA, Atwell TD, Braun NN, Regner DM, Brown DL, et al. Radiation exposure and pregnancy: when shoud we be concerned? *Radiographics* 2007;27:909-18.
16. McNitt-Gray MF. AAPM/RSNA Physics tutorial for residents: topics in CT - radiation dose in CT. *Radiographics* 2002;22:1541-53.
17. National Council on Radiation Protection and Measurements: Medical Radiation Exposure of Pregnant and Potentially Pregnent Women. Bethesda, MD, National Council on Radiation Protection and Measurements, 1977 NCRP Report Number 54.
18. Park HH, Park DS, Kweon DC, et al. Inter-comparison of [^{18}F]FDG PET/CT Standardized Uptake Values in Korea. *Appl Radiat Isot* In press.
19. Roberts FO, Gunawardana DH, Pathmaraj K, Wallace A, U PL, Mi T, et al. Radiation dose to PET technologists and strategies to lower occupational exposure. *J Nucl Med Technol* 2005;33:44-7.
20. Task Group of ICRP Commitees 2 and 3 of the International Commission on Radiological Protection: Radiation dose to patients from radiopharmaceuticals. Addendum 3 to ICRP publication 53. Annals of the ICRP. 2008;138:1-197.
21. United Nations Scientific Commission on the Effects of Atomic Radiation. Sources and effects of ionising radiation. Vol. II, Effects, New York: United Nations, 2000.
22. Wall BF, Kendall GM, Edwards AA, Bouffler S, Muirhead CR, Meara JR. What are the risks from medical X-rays and other low dose radiation? Br J Radiol. 2006;79:285-294.
23. Wu TH, Huang YH, Lee JJ, Wang SY, Wang SC, Su CT, et al. Radiation exposure during transmission

measurements: comparison between CT- and germanium-based techniques with a current PET scanner. *Eur J Nucl Med Mol Imaging* 2004;31:38-43.

24. Yasuda S, Fujii H, Takahashi W, Takagi S, Ide M, Shohtsu A. Lactating breast exhibiting high [^{18}F]FDG uptake. *Clin Nucl Med* 1998;23:767-8.

25. Zanotti-Fregonara P, Champion C, Trebossen R, Maroy R, Devaux JY, Hindie E. Estimation of the beta+ dose to the embryo resulting from [^{18}F]FDG administration during early pregnancy. *J Nucl Med* 2008;49:679-82.

Chapter 03

PET 방사선량평가

이 재 성

초 록

전리방사선(ionizing radiation)으로부터 흡수되는 방사선 에너지는 체내 기관, 더 미시적으로는 세포, DNA에 잠재적 손상을 유발한다. 이를 효과적으로 이용한다면 방사선 치료에서 종양세포를 치료하는데 이용할 수 있으나 방사선 진단 시에는 체내에서 산란, 흡수 되는 방사선으로 인해 종양세포가 아닌 정상세포도 손상되는 것은 피할 수 없다. 이 체내 피폭의 정도를 정량적으로 예측하는 것은 방사선을 이용하여 진단할때 환자의 위험을 예측하고 예방하는데 매우 중요하다.

1. 방사선량 단위

방사선에 의해 피폭이 되었을 때, 피폭된 방사선량을 정량적으로 측정하기 위해서는 이를 정량적으로 표현 할 수 있는 단위가 필요하다. 피폭 방사선량(radiation dose)을 정량적으로 표현하기 위해 단위 질량(kg)당 흡수된 에너지(joule)를 방사선량(D)의 단위로 정하였고 이를 그레이(Gy, gray)로 표현한다. 그레이는 질량 및 에너지로 다음과 같이 표현한다.

$$1\ Gy = 1\ J/kg$$

고전 단위계에서는 라드(rad, radiation absorbed dose)를 사용하며 이는 그레이와 다음과 같은 관계가 있다.

$$1\ Gy = 100\ rad$$

그레이와 라드는 방사선을 흡수하는 어떤 물질에도 적용이 가능한 단위이다. 이에 생물학적 영향을 고려하기 위해 등가선량(equivalent dose, H)이라는 단위를 도입하였으며 이는 방사선량(D)에 생물학적 위험도를 반영한 가중치(W)를 곱해줌으로써 얻을 수 있다.

$$H = D \times W$$

등가선량 단위로는 SI 단위계로 시버트(Sv, sievert)가 있고 고전 단위로 렘(rem)이 있으며 이는 방사선량

표 5-3-1. 방사선유형에 따른 가중치 (ICRP Publication 103)

방사선 유형	방사선 가중치 (W)
광자	1
전자와 양전자	1
양성자	2
알파입자와 중입자	20
중성자	2.5~20

단위와 마찬가지로 다음과 같은 관계가 있다.

1 Sv = 100 rem

최근 발표된 ICRP Publication 103에 따르면 각 방사선의 종류 및 에너지에 따른 가중치는 다음 표 5-3-1과 같다. PET 촬영시 피폭을 받게 되는 방사선인 양전자와 광자는 에너지에 관계없이 가중치가 모두 1이다.

2. 방사선 내부 피폭선량 계산 (MIRD 방법)

1) 방사선 내부 피폭선량 계산 방법

체내 방출 방사선에 의한 피폭을 정량적으로 예측하는 방법으로 흡수분획 방법(absorbed fractional method)이 널리 사용되고 있다. 흡수분획 방법은 MIRD 방법으로 더 잘 알려져 있으며 이는 미국핵의학회 Medical Internal Radiation Dose 위원회의 약자이다. 이 방법은 방사능을 가진 하나 이상의 체내 선원장기(source organ)들로부터 표적장기(target organ)로 전달되는 에너지양을 통해 방사선량을 계산하는 방법을 말한다(그림 5-3-1). 이때, 선원장기는 그 자체가 표적장기가 된다. 선원장기로부터 방출된 방사선 가운데 상당량은 일반적으로 선원장기 자체에 가장 많이 흡수되기 때문이다. 그러므로 체내 장기 중 표적장기 하나를 가정한다면 표적장기를 포함한 체내 모든 장기들은 선원장기가 된다.

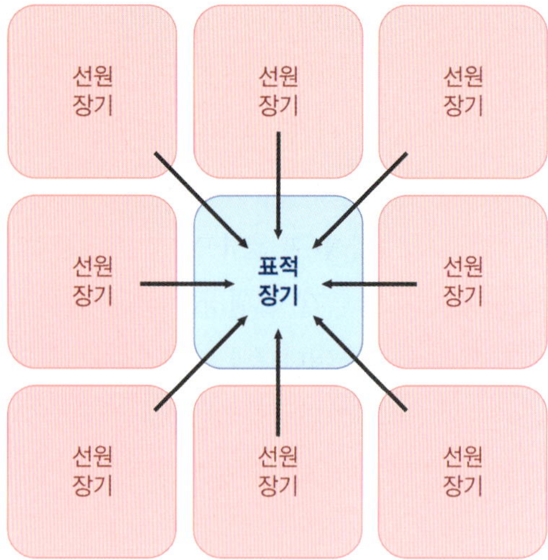

그림 5-3-1. 하나 이상의 선원장기로부터 표적장기로 전달되는 에너지의 합을 이용하여 표적장기의 피폭선량을 계산할 수 있다.

MIRD 방법의 일반적인 절차는 다음 3단계를 따른다.

(1) 각 장기에 대해 장기에서 일어난 총 방사성붕괴(disintegrations)의 수를 계산한다. 방사능이 높을수록, 방사능이 장기에 머문 시간이 길수록, 선원장기에서 총 방사성붕괴의 수는 더 커지고, 각 표적장기로 전달되는 에너지양은 많아진다. 이 값은 체내 주사한 방사능량 및 방사성추적자의 종류에 따라 크게 달라진다.

(2) 각 장기에서 총 방사성붕괴의 수를 계산한 후, 방사성붕괴 1회 당 방출되는 방사선의 수, 각 방사선의 종류, 각 방사선의 에너지 등을 고려하여 방사성붕괴 당 방출되는 총 에너지양을 계산한다. 이는 사용된 방사성 동위원소에 따라 정해져 있는 값이다.

(3) 어떤 선원장기로부터 하나의 표적장기로 에너지가 전달되는 비율을 계산한다. 이는 방출되는 방사선의 종류 및 에너지에 크게 의존하고 또한 체내 장기의 분포, 장기 간 거리, 장기의 크기, 밀도에 모두 영향을 받는 값이다. 그러므로 이 값은

방사성 동위원소에 따라 달라지기도 하지만, 환자의 체형, 연령에 따라 달라지기도 한다.

위 절차에서 첫 번째 단계에서는 각 선원장기에서 총 방사성붕괴 수를, 두 번째 단계에서는 방사성붕괴 당 방출되는 에너지를 계산하므로 여기서 얻어지는 두 값을 곱하게 되면 각 선원장기에서 방출된 총 에너지양을 알 수 있게 된다. 세 번째 단계는 어떤 선원장기와 어떤 표적장기간 에너지 전달 비율을 나타내는 것인데, 이것으로부터 각 장기의 피폭선량을 계산해 낼 수 있다.

2) 누적선량 (Cumulative activity)

선원장기에 많은 양의 방사능이 방출될수록 체내 피폭선량은 커지게 되는데 이 총 방사성붕괴의 수를 누적선량이라고 말한다. 선원장기 내에서 누적선량은 체내 피폭선량과 비례한다. 단위는 방사능의 단위인 Bq(Ci)에 시간을 곱하여 나타낸다. SI 단위로는 Bq · sec 또는 MBq · sec 등이 사용되고 고전 단위계로는 mCi · hr 또는 μCi · hr 등이 사용된다. 방사능의 단위인 Bq은 disintegrations/sec로 표현되는 단위이므로 여기에 시간(sec)을 곱해줌으로써 쉽게 총 방사선붕괴 수(disintegrations)를 얻을 수 있고, 이를 통해 누적선량이 쉽게 이해된다.

선원장기 내 방사능량이 일정하다고 가정한다면, 방사능이 머문 시간과 방사능량을 곱해줌으로써 매우 간단히 누적선량을 계산해낼 수 있다. 그러나 일반적으로 선원장기 내 방사능은 시간에 따라 변하고 이는 초기 방사성의약품 주사 후, 선원장기로 방사성의약품이 전달되는 속도, 방사성 동위원소 자체만의 물리적 반감기(physical half-life), 각 장기별 생물학적 반감기(biological half-life)에 모두 영향을 받는다. 시간에 따른 방사능의 변화 함수를 시간 방사능 곡선(time-activity curve)이라고 하는데 시간에 따라 연속적인 분포를 갖는다. 이 시간 방사능곡선을 $A(t)$라하고 누적선량을 $\tilde{A}$라 한다면 이 둘은 다음과 같은 관계에 있다.

$$\tilde{A} \approx \int_0^\infty A(t)dt$$

3) 흡수분획 (Absorbed fraction, φ)

위와 같이 선원장기 내 누적선량을 계산하면, 방사성 동위원소에 따른 방사성붕괴 당 방출되는 에너지양은 이미 알려져 있으므로 이 둘을 곱해 각 선원장기에서 방출 에너지를 계산할 수 있다. 이중 특정 표적장기로 전달되는 비율을 흡수분획이라고 하며 선원장기 S에서 표적장기 T로 전달되는 흡수분획은 다음과 같이 표현한다.

$$\phi(T \leftarrow S)$$

방사성 동위원소의 방사성붕괴 당 방출되는 에너지를 Δ라고 한다면, 선원장기 S에서 표적장기 T로 전달되는 방사선량은 다음과 같이 표현할 수 있을 것이다.

$$\tilde{A}_S \times \Delta \times \phi(T \leftarrow S)$$

최종적으로 어떤 표적장기 T로 전달되는 전체 방사선량은 다음과 같이 표현할 수 있을 것이다.

$$\sum_S \tilde{A}_S \times \Delta \times \phi(T \leftarrow S)$$

흡수분획은 장기 간 서로 다른 값을 갖기도 하지만 환자 모델에 따라서도 크게 달라지는 값이다. 그 예로 성인과 영아는 각 장기의 크기, 장기간 거리가 다르고 체구의 차이에 따라 방사선 흡수율도 다르다. 미국핵의학회 MIRD 위원회에서는 영아, 1세, 5세, 10세, 15세, 성인 여성, 성인 남성 모델(mathematical phantom, 수학적 모형)들을 제안했다. 이 모델들을 이용하여 수학적 전산모사를 통해 각 방사성동위원소별, 각 모델별 흡수분획을 계산해 낼 수 있다. 지금은

표 5-3-2. 조직 가중치

기관	가중치		
	ICRP 26 (1977)	ICRP 60 (1991)	ICRP 103 (2007)
생식기	0.25	0.2	0.08
유방	0.15	0.05	0.12
폐	0.12	0.12	0.12
적색골수	0.12	0.12	0.12
갑상선	0.03	0.05	0.04
뼈 표면	0.03	0.01	0.01
대장		0.12	0.12
위		0.12	0.12
간		0.05	0.04
피부		0.01	0.01
방광		0.05	0.04
식도		0.05	0.04
뇌			0.01
침샘			0.01
나머지	0.30 (심장, 신장, 간, 비장, 방광)	0.05 (부신, 뇌, 소장, 대장 상부, 신장, 근육, 췌장, 비장, 흉선, 자궁)	0.12 (부신, 담낭, 소장, 심장, 신장, 근육, 췌장, 비장, 흉선, 흉곽, 림프절, 구강점막, 고환, 자궁)
Total	1.00	1.00	1.00

OLINDA/EXM이라는 상용프로그램을 이용하여 흡수분획을 구하는 과정을 생략할 수 있다.

피폭선량을 구하는 과정을 좀 더 간편화하기 위해 S-value라는 개념이 등장하였는데 이는 위에서 설명한 흡수분획과 방사선 붕괴당 방출되는 에너지를 곱한 값으로 mGy/MBq · sec와 같은 단위를 갖는다. 단위에서 쉽게 알 수 있듯이 S-value에 누적선량(MBq · sec)만 곱해주면 그에 해당하는 선원, 표적장기에 대해 전달되는 에너지량(mGy)을 바로 구할 수 있다. OLINDA/EXM 소프트웨어에는 모든 수학적 모형과 방사성동위원소에 따른 S-value들이 포함되어 있으며 이를 이용해 각 선원장기에서 누적선량 정보만을 이용하여 쉽게 피폭선량을 계산할 수 있다.

흡수분획은 방사선 종류에 따라 달라지는 값인데, 특히 입자방사선과 파동방사선은 그 차이가 분명하다. 입자방사선 가운데 베타선은 체내에서 비정 거리가 수 mm에 불과하므로 하나의 선원장기에서 방출된 방사선으로부터 받게 되는 피폭량은 대부분 선원장기 내로 제한되고 인접 장기로 약간의 피폭량이 전달되지만 그 양은 매우 적은편이다. 물론 소동물은 장기가 매우 작아 꼭 그렇다고 할 수는 없다. 입자방사선 중 알파선은 비정거리가 베타입자보다 훨씬 짧아 거의 모든 피폭량은 선원장기로 전달되고 다른 장기로 전달률은 0에 가깝다. 엑스선이나 감마선은 체내 투과력이 입자방사선보다 뛰어나므로 인접장기 뿐 아니라 멀리 떨어진 장기라 할지라도 그 에너지에 따라 전달률이 0이 되지 않는 경우가 많다.

4) 유효등가선량(Effective dose equivalent), 유효선량(Effective dose)

위와 같은 과정을 통해서 각 장기에서 피폭선량을 계산할 수 있는데 보통 이는 물리적 에너지를 얼마나 받았는가를 나타내주는 단위(그레이, Gy)로 표현한다. 환자가 어떤 방사선 에너지에 피폭되었다고 했을 때, 방사선의 종류나 이 에너지가 전달되는 부위에 따라 그 위험도는 크게 다르다. 이를 고려하여 피폭자의 피폭선량을 대표값으로 표현하기도 하는데 이를 위해 제안된 개념이 유효선량과 유효등가선량이다. 이 값들은 체내 피폭량 중 피폭자에게 좀 더 위험한 요소로 작용하는 기관인지, 그보다 덜 위험한 요소로 작용하는 기관인지에 따라 다른 가중치 값을 적용해 주며 이러한 가중치 값들을 이용한 각 기관의 피폭선량들의 가중 합으로 표현된다. 유효등가선량이란 1977년 발표된 ICRP Publication 26에 처음 등장한 개념으로 이는 6개 주요 장기와 기타 5개 장기의 피폭선량 가중합으로 표현되었다. 1991년 ICRP Publication 60이 발표되면서 이 가중치 값들이 개정되었는데 이때는 ICRP 26에서 보다 더 많은 장기들에 대한 가중치들을 고려하게 되었고 이때부터 유효등가선량이 아닌 유효선량으로 표현되었다. 최근 2007년 발표된 ICRP Publication 103에서도 다시 한 번 이 값이 개정되었으며 이들 각각에 대한 장기들의 가중치 값은 다음 표 5-3-2와 같다. ICRP 60과 비교해서 ICRP 103에서 크게 달라진 점은 생식선에 대한 위험도를 0.20에서 0.08로 크게 줄였다는 것과 유방에 대해서는 0.05에서 0.12로 위험도를 다시 높였다는 것이다.

또한 유효등가선량과 유효선량은 앞서 설명했던 표 5-3-1에서 각 방사선 별 가중치까지도 고려하여 등가선량(H)으로 표현하는 것이 일반적이며 보통 단위도 앞서 각 장기별 피폭선량의 단위인 그레이(Gy)와는 다른 시버트(Sv)를 사용한다.

3. OLINDA/EXM 소프트웨어를 이용한 PET 영상기반 피폭선량 계산

1) 시간 방사능 곡선 획득

피폭선량을 계산하기 위해서는 각 선원장기에서 구한 시간 방사능 곡선이 필수적이다. 이를 얻기 위해서는 PET 영상을 연속적으로 획득해야하는데 연속적으로 획득해야 할 PET영상의 시간 간격이나 전체 획득 시간은 방사성의약품의 체내 동태와 제거율(clearance), 기기의 성능 등에 따라 신중히 고려하여야 한다. 일반적으로 방사성의약품 주사 직후 방사성의약품의 체내 동태는 급변하는 양상을 보이므로 초기에는 가능한한 짧은 간격으로 영상을 자주 얻는 것이 좋다. 그러나 너무 짧은 간격으로 영상을 획득하면 영상 내 잡음이 크게 증가하므로 각 기기 성능에 적절한 영상획득 시간을 조절해야 한다. 방사성의약품에 표지되는 방사성동위원소의 종류나 의약품 자체의 생물학적 반감기에 따라 선원장기에서 방사능이 머무는 시간은 크게 다르다. 각 선원장기에 방사사성의약품이 머무는 시간을 고려하여 영상을 획득하는 총 시간을 조절해야 한다.

2) 체류시간(Residence time) 계산

피폭선량을 계산하기에 앞서 선원장기를 지정해 주어야 하는데, 영상에서 주위보다 높은 섭취율(uptake)을 보이는 몇몇 장기를 선원장기로 지정하고 각 선원장기에 대해 관심영역(ROI, region of interest)을 그린다. 연속적으로 얻은 PET영상과 선원장기의 관심영역을 이용하여 각 장기의 관심영역 내 방사능을 시간에 따른 그래프로 나타낸다. 각각의 선원장기의 시간 방사능 곡선으로부터 곡선 아래의 넓이를 구해 각 선원장기별 누적선량을 계산한다. 누적선량을 환자에게 주사한 방사능으로 나눠주면 체류시간을 구할 수 있게 되는데 이 체류시간이 OLINDA/EXM의 입력 값(input parameter)이 된다. 이 값은 누적선량 (MBq · hr)을 환자에게 주사한 방사능(MBq)로 나눠준 값으로, 단위는 시간(hr, min, sec)이 된다. OLINDA/EXM 소프트웨어에서는 주로 hr를 사용한다.

4. 참고문헌

1. ICRP Publication 103: The 2007 Recommendations of the International Commission on Radiological Protection. Ann ICRP 2007
2. ICRP Publication 26: Recommendations of the ICRP. Ann ICRP 1971
3. ICRP Publication 60: 1990 Recommendations of the International Commission on Radiological Protection. Ann ICRP 1991
4. Stabin MG, Sparks RB, Crowe E. OLINDA/EXM: the second-generation personal computer software for internal dose assessment in nuclear medicine. *J Nucl Med* 2005 Jun;46:1023-7.

Chapter 04

PET 신의료기술인정과 규제 및 보험급여

이 동 수

초 록

PET을 임상에 적용하려면 우리나라에서는 신의료기술로 인정받아야 한다. 2007년에 우리나라 의료법에 도입된 신의료기술평가는 우리나라에서는 의료행위인지 정하는 허가과정이다. 미국약전 또는 유럽약전에 등재된 방사성 의약품 중에 [^{11}C]아세트산과 [^{18}F]NaF PET이 신의료기술로 최근 인정되었다. 신의료기술평가가 완료된 PET 진료는 다시 행위전문위원회에서 급여와 비급여를 정하여 임상진료에 쓰인다. 우리나라에서는 2006년 6월부터 FDG PET 급여를 시작한 이후 3대 중증 질환(암, 심장혈관질환, 뇌혈관질환)자는 본인 부담금이 5%로 줄어들었으며 이에 따라 건강보험급여에서 정한 적응증에서 PET 진료가 보편화되었다. 특히 우리나라에서는 [^{18}F]FLT와 [^{18}F]FP-CIT가 식품의약품안전청의 허가를 받아 비급여로 진료가 이루어지고 있다.

1. PET 신의료기술인정

신의료기술평가는 미국의 AHRQ (Agency for Healthcare Research and Quality)를 참조하여 만든 법에 근거하여 우리나라에서는 2007년부터 보건복지부장관 산하 신의료기술평가위원회에서 시행하게 되었다. 신의료기술평가위원회는 의사 9, 한의사 2, 치과의사 2명을 포함하여 법조, 시민단체, 보건계, 의료자원과장을 포함한 20명으로 구성하여, 의료인, 의료기관, 회사 등에서 신청한 의료기술의 임상적 유효성을 평가한다. 보건복지부는 첫 3년은 건강보험심사평가원에 위탁하여 평가업무를 수행하였으며, 이후 2010년부터 보건의료연구원에 위탁하여 평가업무를 수행하고 있다.

현재 건강보험에서 정의한 의료행위는 5천여 개로 이에 해당하지 않는 새로 도입된 의료행위는 신의료기술평가위원회에서 평가한 후 의료행위로 고시되어야 합법적으로 임상진료에 쓰일 수 있다. 신청된 행위는 90일 이내에 평가 대상 여부를 판단하여 신청자에게 알리고 전체로는 365일 이내에 진료행위여부를 판단하여 고시한다.

신의료기술 여부를 평가받아야 하는 대상은 규칙 2조에 안전성, 유효성이 평가되지 않은 기술과 사용목적 사용대상 시술대상 등을 변경한 기술 중에 보건복

표 5-4-1. 근거의 수준과 권고의 등급

	근거의 수준
1	무작위 임상시험으로 수행된 메타분석과 체계적 문헌고찰
2	환자-대조군 또는 코호트 연구로 수행된 체계적 문헌고찰
3	비분석적 전후연구 또는 증례연구
4	전문가 의견
	권고의 등급
A	메타분석 및 체계적문헌고찰 또는 1++ 무작위임상시험결과로 일관성
B	2++ 연구로서 일관성있고 모집단에 적용가능한 연구
C	2+ 연구로서 일관성있고 모집단에 적용가능한 연구
D	근거 수준 3 또는 4

지부장관이 필요하다고 인정한 기술로 규정되어 있다.

식품의약품안전청에서는 의료기기와 제조 또는 수입의약품의 안전성과 유효성을 평가하고 신의료기술평가위원회에서는 임상적유효성에 대한 평가를 거쳐 의료행위여부를 확정한다. 이때 식품의약품안전청의 일차적 관심사는 유효성을 전제로 한 안전성이라 하면 신의료기술평가의 관심사는 안전성이 확보된 의료기술의 임상적 유효성이다. 의료기술로 확정되면 환자가 직접 그 비용을 부담하거나 국민건강보험에서 급여한다.

임상적유효성을 판단하기 위하여 근거의 수준과 권고의 등급을 정하는데 우리나라에서는 주로 SIGN (Scottish Intercollegiate Guidelines Network)의 방법론를 차용하였다. 근거의 수준은 1, 2, 3, 4로 나누어 1은 무작위임상시험 2는 진단법평가연구로 환자-대조군 및 코호트 연구 3은 증례연구 4는 전문가의견으로 요약할 수 있다. 권고의 등급은 A, B, C, D로 나누는데 연구결과의 메타분석이나 체계적문헌고찰을 통하여 등급의 등위를 정한다. A는 최상 등급으로 일관성이 높고 임상적 유효성이 확정적인 의료기술을 권고할 때, B는 무작위시험의 결과로부터 추정되었거나, 진단법평가연구에서 일관된 결과를 보일 때, C는 임상적유효성의 개연성이 조금 더 낮은 결과로부터 추정하여 권고할 때, D는 근거의 수준이 낮지만 전문가의견으로서 권고할 때 매겨진다. 신생의료기술인 신의료기술을 평가할 때는 근거수준 C 또는 심지어 D로 권고하면서 동시에 유효한 의료기술임을 확정하기도 한다. 2006년 PET 진료행위 일부를 보험급여 대상으로 정할 때 '종양환자에서 FDG PET의 임상응용'이라는 대한핵의학회 출간물을 만들면서 이 방법을 사용하였다.

신의료기술평가 신청항목을 분류하여 보면, 식품의약품안전청에서 허가를 받은 범위가 광범위하여 특정 경우에 해당여부를 평가하거나, 식품의약품안전청에서 의료기술의 대상을 특정한 경우에 한하여 받은 경우 유사기술로 사용할 지 여부를 평가하거나, 식품의약품안전청허가범위를 초과(off label)한 경우와 식품의약품안전청허가사항이 아닌 경우로 나뉜다.

식품의약품안전청 허가사항에 해당하는 경우는 모두 식품의약품안전청의 허가를 전제로 임상적유효성을 검증하기로 하고 있다. PET 진료는 ^{18}F 표지 방사성의약품으로서 제조판매를 계획한 경우 제조허가를 받아 시행하여야 한다. '종양환자에서 FDG PET의 임상응용'을 작성할 때 FDG PET에 대한 문헌을 체계적으로 조사하고 미국 CMS (Center for Medicare and Medicaid Service), 호주 MSAC (Medical Service Advisory Committee), 스코틀랜드, 캐나다 등의 자료를 참조하여 제조허가 방사성의약품 FDG PET의 사용범위를 정하였다.

대한핵의학회에서는 '종양환자에서 FDG PET의 임상응용'을 2005년 12월 발표한 후 2008년 12월 대한핵의학회지 supplement호에 역시 근거의 수준과 권고의 등급을 위주로 근거토대 FDG PET의 진료범위에 대한 의견을 요약 정리하였다. 우리나라에서 FDG 이외에는 2008년 [^{18}F]FLT와 [^{18}F]FP-CIT가 식품의약품안

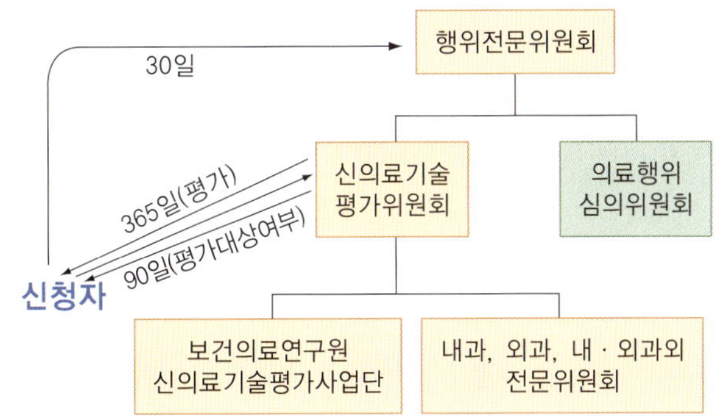

그림 5-4-1. 우리나라 신의료기술평가 신청부터 확정까지의 과정

전청의 제조허가를 받아 임상진료에 쓰이게 되었다.

2007년 7월 신의료기술평가 규칙이 시행된 후 2008년 7월 평가가 의무적이 되기 전에 PET은 전체가 비급여로 시행되고 있었으며, 이중 FDG PET 일부가 급여에 포함되게 되었으므로 경과 규정에 따라 $[^{11}C]$메티오닌, $[^{11}C]$raclopride, $[^{15}O]H_2O$, $[^{13}N]NH_3$ 등은 비급여로 계속 시행할 수 있다. 다만 급여행위 판정을 건강보험심사평가원을 통하여 행위전문위원회에서 다루던 것이 2008년 이후 신의료기술평가위원회를 통하도록 일원화되어, $[^{18}F]$FLT, $[^{18}F]$FP-CIT, $[^{11}C]$메티오닌, $[^{11}C]$raclopride, $[^{15}O]H_2O$ 등을 보험급여에 포함하도록 제안하려면, 우선 신의료기술평가위원회에서 평가하고 행위전문위원회의 판단을 받아야 한다.

제조 방사성의약품이 아닌 조제 방사성의약품은 식품의약품안전청에서 제조허가를 얻지 않는다. 조제실제재로 고시된 조제의약품은 식품의약품안전청의 허가를 받은 것과 같은 효력을 지닌다. 조제실제재는 시 군 구에 신고하고 승인받아 진료행위를 할 수 있다. 조제실제재를 신고하면, 시 군 구의 보건소에서는 식품의약품안전청에 조회하여 조제실제재로 적절한지 검토한 후 신고를 승인한다. 미국약전과 유럽약전 등에 등재된 방사성의약품(표 5-4-2)은 제조하지 않는 경우 신고를 승인하였다. 이런 경우 이 진료기술이 신의료기술인지 신의료기술평가위원회에 평가신청하여 판정을 받을 수 있다.

표 5-4-2. 미국약전과 유럽약전에 등재된 PET용 방사성의약품
$[^{18}F]$FDG
$[^{18}F]$NaF
$[^{18}F]$fluorodopa
$[^{11}C]$메티오닌
$[^{11}C]$raclopride
$[^{11}C]$flumazenil
$[^{11}C]$아세트산
$[^{13}N]NH_3$
$[^{15}O]H_2O$
$[^{11}C]$mespiperone
$[^{15}O]O_2$
$[^{15}O]CO$

2. 의료보험 적용

핵의학 진료행위를 포함한 의료행위 전체의 행위는 2004년 대한의사협회가 연구하여 발표하여 이후 건강보험심사평가원에서 급여신청된 의료행위를 참조하고 판단하는데 쓰고 있다. 미국은 미국의사협회에서 의료행위를 정의하는 작업을 수행하고 이 결과를 CPT (current procedural terminology)라 하여 간행물로 발표하고 매년 cpt update를 발표한다. 2005년에 개정 추가된 PET 진료행위는 당시 토르소, 부분, 전신 촬영 등으로 나뉘어졌고, 우리나라에서는 2006년 처음 급여행위로 PET 진료행위를 정의할 때 이 분류를 받아들였다.

2006년 이전에는 PET 전체 진료행위가 한시적비급여로서 환자가 진료행위 비용을 전액 부담하는 진료가 전국적으로 시행되었다. 2005년에 PET이 전국적으로 임상진료로 널리 쓰이게 되었다고 간주하여, 암환자를 비롯한 일부질환에 급여를 하기로 결정하였고, 2006년 초에 PET 진료행위를 처음으로 분류하고 정

표 5-4-3. FDG PET의 보험급여 적응증

암	폐암, 대장암(직장암), 식도암, 위암, 두경부암, 자궁경부암, 난소암, 유방암, 악성흑색종, 악성림프종, 간암, 담도계종양, 췌장암, 육종, 뇌신경교종, 전이성 뇌종양, 신경아세포종, 윌름스종양, 갑상선암, 원발부위미상암의 병기설정(진단포함), 재발평가, 치료효과 판정(병기재설정)에 유용한 경우
	그 외 고형암의 재발평가, 치료효과 판정
	수술(중재적 시술 포함) 후: 1회
	항암치료(항암 화학요법/방사선치료) 중: 2회
	장기추적검사 중 매 1년마다 2회씩 2년간, 그 이후부터 매2년마다 1회씩
	방사선치료 계획 시에는 별도 인정
	그 외에 환자상태 변화가 있어 추가적 촬영 시에도 인정
부분성 간질	수술 전, 후 각각 1회씩 인정
허혈성심질환에서 심근의 생존능평가	치료 전, 후 각각 1회씩 인정

표 5-4-4. 대한핵의학회 발간 FDG PET 임상진료의 근거 수준과 권고등급 정리된 암과 PET 진료

2005년 발간		2008년 발간	
비소세포폐암*	고환암	뇌종양	요상피암, 음순, 질암 +
악성림프종*	대장암*	두경부종양 +	전립선암 +
유방암*	뇌종양*	타액선암 +	고환암 +
난소암*	담도계종양*	비소세포성폐암	신세포암 +
갑상선암*	전립선암	소세포폐암	부신종양 +
악성흑색종*	소세포폐암*	식도암	신경모세포종
췌장암*	육종*	위암	빌름스종양
위암*	원발부미상암*	위장관간질종양 +	악성흑색종
자궁경부암*	신세포암	대장-직장 및 항문암	비흑색종 피부암 +
두경부암*	자궁내막암	간세포암	육종
간세포암*	방광암	담도암	악성중피종 +
식도암*		췌장암	원발부위미상암
		유방암	알쯔하이머병 +
		난소암	간질
		자궁경부암	파킨슨병
		자궁내막암 +	

* 2005년 자료를 바탕으로 보험급여 기준에 포함된 암 종류
+ 현재 보험급여 기준에 포함되지 않은 암 또는 질환

의하였다. 당시 PET의 새로운 정의에 따라 적정수가를 정하는 작업을 같이 하여 현행 수가를 결정하였다.

급여로 바뀐 FDG PET은 전국적으로 진료행위 빈도가 매년 2~30% 급성장하였다. FDG PET에 대한 급여 적응증은 대한핵의학회에서 발간한 '종양환자에서 FDG PET의 임상응용'을 주로 참고하여 다빈도 암에 대하여 표 5-4-2와 같은 경우로 정하였다. 초기진단, 병기설정, 재발진단, 치료효과판정과 예후판정에 대하여 각각의 종양에 대하여 해당 근거수준에 따라 권고등급을 정하였다.

보험 적용을 앞두고 발간한 '종양환자에서 FDG PET의 임상응용'에는 다음 표 5-4-3에 열거한 종양에 대한 근거의 수준과 권고의 등급을 나열하였다. 즉 폐암부터 방광암까지 거론하였고 이 중 우리나라에서 발생빈도가 높은 20종의 암이 진단 시기 병기설정에서부터 보험급여가 가능하게 되었다. 그 이외 암은 진단초기 병기설정은 아니나 재발평가와 치료효과 판정에 사용한 경우 보험 급여가 된다.

3. 참고문헌

1. 대한핵의학회. 종양환자에서 FDG PET의 임상응용. 2005 진기획
2. 보건복지부 국가건강정보포털; 양전자방출단층촬영술 : FDG PET의 보험급여항목 http://health.mw.go.kr/HealthInfoArea/HealthInfo03.aspx
3. Nucl Med Mol Imaging 2008년 42권 Supplement

Part 6

PET 이용연구와 PET의 미래

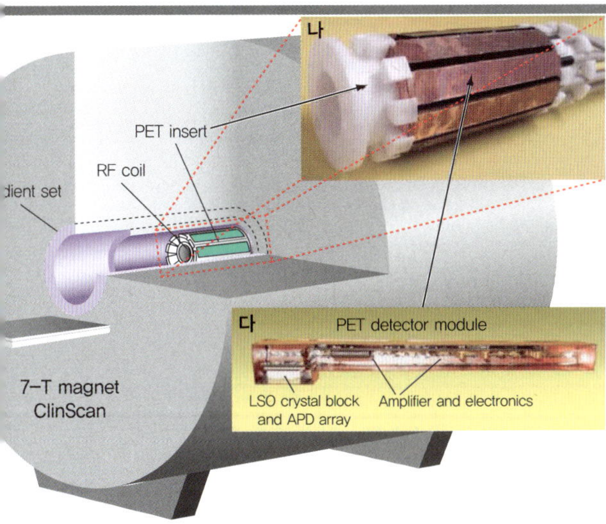

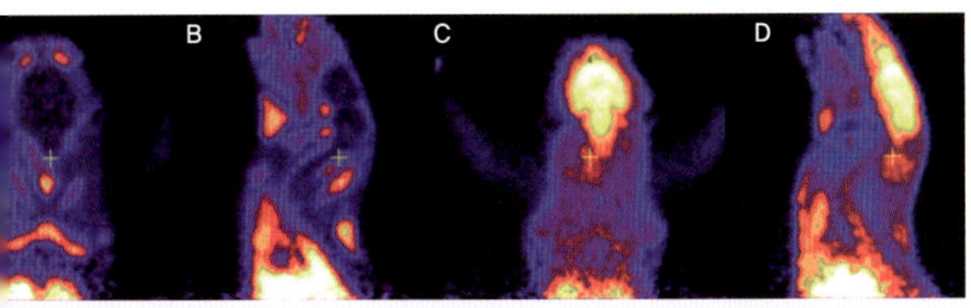

Contents

Chapter 01

소동물 PET

이 재 성

초 록

전임상 PET 연구를 위한 도구로 소동물 PET은 분자영상, 세포영상 분야에 널리 사용되고 있다. 여기서는 소동물 PET의 필요성, 시스템 특성 및 사양에 대해 알아보도록 한다.

1. 필요성

사람 및 주요 동물에 대한 게놈 정보가 밝혀지고 이를 통한 각종 질병의 이해 및 치료에 관한 연구가 가속화되고 있다. 또한 특정 유전자 이상과 질병 사이 연관성에 근거한 선택적 유전자치료와 세포 및 조직의 기능을 복원시키기 위하여 살아있는 자가, 동종, 또는 이종 세포를 이식하는 세포치료가 중요한 미래형 치료 기법으로 인식되고 있다. 이에 따라 세포내에서 일어나는 여러 분자수준의 변화, 즉 유전자의 발현 및 생화학적 또는 생물학적 현상과 변화들을 영상으로 평가하는 분자영상 분야와, 생체 내의 표적 세포와 성장과 사멸 등과 같은 세포 과정을 비침습적으로 보여주는 세포영상 분야가 빠르게 발전하고 있으며, 이를 통해 예전에 세포 수준에서 이루어지던 각종 분자생물학적 연구들이 개체 수준에서 수행할 수 있게 되었다.

현재 이러한 연구들이 체외 연구와 인간에 대한 임상 연구의 중간 단계로 소동물을 대상으로 이루어지고 있으나, 임상용 PET스캐너는 소동물 영상을 할 만큼 해상도와 민감도가 충분하지 않으므로 소동물 전용의 고해상도, 고민감도 PET스캐너가 쓰이게 되었다.

2. 시스템 특성

생쥐, 백서(rat)와 같은 소동물은 인체와 비교하여 크기가 1/10 혹은 그 이하이므로 소동물 전용 PET 시스템은 인체용에 비하여 10배 이상의 고해상도를 가져야 한다.

해상도가 높아짐에 따라 PET 영상의 화소 크기 또한 작아져야 하는데, 만약 소동물 PET의 민감도가 인체용과 동일하다면, 동일한 질의 영상을 얻기 위해서는 소동물 PET 화소의 방사능농도(activity concentration)가 인체 PET과 같아야 한다(그림 6-1-1). 이는 인체

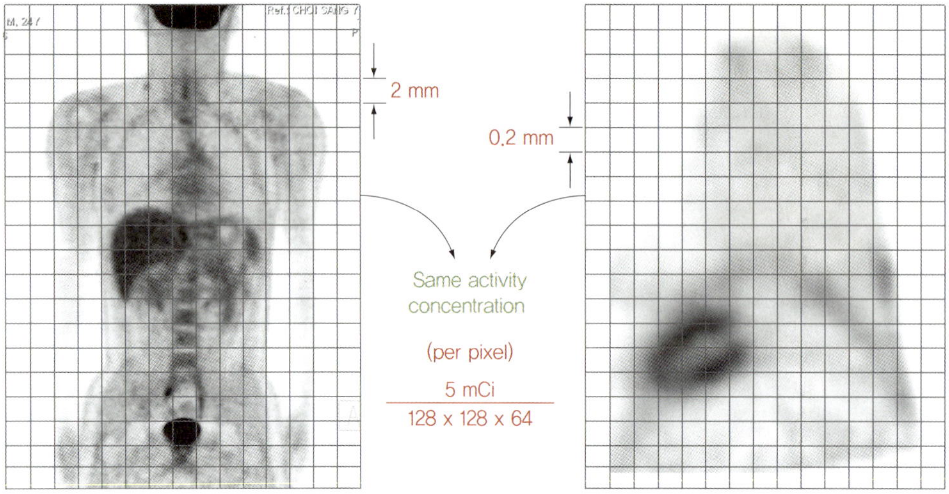

그림 6-1-1. 인체용 PET 영상과 소동물 PET 영상 비교

PET 검사를 할 때와 동일한 양의 방사성추적자를 소동물에 주입해야 함을 뜻하며, 이런 경우 질량대비 매우 높은 방사선량이 체내에 주입되어 소동물의 정상조직 및 질병모델에 생물학적 영향을 일으킬 수 있으며, 방사성추적자가 더 이상 추적자로서 역할을 넘어서서 약리작용을 일으킬 수 있다. 따라서 소동물 전용 PET은 511 keV 감마선 쌍을 검출하는데 있어 임상용 PET에 비하여 민감도가 매우 높아야 한다.

3. 시스템 사양

소동물 PET의 민감도를 향상시키기 위해서는 PET 검출기 링의 직경을 줄이고 종축길이를 길게 하여 검출되는 감마선 쌍의 개수를 최대로 늘려야 한다. PET 검출기 링의 직경을 줄이면 감마선 쌍의 비직선소멸(non-collinear annihilation)에 따른 위치 오차가 줄어들어 공간해상도가 향상되는 이점도 있다. 또한 소동물 PET의 공간해상도를 좋게 하려면 PET 검출기의 섬광결정 단면적을 줄여야 한다. 그러나 단면적의 크기가 지나치게 작아지면 섬광결정 하나가 감마선의 에너지를 모두 흡수하지 못하여 컴프턴 산란된 감마선의 비율이 높아지고, 섬광결정에 측면으로 들어오는 감마선으로 인해 시야주변부의 공간해상도가 급격히 나빠지는 시차오류가 발생할 수 있다.

그림 6-1-2와 3은 임상용 전신 PET스캐너와 소동물 PET스캐너의 검출기 링 크기 및 섬광결정 크기를 비교한 것으로 공간해상도와 민감도를 높이기 위한 소동물 PET스캐너의 특성을 나타낸다.

소동물 PET도 인체용과 동일한 형태를 가진 PET/CT 로 바뀌어 가고 있다(그림 6-1-4). 소동물 PET/CT에 사용되는 CT는 대부분 경우에 PET 영상에서 관찰되는 방사성추적자 분포의 해부학적 정보를 제공하는 것이 주 목적이므로 매우 미세한 공간해상도를 요구하지는 않는다. 표 6-1-1은 현재 사용되고 있는 대표적인 상용 소동물 PET/CT 시스템의 기기적 사양을 보여준다. 또한 PET/MRI에 대한 연구도 활발하게 이루어지고 있는데, MRI를 이용한 분자영상이 가능하여 다중 분자영상에 PET/MRI가 활용될 전망이다.

4. 기타 고려사항

1) 비정거리

비정거리(positron range)는 PET의 공간해상도 및 영상질을 결정짓는 물리적 요인 중 하나이다. 비정거

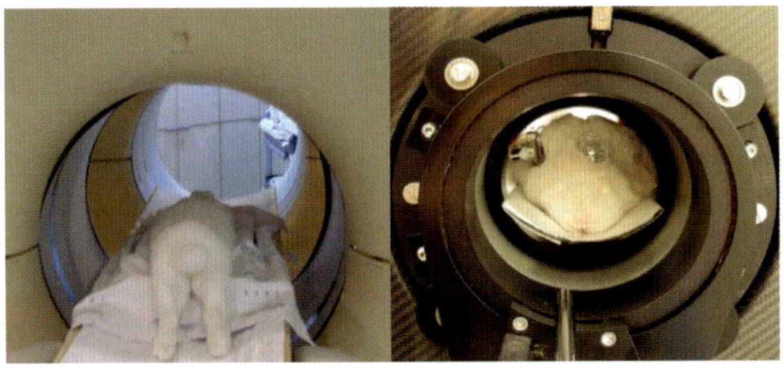

그림 6-1-2. 인체용 PET(좌)과 소동물 PET(우) 스캐너를 이용한 토끼 영상

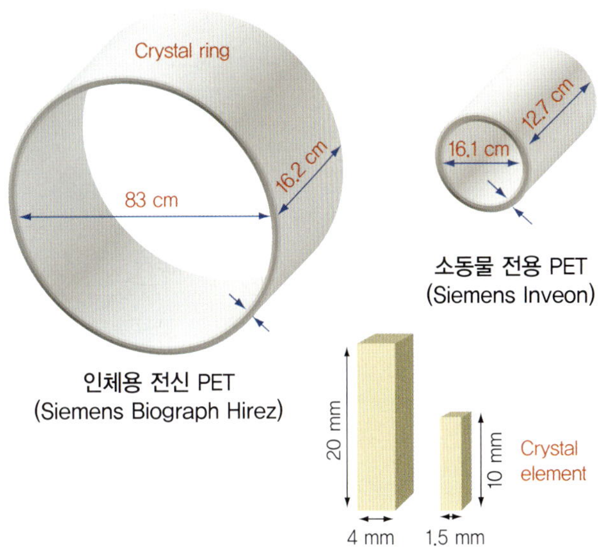

그림 6-1-3. 인체용 PET과 소동물 PET스캐너의 검출기링 및 섬광결정 크기 비교

리란 양전자가 방출된 원자핵과 양전자가 전자를 만나 소멸되어 감마선을 방출하는 위치 사이의 거리를 의미하는데, 인체용 PET에서는 다른 물리적, 기기적 요인들에 비하여 그 영향이 적으나 소동물용 PET에서는 상대적으로 중요하게 고려하여야 한다. 비정거리

표 6-1-1. 대표적인 상용 소동물 PET/CT 시스템의 기기적 사양

	Inveon (Siemens)	LabPET12 (GE Healthcare)	NanoPET (Bioscan)
PET			
Crystal type	LSO	LYSO/LGSO	LYSO
Crystal dimension	1.59 × 1.59 × 10	2 × 2 × 14	1.12 × 1.12 × 13
No. of crystals	25,600	4,608	37,908
Detector	PMT	APD	24 PMT (256 channel)
Axial FOV	127 mm	112 mm	100 mm
(Extended Axial FOV)	(500 mm)	(300 mm)	(300 mm)
Transaxial FOV	100 mm	100 mm	94 mm
Bore size	120 mm	156 mm	160 mm
Sensitivity at CFOV (%)	10%	8%	9.5% (250~750 keV)
Resolution at CFOV (mm)	〈1.4 mm	0.9~1.2 mm (MLEM) 1.35 mm (FBP)	〈1 .0 mm (FBP)
CT			
Detector material	CCD	CMOS	Gd_2O_2S
Energy range(kV)	35~80	40~80	35~90
Tube Power (W)/Max current (μA)	40	40	180
FOV (Transaxial/Axial) (mm)	100/100	97/93	35~120/300
Resolution (μm)	〈 40	50~180 (15: option)	10~34 (voxel size)

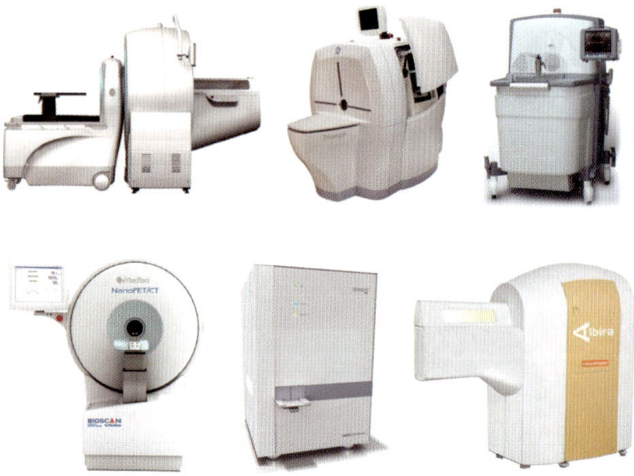

그림 6-1-4. 소동물 PET/CT 또는 PET 시스템

는 방출된 양전자의 초기 운동에너지가 높을수록 길며, 사용되는 방사성동위원소에 따라 고유한 확률적 분포를 갖는다. 최근 들어 사용이 증가되고 있는 ^{68}Ga (평균 비정거리 = 2.9 mm)이나, 반감기가 길어 장시간 추적실험에 유용한 ^{124}I (3 mm)은 비정거리가 ^{18}F (0.6 mm)에 비해 길어서 공간해상도가 나쁜 PET 영상을 얻게 된다(그림 6-1-5).

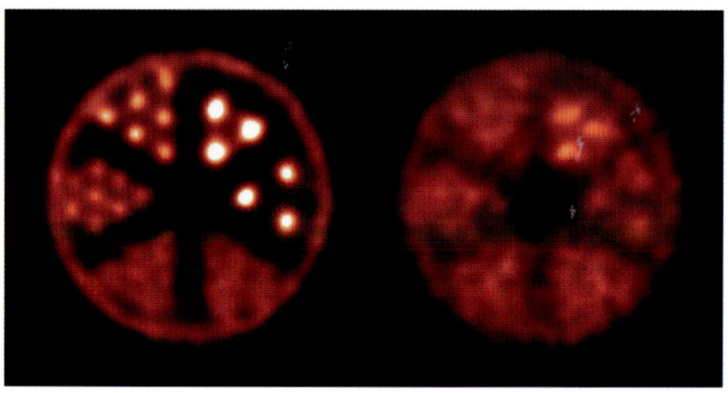

그림 6-1-5. 소동물 PET으로 얻은 ^{18}F(좌)와 ^{68}Ga(우) 영상 비교

2) 비방사능

소동물 실험에서 앞서 설명한 방사성추적자의 약리작용을 방지하기 위해서는 PET 시스템의 민감도가 매우 높아야 하나 민감도를 높이는 데에는 한계가 있다. 따라서 소동물 PET 실험에서는 인체에 비하여 질량대비 약 10배 정도의 방사성추적자를 주입하는 것이 보통이다. 이러한 경우 당, 아미노산, 지방산 등의 추적자와 같이 생리적으로 풍부하게 존재하는 물질의 경우는 방사성추적자의 비방사능(specific activity)이 크게 문제 되지 않으나, 농도가 낮고 친화력이 높은 수용체(receptor), 전달체(transporter) 등과 같은 영상에서는 방사성추적자가 비방사능이 높아야 한다.

즉, 방사성추적자가 차지하는 수용체, 전달체 등에서 점유율(occupancy)은 다음과 같이 나타낼 수 있으므로(Act: 방사능, Wt: 질량, ED_{50}: 50% 유효용량, SpAct: 비방사능),

$$Occ = \frac{Act}{Wt \times ED_{50} \times SpAct + Act}$$

동물에 주입할 수 있는 방사성추적자의 방사능은 아래와 같이 제한되는데 이는 비방사능과 비례함을 알 수 있다.

$$Act = \frac{Wt \times ED_{50} \times Occ + SpAct}{1 - Occ}$$

3) 움직임, 마취, 체온유지

깨어 있는 동물에서 PET 영상을 얻고자 하는 시도도 있지만(그림 6-1-6), 촬영 중 동물이 움직이지 않도

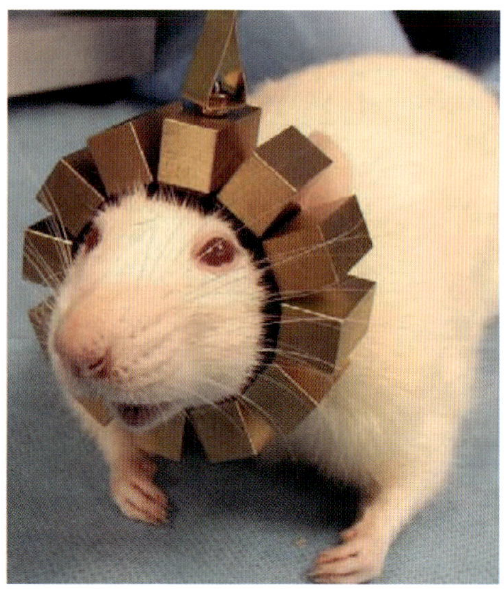

그림 6-1-6. 깨어있는 동물 영상을 얻기 위한 PET스캐너 (reproduced from [11] with permission)

록 하기 위해 마취제를 사용하는 경우가 보편적이다. 이소플루란 등을 이용한 가스마취가 선호되는데 이는 마취깊이를 조절할 수 있고 회복시간이 빠르기 때문이다. 케타민과 자일리진을 섞은 주사마취도 보편적으로 사용되며 특별한 가스마취 장치가 필요 없는 장점이 있다. 그런데, 마취제의 종류, 용량에 따라 방사성추적자의 분포가 다르다는 보고가 여럿 있으므로, 각 실험 목적에 적합한 마취제를 선정하고 동일 실험 내에서는 동일 용량의 마취제를 사용하는 것이 바람직하다(그림 6-1-7).

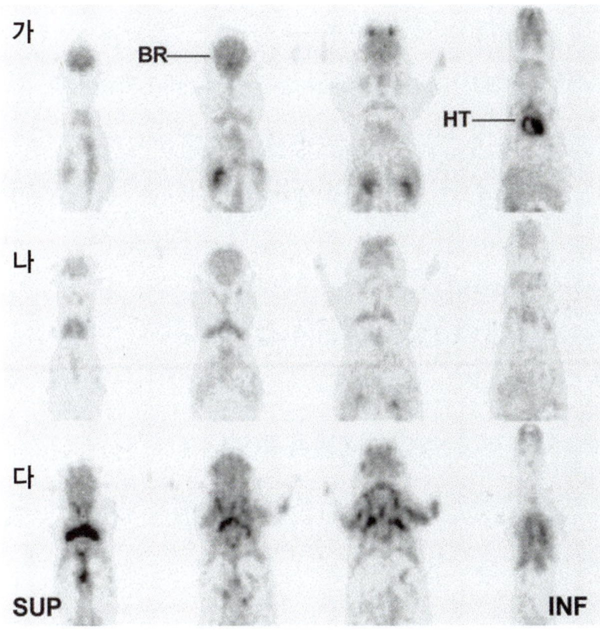

그림 6-1-7. 마취제의 종류 및 용량에 따른 방사성추적자 분포(FDG PET in mice)의 차이(reproduced from [13] with permission). 가. isoflurane. 나. ketamine/xylazine 다. no anesthesia)

많은 경우 PET 장치는 20도 내외의 항온항습실에서 운영되므로 소동물은 마취시 저체온증에 빠지기 쉽다. 또한 FDG는 낮은 온도에서 근육 활동이나 갈색 지방조직의 활성도가 높아져 섭취가 높아지는 등 방사성추적자 분포가 체온의 영향을 받을 수 있으므로 PET 영상을 촬영하는 중에는 소동물의 체온을 유지하는 것이 바람직하다.

5. 참고문헌

1. Pomper MG, Lee JS. Small animal imaging in drug development. *Curr Pharm Des* 2005;11:3247-72
2. Lee JS, Hong SJ. Hybrid molecular imaging systems. *Phys High Technol* 2007 ;16(4):28-32
3. Lewellen TK. Recent developments in PET detector technology. *Phys Med Biol* 2008;53(17):287-317
4. Kim JS, Lee JS, Im KC, Kim SJ, Kim SY, Lee DS, et al. Performance measurement of the microPET focus 120 scanner. *J Nucl Med* 2007;48(9):1527-35
5. Ito M, Lee JS, Park MJ, Sim KS, Hong SJ. Design and simulation of a novel method for determining depth-of-interaction in a PET scintillation crystal array using a single-ended readout by a multi-anode PMT. *Phys Med Biol* 2010;55(13):3827-41
6. Pichler BJ, Judenhofer MS, Catana C, Walton JH, Kneilling M, Nutt RE, et al. Performance test of an LSO-APD detector in a 7-T MRI scanner for simultaneous PET/MRI. *J Nucl Med* 2006;47(4):639-47
7. Lee JS, Hong SJ, Geiger-mode avalanche photodiodes for PET/MRI. In: Iniewski K, eds. Electronic Circuits for Radiation Detection. *CRC Press LLC*; 2010:179-200
8. Partridge M, Spinelli A, Ryder W, Hindorf C. The effect of β+ energy on performance of a small animal PET camera. *Nucl Instr Meth A* 2006;568:933-6
9. Liu X, Laforest R. Quantitative small animal PET imaging with nonconventional nuclides. *Nucl Med Biol* 2009;36(5):551-9
10. Hume SP, Gunn RN, Jones T. Pharmacological constraints associated with positron emission tomographic scanning of small laboratory animals. *Eur J Nucl Med* 1998;25(2):173-6
11. Woody C, Kriplani A, O'Connor P, Pratte J-F, Radeka V, Rescia S, et al. RatCAP: a small, head-mounted PET tomograph for imaging the brain of an awake RAT. *Nucl. Instrum. Methods A.* 2004;527:166-70
12. Lee KH, Kang KW, Min JJ. Molecular imaging. In: Chung J-K, Lee MC, eds. Nuclear Medicine. Korea Medical Book Publisher.
13. Toyama H, Ichise M, Liow JS, Vines DC, Seneca NM, Modell KJ, et al. Evaluation of anesthesia effects on $[^{18}F]$FDG uptake in mouse brain and heart using small animal PET. *Nucl Med Biol* 2004;31(2):251-6

14. Woo SK, Lee TS, Kim KM, Kim JY, Jung JH, Kang JH, et al. Anesthesia condition for ^{18}F-FDG imaging of lung metastasis tumors using small animal PET. *Nucl Med Biol* 2008;35(1):143-50

Chapter

02

분자영상과 신약개발

강 건 욱
김 상 은

초 록

분자영상이란 생체 내에서 일어나는 분자 수준의 변화를 영상화하는 기법으로 분자 · 세포생물학과 첨단영상기술이 발전하여 접목된 새로운 분야이다. 분자영상의 기법은 형광, 생물발광(bioluminescence), SPECT, PET, MRI 등을 이용할 수 있으며 조기진단, 신약개발, 유전자치료, 세포치료의 모니터링 등에 활용된다. 특히 방사선동위원소와 핵의학을 이용한 SPECT나 PET은 동물실험뿐만 아니라 임상에서도 사용할 수 있어 기초연구를 임상에 쓰일 수 있게 하는 중개연구(translational research)에서 중요한 역할을 한다. 임상에 서 많이 쓰이는 FDG PET은 포도당대사를 반영하며 해부학적 영상을 추적하는 CT, MRI에 비해 방사선치료나 화학요법 후 조기에 효과 반응을 측정할 수 있는 장점이 있어 임상시험 프로토콜에 활용하고 있다. PET은 인체에 투입하는 방사성동위원소 화합물의 종류에 따라 포도당 대사뿐만 아니라 아미노산 대사([^{11}C]메티오닌), 세포증식([^{18}F]FLT), 수용체 영상(소마토스타틴 등), 종양에 특이적인 항체, 유전자 발현영상 등 다양한 분자영상에 사용할 수 있다. 소분자 합성신약뿐만 아니라 항체, 펩티드, 핵산, 세포 등 바이오신약 또는 나노약물전달체에 PET용 방사성동위원소를 직접 표지를 하면 신약후보물질의 체내분포, 배설경로, 약물동태, 선택적 표적성능을 평가할 수 있다. 특히 약물용량의 1/100정도에 해당하는 미량의 신약후보 물질에 방사성표지를 하면 부작용 없이 인체 PET영상이 가능하며 마이크로도싱(microdosing)을 이용한 0기 임상시험은 인체에서 직접 효과와 부작용을 예측할 수 있어 신약개발의 속도를 배가시키며 비용을 절감하는 데 주요 역할을 할 것이다.

분자영상이란 분자생물학, 세포생물학에서 발견된 현상을 비침습적 생체영상으로 응용하여 분자 및 세포수준의 변화를 살아있는 동물 또는 인체에서 영상화하는 기법으로 분자 · 세포생물학과 첨단영상기술이 발전하여 접목된 새로운 분야이다. 형광, 생물발광, SPECT, PET, MRI 등의 영상을 이용하여 질병의 조기진단, 치료모니터링, 신약개발 등에 활용한다. 생체(*in vivo*) 분자영상은 생체 조직을 손상시키지 않고 반복적으로 영상화할 수 있어 세포 수준(*in vitro*) 기초연구를 임상에 쓰일 수 있게 하는 중개연구로서 중

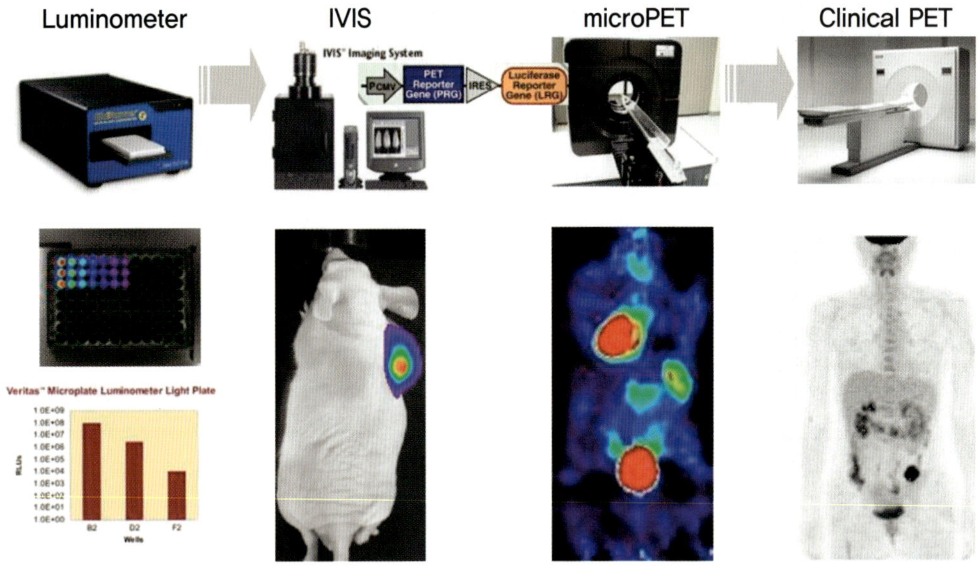

그림 6-2-1. 세포 수준에서 바이오마커 발현을 생체 생물발광 영상 및 소동물 PET, 임상 PET을 이용하여 생체 수준으로 발전시키는 개념도. 소동물 PET의 등장으로 신약개발에 있어서 인체 PET로 연계하는 중개연구가 쉬워졌다.

요한 역할을 하고 있으며(그림 6-2-1), 임상에서 많이 쓰이는 FDG PET 역시 포도당대사를 반영하는 분자영상의 일종이다.

1. 신약개발 과정에서 PET의 역할

생체 약물 효과 평가에 있어서 PET과 같은 기능 영상을 이용하면 다음과 같은 장점을 취할 수 있다.

- 개체를 희생시키지 않으며 최소한의 처치만 함.
- 동일 개체에서 종적, 연속적 영상을 실시간으로 얻을 수 있음.
- 동일 개체에서 약동학/약력학 데이터의 시간함수를 구할 수 있음.
- 전신 장기 및 표적부위에서 약동학을 비침습적, 정량적으로 평가할 수 있음.
- 영상 파라미터를 정량화 할 수 있음.

PET 영상기술은 전임상시험부터 임상 0, 1, 2, 3상에 이르는 신약개발과정 대부분에서 이용할 수 있다. 이를 통하여 신약 개발에 소요되는 비용과 시간을 절감할 수 있으며 자료의 신뢰성을 높일 수 있다(표 6-2-1).

표 6-2-1. 신약개발 과정에서 PET의 역할

신약개발 단계	PET의 역할
전임상시험	Validation of drug targets and selection of lead molecules
임상 0상	Exploratory IND Microdose studies
임상 1상	Early proof of mechanism Pharmacokinetic study
임상 2상	Determination of optimal therapeutic dose
임상 3상	Phenotyping and subject selection for trials Surrogate marker for clinical outcome parameter

2. 대리표지자로서 PET

FDG PET은 세포막에 존재하는 포도당운반체(GLUT-1)와 세포내 6탄당대사효소(hexokinase)의 활성도에 따라 방사성불소(^{18}F)가 표지된 탈산소포도당(deoxy-glucose)이 인산화되어 세포내에 축적되는 기전을 영

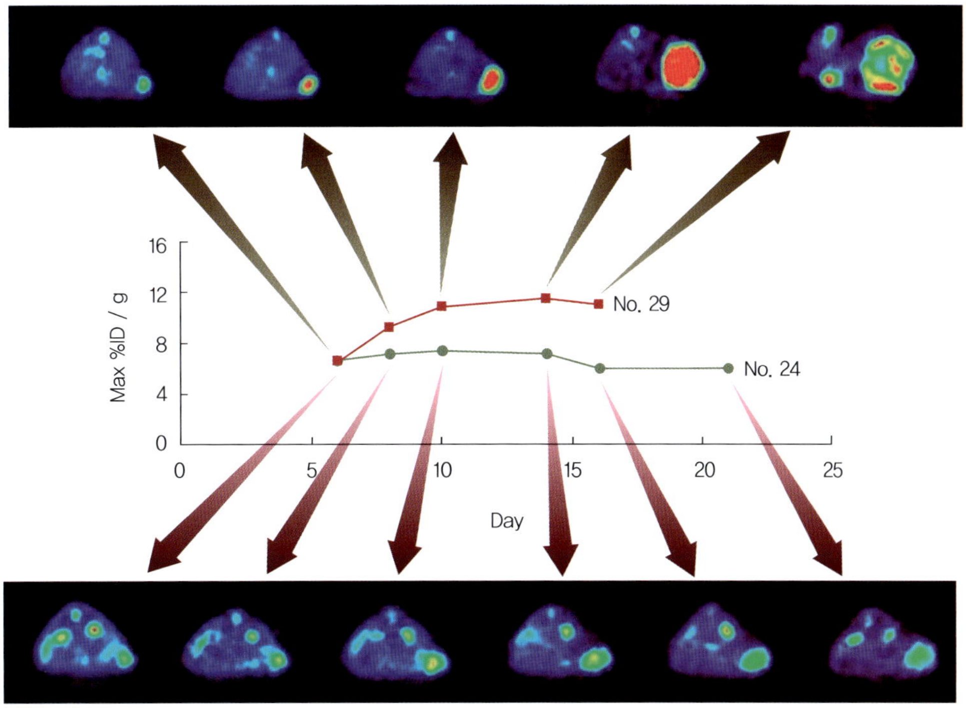

그림 6-2-2. FDG PET을 이용하여 c-MET 억제제의 효과를 평가한 연구. U87 MG 뇌종양세포를 마우스 옆구리에 이식한 뒤 c-MET억제제를 투여하거나(No.24) 가짜약을 투여한 후(No. 29) 날짜별로 FDG PET을 촬영하여 추적 관찰하였다. 종양부위에 삼차원 관심영역을 그려 투여한 FDG의 조직 섭취율을 정량화(Max %ID/g; maximum %injected dose/g tissue) 하였다. 치료를 한 마우스는 FDG 섭취가 날짜가 지나도 변하지 않으나 치료를 하지 않은 마우스는 섭취가 증가함을 알 수 있다.

상화하는 기법으로 포도당 해당대사(glicolysis)의 활성도를 반영한다. 해부학적 영상을 추적하는 CT나 MRI에 비해 방사선치료 및 화학요법 후 조기에 반응을 평가할 수 있어 임상시험 프로토콜에서 조기 치료반응 평가용 대리표지자로 활용하고 있다. 특히 암세포에 있는 특정 바이오마커를 표적하여 치료하는 수용체티로신키나아제(receptor tyrosine kinase; RTK) 계열 신약은 세포를 죽이지 않고 증식을 억제하므로 기존의 CT나 MRI 등에서 측정하는 종양 크기 변화로 효과를 평가하기 어렵다. 반면 GIST치료에 글리벡(imatinib mesylate)을 사용하면 하루 만에 포도당대사가 감소하는 것을 FDG PET 인체영상으로 확인할 수 있으며, 동물영상에서는 2시간 만에 감소하였다. 같은 기간 CT에서는 종양의 크기변화를 볼 수 없었으며 표적치료제의 선택을 조기에 결정하는 데 PET이 큰 역할을 할 것으로 기대된다.

[^{18}F]FLT는 티미딘(thymidine)유사체로 세포막에 위치한 티미딘전달체를 통해 세포 내로 들어가며 활발히 증식하는 세포에 더 많이 축적되는 경향이 있다. 악성림프종 환자에서 FLT의 표준섭취계수(SUV)는 조직에서 세포증식을 반영하는 면역화학염색마커인 Ki-67과 양의 상관관계를 보였다. FDG에 비해 악성종양에서 SUV는 낮으나 염증세포 등 비특이적 섭취가 낮아 P-cadherin 억제제 등 세포증식 상태를 평가하는 신약 임상시험에 활용되고 있다.

세포의 저산소 상태를 평가하는 [^{18}F]FMISO, ^{64}Cu-ATSM PET 등은 방사선 및 화학요법에 저항성이 강한 암조직 부위를 나타내며 PET을 이용한 방사선치료계획, 분획치료후 산소재전달(reoxygenation), 항신생혈관치료제의 혈관재구성 정도를 평가할 수 있다.

세포자멸사는 심근경색, 화학요법 등으로 인해 발생하는데, 캐스페이스 분해효소가 활성화되고 phosphatidylserine(PS)이 세포외막에 노출된다. 세포자멸사를 영상화하기 위해 활성화된 캐스페이스나 노출된 PS를 표적으로 하는 annexin A5 PET가 개발되었다. 세포자멸사 PET영상은 뇌, 심근 허혈의 재관류 치료효과 평가, 화학요법제 효과의 조기 평가, 장기이식 거부 조기평가 등 각종 질병의 진단과 치료효과 평가 등에 활용할 수 있다.

3. 동반진단검사로서 PET

최근 개발되고 있는 특정한 바이오마커를 표적으로 하는 신약은 고가이면서 해당 바이오마커를 발현하고 있는 일부의 환자만이 반응을 한다. 이미 임상에 사용 중인 특정 바이오마커 표적항체 또는 소분자 약물로는 상피성장인자수용체(EGFR, HER2)를 표적으로 하는 어비툭스(cetuximab), 허셉틴(trastuzumab), 이레사(gefitinib), CD20항원을 표적으로 하는 악성림프종 치료제 리툭산(retuximab), 제발린(Y-90 ibritumomab), 신생혈관생성을 억제하는 아바스틴(bevacizumab), 수텐트(sunitinib), 넥사바(sorafenib) 등이 있다. 또한 c-MET, MAGE-A, MUC1, P-cadherin, ALK 등과 같은 바이오마커를 표적으로 하는 신약이 개발 중이거나 임상시험 중이다. 이들 약물은 환자의 5~30% 등 일부에서만 발현되므로 이를 찾는 것이 매우 중요하다. 이러한 표적치료제의 효과를 미리 예측하여 대상 환자를 선별하는 방법을 동반진단검사(companion diagnostics)라고 한다.

허셉틴 치료효과예측을 위해 동반진단검사로는 유방암조직에서 Her2 과발현 여부를 평가하기 위하여 생검 조직에서 항Her2항체로 면역화학염색을 하여 암세포 표면의 Her2단백의 과발현을 보거나 형광동소보합법(fluorescence in situ hybridization; FISH)을 사용하여 Her2 유전자의 과발현을 평가한다. 비소세포성 폐암치료제인 이레사는 서양인에서는 효과가 적은데 비해 동양인 비흡연자에 효과가 있어 이를 연구한 결과에 따르면, 유전체 검사에서 EGFR RTK 과발현과 같은 유전자 변이가 있는 경우만 효과가 있었다. 이에 Her2 과발현을 영상화하는 ^{124}I-허셉틴 PET이나 RTK에 이레사보다 더 강하게 부착되는 morpholino-[^{124}I] IPQA (iodophenyl quinazoline)를 이용한 PET가 임상연구 중이다.

조직염색 또는 약물유전체 검사가 있음에도 불구하고 PET과 같은 인체영상이 필요한 이유는 원발암조직과 전이암조직 사이에 바이오마커 발현이 차이가 나고, 심지어 한 조직 내에서도 부위에 따라 발현 정도가 다르게 나타나기 때문이다. 따라서 개인맞춤형치료(personalized therapy)에서 더 나아가 부위별맞춤치료(lesionalized therapy)를 해야만 완치를 바랄 수 있다. 이를 위해 치료제에 직접 방사성동위원소를 표지하여 PET 영상을 시도하고 있지만 항체는 혈중 반감기가 길어 신호대배경비(signal to noise ratio)가 낮고, 소분자약물은 방사성동위원소 표지가 화학적 성질을 바꿀 수 있고 해당 표적에 대한 섭취능력이 떨어지는 경우가 있다. 이를 개선하기 위하여 항체의 Fc 부분 일부를 제거한 미니항체(minibody) 등을 만들어 항원인식 기능은 유지한 채 혈중 제거 속도를 높여 영상에 적합하게 만드는 시도를 하고 있다. 또한 반감기가 긴 PET용 동위원소인 ^{64}Cu나 ^{124}I에 HER2/neu 미니항체를 표지하여 PET영상을 얻는 연구를 하고 있다.

신생혈관억제제는 아직 체계적으로 치료반응을 예측하는 방법이 없다. RGD (arginine-glycine-aspartic acid) 펩티드는 신생혈관세포 표면에 과발현되는 intergrin $\alpha_v\beta_3$과 결합하는 리간드 비트로넥틴(vitronectin) 단백질의 결합부위로, 이를 이용한 PET 영상법이 개발되었다. ^{68}Ga-RGD PET 영상은 분자량이 작아서 정상인에서 주사 후 30분 이내에 대부분 신장을 통해 배설되며 신장, 방광을 제외하면 다른 장기에서는 섭취 정도가 낮다. 아바스틴을 포함한 화학요법 환자군 17명에서 치료 전에 시행한 ^{68}Ga-RGD PET은 치료효과를 예측하였다(그림 6-2-3).

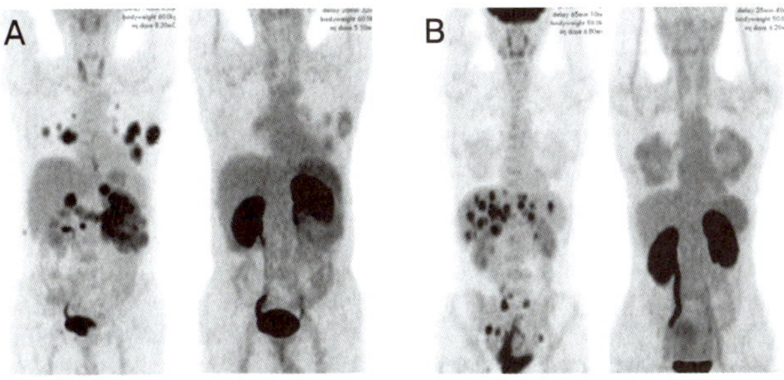

그림 6-2-3. 신장암 폐전이 환자(A)와 대장암 간전이 환자(B)의 FDG PET 및 ^{68}Ga-RGD PET 영상. 신장암 환자는 폐전이 부위에 RGD 섭취가 증가되어 있지만 대장암 환자는 간전이 부위에 섭취가 없다. 신생혈관억제제를 포함한 항암제를 투여하였을 때 A 환자만 효과가 있었다.

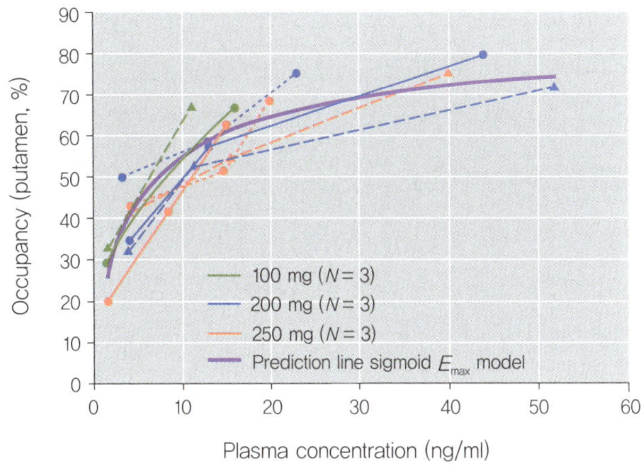

그림 6-2-4. 새로운 항정신병약물의 혈장 농도와 [^{11}C] raclopride PET으로 측정한 뇌 피각 도파민 D2 수용체 점유율 사이의 관계. 이러한 관계 곡선을 이용하여 목표로 하는 수용체 점유율에 도달하게 하는 약물의 혈장 농도를 추정할 수 있으며 최적 투여 용량을 결정할 수 있다.

4. PET을 이용한 약력학

PET을 이용하여 신약의 약력학(pharmacodynamics)을 평가할 수 있다. 예를 들어 특정 수용체에 작용하는 약물이 방사성리간드의 수용체 결합을 억제하는 정도를 PET을 이용하여 측정한 후 약물의 혈장 농도-수용체 점유율 사이의 관계를 조사함으로써 약물의 최적 투여량을 결정하는데 귀중한 정보를 얻을 수 있다. 이러한 PET 영상 응용은 항정신병약물의 도파민 D2 수용체 점유율을 측정에 가장 많이 이용되었다(그림 6-2-4). 항정신병약물 투여량 또는 혈장 농도가 증가함에 따라 약물 농도와 도파민 D2 수용체 점유율은 일반적으로 쌍곡함수(hyperbolic function) 관계를 형성한다. 항정신병약물의 전형적인 투여량과 혈장 농도는 이와 같은 함수의 '어깨' 근처에 있으며 이 때 D2 수용체 점유율은 대체로 50~90%이다. 수용체 점유율을 더 높이기 위해서는 임상적으로 환자가 견디기 어려울 정도로 약물을 많이 투여하여야 하며, 그나마 수용체 점유율이 높은 상태에서는 투여량을 높이더라도 수용체 점유율의 증가는 적은 폭에 그치고 만다. 더욱이 수용체 점유율이 80~90%를 넘으면 항정신병 효과를 증가시키기 보다는 항정신병 효과와 추체외로 부작용 사이의 균형이 깨지기 쉽다. 이와 같이 신경수용체 영상을 이용하여 항정신병 약물의 수용체 점유율을 측정함으로써 약물 투여량 또는 약물의 혈장 농도, D2 수용체 점유율, 약물 효과 사이의 관계를 파악할 수 있다. 수용체 점유율 측정을 통하여 새로운 항정신병약물의 최적 투여량을 추정할 수 있으며 이를 기초로 효율적인 임상시험을 계획할 수 있다.

5. PET을 이용한 약동학

신약에 방사성동위원소를 표지한 PET 영상을 이용하여 방사성신약의 체내분포를 추적함으로써 신약의 전신장기 및 표적부위 약동학(pharmacokinetics)을 평가할 수 있다. 다만 방사성동위원소 표지 신약이 화학적, 약리학적으로 신약과 동일하여야 한다는 전제가 필요하다. 방사성동위원소가 표지된 약물을 체내에 투여한 후 동적(dynamic) PET영상을 얻으면 체내 분포, 배설경로, 생물학적 반감기를 평가할 있다. 신경계 작용하는 약물을 개발할 경우 뇌혈류장벽(blood brain barrier; BBB)을 통과하는 정도를 PET영상으로 평가하여 지용성 정도를 최적화할 수 있다(그림 6-2-5). 동물뿐만 아니라 인체에서도 방사성표지 신약을 투여하여 동적 PET영상을 얻으면 인체에서 약동학을 평가할 수 있다(그림 6-2-6). 마우스 등 소동물PET를 이용한 약동학 평가는 저렴하고 간편하게 시행할 수 있으나 인체에 비해 대사 및 배설 속도가 빠르고 체내분포 및 배설경로가 다른 경우도 있다. PET는 극미

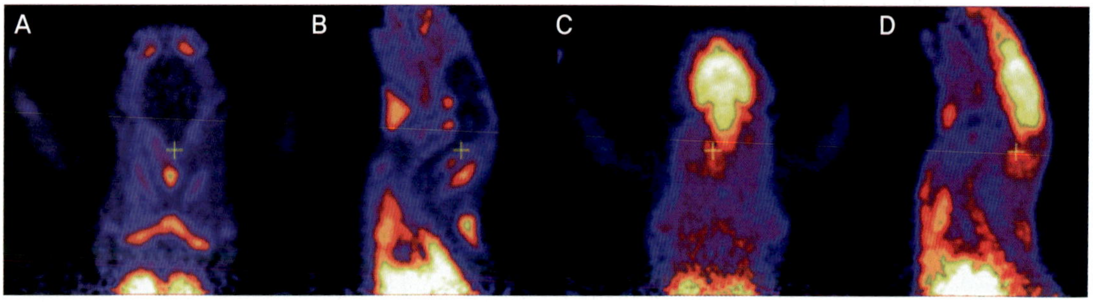

그림 6-2-5. 방사성 표지된 약물의 소동물 PET 영상. A, B는 뇌 섭취가 보이지 않으나, C, D에서는 뇌섭취가 강하게 보인다. 약물이 뇌혈류장벽을 통과하는지 여부를 쉽게 평가할 수 있다.

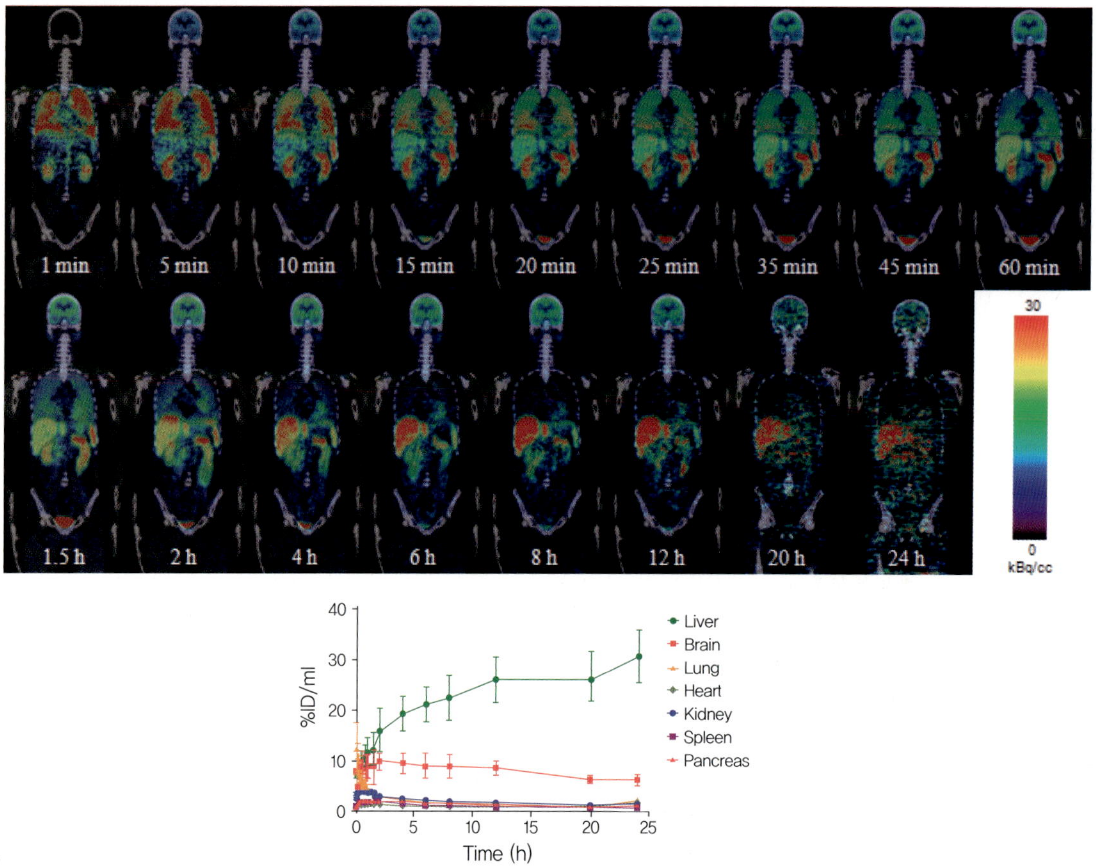

그림 6-2-6. 방사성 표지 약물 투여 후 시간 경과에 따라 얻은 전신 PET 영상. PET 영상으로부터 구한 전신 장기의 시간 방사능 프로파일로부터 약물 약동학을 평가할 수 있다.

량의 약물도 영상화할 수 있어 약효가 예측되는 용량의 1/100 또는 100 μg이하를 투여하는 마이크로도싱(microdosing) 검사를 할 수 있다. 이정도의 용량은 약물이 독성을 띤다 하더라도 인체에 독성을 나타낼 가능성이 희박하여 동물에서 충분한 독성검사를 하기 전에 시행할 수 있다. 초기 선도물질(lead compound)로부터 개발된 신약 후보가 여럿 있을 때 인체에서 가장 효과가 있을만한 후보를 골라내는 내 유용하다. 가장 가능성이 높은 신약 후보를 충분한 독성검사를 함으로써 신약 개발의 비용을 절감하며 속도를 높일 수 있다. 0기 임상시험에 해당하며 미국, 일본에서는 이미 시행을 하고 있고 우리나라 식품의약품안전청도 곧 도입할 예정이다.

6. 약물전달 효과를 평가하는 PET

적절한 크기의 나노입자는 암조직 선택적 투과 · 보유(enhanced permeability and retention; EPR) 효과를 나타내어 혈액 속에서 오래 머물면서 암 등 표적을 찾아가는 성질이 있어 나노약물전달 물질로 개발 중이다. 리포솜 마이셀 안에 독소루비신을 넣어서 유방암 환자에서 심독성을 줄인 Doxil®은 미국 식품의약품청 (FDA)에서 최초로 공인받아 시판되는 나노약물이다. 폴리머, 마이셀, 덴드리머, 금, 실리카, 탄소 등 다양한 소재를 이용한 나노약물전달체가 개발 중이나 체내에 투여하면 이물질로 인식되어 간의 쿠퍼세포(Kupffer cell) 또는 림프절, 골수 등의 대식세포에 의해 먹히고 만다. 이런 현상을 피하기 위하여 나노입자의 크기 또는 전하를 적절히 조절하거나 표면에 폴리에틸렌글리콜(polyethyleneglycol; PEG)을 부착시키는 등 세망내피계(reticuloendothelial system; RES)를 피해가는 방법을 개발 중이다. 단순한 EPR 효과 외에 항체나 항체분획을 이용하여 표적세포 주변의 세포외 기질에만 머무는 것이 아니라 세포내로 수십분 이내 내재화(internalization)하게 하여 세포내에 약물을 직접 빠르게 전달하는 방법도 개발 중이다.

이러한 나노약물전달의 개발과정에서 체내분포 및 조직내 분포를 관찰할 수 있는 방사성동위원소 및 형광물질 등을 이용한 생체분자영상이 큰 도움이 된다(그림 6-2-7). 또한 이러한 약물의 종양치료 효과 측정에 FDG PET 등 임상에 사용하는 분자영상 또한 도움이 된다.

7. 유전자치료 모니터링

유전자치료에서 가장 큰 어려움 중 하나는 치료유전자가 표적으로 하는 기관에 잘 전달되었는지, 전달 후 발현이 잘되는 지, 발현되었다면 얼마나 오래 지속하

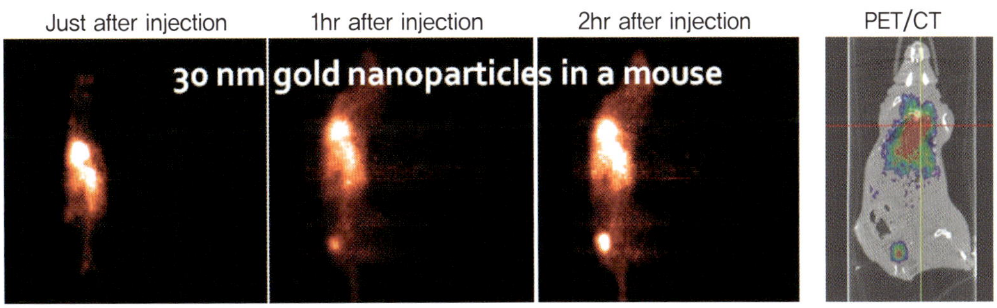

그림 6-2-7. PET를 이용한 나노입자의 생체 분포 영상. 30 nm 크기의 금나노입자에 ^{68}Ga을 표지하여 정맥 주사한 후 2시간까지 동물용 PET/CT를 이용하여 전신영상을 얻었다. 심장, 신장 등 혈액풀이 보이며 시간이 지남에 따라 방광으로 배설되는 것이 관찰된다. PET을 이용하면 나노약물전달체의 생체분포, 배설경로, 체내반감기를 알 수 있다.

는 지를 생체 내에서 확인하는 것이다. 분자영상 이전에는 조직을 채취하여 분석하였는데 해당 동물을 희생시켜야 하는 단점이 있으며 인체에 적용하기는 더욱 어려웠다.

PET을 이용한 분자영상에서 가장 활발히 사용되고 있는 방법은 리포터유전자(reporter gene)를 이용한 방법이다. 리포터유전자란 우리가 알고자 하는 유전자의 발현을 검출할 수 있는 물질을 생성하는 유전자이며, 그 동안 형광이나 생물발광을 내는 유전자를 실험에서 많이 사용해왔다. 그러나 빛을 이용한 영상은 인체에서는 투과력이 약해 사용하기 어려워 방사성표지를 한 유전자 영상기법이 개발되었다. HSV1-tk 유전자는 이를 전달받은 세포에 penciclovir 등 Herpes 바이러스 치료제를 치료농도로 투여하였을 때 세포가 사멸하므로 치료유전자로 사용할 수 있으며 동시에 ^{18}F-penciclovir를 미량 투여하였을 때에는 리포터유전자로서 작용할 수 있다. 그러나 유전자치료가 세포를 사멸시키는 것만 있는 것은 아니므로 치료유전자와 별도인 리포터유전자를 필요로 한다. 이러한 리포터유전자가 치료유전자의 발현 정도를 예측하는 방법을 간접영상법이라 하며 여러 가지 방법이 고안되었다.

Herpes simplex virus 1형의 thymidine kinase (HSV1-tk) 유전자를 세포내에 이입시킨 후 이에 특이하게 작용하는 방사성표지 프로브([^{124}I]FIAU, ^{18}F-penciclovir, [^{18}F]FHBG 등)를 투여하면 유전자의 발현여부, 발현정도, 발현기간을 생체 및 인체에서 모니터링 할 수 있다. siRNA와 반응하는 3'UTR (untranslated region) 앞에 리포터유전자를 위치시키면 RNAi치료제의 효과를 생체에서 모니터링할 수 있다.

8. 세포 치료 모니터링

줄기세포나 면역세포를 이용한 치료를 개발할 때 세포의 이동, 생착, 분화의 평가는 매우 중요하다. 세포를 체외에서 표지하여 체내에 투여하면 전이, 줄기세포 이식, 림프구의 반응 등 세포의 이동을 추적하여 영상화 할 수 있다. FDG가 살아있는 세포에 잘 섭취되는 성질을 이용하여 수시간 이내 줄기세포 인체분포를 모니터링 할 수 있다. 심근경색환자의 말초혈액에서 골수유래줄기세포를 모아 체외에서 FDG와 30분간 반응시킨 후 관상동맥을 통해 주사하여 PET 영상을 촬영하였을 때, 줄기세포는 경색부위 뿐만 아니라 골수, 간, 비장, 뇌에 분포하였으며, 장기별로 분포비율을 정량화하는 것이 가능하였다(그림 6-2-8).

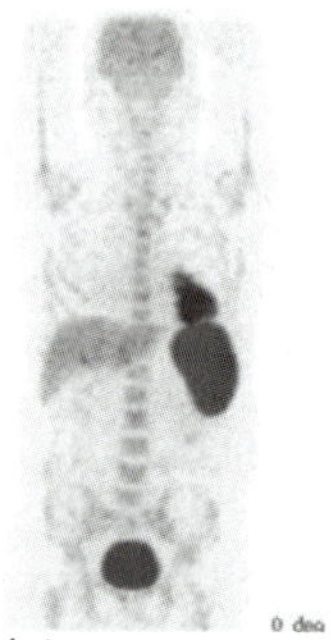

Intracoronary injection

Organ	Uptake(%)
Liver	8
Spleen	16
Lung	< 0.5
Brain	6
Bladder	6
Heart	2

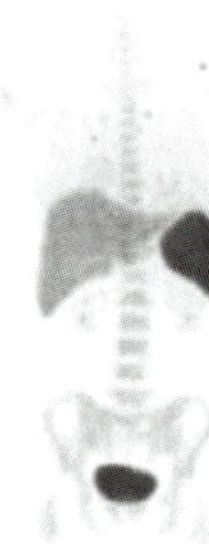

Intravenous injection

그림 6-2-8. FDG 표지 줄기세포 PET영상. 전신영상으로부터 줄기세포의 분포를 기관별로 정량화할 수 있다. 자신의 골수유래줄기세포를 관상동맥을 통하여 투여하였을 경우 2%가 심근에 전달되었으나 정맥주사하였을 때에는 심근에 전혀 가지 않았다.

이렇게 세포에 직접 표지하면 초기 분포는 알 수 있으나 세포의 생착 및 지속적인 생존 여부를 알기는 어렵다. 분자영상은 이러한 세포치료의 모니터링에도 사용할 수 있어 전달된 세포가 잘 정착이 되었는지 또 얼마나 오래 살고 있는지를 평가할 수 있다. 한 예로 배아심장근육모세포(embryonic cardiomyoblast)에 HSV1-tk 유전자를 넣은 뒤, 쥐의 심장근육에 주입한 후 살아있는 상태에서 소동물 PET으로 추적하였다. 그 결과 첫 4일 동안 세포가 급격히 감소하는 것을 추적할 수 있었으며 이는 염증, 허혈, 고사 등과 같은 원인으로 추정되며 이후 조직검사를 통해 확인하였다. 이 방법으로 세포의 이동경로와 생존정도를 평가함으로서 병리를 이해하고 항암화학요법이나 면역치료의 평가에 사용할 수 있을 것이다.

분자영상은 이러한 생체 내에서 반복적 추적(longitudinal) 검사를 함으로써 적절한 세포종류의 선정, 세포량의 결정, 주입방법, 세포를 오래 살릴 수 있는 약제 선정 등 세포치료의 개발을 최적화할 수 있으며 임상실험에서도 사용할 수 있다.

분자 영상은 분자세포 생물학, 유전학, 화학, 약학, 물리학, 전산학, 의공학, 핵의학, 영상의학, 임상의학 등 기초과학, 영상의학 및 임상의학의 상호협조와 공동연구를 필요로 한다. 분자영상은 병리의 이해, 새로운 약제 개발 등 연구에 사용되지만 궁극적으로는 병의 진단, 새로운 유전자 , 줄기세포, 면역치료의 평가 등 임상에 사용될 것이다. PET을 이용한 분자영상은 형광, 생물발광 등 세포, 동물 수준의 광학분자영상을 암, 면역질환, 유전질환의 진단 및 치료평가 등 임상에 쓰이는 분자영상으로 이행시키는 역할을 할 것이다.

9. 참고문헌

1. 정준기. 분자핵의학영상 개관. 대한핵의학회지 38:111-4(2004)
2. Gambhir SS. "Molecular imaging of cancer with positron emission tomography. *Nat Rev Cancer* 2002; 2:683-93.
3. Harapanhalli RS. Food and Drug Administration requirements for testing and approval of new radiopharmaceuticals. *Semin Nucl Med*. 2010; 40:364-84.
4. Hildebrandt IJ, Gambhir SS. Molecular imaging applications for immunology. *Clin Immunol* 2004;111:210-4.
5. Roselt P, Meikle S, Kassiou M. The role of positron emission tomography in the discovery and development of new drugs; as studied in laboratory animals. *Eur J Drug Metab Pharmacokinet* 2004;29:1-6.
6. Wu JC, Tseng JR, Gambhir SS. Molecular imaging of cardiovascular gene products. *J Nucl Cardiol* 2004; 11:491-505.

Chapter 03

하이브리드 PET

임 상 무

초 록

PET은 다양한 양전자방출방사성핵종을 추적자로 이용하여 살아있는 인체의 대사능, 기능 등을 영상화하는 기술로, 종양 및 뇌질환 연구에 가장 많이 활용되고 있다. MRI는 연부조직의 대조도가 우수한 영상특성을 갖고 있어 뇌영상 연구에 필수적으로 사용되고 있으며, 최근 종양 영상에도 사용이 확대되고 있다. PET과 MRI장비의 결합은 PET의 장점과 MRI장점을 상호 보완하여 새로운 다기능 융합영상이 가능한 높은 효율의 장비 탄생을 예고하고 있다. PET/MRI장비는 일체형과 분리형으로 구분되어 개발되고 있으며, 다양한 융합영상법을 위한 기초와 임상진료 부분에서의 연구가 국내외적으로 진행 중이다. 최신 MRS기술을 이용한 새로운 MR분자기능 영상법들이 개발되어 PET 분자영상기능과 함께 PET/MRI를 이용한 고효율 다기능 영상법이 기대된다.

1. 융합영상의 필요성

양전자단층촬영술(positron emission tomography; PET)은 살아있는 인체의 대사능, 기능 등을 영상화하는 기술로, 양전자방출방사성핵종(positron emitter)을 추적자로 이용하여 인체의 생화학적 현상을 영상화할 수 있다. 현재까지 PET은 종양의 포도당 대사능을 영상화하여 암환자의 진단, 병기결정, 치료반응 평가, 예후예측 등에 가장 많이 활용되고 있다. PET의 주요 활용분야 중 하나인 뇌연구에서는 뇌기능 평가를 위하여 살아있는 시스템(*in vivo* system)에서 기능이나 대사능을 평가하는 것이 중요하므로 PET의 뇌기능 연구 적용은 매우 중요하며 발전 가능성이 높은 분야로 주목받고 있다.

PET은 조직 내 방사성추적자의 농도를 정량적으로 측정하여 생체 기능을 평가하는데 가장 적합한 방법이지만, 영상의 공간해상도가 상대적으로 낮고 해부학적 위치와 주변 조직과관계를 명확하게 평가하기 어려운 단점이 있다. 이런 단점을 보완하기 위하여 전산화단층촬영술(computerized tomography; CT)과 PET영상을 정합하는 PET/CT를 최근에는 보편적인 PET 장비로 활용하고 있다. 현재까지 주로 사용하는 PET은 해상도가 4~7 mm 수준이며, 소동물용 PET은 1.3~2.4 mm 정도 수준이다. 최근 개발된 뇌전용 고해상도 PET인 HRRT (High Resolution Research Tomograph)은 2.4~2.8 mm의 해상도를 가진다.

PET용 방사성의약품을 생산하려면 사이클로트론(cyclotron)의 운영이 필수적이어서 초기투자가 부담스러우나, ^{11}C, ^{13}N, ^{18}F 등 천연화합물과 같거나 거의 유사한 방사성의약품을 다양하게 개발하여 이용할 수 있다. 또한 ^{124}I, ^{64}Cu 등 비교적 반감기가 긴 핵종을 표지한 화합물도 연구하고 있다. 그러나 양전자방출핵종은 공통적으로 511 keV를 발생하므로 한 번 투여로 한가지 기능에 관한 정보만 획득할 수 있다.

자기공명영상(magnetic resonance imaging; MRI)은 연부조직의 대조도가 더 우수한 영상특성을 보인다. CT영상이 외부 방사선원을 이용하여 조직과 밀도차를 바탕으로 단층영상을 획득하는 데 비해 MRI는 조직 내 수소원자핵의 자기공명 현상을 이용하여 영상을 획득하므로, 연부조직 간의 대조도가 우수하며, 특히 뇌영상에서 MRI는 필수적이다.

MRI를 이용한 뇌기능자기공명영상(functional MRI; fMRI)은 1992년 처음 도입되어 뇌기능 연구 활성화에 큰 역할을 하였다. MR는 자기장 세기가 높아질수록 공간해상도와 시간해상도가 향상되어 더 좋은 영상을 짧은 시간에 획득할 수 있으며, 현재 1.5T 정도의 자기장에서 고자기장(high magnetic field, 3T 이상) MRI로 이행 또는 병용되는 추세이다. 고자기장 MR은 말초신경 자극 등과 같은 부작용이 일부 있을 수 있어 인체에 적용시 안전성에 대한 검증이 필요하다. 뿐만 아니라 고주파 RF를 사용함으로써 발생하는 열이 인체 체온을 상승시킬 수 있고, 안전성과 균일성, 촬영 대상자가 느끼는 높은 소음과 미묘한 기분 변화 등과 같은 문제점이 있다. 뇌영상용 7T MRI는 세계 유수 연구기관에 일부 설치되어 최적화 작업이 수행되고 있으며, 현재까지는 고자기장 MRI은 인체에는 3T 정도를, 동물실험용으로는 4.7T 이상의 고자기장을 주로 연구 목적으로 이용하고 있다.

분자영상 연구분야에서는 기능성 MRI 조영제 개발에 많은 관심이 집중되어, 낮은 민감도를 극복하기 위한 노력으로 거대분자 또는 나노입자 등을 항원이나 수용체 결합 기능성 펩티드 등과 결합하는 연구가 진행 중이나, 아직 PET용 방사성의약품의 민감도와 다양성 등을 따라잡지 못하고 있다. MRI 자체의 성능이 향상됨에 따라 혈중산소치의존 자기공명혈관조영술(blood oxygen level dependent MR angiography), 확산텐서영상(diffusion tensor image) 등이 뇌연구에 이용되고 있으며, 확산강조영상법(diffusion weighted image; DWI), 자기공명분광법(MR spectroscopy) 등과 같은 기능성 MRI영상도 전신 종양의 연구에 이용되기 시작하였다. 이러한 기능성 정보들은 같은 날 여러 가지 방법으로 촬영하여 거의 동시에 확보할 수 있다는 장점이 있다.

PET/MRI의 결합은 PET의 다양한 분자영상 기능 및 높은 민감도와 MRI의 높은 시간, 공간해상도 및 다양한 촬영방법에 의한 기능성 정보의 결합으로 동시적 다기능 융합영상을 가능하게 하여, 활용 가능성이 높은 장비의 탄생이 기대된다(그림 6-3-1). 그러나 융합장비의 가격이 매우 고가이며, PET과 MRI가 각각 설치된 경우에 비해 장비의 활용도가 떨어질 수 있는 것이 단점이다. PET/MRI 융합영상의 장점은 기술적인 면에서 아래의 3가지로 요약할 수 있다.

1) 공간정합(Spatial registration)

가장 확실한 이점으로 PET/CT와 같이 서로 다른 영상 기술을 정합하여 구조와 기능을 함께 평가하는 이점이 있으며, 특히 뇌영상에서는 MRI영상이 지닌 장점을 기대할 수 있다.

2) 시간정합(Temporal concordance)

공간적 연관성보다 더 중요한 장점이라 할 수 있다. Buchanan 등이 쥐의 심근을 대상으로 시행한 연구에 따르면 PET영상을 이용하여 평가한 포도당대사를, 동일 시점에 MRI(9.4 T)로 NMR 스펙트럼을 이용하여

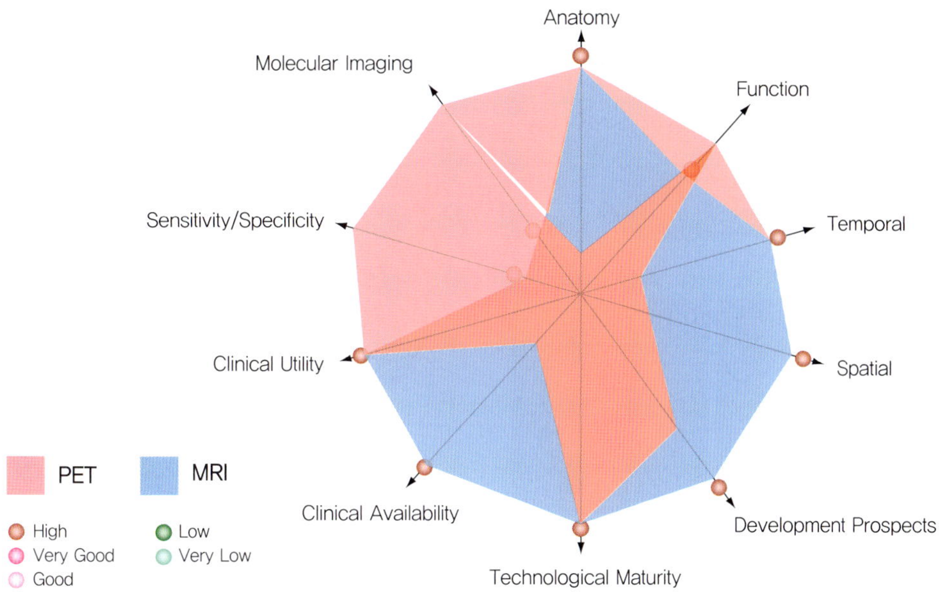

그림 6-3-1. PET과 MRI영상법의 특징과 장점 비교(Courtesy of N. J. Shah, Institute of Neuroscience and Medicine-4, Forschungszentrum Jülich GmbH, Germany)

저산소영역과 함께 측정할 수 있었다. 이처럼 두 기능을 동일 시점에서 평가하는 것이 기능 연구에 유용하다. 이 장점이 다양한 기능 연구를 가능하게 할 것인데, 기능평가의 타당성 검증 및 기전 연구에 중요한 사항이다.

3) 고자기장내 양전자 이동감소(Reduction of positron range in high magnetic field)

Iida 등이 전산모의 실험을 통하여 제시한 이 효과는 PET/MRI에서 PET의 공간해상도가 향상하는 부수적 효과인데, 아직 실제 장비에 적용되어 검증된 적은 없다. 양전자방출핵종의 체외검출은 양전자가 소멸한(annihilation reaction) 후 감마선이 방출되는 것을 PET장비의 검출기로 측정하는 것인데, 이때 양전자가 소멸반응하기 전까지 이동거리(positron range)가 해상도를 낮추는 한 요인으로 작용하여 이론적으로도 최소 해상도는 1~1.5 mm 정도라고 할 수 있다. 최근 Raylman 등은 고자기장(10.0 T)하에서 양전자 이동거리가 줄어들어 27%정도로 PET 해상도 향상이 가능하다는 모의실험 결과를 발표하기도 하였다.

2. PET/MRI 시스템

1) 일체형 PET/MRI 시스템

PET시스템은 검출기의 섬광결정에서 감마선이 빛 신호로 바뀌면 이를 광전자증배관(photomultiplier tube; PMT)을 통해 증폭하여 신호화하고 영상으로 얻게 되는데, 자기장 안에서는 이 과정이 자기장에 영향을 받게 된다. 따라서 MRI의 자기장에서 PET이 영향을 받지 않고, PET과 MRI를 공간적으로 완벽하게 합치기 위한 연구들이 90년대 중반부터 꾸준히 시도되어 왔다. 그 중 가장 오래되고 많이 연구된 방법은 광섬유를 이용하는 방법으로 PET의 섬광결정에서 방사능이 검출될 때 나오는 가시광선을 3~4 m의 광섬유를 통해 MRI 자기장 밖으로 빼내어 이를 자기장 영향 밖에 위치한 광전자증배관에 넣어 주는 방식이다(그림 6-3-2). 여전히 진행되고 있는 이 연구는 실험실 수준인데, 이 방법이 가진 가장 큰 단점은 광섬유를 통해 가시광선이 전달될 때 신호 손실이 많아 에너지 분해능이 저하되고, 이에 따라 PET영상의 질이 떨어진다는 것이다. 이 방식은 규모가 작은 소동물용 영상시

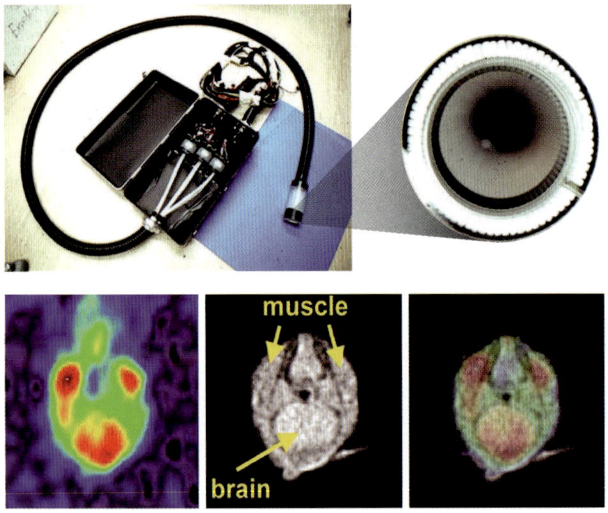

그림 6-3-2. 광섬유를 이용한 일체형 PET/MRI 시스템의 검출부(상)와 동일 시스템으로 얻은 PET과 MRI, 융합 PET/MRI영상(하)(reproduced from [9]).

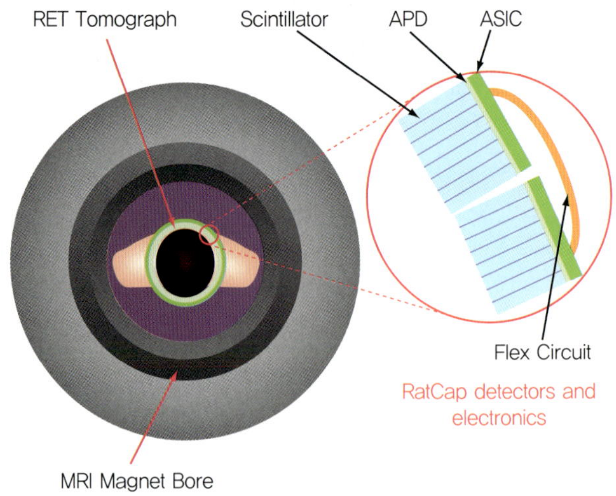

그림 6-3-3. APD를 사용한 동시획득 가능 PET/MRI시스템(reproduced from [21]). 이 시스템은 RatCAP시스템의 검출기와 회로에 기반을 두고 설계되었음.

스템에서 적용이 가능하고 실제 영상 획득에도 성공하였으나, 아직 인체용 PET에는 적용이 어려운 단점이 있다.

이러한 문제점을 극복하기 위하여 최근 많은 연구에서 자기장에 강한 반도체 광전소자를 이용하는 방식이 도입되고 있다(그림 6-3-3). 이 방식에서 처음으로 도입되어 사용된 광전소자는 APD (avalanche photodiode)인데, APD는 고자기장에서도 출력신호의 특성이 큰 영향을 받지 않고, 기존의 PMT에 비해 크기가 작아 고해상도의 일체형 PET검출기 제작에 유리한 장점을 갖고 있다. 이러한 장점으로 인해 여러 연구팀들이 소동물 PET/MRI 시스템 연구에 많이 활용하였고, 최근 임상용 일체형 PET/MRI 시스템 개발에도 사용하였다. 일체형 PET/MRI 시스템에서 APD가 갖는 장점에도 불구하고 APD는 기존의 PMT에 비해 신호증폭율이 낮기 때문에, 이를 극복하기 위해 높은 가이거뮬러 영역에서 동작하는 GAPD(Geiger-mode APD)의 개발과 활용 연구가 활발하다. GAPD는 자기장 내 안정성과 함께 신호증폭률(10^5~10^6)이 높고, 온도와 장시간 동작 특성이 우수하다고 하며 이미 일체형 인체용 PET/MRI 시스템 개발에 사용되었다.

이와 같이 일체형 PET/MRI 시스템은 앞에서 제시한 PET/MRI 정합영상이 가지는 장점 3가지를 모두 충족하는 시스템이다. PET/MRI 시스템을 이용한 융합영상 이용을 증진하기 위해서는 자기장 내에서 양전자의 영향이나, 영상정합 소프트웨어 개발, MR 영상을 이용한 감쇠보정 기법, 적정 영상획득 조건 검증 등 관련분야의 연구가 함께 발전하는 것이 바람직하겠다.

2) 분리형 PET/MRI 시스템

다양하고 새로운 PET 검출부 개발과 시스템 설계에 대한 새로운 기술개발이 많이 요구되는 일체형 PET/MRI 시스템과 달리, PET과 MRI를 각각 분리하여 근거리에 설치하고 함께 운영하는 분리형 PET/MRI 시스템은 현실적으로 실현 가능성이 높은 시스템이다. 이미 국내외적으로 설치되어 활용되고 있으며, 다양한 형태의 분리형 PET/MRI 시스템이 연구 및 개발되고 있다(그림 6-3-4).

국내에서는 가천의대 뇌과학연구소에서 뇌연구 전용 PET/MRI 시스템을 설치하여 활용하고 있는데, 고해상도 뇌전용 HRRT/PET과 7T 고자기장 MRI를 각각

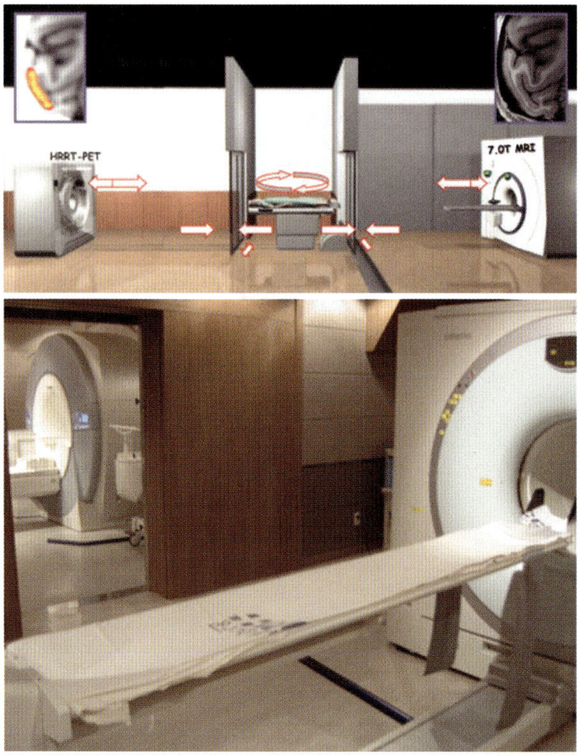

그림 6-3-4. 국내 연구기관에 설치된 분리형 PET/MRI 시스템. 가천의과대학에 설치된 직렬형 시스템(상)과 한국원자력의학원에 설치된 병렬형 시스템(하)(reproduced from [11]).

의 공간에 직렬로 분리하여 설치하고, 이 사이를 두꺼운 차폐막으로 분리시킨 후, 베드를 이동시켜 PET 영상과 MRI 영상을 순차적으로 획득하고 영상을 결합하는 방식이다. 이 방식은 현실적으로 가장 단시일 안에 PET/MRI 시스템을 실현할 수 있는 방법이다. 그 이유는 PET/CT와 같이 영상을 순차적으로 얻는 방법이고 차폐막 때문에 두 영상을 획득하는 시점과 거리가 PET/CT보다 좀 멀다는 점이 다른 점이다. 이 시스템은 실현가능성은 높고, PET/MRI 영상 결합의 이점으로 제시한 3가지 중에서 첫 번째인 공간정합은 실현가능하다고 할 수 있지만, 두 번째 시정합은 PET과 MRI을 동시에 촬영할 수 없어서 아주 제한된 경우에만 연구가 가능하고, 세 번째 양전자 이동거리 단축 효과는 기대할 수 없다.

한국원자력의학원에 설치한 전신용 3T MRI와 전신용 PET/CT 병렬형 시스템은 MRI의 자기장 간섭을 병렬설치로 최소화하고, 차폐벽에 개폐문을 설치하여 이동거리를 최소화한, 동시성이 불필요한 전신의 종양 연구를 목적으로 하는 구조이다.

분리형 PET/MRI 시스템은 공간정합은 가능하나 시정합은 극히 제한된 가능성만 있는 것으로 보인다. 공간정합도 PET과 MRI을 촬영하는 사이에 대상자가 움직이지 않았다는 가정이 있어야 가능하다고 할 수 있다. 뇌영상은 비교적 움직임이 적은 장기이므로 이점은 쉽게 극복할 수 있으나, 시정합은 단순하지 않다. 즉, 방사성추적자가 조직 내에 섭취된 후 배출되지 않고 조직 내에 고정되는 경우에는 PET 영상을 나중에 획득하더라도 시정합이 가능할 수 있을 것이지만, 그렇지 않는 경우에는 시정합을 기대하기는 어렵다. 뇌기능을 평가하는 방사성추적자 대부분은 뇌기능의 활성도에 따라 지속적으로 섭취정도가 변화하는 경우가 많으므로, 이는 큰 단점이다. 따라서 분리형 PET/MRI 시스템은 뇌영상용보다는 종양 영상과 같이 전신형 PET/MRI모델에 더 적합한 방식이다.

3. MRI 기능성 정보 ADC

확산강조영상법은 뇌MRI 연구에서 이미 알려져 있었으나, 전신 종양 연구에는 그 재현성, 표준화 등이 아직 논란의 여지가 있는 검사법으로, 세포사이 물분자의 확산능을 관찰하여 수치화한 겉보기확산계수(apparent diffusion coeffient; ADC)를 이용하는 준정량분석 기법이다. 종양 내에 증식속도가 빠른 종양세포가 밀집하여 세포사이 공간이 좁으면 물분자의 확산능이 제한되어 ADC가 낮아지며, 치료에 의해 종양세포가 사망하면서 팽창하게 되면 물분자의 확산능이 더욱 제한되고 ADC도 더욱 낮아진다(그림 6-3-5). 이후 종양세포가 사망하여 제거되면 물분자의 확산능이 커지고 ADC도 높아지며, 종양세포가 다시 증식하

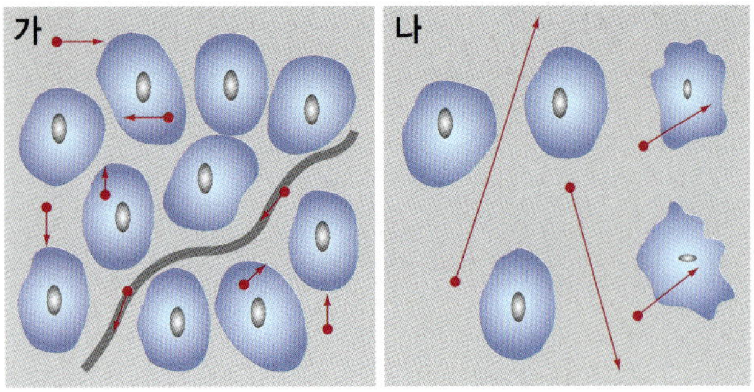

그림 6-3-5. 물분자의 확산. A. 제한된 확산(restricted diffusion): 생체내에서는 물분자의 움직임이 완전히 자유롭지 못하고 세포막, 혈관 혹은 거대 단백질 분자등에 의해 제약을 받게 되는데 이를 제한된 확산이라 한다. B. 자유 확산: 세포질이 적은 곳이나 세포 벽의 결합이 생긴 부분 등에서는 상대적으로 물 분자의 운동이 자유스럽게 움직일 수 있다(reproduced from [21]).

기 시작하면 치료 전과 비슷한 양상으로 돌아간다. 양성종양에서는 증식속도가 늦어 세포가 덜 밀집되어 물분자의 확산능이 덜 제한되고 ADC도 상대적으로 높다. 이 ADC가 치료 전 후로 변화하는 것을 관찰하여 치료제에 대한 종양 반응을 예측하려는 연구가 진행되고 있다.

4. 병렬형 전신 PET/MRI 시스템 임상경험

한국원자력의학원에서는 2009년부터 병렬형 PET/MRI시스템을 설치하고, PET/MRI 융합영상을 이용한 여러 연구들을 진행 중이다. 지금까지 진행된 연구 중에서 유방암 환자의 병기결정에 PET/MRI를 이용한 연구결과에 따르면, 유방암 환자 25명을 대상으로 초기 병기결정시에 기존 검사 이후 PET/MRI를 이용하였을 때 환자 15명(60%)에서 병기가 바뀌었다. PET/MRI를 이용하여 병기가 더 높아진 환자가 9명, 더 낮아진 환자가 6명이었다. 각 병소에서 FDG 주사 1시간 후 측정한 최대표준섭취계수(maximal SUV; SUVmax)와 ADC는 음의 상관관계의 경향을 보였으나 통계적으로 유의하지 않았다. 그러나 주사 2시간 후 측정한 SUVmax를 주사 1시간 후 측정한 SUVmax로 나눈 값은 ADC와 음의 상관관계를 나타내었고 통계적으로 유의하였다(그림 6-3-6). 이는 기존 연구에서 알려진 악성 종양은 FDG 섭취가 2시간 정도까지 계속 증가하고 악성 종양에서 세포의 밀집도가 증가하여 ADC가 감소한다는 사실을 반영하는 것으로 여겨진다.

한편 유방암 병기 2, 3기인 25명 환자를 대상으로 한 연구에서는 선행화학요법(neoadjuvant chemotherapy)을 세 차례 실시하였고, 치료 전, 각 치료 후에 PET/MRI를 총 4회 실시하여 조기 치료반응 예측에 PET/MRI융합영상법이 도움이 되는지 수술 후 병리조직을 기준으로 판단하였다. PET 변수로는 치료 전과 비교한 주사 1시간 후 SUVmax 비율(Relative SUV1h)과 치료 전과 비교한 주사 2시간 후 SUVmax 비율(Relative SUV2h)이 화학요법 첫 치료 이후 치료반응을 예측할 수 있었다(그림 6-3-7). 한편 MRI 변수로는 조영제 주입직후부터 1분까지 조영증강곡선의 기울기(Initial slope)로 치료반응을 예측할 수 있었다. FDG PET을 이용하여 유방암환자에서 선행화학요법 치료반응을 예측할 수 있다는 사실은 최근 여러 연구를 통해 확립된 사실이지만, MRI를 이용한 선행화학

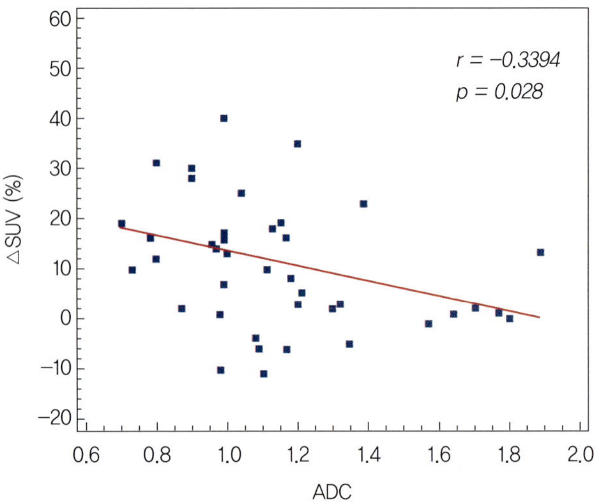

그림 6-3-6. 주사2시간 후 측정 SUVmax. 주사 1시간 후 측정 SUVmax 비와 ADC의 상관 관계

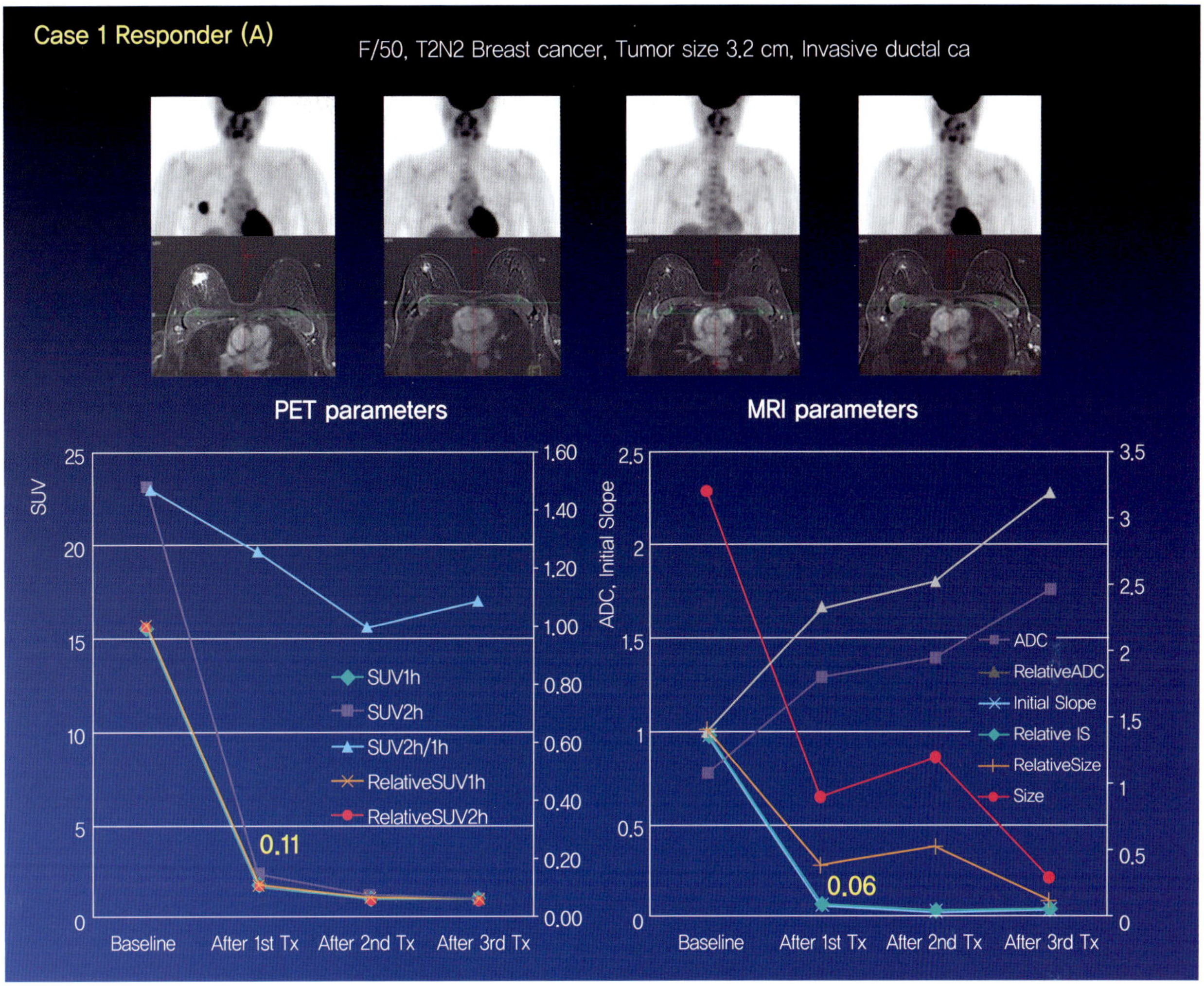

그림 6-3-7. 선행화학요법 치료반응이 좋은 유방암 환자에서 PET/MRI 분석 결과

요법 치료반응 예측은, 여러 연구자들이 제각각 ADC, MR분광법, K transfer constant 등으로 예측 가능함을 주장했으나 아직 논란의 여지가 있는 상태이다. PET/MRI를 이용하여 기능적 평가를 실시할 경우, 큰 시간 차이 없이 영상을 얻고 폭넓은 MRI 변수를 이용하여 분석하기 때문에 향후 PET과 MRI의 기능적 분석 수준을 한층 높일 것으로 기대된다.

또한 골육종 환자에서 MRI의 연부조직 대조도 우수성을 응용한 PET/MRI 연구를 실시하였다. 선행화학요법 이후 FDG PET에서 섭취가 증가된 병소로 관찰되는 부위를 정합한 MRI 영상을 통하여 정확하게 병리 조직 검사 위치를 확인하는데 PET/MRI가 중요한 역할을 할 수 있었다(그림 6-3-8). 기존 방식으로 간과할 수 있는 병소 위치에 대하여 정확한 정보를 제공함으로서 진단의 정확도를 높이는데 PET/MRI가 기여한다.

5. 저산소증 PET/MRI와 MR 초분극분광법

종양 내부에 저산소(hypoxia) 상태가 심해지면 종양세포의 대사속도가 느려지고, 방사선이나 약제 치료에 저항성을 가지는 경우가 있다. 따라서 방사선 치료계획을 수립할 때 저산소 부위에 방사선조사선량을

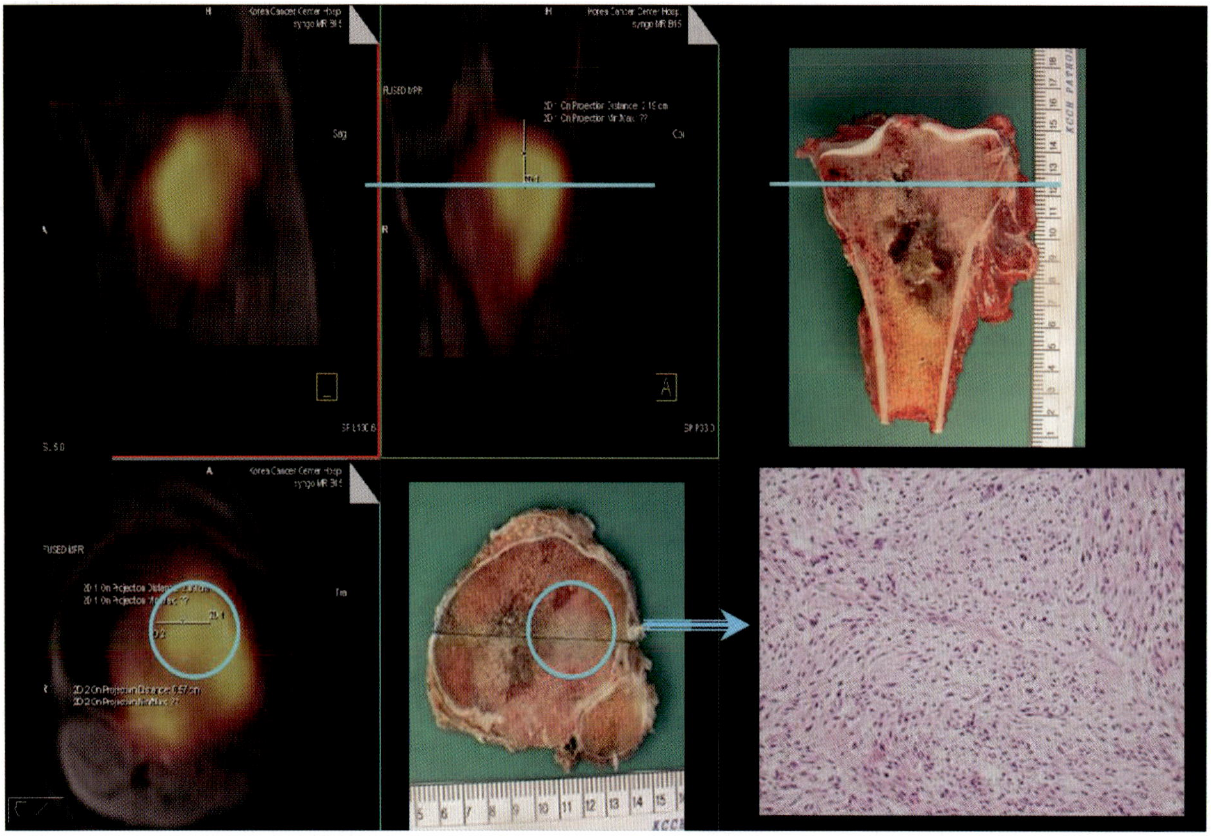

그림 6-3-8. PET/MRI를 이용한 골육종 환자에서 선행화학요법 이후 정확한 병변 위치 평가

증가시키도록 저산소 상태의 부위를 영상화 하려는 PET용 방사성의약품들이 개발되고 있으나, 그 섭취기전이 저산소 상태를 직접 보여주는 것이 아니라 저산소 상태와 연관된 현상을 보여주는 것이어 아직 논란의 여지가 있어 임상이용이 지연되고 있다.

동적핵초분극(dynamic nuclear hyperpolarization; DNP)은 1950년대에 제안된 개념으로 MRI 분광법 연구에 응용되기 시작하는 단계의 기술이다. MR 분광법의 현재 성능은 충분한 신호를 확보하기 위하여 영상 체적소(voxel)의 크기가 커야 하는 제한점이 있다. 최근 ^{13}C을 최적화한 위치에 배치한 [^{13}C]피루브산(pyruvate)을 초저온에서 자기장과 고주파를 가하여 수십초간 초분극(hyperpolarization)상태를 유지하게 하는 장치를 개발하여 분광 신호(spectroscopy signal)를 수만 배 증폭할 수 있는 방법이 확보되어 MRI의 단점인 낮은 민감도를 극복할 수 있는 길이 열렸다. 그러나 초분극 상태를 유지하는 시간이 짧아 다양한 대사과정을 체내에서 관찰하는 데에는 한계가 있다. 피루브산은 TCA 회로에서 젖산(lactate)으로 변환되거나 아미노기가 결합되어 알라닌(alanine)으로 변환되어, 종양내부에 저산소 상태 관련 젖산이 증가하는 현상이나 종양세포의 증식에 필요한 단백질 합성과정에 알라닌이 이용되는 현상을 관찰할 수 있다(그림 6-3-9). 세포배양실험에서는 이러한 현상을 핵자기공명분광법(NMR spectroscopy)을 이용하여 관찰하고 있으며, 7T 동물용 MRI로 이러한 현상을 영상화하는 연구가 진행되고 있다(그림 6-3-10).

PET/MRI의 다기능 융합영상으로 PET 정보와 MRI 정보를 상호 보완적으로 이용하면 진단과 치료효과 판정에 정확도가 증가할 것이며, 환자 개개인마다 치료방법의 효과를 조기에 예측하여 불필요한 부작용을 피할 수 있도록 치료를 최적화할 수 있다.

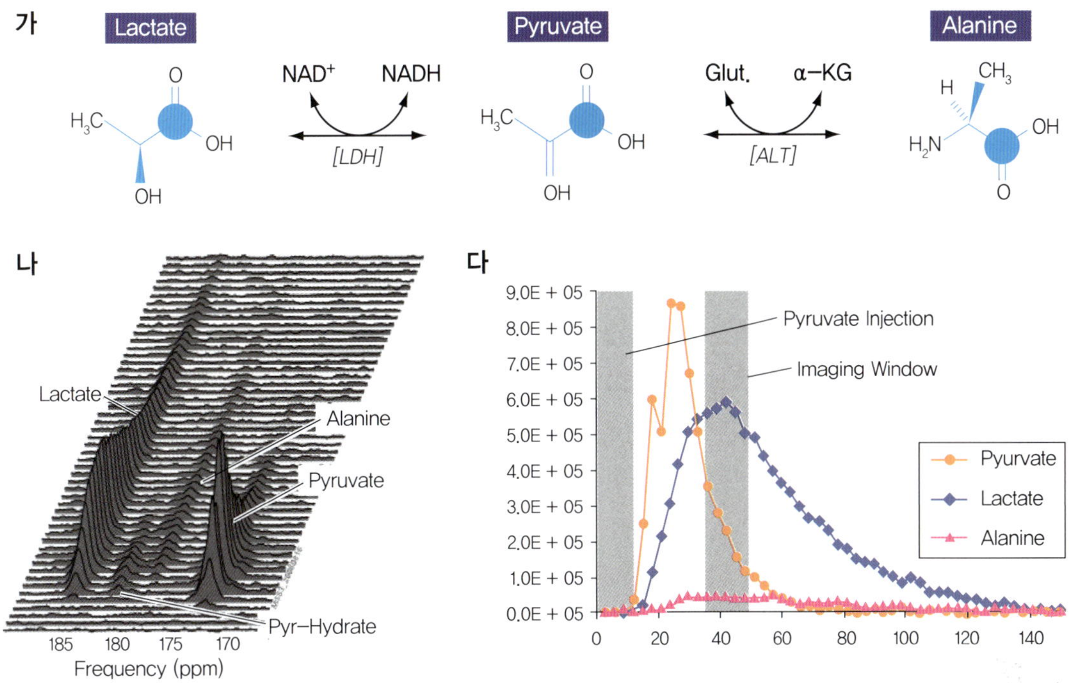

그림 6-3-9. [13C]피루브산(pyruvate)을 이용한 종양대사 물질의 대사 기전. 가. [13C]피루브산의 대사경로. 나. 초분극 [13C]피루브산은 시간의 경과에 따라 감소하고, 피루브산이 대사되어 산물인 젖산과 알라닌이 증가하는 양상을 관찰할 수 있다. 다. 초분극 [13C]피루브산은 24초에 최대로 증가 하였다가 젖산과 알라닌으로 변화한다(reproduced from [2]).

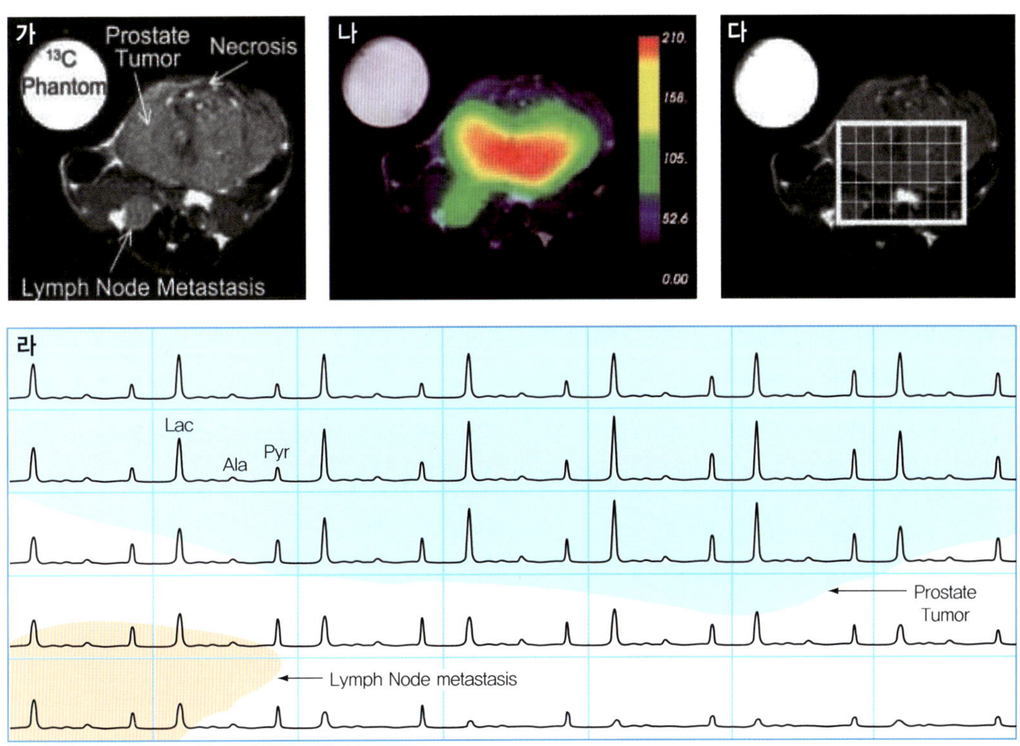

그림 6-3-10. 실험 소동물쥐에서 얻은 [13C]초분극 MR분광 스펙트럼과 분광영상. 고도 원발종양과 림프절전이를 가진 28주령 실험 소동물쥐(TRAMP mouse)에서 축방향 T2 강조영상(가)과 초분극된 [13C]피루브산을 주사한 후 [13C]lactate 영상을 얻어 축방향 T2 강조영상과 정합한 영상(나)이다. 종양의 [13C]분광스펙트럼의 선정 부위(다)와 선정된 부위의 [13C]피루브산, [13C]lactate, [13C]alanine 각각의 스펙트럼들(라)이다(reproduced from [2]).

6. 전망

PET/MRI는 각기 고가의 장비이고 촬영시간이 길다는 문제 때문에 효율적인 임상이용 방법의 모색이 필요하다. 일체형 PET/MRI는 뇌연구에 먼저 적용되어, 고령화 사회의 질병 분포 및 예측에 따른 퇴행뇌질환 등을 연구하고 신약개발의 평가에 중대한 역할을 할 것으로 기대하고 있으나, 시간정합에 의한 PET신호와 MRI신호를 동시에 받아들이게 되기에는 많은 연구가 필요하다. 전신 종양 연구에 일체형 PET/MRI가 활용되기에는 각각의 촬영시간이 길어 고가 장비의 활용 효율과 경제성이 문제가 될 것이다. 따라서 병렬형 PET/MRI로 전신 PET영상을 먼저 획득하여 질병이 의심되는 부위에만 MRI 추가촬영을 하는 것이 현재 영상장비의 구조상 합리적으로 보인다. 향후 촬영속도가 빠른 일체형 PET/MRI가 개발되면 전신 촬영을 거의 동시에 할 수도 있겠다. MRI의 여러 가지 기능영상을 PET 영상정보와 조합하여 진단 성적을 높이는 연구가 우선 진행되어야 한다. 다기능 융합영상은 PET과 MRI의 다양한 기능적 영상의약품의 개발 및 조합투여 촬영방법 등의 연구로 질병의 기전연구, 진단과 치료효과의 조기판정 및 신약개발 평가에 무한한 가능성을 보이며, 한 분자에 PET과 MRI신호를 동시에 결합하여 이용하는 것보다는 다양한 PET방사성의약품과 다양한 MRI영상의약품의 조합 이용이 더 큰 가능성을 가질 것으로 보인다. PET/MRI의 성공적인 임상활용을 위해서는 영상기기의 기술개발과 다양한 영상의약품의 개발 연구가 필수적이다.

7. 참고문헌

1. 이재성, 송인찬, 홍성종. 차세대 융합의료영상시스템 PET/MRI의 기술동향. 한국정밀공학회지 2008;25(1):64-71.
2. Albers MJ, Bok R, Chen AP, Cunningham CH, Zierhut ML, Zhang VY, et al. Hyperpolarized ^{13}C lactate, pyruvate, and alanine: noninvasive biomarkers for prostate cancer detection and grading. *Cancer Res* 2008;68(20):8607-15.
3. Antoch G, Bockisch A. Combined PET/MRI: a new dimension in whole-body oncology imaging? *Eur J Nucl Med Mol Imaging* 2009;36(1):S113-20.
4. Antoch G, Saoudi N, Kuehl H, Dahmen G, Mueller SP, Beyer T, et al. Accuracy of whole-body dual-modality fluorine-18-2-fluoro-2-deoxy-D-glucose positron emission tomography and computed tomography (FDG-PET/CT) for tumor staging in solid tumors: comparison with CT and PET. *J Clin Oncol* 2004;22:4357-68.
5. Bar-Shalom R, Yefremov N, Guralnik L, Gaitini D, Frenkel A, Kuten A, et al. Clinical performance of PET/CT in evaluation of cancer: additional value for diagnostic imaging and patient management. *J Nucl Med* 2003;44:1200-9.
6. Boss A, Bisdas S, Kolb A, Hofmann M, Ernemann U, Claussen CD, et al. Hybrid PET/MRI of intracranial masses: initial experiences and comparison to PET/CT. *J Nucl Med* 2010;51:1198-205.
7. Boss A, Kolb A, Hofmann M, Bisdas S, Nagele T, Ernemann U, et al. Diffusion tensor imaging in a human PET/MR hybrid system. *Invest Radiol* 2010;45:270-4.
8. Buchanan M, Marsden PK, Mielke CH, Garlick PB. A system to obtain radiotracer uptake data simultaneously with NMR spectra in a high field magnet. *IEEE Trans Nucl Sci.* 1996;43:2044-8.
9. Cherry SR, Louie AY, Jacobs RE, The integration of positron emission tomography with magnetic resonance imaging, Proceedings of the IEEE 2008;96(3):416-38.
10. Cherry SR. The 2006 Henry N. Wagner Lecture: of mice and men (and positrons)-Advances in PET imaging technology. *J Nucl Med.* 2006;47(11):1735-45.
11. Cho ZH, Son YD, Kim HK, Kim KN, Oh SH, Han JY, et al. A fusion PET/MRI system with a high-resolution research tomograph-PET and ultra-high field 7.0 T-MRI for the molecular-genetic imaging of the brain. *Proteomics* 2008;8:1302-23.
12. Collins CD. PET/CT in oncology: for which tumours is it the reference standard? *Cancer Imaging* 2007;

7(A):S77-87.

13. Day SE, Kettunen MI, Gallagher FA, Hu DE, Lerche M, Wolber J, et al. Detecting tumor response to treatment using hyperpolarized ^{13}C magnetic resonance imaging and spectroscopy Nat Med 2007;13:1382-7.
14. Delso G, Ziegler S, PET/MRI system design. *Eur J Nucl Med Mol Imaging* 2009;36:S86-S92.
15. Freudenberg LS, Antoch G, Jentzen W, Pink R, Knust J, Gorges R, et al. Value of ^{124}I-PET/CT in staging of patients with differentiated thyroid cancer. *Eur Radiol* 2004;14:2092-8.
16. Freudenberg LS, Schueler AO, Beyer T, Antoch G, Kuhl H, Bornfeld N, et al. Whole-body fluorine-18 fluordeoxyglucose positron emission tomography/ computed tomography (FDG-PET/CT) in staging of advanced uveal melanoma. *Surv Ophthalmol* 2004; 49:537-40.
17. Golman K, Olsson LE, Axelsson O, Mansson S, Karlsson M, Petersson JS. Molecular imaging using hyperpolarized ^{13}C. *Br J Radiol* 2003;76:S118-27.
18. Golman K, Zandt RI, Lerche M, Golman K, Zandt RI, Lerche M, Pehrson R, Ardenkjaer-Larsen JH. Metabolic imaging by hyperpolarized ^{13}C magnetic resonance imaging for in vivo tumor diagnosis. *Cancer Res* 2006;66:10855-60.
19. Iida H, Kanno I, Miura S, Murakami M, Takahashi K, Uemura K. A simulation study of a method to reduce positron annihilation spread distributions using a strong magnetic field in positron emission tomography. IEEE Trans Nucl Sci. 1986;33:597-600.
20. Woody C, Schlyer D, Vaska P, Tomasi D, Solis-Najera S, Rooney W, et al. Preliminary studies of a simultaneous PET/MRI scanner based on the RatCAP small animal tomography, *Nucl Instr and Meth A* 2007;571:102-5.
21. Koh DM, Collins DJ. Diffusion-weighted MRI in the body: applications and challenges in oncology. *Am J Roentgenol.* 2007;188(6):1622-35.
22. Kohler SJ, Yen Y, Wolber J, Chen AP, Albers MJ, Bok R, et al. In vivo carbon-13 metabolic imaging at 3T with hyperpolarized 13C-pyruvate. *Magn Reson Med* 2007;58:65-9.
23. Mansson S, Johansson E, Magnusson P, Chai CM, Hansson G, Petersson JS, et al. ^{13}C imaging-a new diagnostic platform. *Eur Radiol* 2006;16:57-67.
24. Pichler BJ, Judenhofer MS, Pfannenberg C. Multimodal imaging approaches: PET/CT and PET/MRI. *Handb Exp Pharmacol* 2008:109-32.
25. Pichler BJ, Judenhofer MS, Wehrl HF. PET/MRI hybrid imaging: devices and initial results. *Eur Radiol* 2008;18:1077-86.
26. Pichler BJ, Wehrl HF, Kolb A, Judenhofer MS. Positron emission tomography/magnetic resonance imaging: the next generation of multimodality imaging? *Semin Nucl Med* 2008;38:199-208.
27. Raylman RR, Hammer BE, Chnstensen, NL. Combined MRI-PET Scanner: a monte carlo evaluation of the improvements in PET resolution due the effects of a static homogeneous magnetic field, IEEE Trans Nucl Sci 1996;43(4):2406-12.
28. Shao Y, Cherry SR, Farahmi K, Slates R. Silverman RW, Meadors K, et al. Development of a PET Detector System Compatible with MRI/NMR Systems. *IEEE Trans Nucl Sci* 1997;44(3):1167-71.
29. Woody C, Vaska P, Schlyer D, Pratte J-F, Junnarkar S, Park S-J, et al. Initial studies using the RatCAP conscious animal PET tomograph. *Nucl Instr and Meth A* 2007;571:14-7

약어표

[^{11}C]5-HTP	[^{11}C]5-Hydroxytrytophan
[^{11}C]5-PIB	[^{11}C]-5-Pittsburgh Compound-B
[^{11}C]6-OH-BTA-1	*N*-[Methyl-^{11}C]-2-(4'-methylaminophenyl)-6-hydroxybenzothiazole
[^{11}C]메티오닌	1-[Methyl-^{11}C]-methionine
[^{11}C]아세트산	[^{11}C]Acetate
[^{11}C]AFM	[^{11}C]-*N,N*-Dimethyl-2-(2-amino-4-(fluoromethyl)phenylthio)benzylamine
[^{11}C]DASB	[^{11}C]-*N,N*-Dimethyl-2-(2-amino-4-cyanophenylthio)benzylamine
[^{11}C]DPA-713	[^{11}C]-*N,N*-Diethyl-2-[2-(4-methoxyphenyl)-5,7-dimethyl-pyrazolo[1,5-a]pyrimidin-3-yl]-acetamide
[^{11}C]DTBZ	α (+)-[^{11}C]Dihydrotetrabenazine
[^{11}C]FMAU	2'-Fluoro-5-[^{11}C]-methyl-1-β-D-arabinofuranosyluracil
[^{11}C]MP	[^{11}C]Methylphenidate
[^{11}C]MP4A	*N*-[Methyl-^{11}C]-4-piperidylacetate
[^{11}C]MP4P	*N*-[Methyl-^{11}C]-4-piperidylpropionate
[^{11}C]NMSP	3-*N*-[methyl-^{11}C]spiperone
[^{11}C]PBR28	*N*-Acetyl-*N*-(2-[^{11}C]methoxybenzyl)-2-phenoxy-5-pyridinamine
[^{11}C]PE2I	(N-(3-iodoprop-2E-enyl)-2β-carbo[^{1}1C]methoxy- 3β-(4-methylphenyl)nortropane)
[^{11}C]PHY	[^{11}C]Physostigmine
[^{11}C]PIB	*N*-[Methyl-^{11}C]2-(4'-methylaminophenyl)-6-hydroxybenzothiazole
[^{11}C]PK11195	1-(2-Chlorophenyl)-*N*-[^{11}C]methyl-*N*-(1-methylpropyl)-3-isoquinoline carboxamide
[^{11}C]SB13	*N*-[Methyl-^{11}C]4-methylamino-4'-hydroxystilbene
[^{11}C]β-CIT	[^{11}C]2β-Carbomethoxy-3β-(4-iodophenyl) tropane
[^{18}F]/[^{11}C]CFT	[^{18}F]/[^{11}C]2β- Carbomethoxy-3 beta- (4-fluorophenyl) tropane
[^{18}F]-3-F-PIB	[^{18}F]-3-Fluoro-Pittsburgh Compound-B
[^{18}F]EF3	[^{18}F]-2-(2-Nitroimidazol-1*H*-yl)-(3,3,3-trifluoropropyl)acetamide
[^{18}F]EF5	2-(2-Nitro-1*H*-imidazol-1-yl)-*N*-(2,2,3,3,3-pentafluoropropyl)-acetamide
[^{18}F]FACBC	1-Amino-3-[^{18}F]fluorocyclobutane-1-carboxylic acid
[^{18}F]FDDNP	1,1-Dicyano-{6'-[(2''-[^{18}F]fluoroethyl)(methyl)amino]-2-naphthalenyl}propene
[^{18}F]FDDNP	[^{18}F]2-(1-{6-[(2-[fluorine-18]fluoroethyl)(methyl) amino]-2-naphthyl} ethylidene)malononitrile
[^{18}F]FDG*	2-[^{18}F]Fluoro-2-deoxyglucose
[^{18}F]FDOPA	6-[^{18}F]Fluoro-3,4-dihydroxyphenylalanine
[^{18}F]FDOPA	6-[^{18}F]Fluoro-L-3,4-dihydroxyphenylalanine
[^{18}F]FECNT	2β-Carbomethoxy-3β-(4-chlorophenyl)-8-(2-[^{18}F]-fluoroethyl)-nortropane
[^{18}F]FENP	21-[^{18}F]Fluoro-16α-ethyl-19-norprogesterone
[^{18}F]FES	16α-[^{18}F]Fluoroestradiol
[^{18}F]FET	*O*-(2-[^{18}F]Fluoroethyl)-L-tyrosine
[^{18}F]FLT	3'-Deoxy-3'-[^{18}F]fluorothymidine
[^{18}F]FMISO	[^{18}F]Fluoromisonidazole; 1*H*-1-(3-[^{18}F]fluoro-2-hydroxypropyl)-2-nitroimidazole
[^{18}F]FMT	3-[^{18}F]Fluoro-α-methyltyrosine
[^{18}F]FP-CIT	N-(3-[^{18}F]Fluoroporpy)-2β- carbomethoxy-3β-(4-iodophenyl) nortropane
[^{18}F]FP-DTBZ	9-[^{18}F]fluoropropyl-(±)-9-O-desmethyldihydrotetrabenazine
[^{18}F]FP-TZTP	3-(3-(3-[^{18}F]Fluoropropyl)thio-l,2,5-thiadiazoi-4-yl)-l,2,5,6-tetrahydro-l-methylpyridine

[^{18}F]FTHA	14(RS)-[^{18}F]Fluoro-6-thia-heptadecanoic acid
[^{18}F]MPPF	4-(2-Methoxyphenyl)-1-[2-(N-2"-pirydynyl)-*p*-[^{18}F]fluorobenzamido]ethylpiperazine
[^{18}F]NFEP	[^{18}F]Norchlorofluoroepibatidine
^{123}I-MIBG	^{123}I-Metaiodobenzylguanidine
16β-[^{18}F]FDHT	16β-[^{18}F]Fluoro-5α-dihydrotestosterone
5-HT	5-Hydroxytryptamine
^{64}Cu(II)-ATSM	^{64}Cu(II)-Diacetyl-bis(N^{4}-methylthiosemicarbazone)
^{68}Ga-DOTA-TOC	^{68}Ga-(1,4,7,10-tetraazacyclododecane-1,4,7,10-tetraacetice acid)-D-Phe(1)-Tyr(3)-octreotide
^{99m}Tc-MIBI	^{99m}Tc-Methoxyisobutylisonitrile
AADC	Aromatic amino acid decarboxylase
AAPM	American Association of Medical Physicist
ACE	Angiotensin converting enzyme
Ach	Acetylcholine
AChE	Acetylcholinesterase
ACR	American College of Radiology
AD	Alzheimer's disease
ADC	Apparent diffusion coeffient
AHRQ	Agency for Healthcare Research and Quality
AJCC	American Joint Committee On Cancer
ALARA	As low as reasonably achievable
ANDA	Abbreviated New Drug Application
AP	Amyloid plaque
APD	Avalanche photodiode
ApoE	Apoprotein E
BBB	Blood-brain barrier
CA	Cancer antigen
CEA	Carcino-embryonic antigen
CGMP	Current GMP
CMS	Center for Medicare and Medicaid Service
CPT	Current procedural terminology
D1	Dopamine receptor type 1
D2	Dopamine receptor type 2
DAT	Dopamine transporter
DLB	Dementia with Lewy bodies
DOTA	1,4,7,10-tetraazacyclododecane-1,4,7,10-tetraacetic acid
EANM	European Association of Nuclear Medicine
EDAS	Encephalo-Duro-Arterial Synangiosis
EPR	Enhanced permeability and retention
ESMO	European Society for Medical Oncology
FDG	2-[^{18}F]Fluoro-2-deoxy-D-glucose
FTD	Frontotemporal dementia
GABA	γ-Aminobutiric acid
GAPD	Geiger-mode APD
GLUT	Glucose transporter
GMP	Good Manufacturing Practice
HED	*meta*-Hydroxyephedrine
HL	Hodgkin's lymphoma

HYNIC	Hydrazinonicotinic acid
ICANL	Intersocietal Commission for the Accreditation of Nuclear Medicine Laboratories
ICRP	International Commission on Radiological Protection
IEC	International Electrotechnical Commission
IND	Investigational New Drug
KINS	Korea Institute of Nuclear Safety
L-DOPA	L-Dihydroxyphenylalanine
MCI	Mild cognitive impairment
MDD	Medical Device Directory
MIRD	Medical Internal Radiation Dose
MQSA	Mammogaphy Quality Standard Act
MRI	Magnetic resonance imaging
MRS	Magnetic resonance spectroscopy
MSAC	Medical Service Advisory Committee
NDA	New Drug Application
NEMA	National Electrical Manufacturers Association
NET	Neuroendocrine tumor
NFT	Neurofibrillary tangles
NHL	Non-Hodgkin's lymphoma
NICE	National Institute for Health and Clinical Excellence
NIS	Sodium/iodide symporter
NOTA	1,4,7-Triazacyclononane-1,4,7-triacetic acid
PEG	Polyethyleneglycol
PEM	Positron emission mammography
PET	Positron Emission Tomography
PMT	Photomultiplier tube
PRRT	Peptide receptor radionuclide therapy
PSA	Prostate specific antigen
RES	Reticuloendothelial system
RGD	Arginine-glycine-aspartic acid
ROI	Region of interest
SIGN	Scottish Intercollegiate Guidelines Network
SMDA	Safe Medical Device Act
SNM	Society of Nuclear Medicine
SPECT	Single Photon Emission Computed Tomography
SSTR	Somatostatin receptor
SUV	Standardized uptake value
TBR	Tumor-to-background ratio
TCA	Tricarboxylic acid cycle
TOF	Time of flight
TSH	Thyroid stimulating hormone
TSPO	Translocator protein
UICC	International Union Against Cancer
VMAT	Vesicular monoamine transporter
WHO	World Health Organization

* [^{18}F]FDG의 사용빈도를 고려하여 [^{18}F]FDG를 FDG로 표기함.

한글 색인

ㄱ

ㄴ

ㄷ

ㄹ

ㅁ

ㅂ

ㅅ

ㅇ

ㅈ

ㅊ

ㅋ

ㅌ

ㅍ

ㅎ

영문 색인

A

B

C

D

E

F

G

H

I

K

L

M

N

O

P

R

S

T

U

V

W

Y

기타 색인

기타

임상PET

정가 45,000원

ISDN 978-89-7043-787-3

2011년 1월 20일 1판 인 쇄
2011년 1월 25일 1판 발 행

편 저 자 : 이 명 철

발 행 자 : 최 병 진

발 행 처 : 도서출판 **고 려 의 학**
(136-821) 서울 성북구 성북동1가 115-24 보문빌딩 3층
Tel. 765-0333, 0337
Fax. 743-2288
등록번호 : 제 1-519호 1978. 6. 29.